Das neue Praxisbuch

HEILPFLANZEN

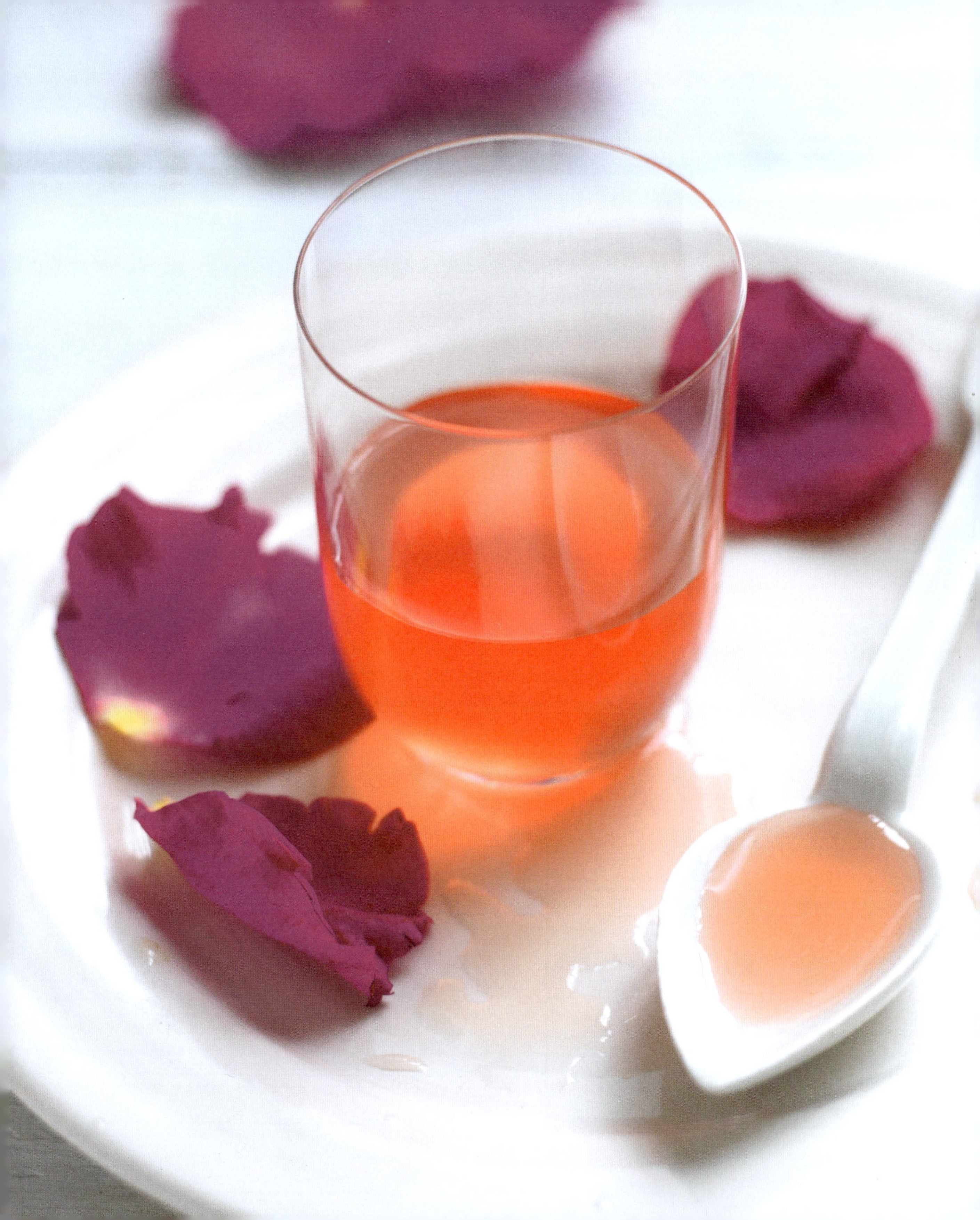

Das neue Praxisbuch

HEILPFLANZEN

Sanfte und natürliche Anwendungen

DK

INHALT

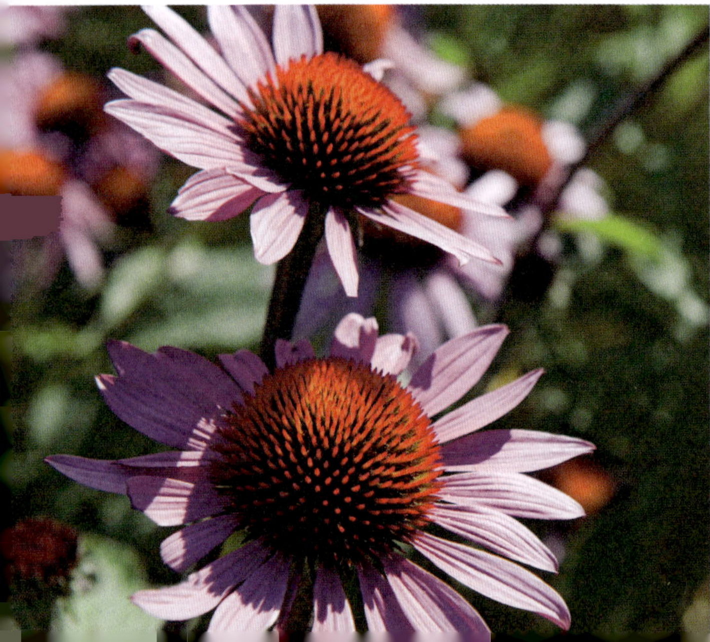

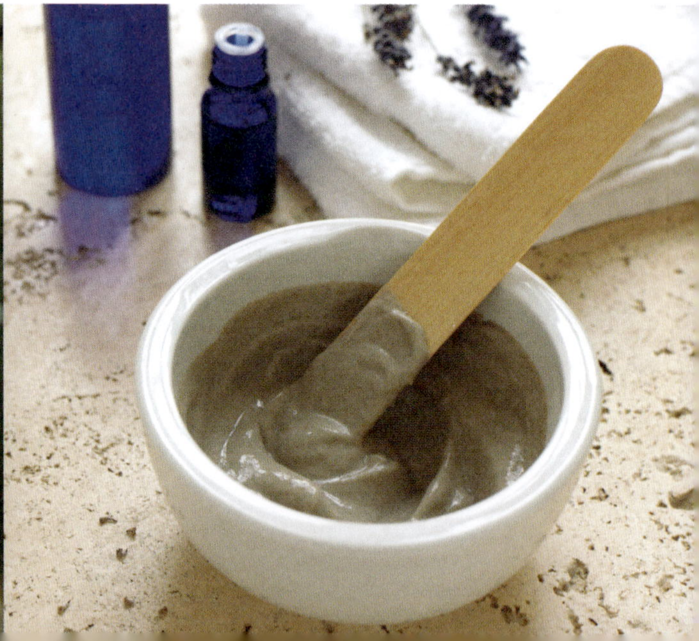

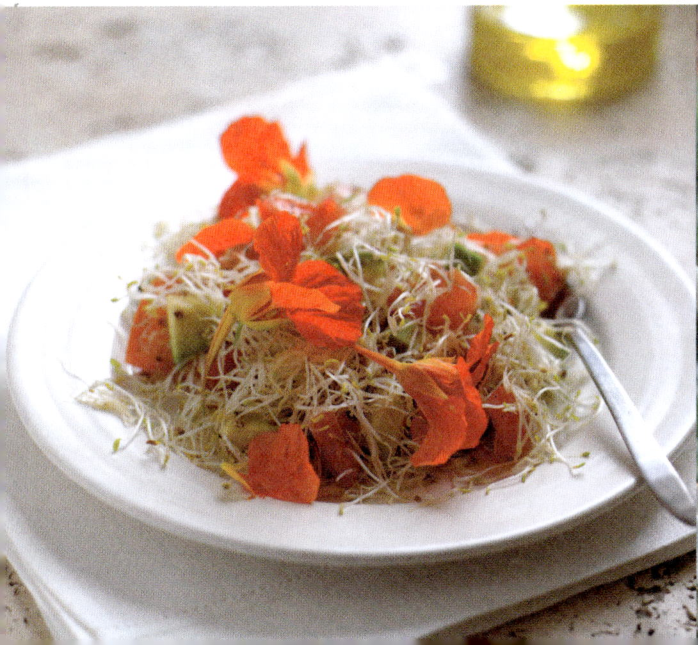

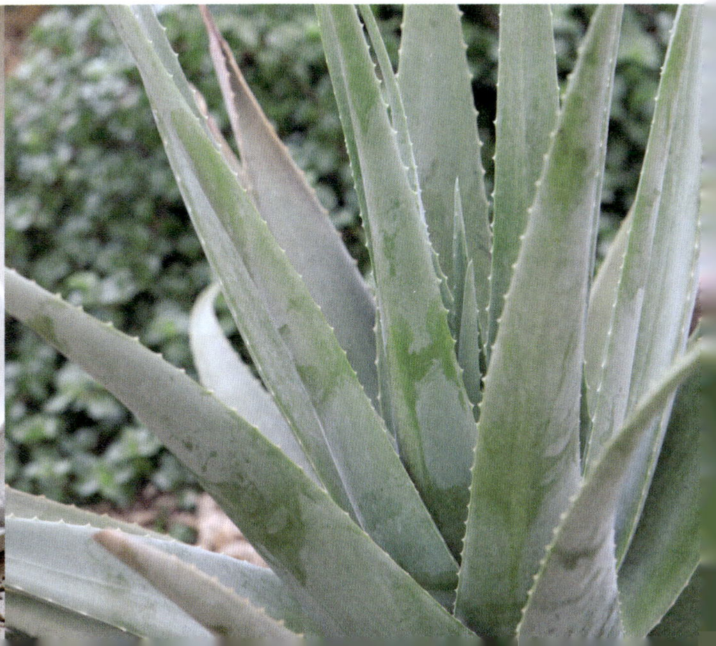

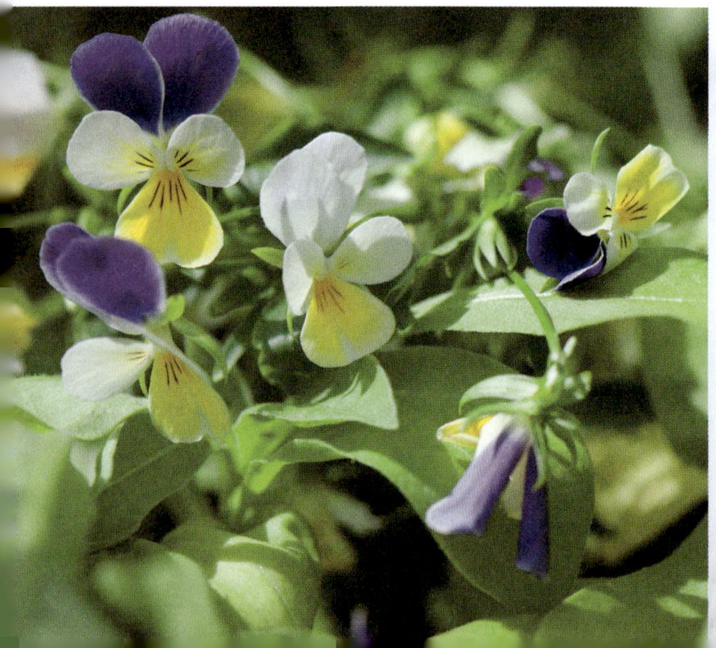

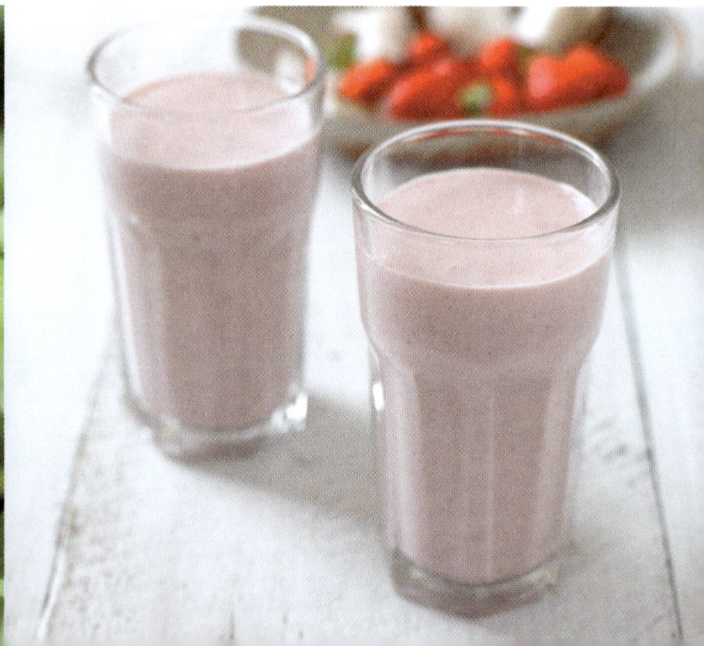

INNERLICHE ANWENDUNG

ÄUSSERLICHE ANWENDUNG

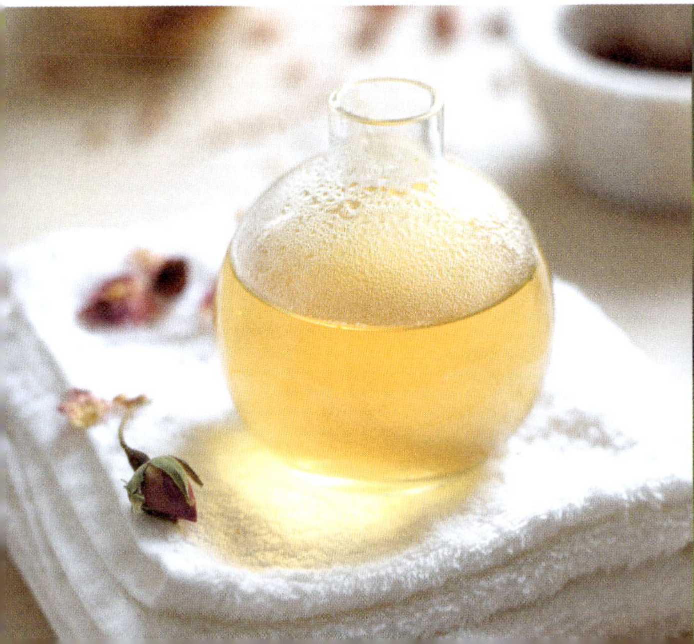

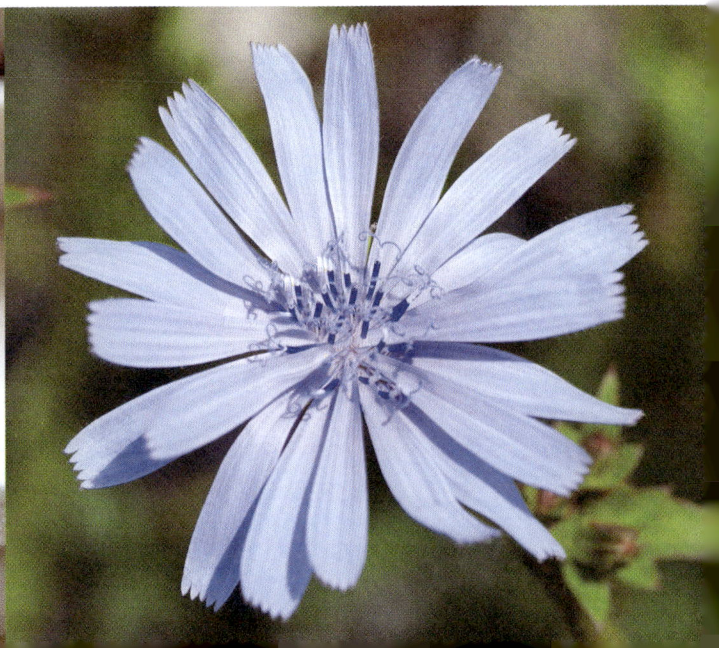

EINFÜHRUNG

Nach Angaben der Weltgesundheitsorganisation sind Arzneikräuter die häufigste Arzneiform der Welt. In vielen Industrienationen wäre das Wissen um ihre Heilkraft beinahe verloren gegangen, doch in den letzten Jahrzehnten entflammte das Interesse an dieser Art von Medizin neu. Immer mehr Menschen erkennen heute die Vorteile, die eine Behandlung mit Kräutern mit sich bringt, und setzen sie für sich und ihre Familien ein.

Bei korrekter Anwendung können Kräuter einen wertvollen Beitrag zu einer ganzheitlichen Lebensführung leisten. Viele Arzneipflanzen bilden die eigentliche Grundlage der modernen Medizin. Mit gesundem Menschenverstand eingesetzt, sind sie eine sichere und wirksame Bereicherung der Hausapotheke. Wenn wir Erkältungen, Grippe oder kleine Verletzungen frühzeitig behandeln, können wir damit oft ernstere Erkrankungen verhindern und damit den Einsatz herkömmlicher Medikamente mit all ihren Nebenwirkungen vermeiden.

Durch das Wissen um die Wirkung von Kräutern erfahren wir auch viel über die Pflanzenwelt um uns herum und über Heilungsprozesse in uns. Aber nicht alle Arzneipflanzen sind für jeden und zu jeder Zeit gleich gut geeignet. Manche müssen beispielsweise in der Schwangerschaft vermieden werden. Im Zweifelsfall sollte man immer einen Arzt oder Heilpraktiker zurate ziehen.

Dieses Buch enthält ausschließlich bewährte, von uns getestete Rezepte. Die Fertigung natürlicher Haar- und Hautpflegeprodukte basiert auf unserer über 30-jährigen Erfahrung. Wir wollen, dass alle Zubereitungen gut für Sie sind. Außerdem bringen wir Ihnen einige ungewöhnlichere Pflanzen und Geschmacksnuancen näher.

Wir versprechen Ihnen: Es macht viel Spaß, Naturprodukte selbst herzustellen!

Susan Curtis

DER ARZT RÄT:
Hippokrates, der Begründer der Medizin, schrieb: »Lass Nahrung deine Medizin und Medizin deine Nahrung sein.« Viele hier beschriebene Kräuter werden als Genuss- und Heilmittel zugleich eingesetzt. Die Rezepte liefern viele Anregungen für eigene Zusammenstellungen aus gesunden Ingredienzen. Obwohl Arzneikräuter von der modernen Medizin noch nicht vollständig erforscht sind, haben sie sich doch vielfach bewährt. Bei ernsthaften Erkrankungen sollten Sie natürlich immer einen Arzt aufsuchen, aber dieses Buch hilft, kleinere Beschwerden und Krankheiten zu lindern oder zu vermeiden.

Dr. Merlin Willcox

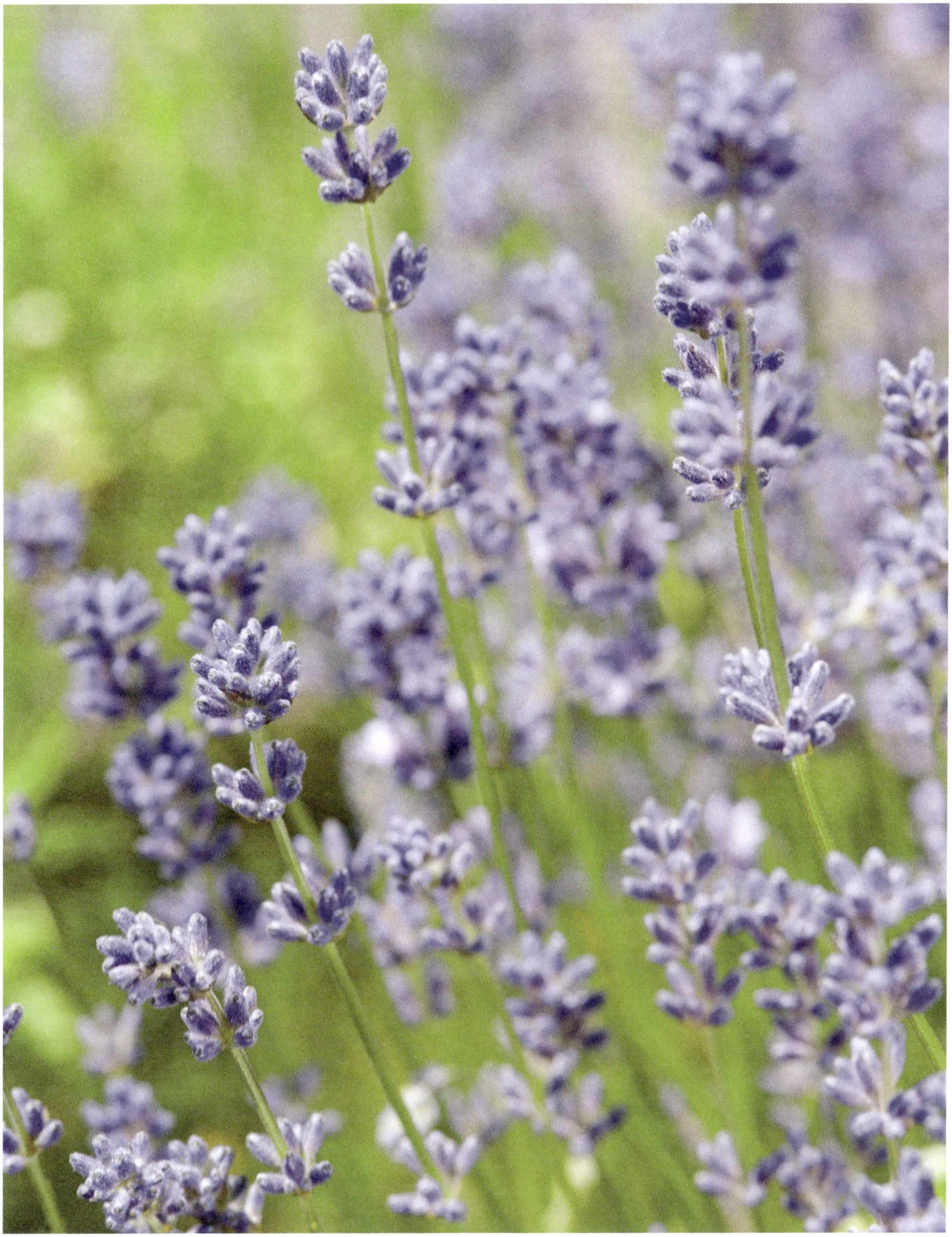

HEILPFLANZEN-FINDER

In diesem Kapitel finden Sie im Handumdrehen das passende Arzneikraut gegen Ihre Beschwerden. Anschließend können Sie die Heilpflanze im A–Z der Kräuter nachschlagen (S. 34–171), um Genaueres über ihre Anwendung zu erfahren.

HAUT, HAARE, NÄGEL

Die Haut ist eine Barriere zwischen unserem Körper und der Welt draußen. Mit den hier aufgelisteten Arzneipflanzen lassen sich Hautbeschwerden sowie mit Haaren und Nägeln verbundene Probleme lindern. Langfristig schöne Haut, Haare und Nägel sichert man sich durch ausgewogene Ernährung und gesunde Lebensweise (siehe rechts).

	Vulgärname	GROSSE KLETTE	HAFER	RINGELBLUME	GOTU KOLA	ZINNKRAUT	TÜPFEL-JOHANNIS-KRAUT	LAVENDEL
	Botanischer Name	*Arctium lappa*	*Avena sativa*	*Calendula officinalis*	*Centella asiatica*	*Equisetum arvense*	*Hypericum perforatum*	*Lavandula angustifolia*
	Anwendung	Als Absud der Wurzeln oder Pulver.	Als Aufguss trinken, als Peeling oder Tinktur auf die Haut auftragen, als Absud ins Badewasser.	Als Aufguss trinken, als Pulver, Lotion, Salbe oder Tinktur auf die Haut auftragen.	Als Aufguss trinken, als Pulver, Lotion, Salbe oder Tinktur auf die Haut auftragen.	Als Absud trinken oder als Paste auf die Haut auftragen.	Als Aufguss oder Tinktur trinken, als Ölauszug auf die Haut auftragen.	Als Aufguss oder ätherisches Öl verdünnt einnehmen, als Lotion bzw. Salbe auf die Haut auftragen.
HAUT	AKNE	✓	✓	✓	✓			✓
	FUSSPILZ	✓					✓	
	DERMATITIS	✓	✓	✓	✓	✓	✓	✓
	NESSELSUCHT							
	INSEKTENSTICHE							✓
	SCHUPPENFLECHTE	✓	✓	✓			✓	
	ROSAZEA			✓	✓			
HAARE UND NÄGEL	BRÜCHIGE FINGERNÄGEL				✓	✓		
	STRAPAZIERTES HAAR					✓		✓
	SCHUPPEN			✓				
	NAGELPILZ			✓				
	Warnhinweise		Bei Glutenunverträglichkeit glutenfreien Hafer verwenden (mehr auf S. 59).	Keine innerliche Anwendung bei Schwangerschaft.	Nicht länger als sechs Wochen am Stück anwenden. Kann Lichtempfindlichkeit verursachen.	Nicht zusammen mit harntreibenden Mitteln oder Lithium einnehmen. Nicht länger als 4 Wochen am Stück ohne ärztliche Aufsicht anwenden (mehr auf S. 76).	Nicht für Schwangere geeignet. Wechselwirkung mit verschreibungspflichtigen Medikamenten möglich (mehr auf S. 92).	

HINWEISE

- Um Haut-, Haar- und Nagelprobleme zu lösen, muss man zuerst die Ursachen herausfinden. Wichtig ist eine vitamin- und mineralienreiche Ernährung sowie die Reduzierung des Zuckerkonsums. Trinken Sie außerdem viel Wasser. Ebenfalls eine Rolle spielen Gefühlszustände, Schlaf, Hormone, genetische Faktoren und die Sonnenbelastung.
- Bei schweren bzw. anhaltenden Problemen sollten Sie ärztlichen Rat einholen.
- Falls nichts anderes angegeben ist, werden alle Tinkturen und ätherischen Öle wie im A–Z der Kräuter beschrieben verdünnt. Mehr dazu auf S. 176–177.
- Schwangere beachten die Warnhinweise im A–Z der Kräuter (S. 34–171).
- Bei äußerlichen Anwendungen ist es ratsam, zunächst eine kleine Menge zu testen, um eventuelle Unverträglichkeiten und Allergien festzustellen.

KAMILLE	ROSMARIN	VOGEL-STERNMIERE	THYMIAN	ROTKLEE	GROSSE BRENN-NESSEL	WEITERE TIPPS
Matricaria recutita	*Rosmarinus officinalis*	*Stellaria media*	*Thymus vulgaris*	*Trifolium pratense*	*Urtica dioica*	
Als Aufguss trinken oder als Tinktur auf die Haut auftragen.	Als Aufguss oder Tinktur, als verdünntes ätherisches Öl oder als Lotion bzw. Salbe.	Als heißen Aufguss trinken, als kalten Aufguss auf die Haut auftragen oder in Cremes und Salben mischen.	Als Aufguss trinken, als Öl verdünnen und in einer Lotion auf die Haut auftragen.	Als Aufguss trinken oder in einer Lotion bzw. Salbe auf die Haut auftragen.	Als Tinktur der Blätter einnehmen.	
✓				✓	✓	Aus gleichen Teilen Klettenwurzel, Rotklee, Gotu Kola und Echinacea Tee oder Tinktur herstellen. 2 × wöchentlich anwenden.
✓			✓		✓	Ringelblume kann innerlich (als Tinktur oder Tee) und äußerlich (S. 268) angewendet werden. Auch Neemseife (S. 269) und Fußbalsam (S. 289) lindern.
✓		✓		✓	✓	Die ätherischen Öle von Lavendel und Kamille mischen (S. 177) und auf entzündete Haut auftragen. Vogel-Sternmiere gegen Juckreiz. Stress vermeiden.
✓					✓	Kamille und Nesseln sind Antihistamine. Als Tee oder Tinktur trinken oder äußerlich anwenden.
			✓	✓	✓	Lavendelöl gegen Juckreiz auf den Stich auftragen.
✓		✓		✓		Stress kann die Symptome verstärken (S. 30–31).
✓	✓		✓	✓		Gesichtsmaske mit Zaubernuss und Lavendel (S. 283) oder Rosenwasser (S. 284), um Poren zu reinigen und zusammenzuziehen. Dann ein Tonikum (S. 236 u. 278) zur Talgregulierung. Stress meiden (S. 30–31).
	✓					Zinnkraut 2–3 Wochen lang in Apfelessig einlegen, dann abseihen und 2 × wöchentlich die Nägel darin baden.
	✓			✓		Kokos-Lavendel-Rosmarin-Haarkur (S. 308).
	✓		✓		✓	Thymian-Apfelessig-Spülung (S. 306) einsetzen.
			✓			Ringelblume mit Lapacho kombinieren und als Tee oder Tinktur trinken. Innerliche Anwendung kann auch gegen Fußpilz helfen (siehe oben).
Nicht anwenden bei Allergie gegen Korbblütler (Compositae).	Während der Schwangerschaft nicht in therapeutischer Dosierung einnehmen.	Kann in großen Mengen Übelkeit und Erbrechen verursachen.	Während der Schwangerschaft nicht in therapeutischer Dosierung einnehmen (geringe Mengen sind unbedenklich; mehr auf S. 148).	Nicht für Schwangere geeignet. Wechselwirkung mit Blutverdünnern möglich. Anwendung nur unter ärztlicher Aufsicht.		

VERDAUUNG

Die Gesundheit des Magen-Darm-Systems hängt eng mit unserem allgemeinen Wohlbefinden zusammen. Deshalb sollte unsere Verdauung reibungslos funktionieren. In dieser Übersicht finden Sie Kräuter, die die Verdauung anregen oder beruhigen, ferner einige, die gut für die Darmflora sind. Sie können einzeln oder kombiniert gegen leichte Beschwerden und Unwohlsein eingesetzt werden.

	Vulgärname	EIBISCH	WEGWARTE	ARTISCHOCKE	MÄDESÜSS	FENCHEL	LAKRITZE	KAMILLE
	Botanischer Name	*Althaea officinalis*	*Cichorium intybus*	*Cynara cardunculus*	*Filipendula ulmaria*	*Foeniculum vulgare*	*Glycyrrhiza glabra*	*Matricaria recutita*
	Anwendung	Ins Essen geben oder als Kapsel, Aufguss oder Tinktur.	Ins Essen geben oder als Aufguss bzw. Tinktur.	Ins Essen geben oder als Aufguss, Tinktur oder Absud.	Als Auguss oder Flüssigextrakt.	Als Zutat zum Essen, aber auch als Aufguss, Tinktur oder Absud.	Ins Essen geben oder als Kapseln, Aufguss und Tinktur.	Als Aufguss oder Tinktur.
BESCHWERDEN	MUNDGERUCH	✓	✓	✓		✓		
	VÖLLEGEFÜHL	✓	✓	✓		✓		✓
	VERSTOPFUNG		✓	✓		✓	✓	
	KRÄMPFE				✓	✓		✓
	DURCHFALL				✓			
	GASTRITIS	✓			✓		✓	✓
	REIZDARM-SYNDROM	✓	✓	✓	✓			✓
	VERDAUUNGS-BESCHWERDEN	✓		✓	✓	✓	✓	✓
	LEBERPROBLEME		✓	✓				
	ÜBELKEIT		✓	✓	✓			
	PRÄBIOTIKA	✓	✓	✓				
	MAGEN-SCHMERZEN							✓
	MAGEN-GESCHWÜR	✓			✓		✓	✓
	BLÄHUNGEN				✓	✓		
	Warnhinweise				Für Schwangere ungeeignet. Nicht mit Blutverdünnern oder bei Aspirinunverträglichkeit anwenden.	Ätherisches Öl nur unter ärztlicher Aufsicht innerlich anwenden.	Nicht zusammen mit Blutdrucksenkern einnehmen. Für Schwangere ungeeignet (mehr auf S. 86).	Keine Anwendung bei Allergie gegen Korbblütler.

HINWEISE

- Falls die Symptome nicht binnen weniger Tage verschwinden oder sich verschlimmern, falls also z. B. Schluckbeschwerden, Blutungen, unregelmäßiger Stuhlgang oder plötzlicher Gewichtsverlust auftreten, nehmen Sie sofort ärztliche Hilfe in Anspruch.
- Falls nichts anderes angegeben ist, werden alle Tinkturen und ätherischen Öle wie im A–Z der Kräuter beschrieben verdünnt. Mehr dazu auf S. 176–177.
- Schwangere beachten die Warnhinweise im A–Z der Kräuter (S. 34–171).

ZITRONEN-MELISSE	PEFFERMINZE	ALEXANDRINISCHE SENNA	LÖWENZAHN	ROTULME	INGWER	WEITERE TIPPS
Melissa officinalis	*Mentha × piperita*	*Senna alexandrina*	*Taraxacum* sect. Ruderalia	*Ulmus rubra*	*Zingiber officinale*	
Als Aufguss trinken.	Als Aufguss oder Kräutertee trinken.	Als Aufguss, Tinktur, Pulver oder Kapseln.	Die Wurzeln für Absude oder Tinkturen nutzen.	Als Pulver, Kapseln, Pastillen oder Salbe.	Als Zutat zum Essen, Absud oder Tinktur.	
	✓					Pfefferminz- oder Ingwertee gegen Infektionen gurgeln. Weitere Kräuter auf dieser Seite fördern ein gesundes Mikrobiom im Mundraum, was das künftige Risiko von Mundgeruch reduziert.
	✓				✓	Fenchel- und Pfefferminztee 2- bis 3-mal täglich trinken und vergorene Speisen essen, um eine gesunde Darmflora zu fördern.
		✓	✓			Ballaststoffreiches Essen zu sich nehmen und viel trinken, auch entspannenden Kamillentee.
✓	✓				✓	Wärmflasche auflegen, Kamille-, Fenchel- und Mädesüßtee trinken, um die Schmerzen zu lindern.
				✓		Viel trinken, um einen ausgewogenen Elektrolythaushalt zu erreichen.
✓	✓			✓	✓	Medikamente wie Aspirin vermeiden, da sie Magenschleimhäute reizen und Symptome verschlimmern.
	✓	✓	✓	✓		Siehe Tipps zu Völlegefühl und Krämpfen.
✓	✓			✓	✓	Schwarzen Tee, Kaffee und scharfe Speisen meiden. Nicht spätabends essen. Rauchen und Stress (S. 30–31) kann die Symptome verschlimmern.
			✓			Löwenzahnwurzel und Milchdistel als Tinktur oder Kapseln kombinieren. Sie kräftigen die Leber, regen den Gallenfluss an und wirken mild abführend.
✓	✓		✓		✓	Morgens ein heißer Zitronen-Ingwer-Aufguss wirkt gegen Übelkeit und fördert die Verdauung.
						Die Wurzeln dieser Kräuter haben präbiotische Wirkung. Sie unterstützen ein gesundes Magen-Darm- und Immunsystem, was wiederum gut für das Gehirn ist.
	✓					Kamille und Fenchel als Tee oder Tinktur trinken.
						Rauchen, Alkohol und Stress (S. 30–31) sowie schlechtes Essen verschlimmern die Symptome.
	✓					
	Ätherisches Öl nicht bei Kindern unter 5 Jahren anwenden.	Ausführliche Informationen auf S. 137.	Bei Gallensteinen nur unter ärztlicher Aufsicht anwenden.		Nicht bei Einnahme von Blutverdünnern anwenden (mehr auf S. 170).	

KREISLAUF

Heilkräuterpräparate können zusammen mit einer für das Herz gesunden Ernährung und reichlich Bewegung das kardiovaskuläre System unterstützen und kräftigen. Sie werden vorbeugend und bei leichten Beschwerden empfohlen. Bei plötzlichen Problemen und schwereren Symptomen ist sofortige ärztliche Hilfe unabdingbar.

Vulgärname	SCHAFGARBE	KNOBLAUCH	CHILI (ODER CAYENNE-PFEFFER)	ZWEIGRIFFLIGER WEISSDORN	GINKGO	VIRGINISCHE ZAUBERNUSS	OLIVENBAUM
Botanischer Name	*Achillea millefolium*	*Allium sativum*	*Capsicum annuum*	*Crataegus laevigata*	*Ginkgo biloba*	*Hamamelis virginiana*	*Olea europaea*
Anwendung	Als Aufguss oder Tinktur.	Als Zutat zu Gerichten, Pulver oder Kapseln.	Zum Würzen von Speisen oder als Tinktur, die tropfenweise Salben hinzugefügt und äußerlich angewendet wird.	Als Aufguss oder Tinktur.	Als Aufguss, in Kapselform oder als Tinktur.	Als Aufguss, äußerlich als Destillat, Salbe oder Creme.	Als Aufguss, Tinktur oder in Kapselform.
BESCHWERDEN							
BLUTARMUT				✓			
FROSTBEULEN			✓		✓		
KALTE GLIEDMASSEN			✓		✓		
WASSEREINLAGERUNGEN							
BLUTHOCHDRUCK	✓	✓		✓			✓
HOHER CHOLESTERINSPIEGEL		✓					✓
NIEDRIGER BLUTDRUCK			✓				
HÄMORRHOIDEN	✓					✓	
HERZKLOPFEN				✓			
KRAMPFADERN					✓	✓	
Warnhinweise	Für Schwangere nicht geeignet. Kann blutdrucksenkend wirken (siehe S. 36).	Nicht bei Einnahme von Blutdrucksenkern verzehren (mehr auf S. 43).	Nach Umgang mit Chili weder Augen noch Wunden berühren. Nach Anwendung Hände gut waschen.	Vor Anwendung ärztlichen Rat einholen (mehr auf S. 68).	Bei Einnahme von Blutdrucksenkern oder anderen verschreibungspflichtigen Medikamenten Arzt fragen.		Olivenöl kann in hoher Dosierung (1–4 EL) abführend wirken.

HINWEISE

• Genetische Veranlagung, Rauchen, Übergewicht, Alkohol und zu wenig Bewegung erhöhen das Risiko kardiovaskulärer Erkrankungen. Es lässt sich durch gesunde Ernährung und ein wirksames Übungsprogramm senken.

• Bei Angina-Symptomen und ähnlichen Beschwerden sofort einen Arzt aufsuchen.

• Falls nichts anderes angegeben ist, werden alle Tinkturen und ätherischen Öle wie im A–Z der Kräuter beschrieben verdünnt. Mehr dazu auf S. 176–177.

• Schwangere beachten die Warnhinweise im A–Z der Kräuter (S. 34–171).

ROSMARIN	LÖWENZAHN	WINTERLINDE	GROSSE BRENN-NESSEL	SCHNEEBALL	INGWER	WEITERE TIPPS
Rosmarinus officinalis	*Taraxacum* sect. Ruderalia	*Tilia cordata*	*Urtica dioica*	*Viburnum opulus*	*Zingiber officinale*	
Als Aufguss oder ätherisches Öl.	Als Aufguss der Blätter, auch als Tinktur oder Kapseln.	Als Aufguss oder Tinktur.	Als Aufguss oder Tinktur.	Als Tinktur.	Als Zutat zu Speisen oder in Kapselform.	
			✓			Vitamin-C-reicher essen (S. 100, S. 208), um die Aufnahmefähigkeit von Eisen zu erhöhen.
					✓	Ginkgo und Ingwer als wärmenden Tee trinken oder ein paar Tropfen Chilitinktur und ätherisches Ingweröl in Salben oder andere Einreibemittel geben.
					✓	Ginkgo und Ingwer als wärmenden Tee trinken. Handschuhe und Socken tragen. Wärme-Pads.
	✓		✓			Tee aus Löwenzahnblättern trinken – sie enthalten viel Kalium und wirken entwässernd, was den Bluthochdruck senkt (eine Ursache von Wassereinlagerungen) und geschwollene Füße lindert.
✓	✓	✓	✓	✓		Schafgarbe, Weißdorn und Lindenblüten als Tee trinken. Ursachen herausfinden, z. B. fett- und salzreiche Ernährung und Stress. Vor der Anwendung von Arzneikräutern gegen Bluthochdruck ärztlichen Rat einholen.
					✓	Auf Mittelmeerdiät und Nahrungsmittel wie Artischocken umstellen, außerdem entzündungshemmende Nahrungsmittel wie Ingwer und Hafer.
						Chili als Zutat zu Gerichten oder als Tinktur und Lakritze als Tee wirken anregend und erhöhen den Blutdruck.
				✓		Löwenzahnwurzel und Milchdistel als Tee oder Tinktur sorgen für weichen Stuhl. Alternativ morgens 1 EL Leinsamen (über Nacht eingeweicht) essen.
		✓				Weißdorn- und Lindenblüten kräftigen das Herz. Mit Echtem Herzgespann kombinieren, falls das Herzklopfen von Angstzuständen (S. 30–31) oder einer Schilddrüsenüberfunktion verursacht wird.
✓						
Während der Schwangerschaft nicht in therapeutischen Dosen anwenden.	Bei Gallensteinen nur unter ärztlicher Aufsicht anwenden.	Für Schwangere ungeeignet. Vor der Einnahme gegen Bluthochdruck ärztlichen Rat einholen.		Darf von Schwangeren und Stillenden nur unter ärztlicher Aufsicht angewendet werden.	Nicht mit Blutverdünnern oder bei Magengeschwüren und Gallensteinen anwenden.	

FRAUEN-BESCHWERDEN

Mit dem im Lauf des Lebens mehrmals wechselnden Körperrhythmus – Pubertät, Fertilität und Menopause – gehen allerlei Bedürfnisse und Herausforderungen einher. Die folgenden Heilpflanzen sind natürliche Mittel, die diesen Umständen Rechnung tragen.

Vulgärname	SILBERKERZE	FRAUEN-MANTEL	DANG GUI	ECHTE BÄRENTRAUBE	YAMSWURZEL	TÜPFEL-JOHANNIS-KRAUT	ZITRONEN-MELISSE
Botanischer Name	*Actaea racemosa*	*Alchemilla xanthochlora*	*Angelica sinensis*	*Arctostaphylos uva-ursi*	*Dioscorea villosa*	*Hypericum perforatum*	*Melissa officinalis*
Anwendung	Als Aufguss, Absud oder in Kapselform.	Als Aufguss oder Tinktur.	Als Aufguss, Tinktur oder in Kapselform.	Als Aufguss oder Tinktur.	Als Aufguss, Tinktur oder in Kapselform.	Als Aufguss, Tinktur oder in Kapselform.	Als Aufguss, Tinktur oder in Kapselform.
BESCHWERDEN							
HARNBLASEN-PROBLEME				✓	✓		
STARKE MONATS-BLUTUNGEN		✓					
HITZEWALLUNGEN	✓		✓		✓		
UNFRUCHTBARKEIT			✓				
KLIMAKTERISCHE BESCHWERDEN	✓		✓		✓		✓
PMS		✓	✓			✓	✓
REGELSCHMERZEN	✓		✓		✓		✓
Warnhinweise	Für Schwangere ungeeignet (mehr auf S. 38).		Nicht bei starken Blutungen anwenden, da das Kraut den Blutfluss intensivieren kann.	Nicht für Schwangere, Stillende und Frauen mit Nierenkrankheiten geeignet (mehr auf S. 56).	Saponin, eine in wilder Yamswurzel vorkommende Substanz, kann bei empfindlichen Personen Übelkeit verursachen.	Für Schwangere nicht geeignet. Wechselwirkung mit verschreibungspflichtigen Medikamenten wie der Antibabypille möglich (mehr auf S. 92).	

HINWEISE

- Erbliche Veranlagung, Umweltfaktoren, Zuckerkonsum, Schilddrüsenfunktion und Stressbelastung wirken sich alle auf hormonelle Schwankungen aus.

- Die Heilpflanzen in dieser Übersicht können nach Bedarf oder regelmäßig zur allgemeinen Verbesserung der Befindlichkeit angewendet werden. Bei anhaltenden Problemen sollte ein erfahrener Kräuterkundler zurate gezogen werden. Bei schweren Symptomen muss ärztlicher Rat eingeholt werden.

- Falls nichts anderes angegeben ist, werden alle Tinkturen und ätherischen Öle wie im A–Z der Kräuter beschrieben verdünnt. Mehr dazu auf S. 176–177.

- Schwangere beachten die Warnhinweise im A–Z der Kräuter (S. 34–171).

HIMBEERE	SALBEI	CHINABEERE	ROTKLEE	SCHNEEBALL	MÖNCHS-PFEFFER	WEITERE TIPPS
Rubus idaeus	*Salvia officinalis*	*Schisandra chinensis*	*Trifolium pratense*	*Viburnum opulus*	*Vitex agnus-castus*	
Als Aufguss oder Tinktur.	Als Aufguss, Tinktur oder in Kapselform.	Als Aufguss oder Tinktur.	Als Aufguss, Tinktur oder in Kapselform.	Als Aufguss oder Tinktur.	Als Aufguss oder Absud.	
		✓		✓		Rezepte zur Unterstützung der Harnblasenfunktion auf den Seiten 180, 201 und 227.
✓		✓		✓	✓	Anfangs Frauenmantel- oder Himbeerblätter zur Abschwächung der Blutung, da beide Heilpflanzen adstringierende Eigenschaften haben. Blutverlust kann zu Müdigkeit führen. In diesem Fall Eisenaufnahme erhöhen (durch Ernährung, Kräuter oder Zusatzpräparate) .
	✓	✓	✓			Alle aufgelisteten Heilpflanzen enthalten Östrogene, die klimakterische Hitzewallungen lindern. Salbei ist, da leicht verfügbar, vielleicht am besten.
✓					✓	Koffein vermeiden. Stresslinderung (S. 30–31). Gute Ernährung mit viel Vitamin B6 und E, Fettsäuren und Zink kann helfen. Empfängnisprobleme können verschiedene Ursachen haben. Wenden Sie sich an medizinische Fachkräfte.
	✓	✓			✓	Silberkerze, Dang Gui, Chinabeere, Salbei und Mönchspfeffer als Tee oder Tinktur gegen klimakterische Beschwerden und zur Stärkung des Nervensystems einnehmen. Hitzewallungen siehe oben.
		✓	✓		✓	Heilpflanzen zur Linderung von Angstzuständen (S. 30–31) mit Dang Gui und Mönchspfeffer als Tinktur gegen PMS kombinieren. Selbst Schlüsselblumen und Multivitaminpräparate mit B6 und C, Zink, Chrom und Kalzium können hilfreich sein. Bei Akne siehe S. 12–13. Bei Wassereinlagerungen siehe S. 16–17.
✓		✓	✓	✓		Ein Massageöl mit einem der markierten Kräuter herstellen und Unterbauch massieren. Eine Schneeballtinktur, 3- bis 4-mal täglich eingenommen, lindert Menstruationskrämpfe. Auch Nachtkerzenöl bringt Linderung. Aufnahme von Vitamin B6 erhöhen.
Erst im letzten Schwangerschaftsmonat nach Rücksprache mit Arzt oder Hebamme anwenden.	Schwangere oder Epileptikerinnen sollten Salbei nicht in therapeutischer Dosierung anwenden.	Für Schwangere ungeeignet. Nicht bei Schüttelfrost oder fiebrigen Erkrankungen anwenden. Höhere Dosierung kann Sodbrennen verursachen.	Für Schwangere nicht geeignet. Nicht bei Schüttelfrost oder fiebrigen Erkrankungen anwenden. Bei höherer Dosierung Sodbrennen möglich.	Darf von Schwangeren und Stillenden nur unter ärztlicher Aufsicht angewendet werden.	Nicht anwenden bei Einnahme von Progesteron oder während der Schwangerschaft, außer unter ärztlicher Aufsicht (mehr auf S. 166).	

MÄNNER-BESCHWERDEN

Männer gehen bei gesundheitlichen Problemen nachweislich seltener zum Arzt als Frauen. Die hier aufgeführten Heilpflanzen bieten eine alternative Form der Behandlung bei geschlechtsspezifischen Beschwerden. Bei ernsthaften gesundheitlichen Problemen ist es jedoch stets ratsam, einen Arzt aufzusuchen.

Vulgärname	GOTU KOLA	GINKGO	TÜPFEL-JOHANNISKRAUT	GOJI-BEEREN	JAPANISCHER GINSENG	CHINABEERE
Botanischer Name	*Centella asiatica*	*Ginkgo biloba*	*Hypericum perforatum*	*Lycium barbarum*	*Panax japonicus*	*Schisandra chinensis*
Anwendung	Als warmer oder kalter Aufguss zum Auftragen auf die Haut.	Als Aufguss, Tinktur oder in Kapselform.	Als Aufguss, Tinktur oder in Kapselform.	Als Obst, Tinktur oder in Kapselform.	Als Absud, Tinktur oder in Kapselform.	Als Aufguss, Tinktur oder in Kapselform.
BESCHWERDEN						
HARNDRANG			✓			
EREKTILE DYSFUNKTION	✓	✓		✓	✓	
UNFRUCHTBARKEIT						
GERINGE LIBIDO	✓			✓	✓	✓
HAARAUSFALL	✓					
PROSTATA-VERGRÖSSERUNG						
Warnhinweise	Nicht länger als 6 Wochen am Stück anwenden. Kann Lichtempfindlichkeit hervorrufen.	Bei Einnahme von Blutdrucksenkern oder anderen verschreibungspflichtigen Medikamenten vor Anwendung einen Arzt konsultieren.	Wechselwirkung mit verschreibungspflichtigen Medikamenten möglich (mehr auf S. 92).	Nicht anwenden bei Erkältungen, Grippe, Durchfall oder Verdauungsbeschwerden.	Nicht mit koffeinhaltigen Getränken trinken bzw. einnehmen.	Nicht bei Schüttelfrost oder fiebrigen Erkrankungen anwenden. Bei höherer Dosierung Sodbrennen möglich.

HINWEISE

- Erbliche Veranlagung, Umweltfaktoren, Zuckerkonsum, Schilddrüsenfunktion und Stressbelastung sind Faktoren, die sich auf den Hormonhaushalt auswirken.

- Die Heilpflanzen in dieser Tabelle können bei Bedarf oder regelmäßig zur Linderung von Beschwerden angewendet werden.

- Bei länger anhaltenden Problemen sollte ein erfahrener Kräuterkundler zurate gezogen werden. Eine Verschlimmerung der Symptome erfordert den Besuch eines Arztes.

- Sofern nichts anderes angegeben ist, werden alle Tinkturen und ätherischen Öle wie im A–Z der Kräuter beschrieben verdünnt. Mehr dazu auf S. 176–177.

SÄGEPALME	LAPACHO	DAMIANA	GROSSE BRENNNESSEL	SCHLAFBEERE	WEITERE TIPPS
Serenoa repens	*Tabebuia impetiginosa*	*Turnera diffusa*	*Urtica dioica*	*Withania somnifera*	
Als Tinktur oder in Kapselform.	Als Absud, Tinktur oder in Kapselform.	Als Aufguss oder in Kapselform.	Als Absud aus der Wurzel.	Als Aufguss, Tinktur oder in Kapselform.	
✓					Sägepalme, Bärentraube und Purpursonnenhut in einer Tinktur gegen Blaseninfektionen kombinieren. Das Präparat kann auch bei Prostatavergrößerung (siehe unten), einer Ursache von Harndrang, eingesetzt werden.
				✓	Gotu Kola, Ginkgo, Goji-Beeren und Japanischer Ginseng wirken stimulierend und können als Tee oder Tinktur eingenommen werden. Auch entspannende Mittel wie Schlafbeere oder Baldrian wirken je nach Individuum den physischen wie psychischen Ursachen erektiler Dysfunktion entgegen.
✓		✓			Diese Heilpflanzen regen die männlichen Geschlechtsorgane an und tun den Nerven gut, was Angstzustände lindert. Eine gute Ernährung, viel Vitamin B6 und E, Fettsäuren und Zink spielen eine wichtige Rolle bei der Spermabildung.
✓		✓		✓	Sägepalme und Schlafbeere in einer Tinktur kombinieren, um die sexuelle Leistungsfähigkeit zu erhöhen. Auch Maca kräftigt den Körper (S. 182).
✓			✓		Neben den hier aufgelisteten Heilpflanzen regen Haarkuren und Öle auf Rosmarinbasis (S. 308, S. 310) das Haarwachstum an. Ebenfalls helfen kann Zink (in Kürbiskernen enthalten).
✓	✓		✓		Sägepalme und Brennnesselwurzeln in einer Tinktur oder als Kapseln kombinieren. Auch Zink kann gegen Prostatavergrößerung helfen.
Wechselwirkung mit Blutverdünnern möglich; vor einer Anwendung daher einen Arzt konsultieren.	Kann in hoher Dosierung Übelkeit oder Magen-Darm-Beschwerden verursachen.	Kann die Eisenaufnahme reduzieren.			

HUSTEN UND ERKÄLTUNG

Mit rechtzeitigen Gegenmaßnahmen verhindert man, dass Husten, Erkältung und Grippe einen schweren Verlauf nehmen oder zu Komplikationen führen. Diese Tabelle enthält nicht alle Heilpflanzen, aber doch die wichtigsten Kräuter zur Stärkung des Immunsystems, außerdem einige, die Fieber senken und Schnupfen lindern.

Vulgärname	SCHAFGARBE	KNOBLAUCH	EIBISCH	PURPUR-SONNENHUT	EUKALYPTUS	LAKRITZE	YSOP
Botanischer Name	*Achillea millefollium*	*Allium sativum*	*Althaea officinalis*	*Echinacea purpurea*	*Eucalyptus globulus*	*Glycyrrhiza glabra*	*Hyssopus officinalis*
Anwendung	Als Aufguss oder Tinktur.	Als Zusatz zum Essen, als Tinktur oder in Kapselform.	Blätter als heißer, die Wurzel als kalter Aufguss.	Als Aufguss, Absud oder Tinktur.	Zum Inhalieren oder als Salbe zum Einreiben der Brust.	Als Absud, Sirup oder Tinktur (auch verdünnt zum Trinken).	Als Aufguss, Tinktur, Sirup oder Ölauszug zum Einreiben der Brust.
BESCHWERDEN							
BRONCHITIS		✓	✓		✓	✓	✓
KATARRH		✓	✓	✓	✓		✓
ATEMWEGSINFEKT		✓		✓	✓	✓	
SCHNUPFEN	✓	✓		✓	✓		
FESTSITZENDER HUSTEN		✓		✓	✓	✓	✓
TROCKENER HUSTEN		✓	✓			✓	
FIEBER	✓			✓			✓
GRIPPE	✓	✓		✓	✓	✓	✓
KEUCHHUSTEN		✓	✓	✓	✓	✓	✓
Warnhinweise	Für Schwangere nicht geeignet. Kann blutdrucksenkend wirken (mehr auf S. 36).	Kann bei manchen Menschen Magenprobleme verursachen (mehr auf S. 43).		Kann bei hoher Dosierung gelegentlich Übelkeit und Schwindel hervorrufen.	Öl nicht für Kleinkinder geeignet. Ätherisches Öl nicht innerlich anwenden (mehr auf S. 77).	Nicht zusammen mit blutdrucksenkenden Medikamenten anwenden. Nicht für Schwangere geeignet (mehr auf S. 86).	Für Schwangere ungeeignet. Das ätherische Öl kann bei hoher Dosierung epileptische Anfälle hervorrufen; vor Anwendung einen Arzt konsultieren.

HINWEISE

- Die Heilpflanzen zeigen optimale Wirkung, wenn man sich Auszeiten nimmt und Stress während der Rekonvaleszenzphase vermeidet.
- Falls sich schwere Symptome entwickeln oder nicht binnen weniger Tage eine Besserung eintritt, sollte man einen Arzt aufsuchen.
- Falls nichts anderes angegeben ist, werden alle Tinkturen und ätherischen Öle wie im A–Z der Kräuter beschrieben verdünnt. Mehr dazu auf S. 176–177.
- Schwangere sollten die Warnhinweise im A–Z der Kräuter (S. 34–171) beachten.

ALANT	SPITZWEGERICH	HOLUNDERBEEREN	HOLUNDERBLÜTEN	THYMIAN	KÖNIGSKERZE	WEITERE TIPPS
Inula helenium	*Plantago lanceolata*	*Sambucus nigra*	*Sambucus nigra*	*Thymus vulgaris*	*Verbascum thapsus*	
Als Absud, Tinktur oder Sirup.	Als Aufguss, Saft oder verdünnt als Tinktur bzw. Sirup.	Als Absud, Sirup oder Tinktur.	Als Aufguss oder zum Gurgeln.	Als Aufguss oder Sirup, zum Gurgeln oder als ätherisches Öl zum Einreiben der Brust.	Als Aufguss oder Tinktur.	
✓	✓			✓	✓	Ysop-Ölauszug mit ätherischen Ölen von Eukalyptus und Thymian zum Einreiben der Brust (S. 94).
✓	✓			✓	✓	Ysop, Thymian und Königskerze zu gleichen Teilen mit Honig zu einem Sirup kombinieren, um die Lunge zu beruhigen und Schleim zu lösen.
		✓		✓		Rezepte mit Purpursonnenhut (*Echinacea*, S. 213 und 222–223) ausprobieren; die antibakteriellen Heilpflanzen darin, u. a. Holunder und Thymian, fördern das Immunsystem und wirken schleimlösend.
		✓	✓	✓		Gleiche Teile Schafgarbe, Holunderblüten und Pfefferminze zu einem Aufguss kombinieren und mit Honig zum Lindern der Symptome trinken.
✓	✓	✓	✓	✓		Heilpflanzen einzeln anwenden oder Thymian und Alant zu gleichen Teilen in einer Tinktur kombinieren, um dem Infekt entgegenzuwirken. Spitzwegerich löst Schleim, während Lakritze den Hustenreiz lindert und den Auswurf fördert.
		✓	✓	✓	✓	Liköre und Sirupe auf Lakritze- und Holunderbasis (S. 204) wirken bei trockenem Husten reizlindernd.
			✓			Schafgarbe, Lindenblüten und Holunderblüten zu gleichen Teilen in einem Tee kombinieren.
		✓	✓			Schafgarbe, Holunderblüten und Pfefferminze zu gleichen Teilen in einem Tee kombinieren, um Fieber zu senken und Grippesymptome zu lindern.
	✓	✓		✓		Lakritze und Holunderbeeren in einem Sirup kombinieren, um Halsschmerzen bei Keuchhusten zu lindern. Bei schwerem Husten oder Verdacht auf Keuchhusten bei Kindern sofort ärztliche Hilfe in Anspruch nehmen.
Für Schwangere und Stillende nicht geeignet.		Übermäßiger Genuss der frischen Beeren kann abführend wirken.		Während der Schwangerschaft nicht in therapeutischer Dosierung einnehmen (eine geringe Menge als Gewürz ist aber unbedenklich (S. 148).		

HALS, NASE, OHREN

Eine verstopfte Nase, ein entzündeter Hals und Ohrenschmerzen sind nie angenehm. Mit der richtigen Heilpflanze lindern Sie Beschwerden und werden rasch auf den Pfad der Genesung gebracht. Kombinieren Sie die hier vorgeschlagenen Kräuter mit denen auf S. 22–23, um Erkältungs- und Grippesymptome zu bekämpfen.

	Vulgärname	KNOBLAUCH	EIBISCH	PURPURSONNENHUT	EUKALYPTUS	LAKRITZE	YSOP
	Botanischer Name	*Allium sativum*	*Althaea officinalis*	*Echinacea purpurea*	*Eucalyptus globulus*	*Glycyrrhiza glabra*	*Hyssopus officinalis*
	Anwendung	Als Zutat zu Speisen oder in Kapselform.	Als kalter oder warmer Aufguss.	Als Absud oder Tinktur bei den ersten Anzeichen einer Erkrankung.	Als Absud, Inhalation mit ätherischem Öl in heißem Wasser oder Salbe zum Einreiben der Brust.	Als Absud, Sirup oder Tinktur, kann auch verdünnt getrunken werden.	Als Aufguss, Tinktur, Sirup oder Ölauszug zum Einreiben der Brust.
NASE	VERSTOPFTE NASE	✓		✓	✓		
NASE	LAUFENDE NASE			✓			
NASE	NEBENHÖHLENENTZÜNDUNG	✓			✓		✓
OHREN	OHRENSCHMERZEN	✓					
OHREN	OHRENENTZÜNDUNG	✓		✓			
OHREN	TINNITUS	✓					
THROAT	KEHLKOPFENTZÜNDUNG		✓				
THROAT	HALSSCHMERZEN		✓	✓		✓	
THROAT	MANDELENTZÜNDUNG		✓	✓			
	Warnhinweise	Kann bei manchen Menschen Magen-Darm-Reizungen hervorrufen (mehr auf S. 43).		Verursacht bei hoher Dosierung gelegentlich Übelkeit und Schwindel. Bei Einnahme von Immunsuppressiva muss vor der Anwendung ein Arzt konsultiert werden.	Nicht für Kleinkinder geeignet. Ätherisches Öl nicht innerlich anwenden (mehr auf S. 77).	Nicht für Schwangere geeignet. Keine Anwendung bei Bluthochdruck. Längere Anwendung nur unter ärztlicher Aufsicht.	Nicht anwenden bei Einnahme von Blutdrucksenkern. Für Schwangere nicht geeignet (mehr auf S. 94).

HINWEISE

- Die Heilpflanzen hier wirken am besten, wenn man während der Erholungsphase zur Ruhe kommt und Stress reduziert.
- Bei starken Symptomen oder wenn die Beschwerden nicht binnen weniger Tage nachlassen, sollte man einen Arzt aufsuchen.
- Falls nichts anderes angegeben ist, werden alle Tinkturen und ätherischen Öle wie im A–Z der Kräuter beschrieben verdünnt. Mehr dazu auf S. 176–177.
- Schwangere sollten die Warnhinweise im A–Z der Kräuter (S. 34–171) beachten.

SPITZWEGERICH	SALBEI	HOLUNDER	THYMIAN	KÖNIGSKERZE	WEITERE TIPPS
Plantago lanceolata	*Salvia officinalis*	*Sambucus nigra*	*Thymus vulgaris*	*Verbascum thapsus*	
Als Aufguss oder verdünnte Tinktur zum Trinken.	Als Aufguss oder verdünnte Tinktur zum Trinken oder Gurgeln.	Beeren als Absud, Sirup oder Tinktur, Blüten als Aufguss, Sirup oder Tinktur.	Als Aufguss oder Tinktur; zum Inhalieren Blätter oder ätherisches Öl in heißes Wasser geben.	Als Aufguss oder aufgegossenes Öl in warmem Wasser zum Auftragen auf das äußere Ohr.	
✓		✓		✓	Sonnenhut und Holunder zu einem Erkältungsmittel für den Winter kombinieren (S. 222) oder die ätherischen Öle von Eukalyptus und Thymian in heißem Wasser inhalieren. Spitzwegerich als Tee oder Tinktur lässt Nasenschleimhäute abschwellen.
✓	✓		✓	✓	Spitzwegerich als Tee oder Tinktur zum Abschwellen der Nasenschleimhäute, außerdem mit Sonnenhut und Thymiantinktur oder Holundersirup gegen den Infekt.
✓		✓			Zahnentzündungen oder Allergene (z. B. Staubmilben) als Faktoren ausschalten und schleimbildende Nahrungsmittel wie Milchprodukte meiden. Ist die Nebenhöhlenentzündung nicht auf einen dieser Faktoren zurückzuführen, Nebenhöhlen mit Eukalyptus-Nasenspray oder durch Inhalieren freimachen.
			✓	✓	Eine Flasche Königskerzenöl in heißes Wasser stellen, dann ein paar Tropfen heißes Öl auf Watte träufeln und auf das äußere Ohr auftragen.
		✓	✓	✓	Eine Wärmflasche auf das betroffene Ohr auflegen, bis die Kräuter wirken.
		✓			In der traditionellen Medizin wurde Ginkgo zur Erhöhung des Blutflusses zum Ohr und zur Linderung von Tinnitussymptomen eingesetzt.
	✓		✓		Gurgeln mit Tee aus grünen oder violetten Salbeiblättern lindert die Symptome und ist gut für die angegriffene Stimme.
	✓	✓	✓		Thymian und Lakritze oder Holunderbeerensirup gegen Halsschmerzen. Gut auch: Propolis-Pastillen.
	✓	✓	✓		Hagebuttensirup verdünnen und zu Eislutschern gegen Halsschmerzen einfrieren.
	Keine Anwendung in therapeutischer Dosierung bei Schwangeren und Epileptikern.	Übermäßiger Verzehr frischer Beeren kann abführend wirken.	Keine Anwendung in therapeutischer Dosierung bei Schwangerschaft (geringe Mengen sind unbedenklich; mehr auf S. 148).		

ERSTE HILFE

Einige Heilpflanzen beugen Infektionen vor, heilen Wunden, lindern Insektenstiche und stillen Blutungen. Sie sind eine schnelle und wirkungsvolle Form der Ersten Hilfe bei kleineren Notfällen zu Hause. Ein Ersatz für professionelle ärztliche Hilfe sind sie allerdings nicht.

Vulgärname	KNOBLAUCH	ALOE VERA	RINGELBLUME	PURPUR-SONNENHUT	VIRGINISCHE ZAUBERNUSS	TÜPFEL-JOHANNISKRAUT	LAVENDEL
Botanischer Name	*Allium sativum*	*Aloe vera*	*Calendula officinalis*	*Echinacea purpurea*	*Hamamelis virginiana*	*Hypericum perforatum*	*Lavandula angustifolia*
Anwendung	Frische Zehen verzehren.	Frisches Gel der Pflanze verwenden.	Als Aufguss, Tinktur, Waschlösung oder Inhaltsstoff in einer Creme.	Als Aufguss, Tinktur, Waschlösung oder Inhaltsstoff in einer Creme.	Als Aufguss oder auf ein Stück Stoff aufgetragen als kalte Kompresse.	Als Aufguss, Tinktur oder pur als Ölauszug.	Als äußerlich anzuwendendes ätherisches Öl.
BESCHWERDEN							
FURUNKEL	✓		✓	✓	✓		✓
BLUTERGUSS					✓		
VERBRENNUNGEN		✓	✓			✓	✓
LIPPENBLÄSCHEN						✓	✓
SCHNITT-VERLETZUNGEN			✓	✓	✓		
HEUSCHNUPFEN				✓			
KOPFSCHMERZEN							✓
INSEKTENSTICHE		✓		✓			✓
LEICHTE SCHMERZEN				✓			✓
NASENBLUTEN					✓		
KRATZER			✓	✓	✓		✓
SPLITTER					✓		
VERSTAUCHUNGEN					✓		
SONNENBRAND		✓				✓	✓
Warnhinweise		Keine innerliche Anwendung bei Schwangerschaft.	Keine innerliche Anwendung bei Schwangerschaft.	Nicht anwenden bei Einnahme von Immunsuppressiva. Kann in höherer Dosierung Übelkeit und Schwindel verursachen.		Nicht für Schwangere geeignet. Wechselwirkung mit verschreibungspflichtigen Medikamenten möglich. Kann Lichtempfindlichkeit verursachen (mehr auf S. 92).	

HINWEISE

- Die hier vorgeschlagenen Heilpflanzen können bei kleineren Verletzungen angewendet werden. Wenn Sie nicht sicher sind, wie schwer eine Verletzung ist, suchen Sie einen Arzt auf.
- Falls nichts anderes angegeben ist, werden alle Tinkturen und ätherischen Öle wie im A–Z der Kräuter beschrieben verdünnt. Mehr dazu auf S. 176–177.
- Schwangere beachten bitte die Warnhinweise im A–Z der Kräuter (S. 34–171).
- Testen Sie bei äußerlichen Anwendungen die Heilpflanze bzw. das Präparat vorher an einem kleinen Hautbereich, um herauszufinden, ob Sie allergisch darauf reagieren.

KAMILLE	SPITZWEGERICH	BEINWELL	ROTULME	SCHNEEBALL	WEITERE TIPPS
Matricaria recutita	*Plantago lanceolata*	*Symphytum officinale*	*Ulmus rubra*	*Viburnum opulus*	
Als Aufguss, Tinktur oder ätherisches Öl.	Als frischer Saft aus den Blättern oder Aufguss.	Als Absud, der auf die Haut aufgetragen wird, oder in einer Salbe.	Mit Wasser zu einer Paste mischen und als Wickel auftragen.	Als Tinktur oder Absud.	
✓			✓		Den Furunkel mit einem warmen, pastösen Wickel an die Oberfläche ziehen.
		✓			Kalte Kompresse aus Zaubernuss und Beinwell auftragen.
✓					Unter laufendem Wasser kühlen. Jeweils 5 Tropfen Johanniskraut- und Ringelblumentinktur in kaltes Wasser geben und darüberlaufen lassen.
					Ätherisches Lavendel- und Melissenöl oder Johanniskraut-Ölauszug in Creme mischen und auf die Haut auftragen. Alternativ Zitronenmelissentee trinken.
✓	✓				Je 5 Tropfen Sonnenhut- und Ringelblumentinktur in kaltes Wasser geben und darüberlaufen lassen, um das Infektionsrisiko zu senken.
✓					Brennnessel und Kamille als Aufguss oder Tinktur anwenden.
✓				✓	Schneeball und Mutterkraut in Tee oder einer Tinktur kombinieren und den Tag über regelmäßig trinken.
✓	✓		✓		Eventuellen Stachel aus der Haut ziehen und gut reinigen. Bei Lyme-Borreliose oder grippeähnlichen Symptomen Arzt aufsuchen.
✓				✓	Die Kräuter werden bei Infektionen und Entzündungen angewendet und helfen Schmerzen zu lindern.
					Nase über den Nasenlöchern zuhalten und Kopf nach vorn neigen. Zaubernuss- und Wegerichkompresse.
✓	✓				Wunde säubern.
			✓		Rotulme als Wickel auftragen, um Splitter aus der Haut zu ziehen. Wunde mit Zaubernuss reinigen.
		✓			Zaubernuss- und Beinwellkompresse auflegen.
✓					Johanniskraut-Ölabsud mit ein paar Tropfen Lavendelöl mischen und äußerlich auftragen.
Nicht anwenden bei Allergie gegen Korbblütler.		Nur für äußerliche Anwendung. Nicht für Schwangere geeignet (mehr auf S. 141).		Darf von Schwangeren und Stillenden nur unter ärztlicher Aufsicht angewendet werden.	

MUSKELN UND GELENKE

Die meisten Muskel- und Gelenkprobleme entwickeln sich über Jahre hinweg und sind auf Faktoren wie schlechte Haltung sowie ernährungs-, umwelt- und gefühlsbedingten Stress zurückzuführen. Mit der richtigen Kombination aus Kräutern aber können Sie Schmerzen lindern und eine Heilung unterstützen.

Vulgärname	SILBERKERZE	SELLERIE	CHILI	GELBWURZEL	MÄDESÜSS	TÜPFEL-JOHANNISKRAUT
Botanischer Name	*Actaea racemosa*	*Apium graveolens*	*Capsicum annuum*	*Curcuma longa*	*Filipendula ulmaria*	*Hypericum perforatum*
Anwendung	Als Aufguss, Tinktur oder in Kapselform.	Als Absud; betroffene Stellen mit ätherischen Ölen massieren; Triebe entsaften oder als Zutat zum Essen einnehmen.	Tropfen einer Tinktur als Zusatz zu Salben oder Massageölen.	Als Absud, Tinktur, Pulver oder in Kapselform.	Als Flüssigextrakt oder Kompresse mit verdünnter Tinktur.	Als Aufguss, Tinktur, Ölauszug oder in Kapselform.
BESCHWERDEN						
ARTHRITIS	✓	✓	✓	✓	✓	
RÜCKENSCHMERZEN	✓			✓		✓
KNOCHENBRÜCHE						
ENTZÜNDUNGEN	✓	✓		✓	✓	✓
MUSKELSCHMERZEN	✓		✓			
NEURALGIEN	✓		✓		✓	✓
OSTEOARTHRITIS				✓		✓
SCHMERZLINDERUNG	✓		✓		✓	✓
RESTLESS-LEG-SYNDROM	✓					
ISCHIAS	✓	✓				✓
VERSTAUCHUNGEN			✓			✓
SCHWELLUNGEN		✓				
Warnhinweise	Nicht für Schwangere geeignet (mehr auf S. 38).	Samen für Schwangere ungeeignet. Innerliche Anwendung des Öls nur unter ärztlicher Aufsicht.	Nach Umgang mit Chili weder Augen noch Verletzungen berühren. Hände nach Gebrauch gründlich waschen.	Während der Schwangerschaft nicht in therapeutischer Dosis einnehmen, geringe Mengen sind aber unbedenklich (mehr auf S. 69).	Für Schwangere ungeeignet. Nicht mit Blutverdünnern oder bei Aspirinunverträglichkeit einnehmen.	Nicht für Schwangere geeignet. Wechselwirkung mit verschreibungspflichtigen Medikamenten möglich (mehr auf S. 92).

HINWEISE

- Leichte sportliche Betätigung kann Symptome lindern und die Heilung fördern. Ebenfalls hilfreich: eine Änderung der Ernährungsgewohnheiten (Verzicht auf raffinierten Zucker, biologische und Vollwert-Nahrungsmittel, mehr Aufnahme von Omega-3- und essenziellen Fettsäuren).
- Bei schweren bzw. anhaltenden Symptomen einen Arzt zurate ziehen.
- Falls nichts anderes angegeben ist, werden alle Tinkturen und ätherischen Öle wie im A–Z der Kräuter beschrieben verdünnt. Mehr dazu auf S. 176–177.
- Schwangere beachten die Warnhinweise im A–Z der Kräuter (S. 34–171).

WACHOLDER	HUNDSROSE	ROSMARIN	SILBERWEIDE	BEINWELL	SCHNEEBALL	WEITERE TIPPS
Juniperus communis	*Rosa canina*	*Rosmarinus officinalis*	*Salix alba*	*Symphytum officinale*	*Viburnum opulus*	
Ätherisches Öl in eine Salbe mischen.	Hagebutten als Aufguss oder Sirup.	Als Aufguss, Tinktur oder Ölauszug.	Als Aufguss, Absud, Tinktur oder in Kapselform.	Äußerlich als Ölauszug, Salbe oder Kompresse.	Als Aufguss, Tinktur, in Kapselform oder als Zusatz zu Cremes und Salben.	
✓		✓	✓	✓		Gelbwurzeln und schwarzen Pfeffer als Zutat verwenden, um die Aufnahme pflanzlicher Nährstoffe zu verbessern. Ätherisches Wacholderöl (und Öl von Zypresse, schwarzem Pfeffer und Ingwer) als Massageöl.
		✓			✓	Massagen mit Johanniskrautcreme, tropfenweise Chilitinktur oder Rosmarinöl. Wärme-Pads auflegen. Übungen zur Kräftigung von Rumpf und Rücken.
				✓		Mineralienreiche Pflanzen wie Hafer und Kelp essen. Brennnessel- und Zinnkrauttee.
	✓	✓	✓			Gelbwurzel als Essenszutat, da sie entzündungshemmende Eigenschaften hat. Entzündungsförderndes Essen wie rotes Fleisch meiden. Hundsrose und Mädesüß in Tees kombinieren. Silberweide und Teufelskralle als Absud. 2-mal täglich mit Wacholder- und Rosmarinöl massieren.
✓	✓	✓			✓	Betroffene Stellen mit Wacholder-, Rosmarin- und Ingweröl massieren.
			✓		✓	Kamillentee und eine Tinktur aus Weide und Baldrian einnehmen. Ist die Ursache ein Virus, Johanniskraut und Zitronenmelisse als Tee oder Tinktur trinken.
✓	✓	✓		✓		2- bis 3-mal täglich Hagebutten-, Ingwer- und Gelbwurzeltee trinken. Ölauszug aus Johanniskraut und Arnika mit einigen Tropfen Wacholder- und Rosmarinöl mischen und einmassieren.
✓			✓			Muskel- und Gelenkschmerzen können durch Entzündungen verursacht werden. Siehe dort.
					✓	Mögliche Ursache: Magnesium- oder Eisenmangel, ggf. Nahrungsergänzungsmittel einnehmen. Aufguss oder Tinktur aus Zitronenmelisse, Helmkraut und Lindenblüten 30 Minuten vor dem Schlafengehen.
					✓	Schneeball-Absud oder -Tinktur 3- bis 4-mal täglich zur Entspannung der Muskeln um die betroffenen Nerven. 2 Tropfen Rosmarinöl in 30 ml Johanniskraut-Ölauszug geben und Ischiasbereich massieren.
			✓	✓		Hoch lagern. Eis und Beinwellkompresse auflegen.
			✓	✓		Hoch lagern. Kalte Kompresse mit Beinwell- und Silberweidenaufguss.
Für Schwangere ungeeignet (mehr auf S. 97).		Während der Schwangerschaft nicht in therapeutischer Dosierung aufnehmen.	Für Schwangere und Aspirinallergiker ungeeignet.	Nur für äußerliche Anwendung. Nicht für Schwangere geeignet (mehr auf S. 141).	Darf von Schwangeren und Stillenden nur unter ärztlicher Aufsicht angewendet werden.	

GEIST, SEELE, GEFÜHLSWELT

Sind die Ursachen der Probleme ausreichend erkannt, können Heilkräuter eine Reihe emotionaler und mentaler Störungen kurzfristig lindern. In Kombination mit anderen Behandlungsansätzen wie Therapien, Atemübungen und leichtem Sport verbessern sie mitunter die psychische Verfassung sogar längerfristig.

Vulgärname	HAFER	TÜPFEL-JOHANNISKRAUT	LAVENDEL	ECHTES HERZGESPANN	KAMILLE	ZITRONENMELISSE	PASSIONSBLUME
Botanischer Name	*Avena sativa*	*Hypericum perforatum*	*Lavandula angustifolia*	*Leonurus cardiaca*	*Matricaria recutita*	*Melissa officinalis*	*Passiflora incarnata*
Anwendung	Als Aufguss, Tinktur oder Nahrungsmittel.	Als Aufguss, Tinktur oder Nahrungsmittel.	Als Aufguss, Tinktur oder Massageöl.	Als Aufguss, Tinktur oder in Kapselform	Als Aufguss, Tinktur oder verdünntes ätherisches Öl.	Als Aufguss, Tinktur oder verdünntes ätherisches Öl.	Als Aufguss, Tinktur oder in Kapselform.
BESCHWERDEN							
ANGSTZUSTÄNDE	✓	✓	✓	✓	✓	✓	✓
BEWUSSTSEINS-EINTRÜBUNG						✓	
DEPRESSION	✓	✓	✓			✓	
SCHOCK	✓		✓	✓	✓	✓	
ERSCHÖPFUNG		✓				✓	
KOPFSCHMERZEN			✓		✓	✓	✓
MIGRÄNE						✓	✓
ANGESPANNTHEIT	✓	✓	✓		✓	✓	✓
UNRUHE	✓					✓	
SCHLAFLOSIGKEIT			✓		✓	✓	✓
STRESS	✓	✓	✓	✓	✓	✓	
Warnhinweise	Bei Unverträglichkeit glutenfreien Hafer verwenden (mehr auf S. 59).	Nicht für Schwangere geeignet. Wechselwirkung mit verschreibungspflichtigen Medikamenten möglich (mehr auf S. 92.		Nicht bei Schwangerschaft und starken Monatsblutungen einsetzen. Bei Herzerkrankungen vor einer Anwendung Arzt konsultieren.	Nicht bei Allergie gegen Korbblütler.		Kann Benommenheit verursachen.

HINWEISE

- Die geistige Verfassung eines Menschen ist in komplexe Zusammenhänge eingebettet und hängt von einer Reihe von Faktoren wie Familiengeschichte, Ernährung und Lebensstil, soziale Bedingungen und Stressbelastung ab. Bei schweren, länger anhaltenden Symptomen sollte ärztliche Hilfe in Anspruch genommen werden.
- Falls nichts anderes angegeben ist, werden alle Tinkturen und ätherischen Öle wie im A–Z der Kräuter beschrieben verdünnt. Mehr dazu auf S. 176–177.
- Schwangere beachten bitte die Warnhinweise im A–Z der Kräuter (S. 34–171).

ROSMARIN	HELMKRAUT	WINTERLINDE	BALDRIAN	EISENKRAUT	SCHLAFBEERE	WEITERE TIPPS
Rosmarinus officinalis	*Scutellaria lateriflora*	*Tilia cordata*	*Valeriana officinalis*	*Verbena officinalis*	*Withania somnifera*	
Als Aufguss, Tinktur oder verdünntes ätherisches Öl.	Als Aufguss, Tinktur, Tee oder in Kapselform.	Als Aufguss oder Tinktur.	Als Aufguss, Tinktur oder in Kapselform.	Als Aufguss oder Tinktur.	Als Absud, Flüssigextrakt, Pulver oder in Kapselform.	
	✓	✓	✓	✓	✓	Koffeinkonsum verringern, stattdessen Kamillen- und Zitronenmelisse-Tee trinken
✓						Ginkgo und Gotu Kola können die Symptome lindern. Pflanzliche Östrogene helfen ebenfalls, falls die Eintrübung auf Östrogenmangel zurückzuführen ist.
✓	✓		✓	✓		Eine Kombination aus Johanniskraut und Eisenkraut als Tee oder Tinktur lindert mitunter die Symptome einer leichten Depression. Hafer wird traditionell gefrühstückt, um körperliche und geistige Energie zu spenden.
	✓		✓			Baldrian kann die Nerven beruhigen, ebenso wie diverse Bachblütenpräparate.
					✓	Eventuellen Vitaminmangel beheben und zur Ruhe kommen. Schlafbeere kann die Nebennieren revitalisieren. Für ausreichend Ruhe und Erholung sorgen.
✓	✓	✓		✓		Empfehlenswert ist vor allem eine Tinktur aus Passionsblume, Lavendel und Zitronenmelisse.
✓	✓		✓			Passionsblume und Helmkraut mit Mutterkraut aufgießen und 3-mal täglich trinken. Mögliche Auslöser wie Allergene ausfindig machen und meiden.
✓	✓	✓	✓	✓	✓	Hafer, Eisenkraut und Luzerne können Spannungen abbauen und die Vitamin-B-Aufnahme erhöhen.
	✓		✓			Über den Tag verteilt Zitronenmelisse- und Helmkrauttee trinken.
	✓		✓		✓	Vor dem Zubettgehen Passionsblumen- und Kamillentinktur trinken (S. 218) oder ein Lavendel- und Aloe-vera-Bad nehmen (S. 296). Nachts Baldriantinktur nehmen, falls sich noch immer kein Schlaf einstellt.
	✓	✓	✓	✓		Über den Tag Zitronenmelisse- und Helmkrauttee trinken, um zu entspannen. Vor dem Schlafengehen Schlafbeerenkapseln nehmen, um die Nebennieren zu unterstützen (und die Ausschüttung von Stresshormonen zu senken).
Während der Schwangerschaft nicht in therapeutischer Dosierung einnehmen.		Für Schwangere nicht geeignet. Anwendung bei Bluthochdruck nur nach Absprache mit einem Arzt.	Kann die Wirkung von Schlafmitteln erhöhen.	Für Schwangere ungeeignet. Bei Überdosierung Übelkeit und Erbrechen möglich.	Für Schwangere nicht geeignet.	

SCHWANGERSCHAFT UND GEBURT

Seit Jahrhunderten kommen Arzneipflanzen bei Schwangerschaft und Geburt zum Einsatz. Sie können Beschwerden und Probleme vor und nach der Geburt auf natürliche Weise lindern. Allerdings müssen sie für Schwangere und Stillende auf jeden Fall unbedenklich sein (siehe Hinweis gegenüber).

Vulgärname	RINGELBLUME	VIRGINISCHE ZAUBERNUSS	TÜPFEL-JOHANNISKRAUT	JASMIN	LAVENDEL	KAMILLE	LUZERNE
Botanischer Name	*Calendula officinalis*	*Hamamelis virginiana*	*Hypericum perforatum*	*Jasminum officinale*	*Lavandula angustifolia*	*Matricaria recutita*	*Medicago sativa*
Anwendung	Als Badeaufguss, Salbe oder Creme.	Als Creme oder kalte Kompresse auftragen, auch als Aufguss.	Als Aufguss, Tinktur oder äußerlich als Ölauszug.	Als Massageöl.	Als Massageöl.	Als Aufguss, Tinktur oder Massageöl.	Als Nahrungsmittel, Aufguss oder Tinktur.
BESCHWERDEN							
STILLHILFE							✓
WEHENUNTERSTÜTZUNG				✓		✓	
BLUTARMUT							
RISSIGE BRUSTWARZEN	✓		✓				
KRÄMPFE					✓	✓	
HÄMORRHOIDEN	✓	✓				✓	
SODBRENNEN					✓	✓	
ÜBELKEIT					✓	✓	
NACHGEBURTLICHE SCHMERZLINDERUNG	✓	✓	✓		✓	✓	✓
SCHWANGERSCHAFTSSTREIFEN			✓		✓		
GESCHWOLLENE FUSSGELENKE							✓
CANDIDOSE	✓				✓	✓	
HARNWEGSINFEKTE	✓						
KRAMPFADERN		✓					
Warnhinweise	Keine innerliche Anwendung in der Schwangerschaft.		Nicht für Schwangere. Kann Lichtüberempfindlichkeit auslösen. Wechselwirkung mit Medikamenten möglich.	Für Schwangere und Stillende ungeeignet, da kontraktionsfördernd.		Nicht bei Allergie gegen Korbblütler.	Nicht zu Beginn der Schwangerschaft anwenden, erst im letzten Drittel.

HINWEISE

- Die in dieser Tabelle aufgelisteten Kräuter sind generell für Schwangere und Stillende geeignet, im Zweifelsfall sollte jedoch ein Arzt oder qualifizierter Naturheilkundler konsultiert werden. Andere Heilpflanzen in diesem Buch sind nicht für Schwangere geeignet, schlagen Sie daher vor einer Anwendung immer im A–Z der Kräuter nach (S. 34–171).
- Bei anhaltenden Problemen fragen Sie Ihre Hebamme oder Ihren Arzt. Verschlimmern sich die Beschwerden, sollte ärztliche Hilfe in Anspruch genommen werden.
- Falls nichts anderes angegeben ist, werden alle Tinkturen und ätherischen Öle wie im A–Z der Kräuter beschrieben verdünnt. Mehr dazu auf S. 176–177.

	HIMBEERBLÄTTER	LÖWENZAHN	GROSSE BRENNNESSEL	SCHNEEBALL	INGWER	WEITERE TIPPS
	Rubus idaeus	*Taraxacum* sect. Ruderalia	*Urtica dioica*	*Viburnum opulus*	*Zingiber officinale*	
	Als Aufguss oder Tinktur.	Als Aufguss oder Tinktur.	Als Aufguss oder Tinktur.	Als Absud oder Tinktur.	Als Nahrungsmittel, Aufguss oder Tinktur.	
	✓		✓			Neben diesen Kräutern kann Fenchelsamen Milchfluss fördern und Koliken bei Babys reduzieren.
	✓			✓		Himbeerblätter einen Monat vor der Geburt anwenden. Jasmin- und Muskatellersalbeiöl als Massageöl gegen Rückenschmerzen. Kamille- und Rosenöl als Aromatherapie gegen Angst und Schmerzen.
		✓	✓		✓	Eisenaufnahme durch Verzehr von Blattgemüse und Brennnesseln erhöhen. Nessel- und Hagebuttentee während der Schwangerschaft täglich trinken. Auch Löwenzahnwurzel enthält Eisen.
						Ringelblumensalbe auf betroffene Stellen auftragen.
				✓		Kalziumaufnahme erhöhen.
					✓	Rotulmen-, Kamillen- und Lavendeltee trinken.
	✓				✓	Kräutertinktur mit Zitrusduft, etwa Zitronenmelisse, auf Küchenpapier träufeln und inhalieren. Kamille kann verdauungsfördernd wirken.
						Je 20 g Hafer, Ringelblume, Tüpfeljohanniskraut und Hirtentäschel im Stoffbeutel ins Badewasser legen. Die beruhigende Mischung kann auch die Heilung des Perineums oder eines Kaiserschnitts unterstützen.
						Ein paar Tropfen Lavendelöl zu Kokosöl, Vitamin-E-Creme oder Weizenkeimöl hinzufügen und betroffene Stellen massieren.
		✓	✓			Hebamme konsultieren. Nicht lange stehen und mit hoch gelegten Füßen ruhen. Löwenzahnblatt-Tee trinken, um Blutdruck zu senken. Stützstrümpfe tragen.
						Betroffene Stellen mit Joghurt oder Ringelblumen- und Lavendelspülung behandeln. Keine enge oder Nylon-Unterwäsche tragen. Knoblauch essen.
		✓	✓			Cranberrysaft oder Tee aus gleichen Teilen Löwenzahn, Brennnesseln und Maisbart trinken. Präbiotische Nahrungsmittel und Kräuter (S. 14–15) helfen ebenfalls.
	✓					Vitamin-E-, Vitamin-C- und zinkhaltig essen, um die Blutgefäße zu kräftigen. Olivenöl, in das Rosskastanien eingelegt wurden (S. 114), auftragen.
	Nach Rücksprache mit Arzt oder Hebamme erst ca. einen Monat vor der Entbindung anwenden.	Bei Gallensteinen vor Anwendung Arzt konsultieren.		Bei Schwangeren nur unter ärztlicher Aufsicht anwenden.	Nicht mit Blutverdünnern kombinieren oder bei Magengeschwüren und Gallensteinen anwenden.	

A–Z DER KRÄUTER

Entdecken Sie mehr als 100 der nützlichsten Heilkräuter für Gesundheit und Wohlbefinden. Hier erfahren Sie, wie Sie jede Heilpflanze optimal einsetzen, gegen welche Beschwerden sie als Hausmittel hilft und wie man sie anbaut, sammelt und erntet.

Achillea millefolium
SCHAFGARBE

BLÜTEN
Weiß, gelegentlich rosa getönt, nach Moschus duftend; erscheinen vom Frühsommer bis zum Herbst.

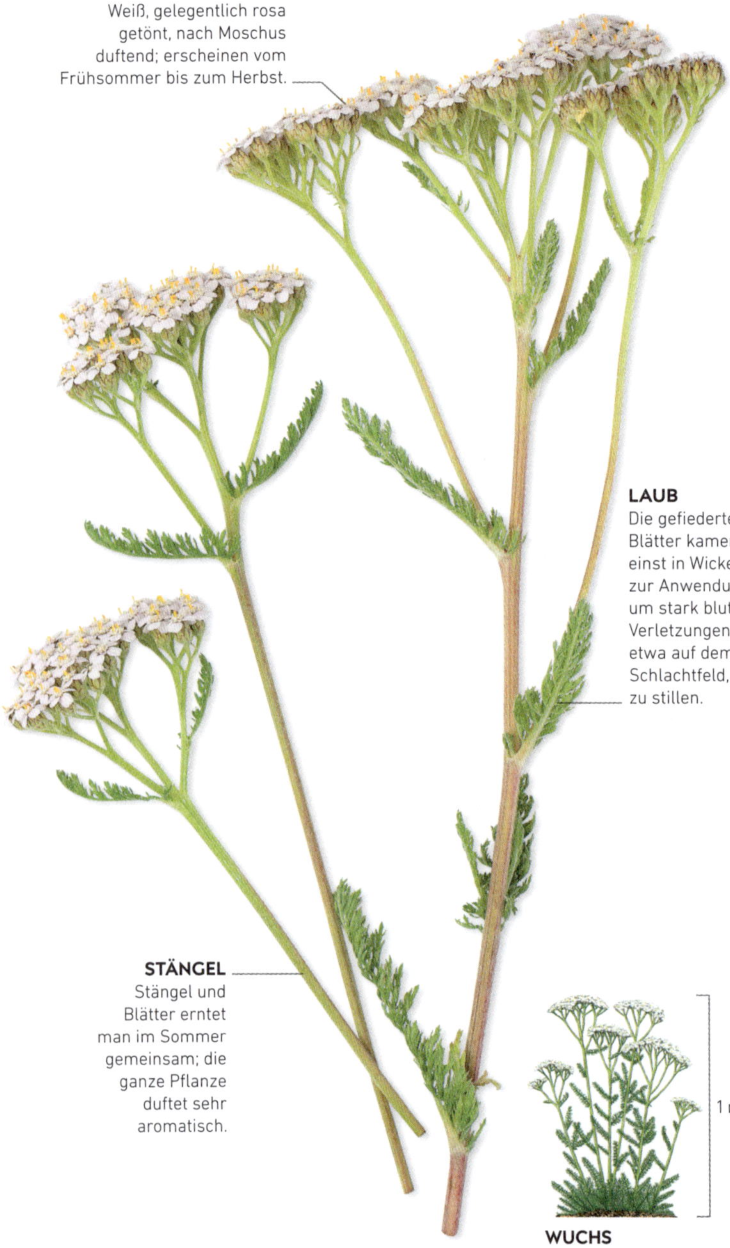

LAUB
Die gefiederten Blätter kamen einst in Wickeln zur Anwendung, um stark blutende Verletzungen, etwa auf dem Schlachtfeld, zu stillen.

STÄNGEL
Stängel und Blätter erntet man im Sommer gemeinsam; die ganze Pflanze duftet sehr aromatisch.

WUCHS
Mattenbildende, winterharte Staude. Breite 5–20 cm.

Das in Europa und Westasien beheimatete Kraut wurde früher zur Behandlung von Wunden eingesetzt. In Deutschland und Nordeuropa nutzte man es außerdem als Ersatz für Hopfen beim Bierbrauen. Heute schätzt man es wegen seiner adstringierenden, antikatarrhalischen Eigenschaften. Zum Einsatz kommt es in Mitteln gegen Erkältungen und Blasenprobleme.

VERWENDBAR Laub, Blüten ätherische Öle.
INHALTSSTOFFE Volatiles Öl, Isovaleriansäure, Asparagin, Salicylsäure, Sterine, Flavonoide.
EIGENSCHAFTEN Adstringierend, gefäßerweiternd, schweißtreibend, verdauungsfördernd, lindert Menstruationsbeschwerden, fiebersenkend.
ÄTHERISCHES ÖL entzündungshemmend, antiallergen.

ANWENDUNG

AUFGUSS 1 Tasse Aufguss (S. 176) 3-mal tgl. wirkt schweißtreibend und fiebersenkend; gut mit Holunder und Pfefferminze gegen Erkältungen. 1 Tasse wirkt appetitfördernd.
TINKTUR 1–2 ml (20–40 Tropfen) 3-mal tgl., meist mit Kräutern wie Quecke oder *Agathosma betulina* (Duftraute), gegen Blasenbeschwerden.
FRISCHE BLÄTTER Ein einzelnes Blatt, in die Nase gesteckt, stillt rasch Nasenbluten.
SALBE Bei kleinen Schnittwunden und Kratzern auftragen.
MASSAGEÖL 10 Tropfen ätherisches Öl der Schafgarbe und 25 ml (5 TL) Tüpfeljohanniskrautöl zum Auftragen auf entzündete Gelenke mischen.
DAMPFINHALATION 1 EL frische Blüten in kochendes Wasser geben; Dampf mind. 2–3 Min. einatmen. Lindert Heuschnupfen.

GEWINNUNG

KULTUR Bevorzugt durchlässige Standorte in voller Sonne, verträgt aber die meisten Bedingungen. Aussaat im Frühjahr. Vermehrung durch Wurzelteilung, am besten im Frühjahr oder Herbst. Wuchert.
SAMMELN Meist in Europa auf Weiden und Wiesen sowie in Hecken zu finden.
ERNTE Blätter und andere oberirdische Teile im Sommer ernten, die Blüten, sobald sie erscheinen.

WARNHINWEIS Nicht für Schwangere geeignet. Kann blutdrucksenkend wirken. Ätherische Öle nur unter ärztlicher Aufsicht innerlich anwenden. Verursacht selten Hautausschläge. Bei längerer Anwendung steigt das Risiko für Lichtüberempfindlichkeit der Haut.

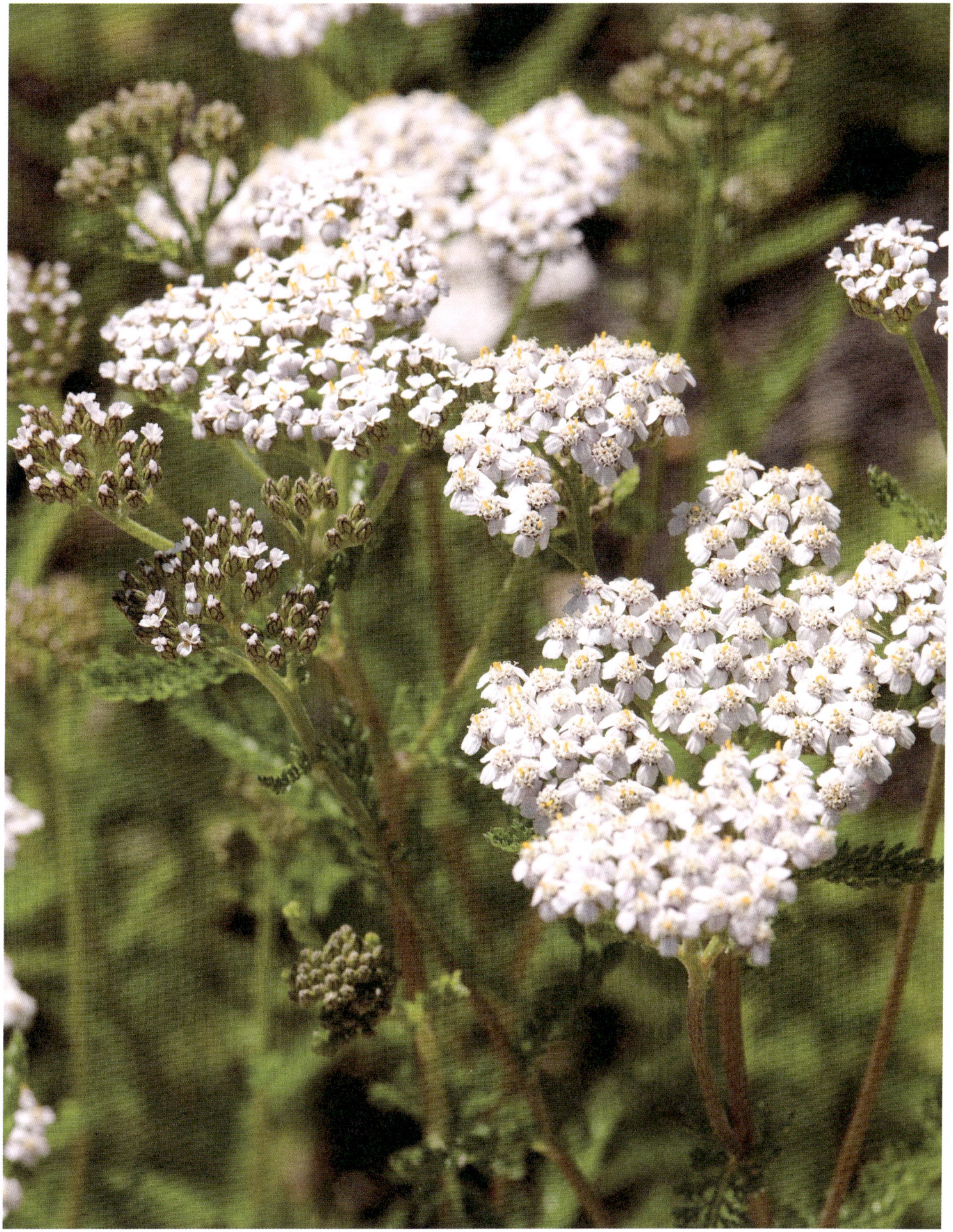

Actaea racemosa
SILBERKERZE

BLÜTEN
Die im Spätsommer erscheinenden, duftenden, flaumigen weißen Blüten ähneln Flaschenbürsten.

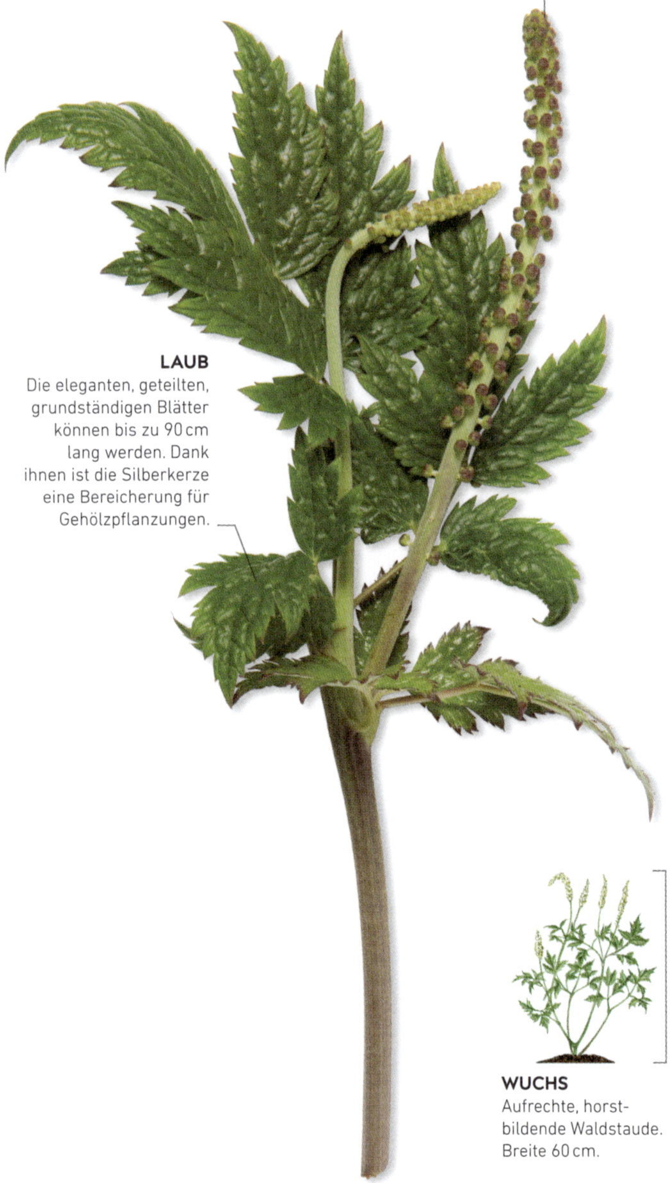

LAUB
Die eleganten, geteilten, grundständigen Blätter können bis zu 90 cm lang werden. Dank ihnen ist die Silberkerze eine Bereicherung für Gehölzpflanzungen.

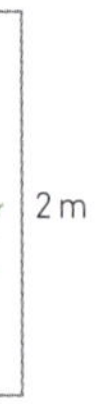

WUCHS
Aufrechte, horstbildende Waldstaude. Breite 60 cm.

Die aus Kanada und den östlichen USA stammende Silberkerze war ein Heilkraut der amerikanischen Ureinwohner. Sie setzten es gegen Frauenbeschwerden, Schlangenbisse, Fieber und Rheuma ein. In Europa ist es seit dem 19. Jahrhundert in Gebrauch und auch als *Cimicifuga racemosa* bekannt. Wegen möglicher leberschädigender Wirkung ist die Anwendung in manchen Ländern beschränkt.

VERWENDBAR Wurzeln und Rhizome.
INHALTSSTOFFE Zimtsäurederivate, Chromone, Isoflavone, Tannine, Triterpen, Glykoside, Salicylsäure.
EIGENSCHAFTEN Krampflösend, entzündungshemmend, schmerzstillend, nervenberuhigend, menstruationsfördernd, entwässernd, beruhigend, hustenstillend, blutdruck- und blutzuckersenkend.

ANWENDUNG

TINKTUR 3-mal tgl. 20–40 Tropfen in etwas Wasser bei Menstruationsschmerzen. Mit der gleichen Menge Wolfskrauttinktur gemischt 3-mal tgl. gegen Hitzewallungen, Nachtschweiß und Gefühlsausbrüche im Zusammenhang mit der Menopause. 3-mal tgl. 20 Tropfen mit der gleichen Menge Baldrian zur Unterstützung einer Behandlung von Bluthochdruck.
ABSUD 15 g Wurzel in 900 ml Wasser 15 Min. lang sieden; 2-mal tgl. bei rheumatischen Beschwerden, Hexenschuss, Nervenschmerzen im Gesicht, Ischiasschmerzen oder Sehnenscheidenentzündung einnehmen.
TABLETTEN/KAPSELN Bei klimakterischen und rheumatischen Beschwerden; Hinweise auf der Verpackung beachten. Höchstens 40–80 mg tgl. einnehmen.
SIRUP 300 ml Absud (s. o.) mit 200–250 g Zucker oder Honig zum Kochen bringen und 5–10 Min. sieden. 5 ml (1 TL) alle 2–3 Std. gegen Keuchhusten und Bronchitis.

GEWINNUNG

KULTUR In feuchtem, nährstoffreichem Boden im Streu- oder Halbschatten. Samen in Anzuchtkasten säen, in 7-cm-Töpfe pikieren und im Juni nach draußen setzen.
SAMMELN In Nordamerika und einigen europäischen Gegenden in Wäldern.
ERNTE Reife Wurzeln im Herbst ausgraben.

WARNHINWEIS Empfohlene Dosierung nicht überschreiten. In seltenen Fällen Leberschäden möglich. Nicht bei Lebervorerkrankungen anwenden; Arzt konsultieren. Für Schwangere ungeeignet.

Agastache rugosa
DUFTNESSEL

Die aus Ostasien einschließlich Teilen Indiens, Chinas und Japans stammende Duftnessel gehört zu den beiden Arten, die in der Traditionellen Chinesischen Medizin als *huo xiang* bezeichnet werden und schon seit mindestens 1500 Jahren Verwendung finden. Man verabreicht sie überwiegend bei Verdauungsproblemen in Verbindung mit Übelkeit, Erbrechen und Appetitlosigkeit.

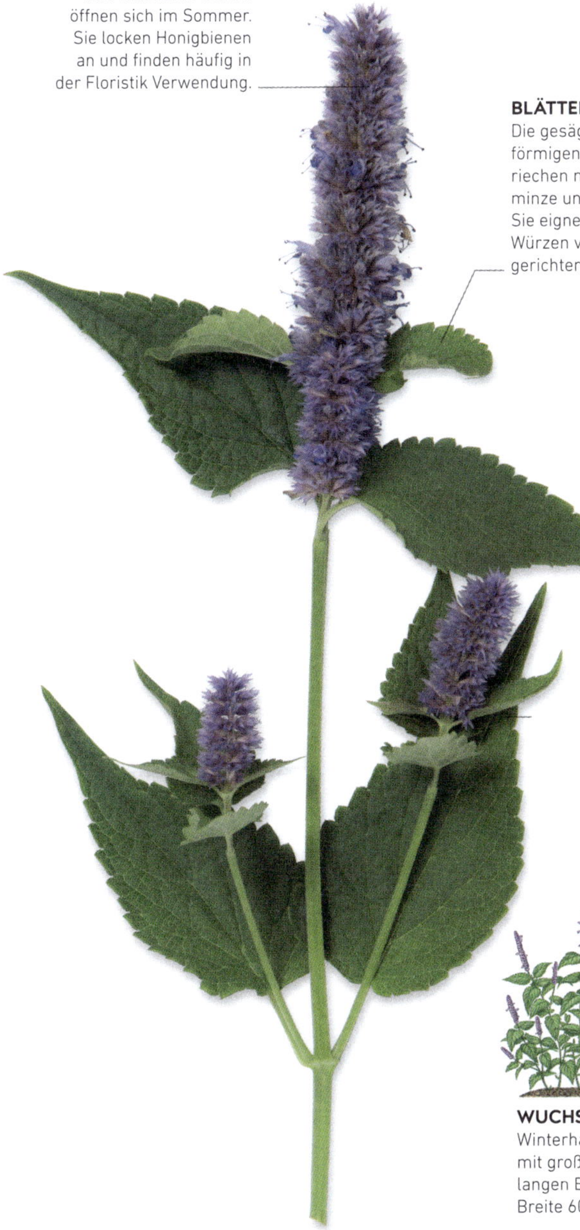
BLÜTEN
Die auffallenden violetten bis rotvioletten Blüten öffnen sich im Sommer. Sie locken Honigbienen an und finden häufig in der Floristik Verwendung.
BLÄTTER
Die gesägten, herzförmigen Blätter riechen nach Pfefferminze und Lakritze. Sie eignen sich zum Würzen von Fleischgerichten und Saucen.

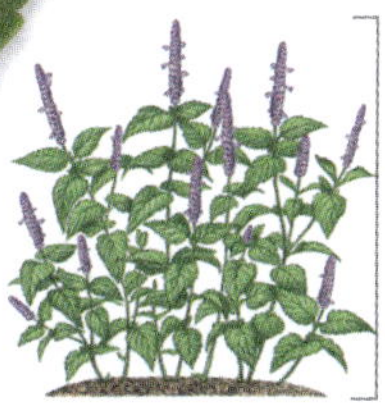
1,2 m

WUCHS
Winterharte Staude mit großen, bis 10 cm langen Blütenständen. Breite 60 cm.

VERWENDBAR Oberirdische Teile, ätherische Öle.
INHALTSSTOFFE Estragol, Anethol, Anisaldehyd, Limonen, Pinen, Linalool.
EIGENSCHAFTEN Antibakteriell, pilzhemmend, fiebersenkend, schweißtreibend.

ANWENDUNG

AUFGUSS 1 Tasse Aufguss (S. 176) der oberirdischen Teile 1- bis 2-mal tgl. bei Blähungen und Verdauungsbeschwerden.
LOTION/SALBE An Hautpilz erkrankte Stellen 2- bis 3-mal tgl. in 1 Tasse Aufguss oder in einer Mischung aus 10 Tropfen des ätherischen Öls mit 15 ml (1 EL) Mandelöl baden.
TINKTUR 10–40 Tropfen in etwas Wasser gegen Übelkeit.
ABSUD In der Traditionellen Chinesischen Medizin wird die Duftnessel in Absuden mit *huang qin* (*Scutellaria baicalensis*) und *lian uiao* (*Forsythia suspensa*) gegen akuten Durchfall eingesetzt.
PATENTREZEPTE Bestandteil verschiedener chinesischer Patentpräparate wie *huo xiang zheng qi san*, ein Pulver zum »Entziehen« von Feuchtigkeit. Die Dosierhinweise auf der Verpackung beachten.

GEWINNUNG

KULTUR Bevorzugt durchlässige, nährstoffreiche Böden mit gut verrotteter organischer Substanz an vollsonnigen Standorten. Aussaat in 7-cm-Töpfen möglich. Sobald die Sämlinge groß genug sind, werden sie an ihren endgültigen Platz umgesiedelt.
SAMMELN Außerhalb ihres Lebensraums kaum anzutreffen, obwohl sich Kulturpflanzen selbst aussäen können. Blätter während der Wachstumssaison sammeln und in allen Rezepten verwenden, für die Minze nötig ist. Kann zu einem erfrischenden Tee aufgegossen werden.
ERNTE Oberirdische Teile im Sommer vor der Blüte ernten.

WARNHINWEIS Gemäß der chinesischen Medizin nicht bei Fieber anwenden. Nicht für Schwangere geeignet.

Agrimonia eupatoria

KLEINER ODERMENNIG

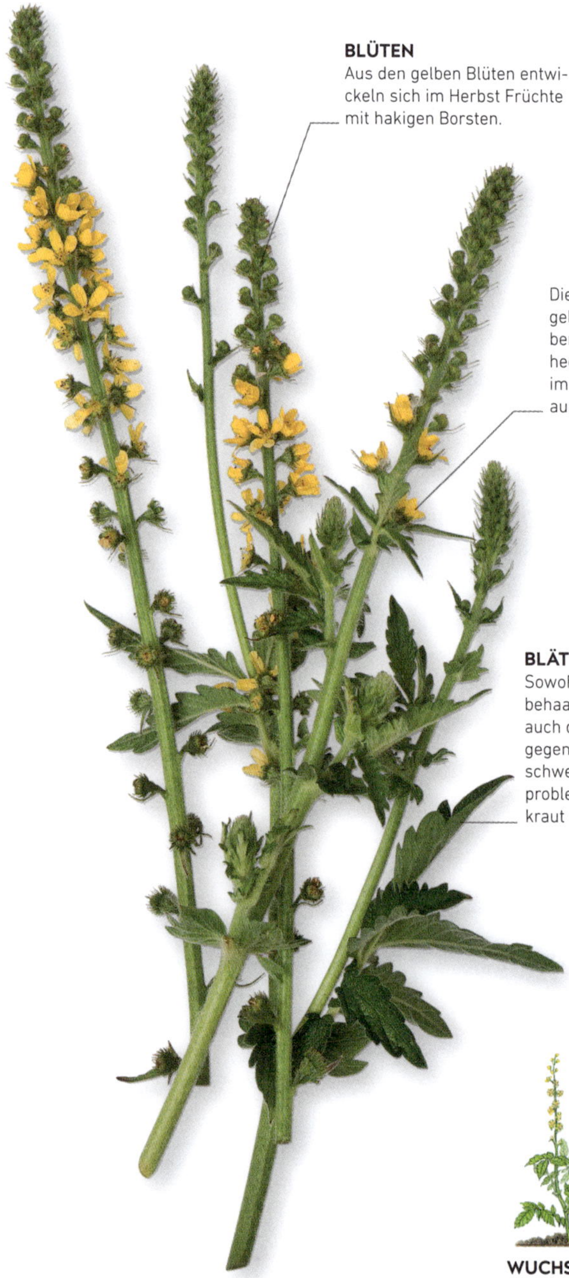

BLÜTEN
Aus den gelben Blüten entwickeln sich im Herbst Früchte mit hakigen Borsten.
Die unverkennbaren gelben Blütentrauben sind in Feuchthecken und Gräben im Sommer leicht auszumachen.
BLÄTTER
Sowohl die daunig behaarten Blätter als auch die Blüten werden gegen Verdauungsbeschwerden, Harnwegsprobleme und als Wundkraut eingesetzt.

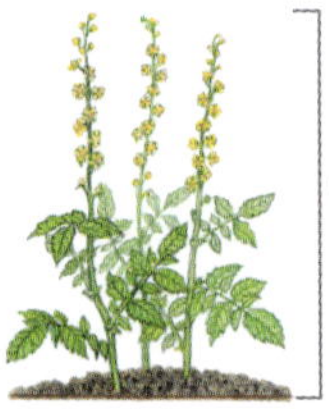
60 cm

WUCHS
Staude mit aufrechten, behaarten Trieben. Breite 20–30 cm.

Der in Europa, Westasien und Nordafrika sehr stark verbreitete Kleine Odermennig wird seit vielen Hundert Jahren als Heilkraut genutzt. Ursprünglich setzte man ihn gegen Augenbeschwerden, Durchfall und die Ruhr ein, später avancierte er zum bevorzugten Wundkraut auf dem Schlachtfeld. Heute behandelt man mit ihm Harnwegs- und Verdauungsprobleme. Ähnliche Verwendung findet im Fernen Osten der verwandte Chinesische Odermennig (*Agrimonia pilosa*).

VERWENDBAR Oberirdische Teile.
INHALTSSTOFFE Gerbstoffe, Kumarin, volatile Öle, Flavonoide, Mineralien (einschl. Kieselsäure), Vitamin B und K.
EIGENSCHAFTEN Adstringierend, harntreibend, wundheilend, blutstillend, galletreibend. Über eine leicht antivirale Wirkung wird berichtet.

ANWENDUNG

AUFGUSS 1 Tasse Aufguss (S. 176) 3-mal tgl. zur Anregung einer trägen Verdauung oder Unterstützung des Verdauungssystems bei Nahrungsmittelintoleranzen. Odermennig eignet sich sehr gut gegen Durchfall bei Kindern (zur Dosierung einen Naturheilkundler konsultieren) und kann auch von stillenden Müttern zur Beruhigung der Säuglinge getrunken werden.
LOTION Mit einem Standardaufguss Schnittverletzungen, Abschürfungen, Hautausschläge, nässende Ekzeme und Unterschenkelgeschwüre spülen.
GURGELWASSER 1 Tasse Standardaufguss zum Gurgeln bei Heiserkeit, Halsentzündung und Kehlkopfentzündung.
TINKTUR 1–4 ml (20–80 Tropfen) 3-mal tgl. gegen Harnblasen- und Harnwegsentzündungen oder Inkontinenz. Bei schweren oder länger bestehenden Symptomen rasch ärztlichen Rat einholen, um Nierenschäden zu vermeiden.

GEWINNUNG

KULTUR Bevorzugt feuchte, nährstoffreiche Böden und verträgt Halbschatten und Sonne. Aussaat im Frühbeet, im Herbst oder Frühjahr. Umgepflanzt wird, sobald die Pflanzen groß genug dafür sind.
SAMMELN Auf Brachland oder in feuchten Hecken. Leicht an den hohen gelben Blütenständen zu erkennen. Im Sommer oberirdischen Wuchs abschneiden.
ERNTE Im Sommer während der Blüte.

WARNHINWEIS Ein adstringierendes Kraut, das nicht bei Verstopfung angewendet werden sollte.

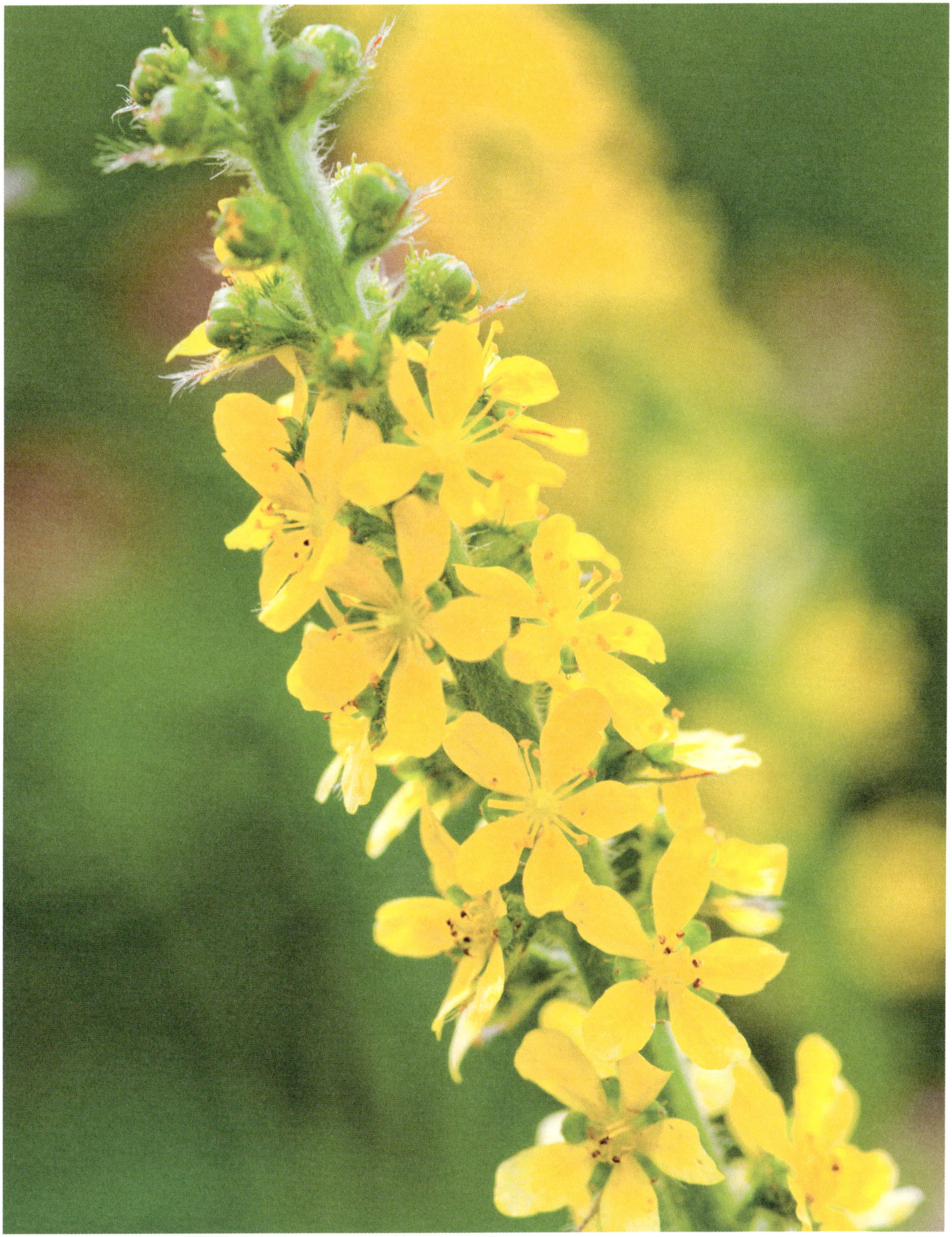

Alchemilla xanthochlora FRAUENMANTEL

Der Frauenmantel wurde früher, wie der Name schon andeutet, bei Frauenbeschwerden wie unregelmäßiger Menstruation und starken Blutungen, aber auch zur Erleichterung von Geburten eingesetzt. Die Pflanze stammt aus Nordeuropa und Gebirgsregionen weiter im Süden. Seit einigen Jahren steht sie bei Gartenbesitzern hoch im Kurs. Floristen schätzen ihre Blütenstängel.

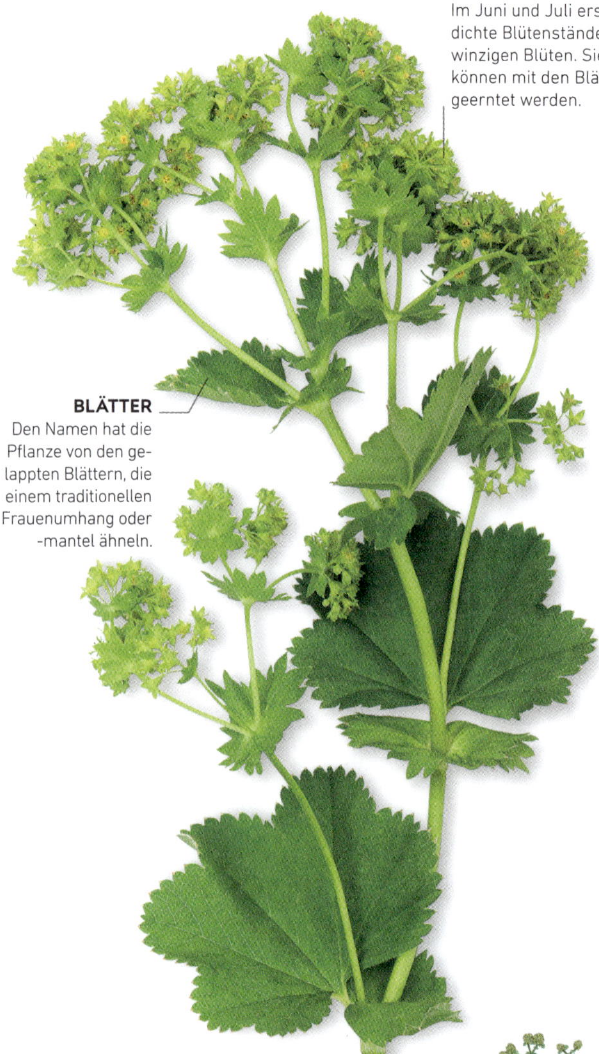

BLÜTEN Im Juni und Juli erscheinen dichte Blütenstände aus winzigen Blüten. Sie können mit den Blättern geerntet werden.

BLÄTTER Den Namen hat die Pflanze von den gelappten Blättern, die einem traditionellen Frauenumhang oder -mantel ähneln.

STÄNGEL Die Blütenstängel entspringen einer grundständigen Rosette.

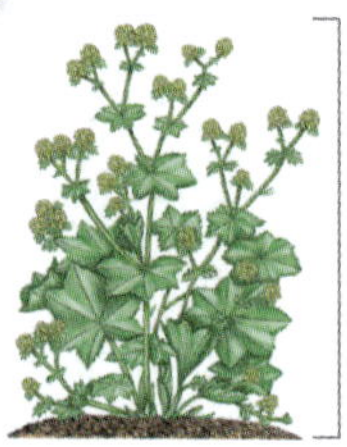

60 cm

WUCHS Horstbildende Staude mit holziger Basis. Breite 50 cm.

VERWENDBAR Alle oberirdischen Teile.
INHALTSSTOFFE Tannine, Salicylsäure, Saponine, Phytosterole, volatiles Öl, Bitterstoffe.
EIGENSCHAFTEN Adstringierend, menstruationsregulierend, verdauungsfördernd, entzündungshemmend, wundheilend.

ANWENDUNG

AUFGUSS 1 Tasse Standardaufguss (S. 176) bis zu 5-mal tgl. bei akutem Durchfall, Gastroenteritis und zur Linderung starker Menstruationsblutungen und -schmerzen.
TINKTUR 1–2 ml (20–40 Tropfen) 3-mal tgl. zur Regulierung des Menstruationszyklus, in Kombination mit derselben Menge Tüpfeljohanniskraut auch zur Linderung von Menstruationsschmerzen.
LOTION Standardaufguss äußerlich zum Auftupfen auf nässende Ekzeme oder Hautausschläge.
GURGELWASSER 1 Tasse Aufguss zum Gurgeln bei Halsschmerzen, Kehlkopfentzündung oder Mundgeschwüren.
CREME/SALBE/VAGINALZÄPFCHEN Nachts und morgens bei Scheidenausfluss oder -juckreiz. 1 Zäpfchen nachts einführen. Tritt nach 2–3 Tagen keine Besserung ein, ärztlichen Rat einholen.

GEWINNUNG

KULTUR Die winterharte, horstbildende Staude bevorzugt feuchtes, durchlässiges Erdreich und Standorte in der prallen Sonne oder im lichten Schatten. Ihre runden, fein gezähnten Blätter tragen bis zu elf Lappen. Vermehrung durch Direktaussaat im Frühjahr oder durch Teilung. Starke Selbstaussaat.
SAMMELN Kommt in ganz Nordeuropa und in den Gebirgsregionen von Mittel- und Südeuropa vor, verwildert aber auch den ganzen Sommer über aus Gärten in anderen Gegenden.
ERNTE Die oberirdischen Teile kann man den ganzen Sommer über ernten.

Allium sativum
KNOBLAUCH

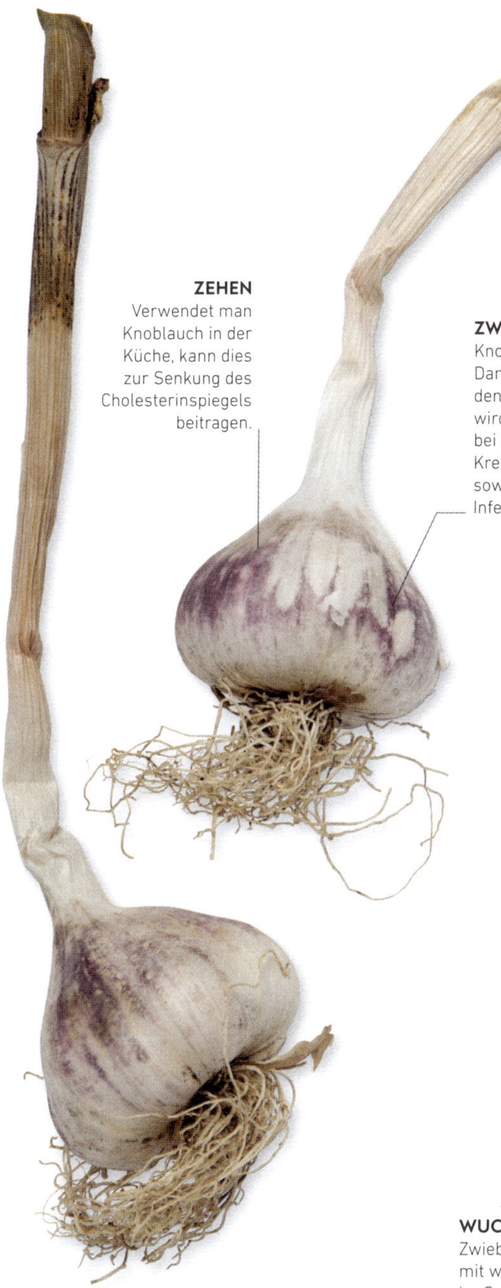

ZEHEN
Verwendet man Knoblauch in der Küche, kann dies zur Senkung des Cholesterinspiegels beitragen.

ZWIEBELN
Knoblauchöl, durch Dampfdestillation aus den Zwiebeln extrahiert, wird in Kapselform bei Atemwegs- und Kreislaufbeschwerden sowie verschiedenen Infektionen eingesetzt.

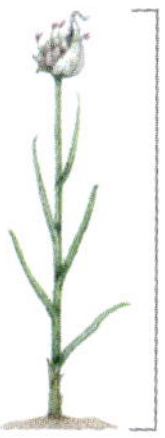

WUCHS
Zwiebelstaude mit weißen Blüten im Sommer. Breite 20–30 cm.

Knoblauch stammt vermutlich aus Südwestsibirien, hat sich aber schon vor langer Zeit über Europa und Asien ausgebreitet. Seit mindestens 5000 Jahren kennt man ihn als Heilpflanze. Heute weiß man, dass er das Herzinfarktrisiko und die Cholesterinwerte senkt. Wegen seiner antibiotischen Eigenschaften wird er ferner gegen Erkältungen und Entzündungen der Atemwege eingesetzt.

VERWENDBAR Zwiebel.
INHALTSSTOFFE Volatile Öle (einschließlich Allicin, Alliin und Ajoen), Enzyme, Vitamine A, B, C und E, Mineralien (einschließlich Selen und Germanium), Flavonoide.
EIGENSCHAFTEN Antibiotisch, schleimlösend, schweißtreibend, blutdrucksenkend, antithrombotisch, blutfettsenkend, blutzuckersenkend, antihistaminisch, wurmtötend.

ANWENDUNG

SAFT Bis 5 ml Saft 2-mal tgl. in Honig oder Wasser eingenommen, hilft gegen Infektionen und Arteriosklerose und senkt das Thromboserisiko.
FRISCHE ZEHEN Die Schnittfläche einer frischen Zehe nachts auf Akne reiben. Tgl. 2–3 Zehen in Speisen mitkochen, um das Herz- und Gefäßsystem zu verbessern sowie den Cholesterinspiegel und das Erkältungsrisiko zu senken.
KAPSELN 1 Kapsel vor den Mahlzeiten gegen saisonale Infektionen (Packungsbeilage beachten).
TINKTUR Bei Herz-Kreislauf-Problemen, Atemwegserkrankungen und Pilzinfektionen 2–4 ml (40–80 Tropfen) 3-mal tgl. in Wasser einnehmen.
PULVER Herzinfarktgeschädigte nehmen tgl. 1 TL in Wasser oder Fruchtsaft, um das Risiko weiterer Infarkte zu senken.

GEWINNUNG

KULTUR Knoblauch bevorzugt warme Standorte in tiefgründigen, nährstoffreichen, durchlässigen Böden in der vollen Sonne. Zwiebeln und einzelne Zehen im Herbst oder Winter 5–10 cm tief setzen.
SAMMELN In warmen Regionen mitunter wild anzutreffen, in der Regel aber nur in Kultur vorhanden.
ERNTE Im September–Oktober ernten und frostfrei an der Luft trocknen.

WARNHINWEIS Knoblauchöl ist hautreizend, daher nur in Kapselform einnehmen. Verursacht bei manchen Magenreizungen. Bei gleichzeitiger Einnahme von Blutverdünnern keine großen Mengen verzehren.

Aloe vera

ALOE VERA

Die Aloe stammt aus dem tropischen Afrika, wo sie früher als Gegenmittel gegen Pfeilgifte eingesetzt wurde. Nach Europa gelangte sie vor Tausenden von Jahren, denn bereits die Griechen und Römer kannten sie als Wundkraut. Der kühlende, heilende Saft wird seit Jahrhunderten gegen Verbrennungen, Entzündungen und Hautgeschwüre eingesetzt, das Blatt hat abführende Wirkung.

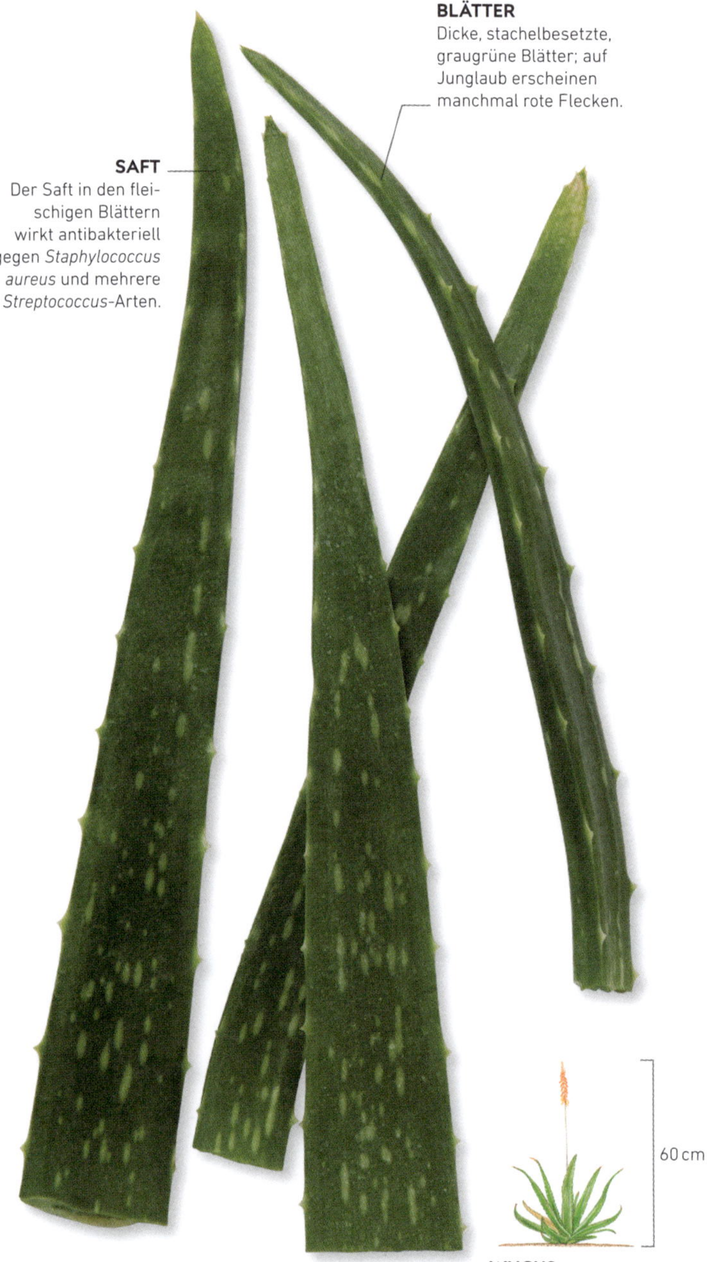

BLÄTTER Dicke, stachelbesetzte, graugrüne Blätter; auf Junglaub erscheinen manchmal rote Flecken.

SAFT Der Saft in den fleischigen Blättern wirkt antibakteriell gegen *Staphylococcus aureus* und mehrere *Streptococcus*-Arten.

WUCHS Frostempfindliche, immergrüne Staude. Breite unterschiedlich.

VERWENDBAR Blätter, Saft.
INHALTSSTOFFE Anthrachinonglykoside (z. B. Aloin und Aloe-Emodin), Harze, Polysaccharide, Sterole, Saponine, Chromone.
EIGENSCHAFTEN Abführend, galletreibend, wundheilend, kräftigend, reizlindernd, antibakteriell, antifungal, blutstillend, beruhigend, wurmtötend.

ANWENDUNG

FRISCHER SAFT Blatt aufbrechen und den Saft direkt auftragen oder mit einem stumpfen Messer herauskratzen. Direkt auf Verbrennungen, Sonnenbrand, trockene Haut, Wunden, Pilzinfektionen, Windelausschlag, Gürtelrose, Fußpilz, Insektenstiche, allergische Hautreizungen, Ekzeme oder andere juckende Stellen auftragen.
TINKTUR Aus dem zerstoßenen Blatt. Tgl. 3-mal 5 ml gegen Verstopfung bzw. 0,5–3 ml gegen Appetitlosigkeit oder um bei träger Verdauung den Gallenfluss anzuregen.
KAPSELN Aus pulverisierten Blättern. Gegen Verstopfung in einer Dosierung von 100–500 mg verwenden.
HAARSPÜLUNG 10 ml (2 TL) Saft mit 120 ml Kamillenaufguss (S. 176) mischen und als Spülung verwenden.

GEWINNUNG

KULTUR Bevorzugt durchlässige, sandige Böden in voller Sonne. Im Sommer moderat wässern, im Winter trocken halten. Vermehrung meist durch Abbrechen und Neupflanzen von Ablegern an reifen Exemplaren, aber auch durch Aussaat im Frühjahr oder Frühsommer bei 21 °C möglich. Als Zimmerpflanze ziehen und im Sommer nach draußen stellen.
SAMMELN Kommt wild in der Regel nur in den Tropen vor. Wird leicht mit verwandten, meist größeren Arten verwechselt, die in warmen Regionen im Freiland wachsen.
ERNTE Saft und Blätter nach Bedarf ganzjährig nutzen.

WARNHINWEIS Keine innerliche Anwendung bei Schwangeren.

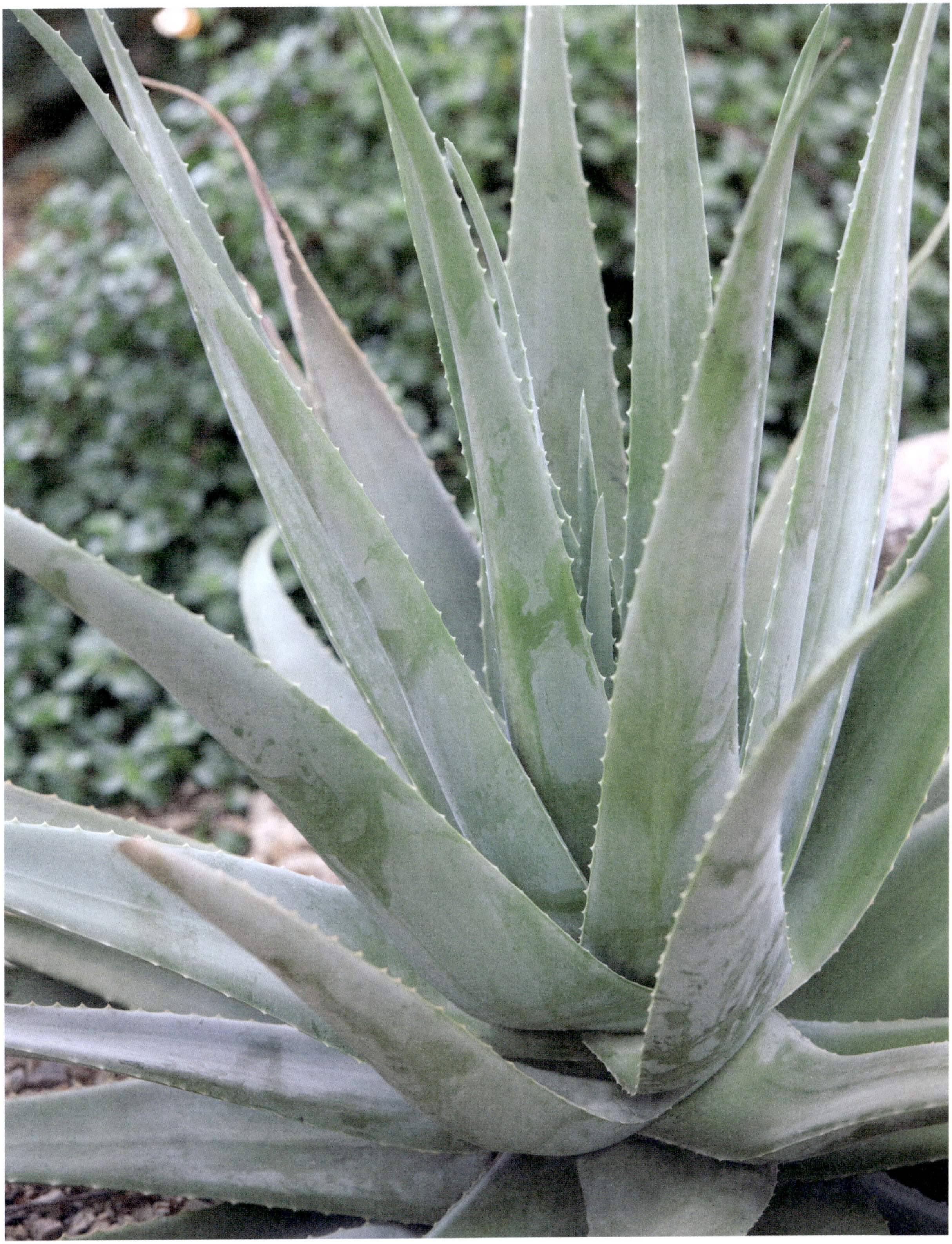

Aloysia citrodora

ZITRONENVERBENE

Felsige Gegenden in Chile und Argentinien sind der Lebensraum der Zitronenverbene. Sie wird heute als aromatische Zierpflanze und für die Parfümindustrie kultiviert. Man verwendet sie für Potpourris und in der Küche, wo sie Desserts, Marinaden und Fruchtgetränken eine Zitrusnote verleiht. Zudem werden ihr lindernde und stimmungsaufhellende Eigenschaften zugeschrieben.

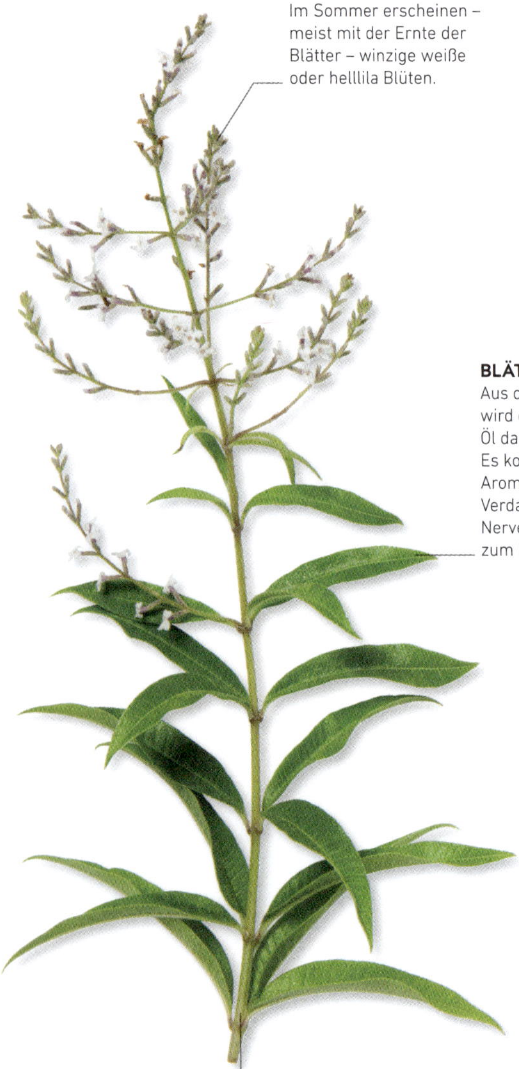
BLÜTEN
Im Sommer erscheinen – meist mit der Ernte der Blätter – winzige weiße oder helllila Blüten.
BLÄTTER
Aus den Blättern wird ein ätherisches Öl dampfdestilliert. Es kommt in der Aromatherapie bei Verdauungs- und Nervenbeschwerden zum Einsatz.
STÄNGEL
Die holzigen Teile der Pflanze halten in kühlen Gegenden den Winter im Freiland nicht aus.

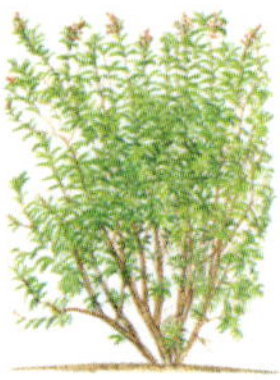
3 m
WUCHS
Nicht winterharter, sommergrüner Strauch. Breite 3 m.

VERWENDBAR Laub, ätherisches Öl.
INHALTSSTOFFE Volatile Öle (u. a. Citral, Nerol und Geraniol).
EIGENSCHAFTEN Beruhigend, karminativ, krampflösend, fiebersenkend, regt die Leber- und Gallenfunktion an, angeblich antifungal (gegen *Candida albicans*).

ANWENDUNG

AUFGUSS ½ TL getrocknete Blätter pro Tasse (S. 176) nach den Mahlzeiten gegen Blähungen oder Schlafstörungen. Mit Löwenzahnblättern kombiniert 3-mal tgl. zur Verbesserung der Leberfunktion. Kann zur Linderung fiebriger Zustände bei Kindern eingesetzt werden; zur Dosierung einen Naturheilkundler zurate ziehen.
BADEZUSATZ Zur Linderung von Stress und Verspannungen 1 Tasse Standardaufguss dem Badewasser hinzufügen.
MASSAGEÖL Echtes Zitronenverbenenöl ist schwer zu bekommen, da es oft mit anderen zitronig duftenden Ölen gepanscht wird. 5 Tropfen in 15 ml (1 EL) Mandelöl gegen Krämpfe, Verdauungsbeschwerden, Angstzustände, Schlaflosigkeit oder andere stressbedingte Symptome einmassieren.

GEWINNUNG

KULTUR Bevorzugt vollsonnige Standorte und feuchte, aber durchlässige Böden. Wird meist im Sommer durch halbausgereifte Risslinge vermehrt, sät sich aber nach einem heißen Sommer auch selbst aus, falls sie vorher Früchte angesetzt hat. Nicht winterhart, daher in Töpfen ziehen und unter Glas überwintern bzw. bis auf das Holz zurückschneiden, trocken halten und mit Vlies oder Stroh schützen (hält so bis zu −10 °C aus).
SAMMELN Außerhalb Südamerikas selten wild zu finden.
ERNTE Blätter im Sommer abschneiden.

WARNHINWEIS Bei innerlicher Daueranwendung Magenreizungen möglich.
Das Öl kann die Haut reizen und lichtempfindlich machen, daher bei äußerlicher Anwendung intensive Sonne meiden.

Althaea officinalis
EIBISCH

Einst kam der Eibisch nur an europäischen Küsten vor, doch inzwischen hat er sich auch in anderen Gegenden angesiedelt. Sein botanischer Name ist vom griechischen Verb *altho,* heilen, abgeleitet, denn seine wohltuenden Eigenschaften bei äußerlicher und innerlicher Anwendung sind schon seit mindestens 3500 Jahren bekannt. Wurzeln und Blätter finden auch als Gemüse Verwendung.

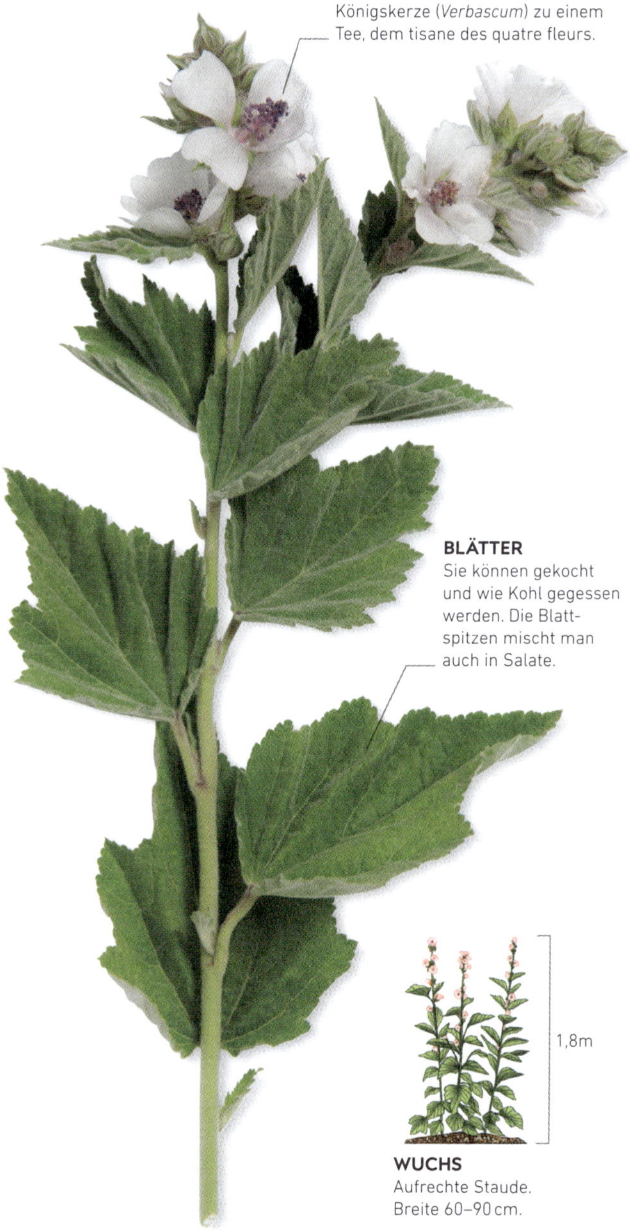

BLÜTEN
Die hellrosa Blüten öffnen sich im Sommer. In Frankreich mischt man sie mit Mohn (*Papaver rhoeas*), März-Veilchen (*Viola odorata*) und Königskerze (*Verbascum*) zu einem Tee, dem tisane des quatre fleurs.

BLÄTTER
Sie können gekocht und wie Kohl gegessen werden. Die Blattspitzen mischt man auch in Salate.

WUCHS
Aufrechte Staude. Breite 60–90 cm.

VERWENDBAR Wurzel, Blätter, Blüten.
INHALTSSTOFFE Wurzel: Asparagin, Schleimstoffe, Polysaccharide, Pektin, Tannine; Blätter: Schleimstoffe, Flavonoide, Kumarin, Salicyl- u. a. Phenolsäuren.
EIGENSCHAFTEN Wurzel: lindernd, schleimlösend, harntreibend, wundheilend; Blätter: schleimlösend, harntreibend, lindernd; Blüten: schleimlösend.

ANWENDUNG

KALTER AUFGUSS 30 g Wurzeln über Nacht in 600 ml kaltem Wasser einweichen und stehen lassen. Der gewonnene Aufguss ist oft sehr dick und schleimig und muss weiter verdünnt werden ½–1 Tasse 3-mal tgl. bei Sodbrennen, Magengeschwüren, Blasenentzündung und trockenem Husten.
WICKEL Paste aus 1 TL pulverisierter Wurzel und etwas Wasser zubereiten und auf Verbrühungen, Abszesse, Geschwüre und schlecht heilende Wunden auftragen.
SALBE Gegen Eiter, Splitter und Dornen.
AUFGUSS 1 Tasse Standardaufguss (S. 176) 3-mal tgl. bei Bronchitis, Bronchialasthma, Katarrh oder Rippenfellentzündung.
SIRUP 600 ml Standardaufguss aus frischen Blüten mit 450 g Honig oder Sirup mischen, aufkochen und 10–15 Min. köcheln lassen. Jeweils in 5-ml-Portionen (1 TL) einnehmen.

GEWINNUNG

KULTUR In nährstoffreichen, feuchten, durchlässigen Böden an vollsonnigen Plätzen, verträgt aber auch andere Bedingungen. Samen im Hochsommer in Saatschalen säen und Sämlinge umsetzen, sobald sie groß genug sind. Im darauffolgenden Frühjahr auspflanzen. Auch Vermehrung durch Teilung möglich. Sät sich unter Idealbedingungen stark selbst aus.
SAMMELN An Gräben, Flussufern, Teichrändern und in Gezeitenzonen. Blüten im Sommer für Hustensirup sammeln oder Blätter während der gesamten Wachstumssaison. Wurzeln als Gemüse nutzbar.
ERNTE Wurzeln im Herbst ausgraben. Oberirdische Teile zu Beginn der Blüte ernten.

Angelica archangelica

ARZNEI-ENGELWURZ

Die gebürtige Nordeuropäerin ist ein statuenhaftes Gewächs mit auffallenden Blütenständen im Sommer. Ihren mittelalterlichen lateinischen Namen *herba angelica* bekam sie wohl, weil man glaubte, dass sie vor bösen Geistern schütze. Im Lauf der Jahrhunderte wurde sie gegen allerlei Beschwerden verabreicht. Die Stängel kommen in der Küche zum Einsatz, das ätherische Öl dient als Speisewürze.

SAMEN
Das aus den Samen und Wurzeln extrahierte ätherische Öl findet als Speisewürze und Zutat vieler Aperitifs sowie Liköre Verwendung.

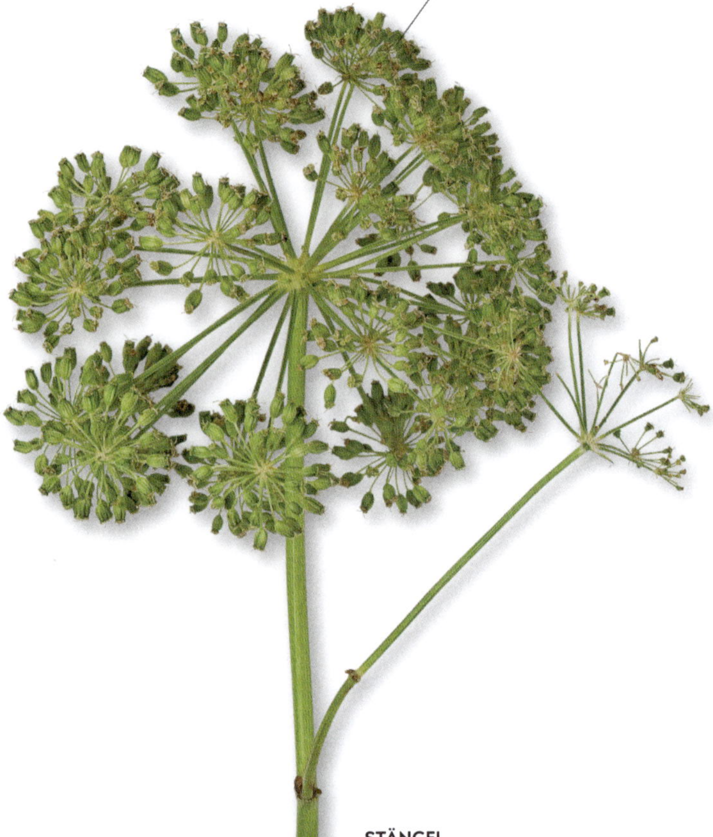

STÄNGEL
Die Stängel kann man kandieren und als Kuchendekoration oder gekocht als Gemüse verwenden.

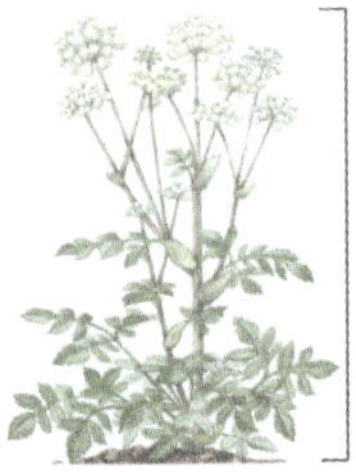

2,5 m

WUCHS
Robuste Zweijährige oder kurzlebige Staude. Breite 1,2 m.

VERWENDBAR Blätter, Wurzeln, ätherisches Öl.
INHALTSSTOFFE Volatiles Öl (u. a. Phellandren, Pinen, Borneol, Linalol und Limonen), Iridoide, Harz, Kumarin (Bergapten und Angelicin), Valeriansäure, Tannin.
EIGENSCHAFTEN Krampflösend, entzündungshemmend, schweißtreibend, schleimlösend, karminativ, harntreibend, antibakteriell, verdauungsfördernd.

ANWENDUNG

AUFGUSS 1 Tasse Aufguss (S. 176) aus den Blättern nach dem Essen bei Verdauungsstörungen.
ABSUD ½–1 Tasse Wurzelabsud: 15 g Wurzeln in 600 ml Wasser 15 Min. lang köcheln; einnehmen, wenn erhöhte Körpertemperatur erforderlich ist, etwa bei arthritischen und rheumatischen Problemen im Alter, Kreislaufstörungen oder Verdauungsschwäche.
TINKTUR 3 ml (60 Tropfen) Blatttinktur 3-mal tgl. bei Bronchitis oder Blähungen. 1–2 ml (20–40 Tropfen) der Wurzeltinktur 3-mal tgl. bei Bronchialkatarrh, Husten, Verdauungsbeschwerden einschließlich chronischer Verstopfung und Appetitmangel sowie zur Förderung der Lebertätigkeit.
MASSAGEÖL 5 Tropfen in 15 ml Mandelöl bei Bronchitis und Husten auf die Brust oder arthritische Gelenke reiben.

GEWINNUNG

KULTUR Bevorzugt tiefgründige, nährstoffreiche, feuchte Böden in der Sonne oder im Teilschatten. Oberflächenaussaat. Sämlinge nach Bedarf ausdünnen. Sät sich unter günstigen Bedingungen selbst aus.
SAMMELN Auf Feuchtwiesen in Nord- und Osteuropa bis nach Asien hinein.
ERNTE Blätter und Stängel im Frühsommer, einjährige Wurzeln im Herbst und Samen bei Reife sammeln.

WARNHINWEIS Für Schwangere ungeeignet. Therapeutische Dosen bei Diabetes nur unter ärztlicher Aufsicht. Bei äußerlicher Anwendung Sonneneinwirkung meiden (fototoxisch).

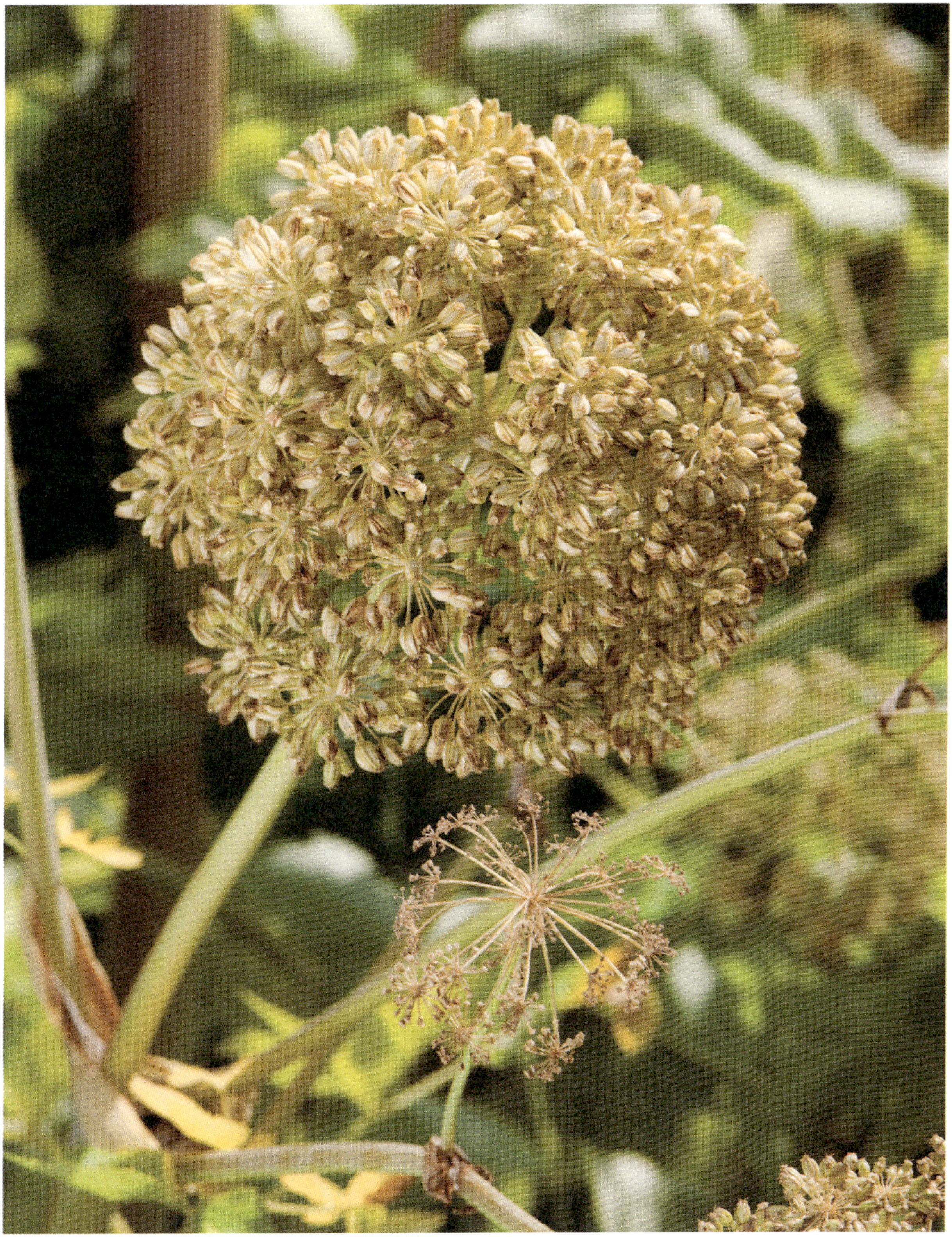

Angelica sinensis
DANG GUI

Dang Gui, auch Chinesische Engelwurz genannt, wird in China bereits seit Tausenden von Jahren bei Frauenbeschwerden und Herzproblemen eingesetzt. Heutzutage kommt es oft als Herz- und Lebertonikum zur Anwendung. Es kann die Menstruation unterstützen, die Durchblutung des Beckens fördern, Arthritisschmerzen lindern und den Stoffwechsel anregen.

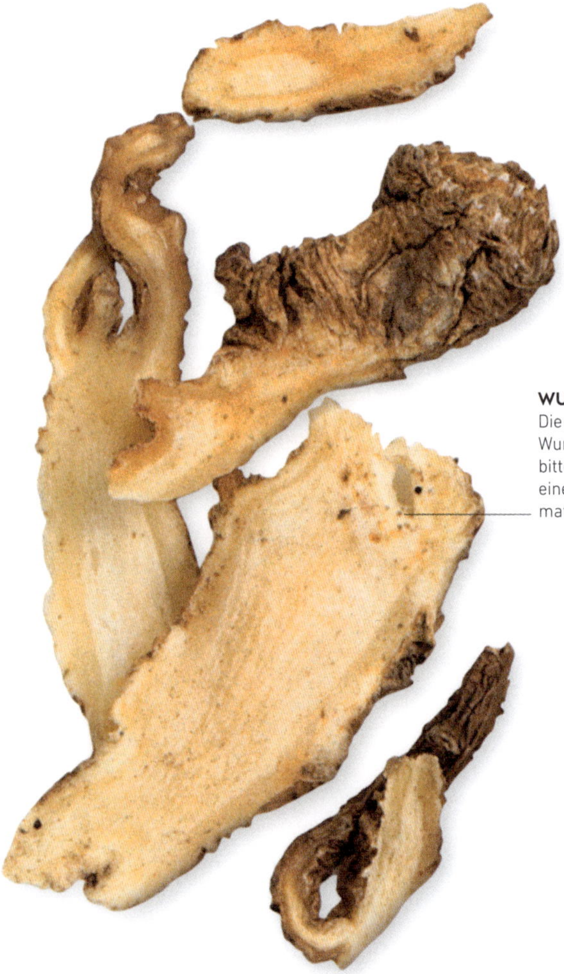

WURZEL
Die gelbbraune Wurzel schmeckt bittersüß und hat einen stechend aromatischen Geruch.

VERWENDBAR Wurzeln.
INHALTSSTOFFE Phytosterole, Ferulasäure, nicht flüchtige Öle, Kumarin (Angelol und Angelicon).
EIGENSCHAFTEN Entzündungshemmend, antiarrhythmisch, antifungal, antibakteriell, antiviral, die Uterusfunktion regulierend, mild abführend.

ANWENDUNG

ABSUD Absud (S. 176) durch 15-minütiges Erhitzen von 4–12 g bzw. 1–2 TL getrockneter Wurzel in 600 ml Wasser. ½–1 Tasse 3-mal tgl. als Harnwegsantiseptikum und mildes Abführmittel trinken.
TINKTUR Zur Behandlung von Regelschmerzen 1–3 ml (20–60 Tropfen) Tinktur aus der Wurzel in etwas heißes Wasser geben und in den 5 Tagen vor Einsetzen der Monatsblutung bis zu ihrem Ende 3-mal tgl. trinken. Dang Gui kann auch mit anderen Kräutern in Tinkturform gegen leichtes Herzklopfen und Leberbeschwerden kombiniert werden.

GEWINNUNG

KULTUR Bevorzugt tiefgründige, feuchte, durchlässige, nährstoffreiche Böden, idealerweise in höheren Lagen. Die Pflanze gedeiht am besten bei Temperaturen nicht unter -5 °C. Die Setzlinge können im Frühjahr oder Herbst direkt ins Freiland an einen schattigen Platz gepflanzt werden. Dang Gui blüht im August und September.
SAMMELN Kommt in halbschattigen, hoch gelegenen Wäldern feuchter Regionen in Korea, Japan und China vor.
ERNTE Wurzeln im Spätherbst ausgraben.

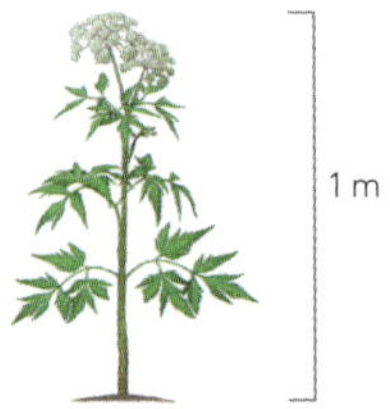

WUCHS
Krautige Staude.
Breite 70 cm.

WARNHINWEIS Nicht anwenden bei Blutungsstörungen, starker Monatsblutung, Durchfall und geschwollenem Bauch.

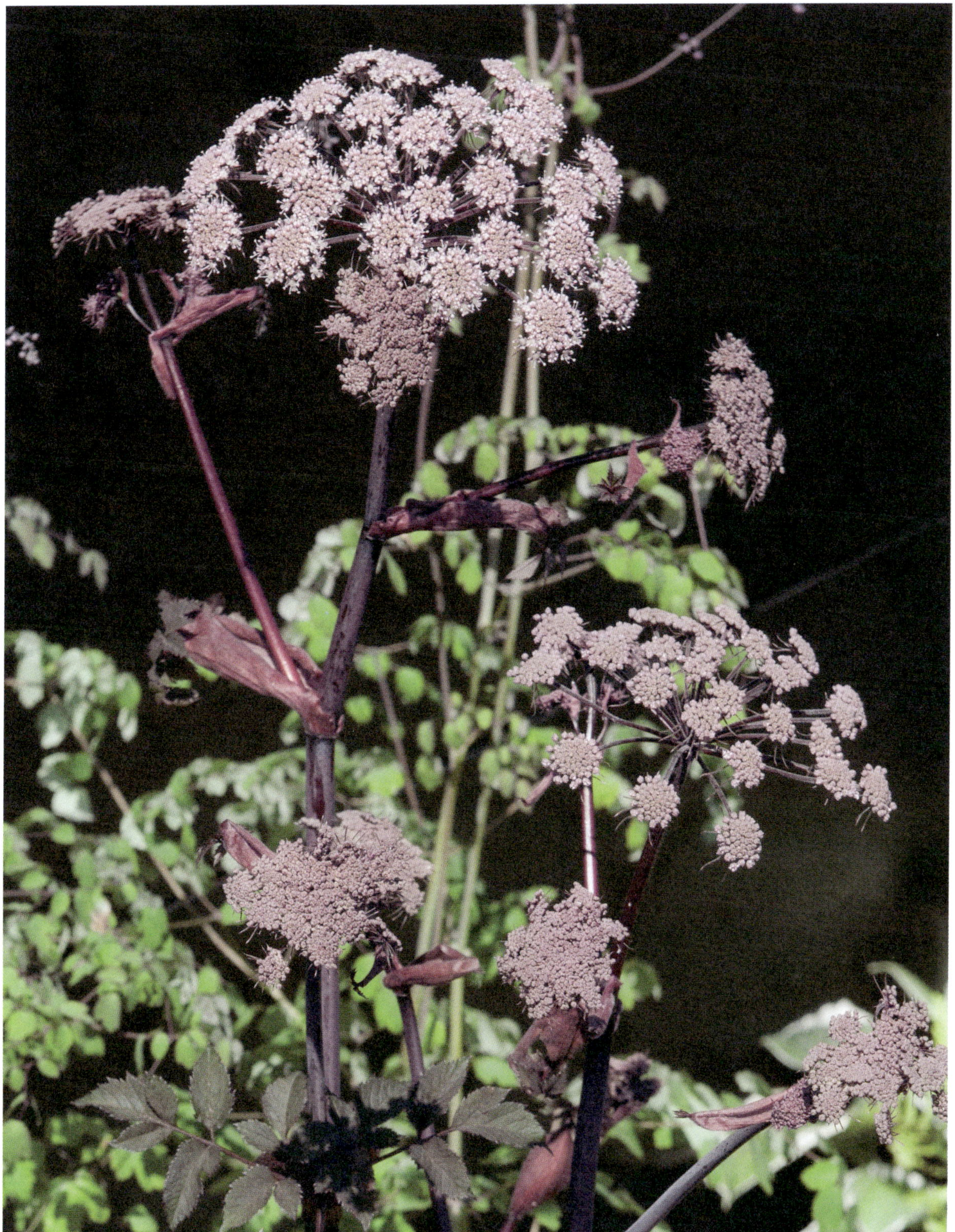

Apium graveolens
SELLERIE

BLÄTTER
Wild wachsender Sellerie, Echter Sellerie genannt, wächst laubiger als die Kultursorten. Er trägt geteilte, keilförmige Blätter.

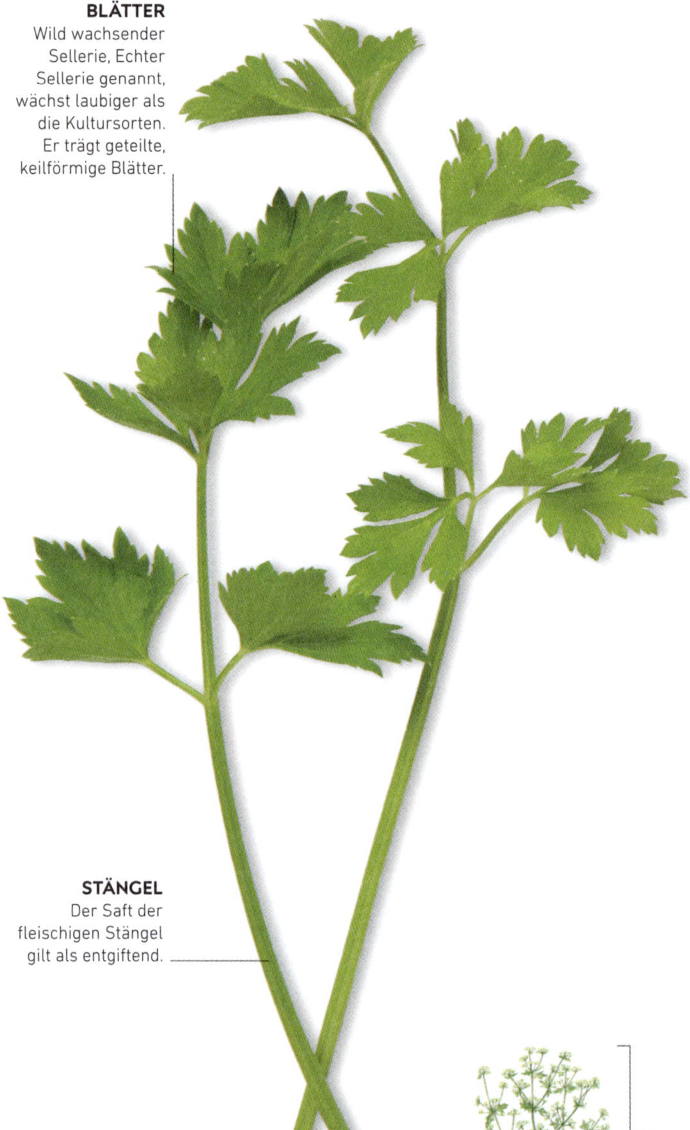

STÄNGEL
Der Saft der fleischigen Stängel gilt als entgiftend.

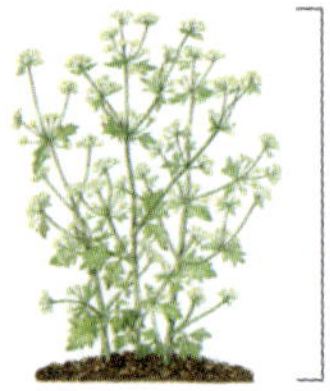

WUCHS
Zweijährige mit knolliger Wurzel. Breite 15–30 cm.

Sellerie stammt aus Europa, dem Mittelmeerraum und Westasien. Er wird seit Langem als Gemüse genutzt und in Gerichten wie Waldorfsalat (Sellerie, Walnüsse und Äpfel) verwendet. Als Heilkraut setzt man die Samen und das ätherische Öl überwiegend bei Harnwegsbeschwerden und arthritischen Problemen ein. Außerdem befreien sie von Gicht befallene Gelenke von Harnsäure.

VERWENDBAR Samen, Stängel, ätherisches Öl.
INHALTSSTOFFE Volatiles Öl (u. a. Limonen, Apiol, Selinen, Phthalide), Kumarine, Furokumarin, Flavonoide, Mineralien (incl. Eisen, Phosphor und Kalium).
EIGENSCHAFTEN Antirheumatisch, beruhigend, antiseptisch im Harnwegsbereich, harntreibend, karminativ, blutdrucksenkend, krampflösend, milchbildend, entzündungshemmend, fördert die Ausscheidung von Harnsäure, antifungal.

ANWENDUNG

ABSUD 15 g in 600 ml Wasser 10 Min. köcheln lassen und in Portionen von ½–1 Tasse 3-mal tgl. bei rheumatischen Beschwerden, Gicht, rheumatoider Arthritis und Harnwegsentzündungen trinken.
MASSAGEÖL 1 ml (20 Tropfen) Öl in 60 ml Mandelöl geben und damit den Bauch bei Verdauungsbeschwerden, Blähungen und Leberstauung einreiben. Auch bei Ischiasproblemen, Rheuma und Arthritis.
FUSSBAD 1 ml (20 Tropfen) Öl in eine Schale warmes Wasser geben und bei schmerzhafter Gicht Füße und Zehengelenke darin baden.
SAFT Stängel und Blätter auspressen und tassenweise bei Schwäche und nervöser Erschöpfung trinken.

GEWINNUNG

KULTUR In feuchter, durchlässiger Erde in der Sonne. Im Frühjahr Samen in Schalen aussäen, dünn mit Erde abdecken und in einen Anzuchtkasten oder auf eine warme Fensterbank stellen. In 7-cm-Töpfe setzen und mit 10 cm Höhe in 30 cm Abstand auspflanzen.
SAMMELN In Küstengegenden. Empfohlen wird, die Pflanze selbst zu kultivieren. In freier Natur verwechselt man sie leicht mit dem tödlich giftigen Schierling und dem Wasserfenchel. Letzterer riecht beim Zerreiben unangenehm.
ERNTE Kulturform im 1. Jahr als Gemüse, reife Samen im zweiten Jahr ernten.

WARNHINWEIS Samen für Schwangere ungeeignet. Samen von Kulturformen nicht verwenden, da oft mit Fungiziden behandelt. Ätherisches Öl nur unter ärztlicher Aufsicht innerlich anwenden.

Aralia racemosa
AMERIKANISCHE ARALIE

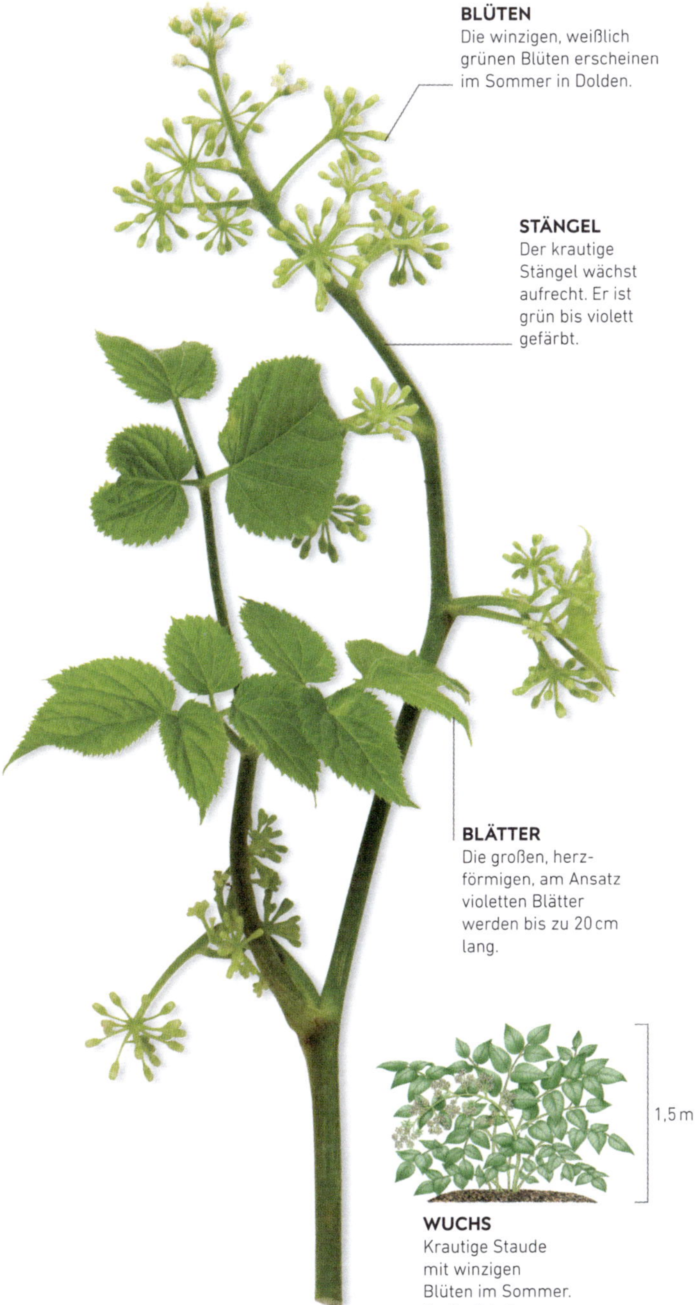
BLÜTEN
Die winzigen, weißlich grünen Blüten erscheinen im Sommer in Dolden.
STÄNGEL
Der krautige Stängel wächst aufrecht. Er ist grün bis violett gefärbt.
BLÄTTER
Die großen, herzförmigen, am Ansatz violetten Blätter werden bis zu 20 cm lang.
1,5 m

WUCHS
Krautige Staude mit winzigen Blüten im Sommer. Breite 0,6–2 m.

Die amerikanischen Ureinwohner behandelten mit der Aralie, auch Angelikabaum genannt, eine Reihe von Beschwerden wie Rheuma, Husten, Verdauungsprobleme, Asthma und Blutvergiftung. Das Kraut kommt vom Mittleren Westen bis zur Ostküste in vielen Teilen der USA wild vor. Es gilt als schweißtreibend und entgiftend, ist ansonsten aber noch wenig erforscht.

VERWENDBAR Wurzel.
INHALTSSTOFFE Volatiles Öl, Tannine, Glykoside, Diterpene.
EIGENSCHAFTEN Schleimlösend, schweißtreibend, wärmend, entgiftend.

ANWENDUNG

ABSUD ½ Tasse Absud (S. 176) aus 15 g getrockneten Wurzeln und 600 ml Wasser 3-mal tgl. bei rheumatischen Beschwerden trinken.
SIRUP 300 ml gefilterten Absud mit 230 g Zucker oder Honig mischen und 5–10 Min. lang leicht köcheln lassen, sodass ein Sirup entsteht. Alle 2–3 Std. 5 ml (1 TL) bei Husten einschließlich Bronchitis und Keuchhusten einnehmen.
FLÜSSIGEXTRAKT 1,5–3 ml (30–60 Tropfen) 3-mal tgl. in etwas Wasser bei rheumatischen Beschwerden, Lumbago und ähnlichen Problemen und Schmerzen einnehmen.
WICKEL 15 g pulverisierte Wurzel mit etwas Wasser zu einer Paste mischen, auf Verbandmull streichen und als Wickel gegen Hautprobleme einschließlich Ekzeme anwenden.

GEWINNUNG

KULTUR Bevorzugt Halbschatten, verträgt aber auch Sonne. Samen im Herbst oder Winter in einem Anzuchtkasten oder einem unbeheizten Gewächshaus aussäen und im darauffolgenden Frühjahr an den endgültigen Standort umsiedeln.
SAMMELN Kommt überwiegend in Waldgebieten im Mittleren Westen und Osten der USA vor. In anderen Gegenden kaum wild anzutreffen. Die Wurzeln finden nicht nur als Heilkraut, sondern auch als Würze für Tees und Bier Verwendung.
ERNTE Wurzeln im Sommer oder Herbst ausgraben.

WARNHINWEIS Nicht für Schwangere.

Arctium lappa
GROSSE KLETTE

Die in Europa und Asien beheimatete Große Klette gilt in erster Linie als reinigendes Kraut, das den Körper entgiftet, etwa von Schwermetallen. Es kommt ferner gegen Hautprobleme, arthritische Beschwerden und Infektionen zur Anwendung. In Europa nutzt man vor allem Wurzeln und Blätter, während in der chinesischen Medizin die Samen bei Erkältungen verabreicht werden.

BLÜTEN
Die distelartigen Blüten öffnen sich im Sommer. Die Hüllblätter sind an der Spitze rötlich.

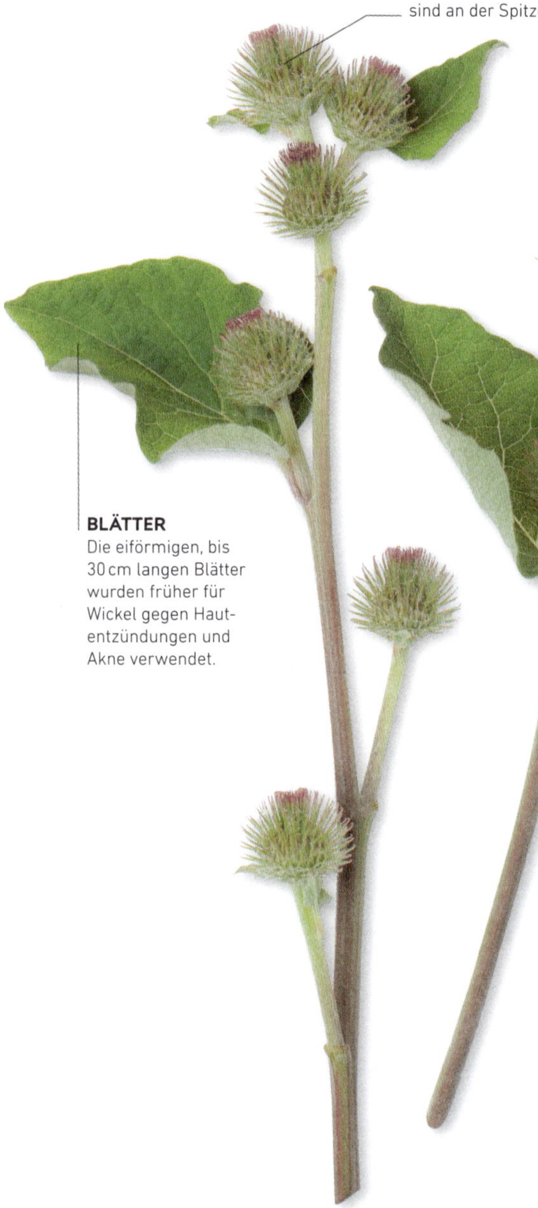

BLÄTTER
Die eiförmigen, bis 30 cm langen Blätter wurden früher für Wickel gegen Hautentzündungen und Akne verwendet.

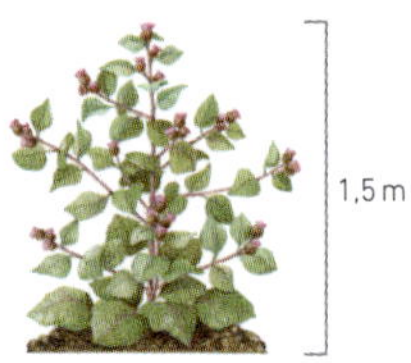

WUCHS
Zweijährige Pflanze mit Pfahlwurzel. Breite bis 1 m.

VERWENDBAR Wurzeln, Blätter, Samen.
INHALTSSTOFFE Blätter/Wurzeln: Bitterglykoside (wie Arctiopictrin), Flavonoide (z. B. Arctin), Tannine, volatile Öle, antibiotisches Polyethen, Harz, Schleimstoffe, Inulin, Alkaloide, Sesquiterpene; Samen: essenzielle Fettsäuren, Vitamine A, B_2.
EIGENSCHAFTEN Wurzel: reinigend, schwach abführend, harntreibend, schweißtreibend, antirheumatisch, antiseptisch, antibiotisch; Blätter: schwach abführend, harntreibend; Samen: fiebersenkend, entzündungshemmend, antibakteriell, blutzuckersenkend.

ANWENDUNG

WURZELABSUD ½–1 Tasse Standardabsud (S. 176) von Wurzeln 3-mal tgl. bei Hautproblemen wie hartnäckigen Furunkeln, Ausschlägen und trockenen Ekzemen. Mit 1 Tasse Absud Akne und Pilzinfektionen der Haut einschließlich Fußpilz waschen.
AUFGUSS 1 Weinglas eines Standardaufgusses von Blättern (S. 176) vor den Mahlzeiten als schwach verdauungsförderndes Mittel gegen Verstopfung.
SAMENABSUD 1 Tasse Standardabsud (S. 176) bis zu 3-mal tgl. bei fiebrigen Erkältungen und Infektionen mit Halsschmerzen und Husten. Wird oft mit Geißblattblüten und Forsythienbeeren kombiniert.
TINKTUR 5–10 ml Wurzeltinktur 3-mal tgl. zur Entgiftung des Körpers bei arthritischen Beschwerden, Blasensteinen und Harngrieß bzw. zur Verdauungsförderung. Meist in Kombination mit anderen Kräutern.
WICKEL Mit Wurzelbrei gegen Hautentzündungen und Beingeschwüre.

GEWINNUNG

KULTUR Bevorzugt feuchte, neutrale bis alkalische Böden an vollsonnigen bis halbschattigen Standorten. Aussaat im Frühjahr. Sät sich stark selbst aus und kann wuchern. Vor der Fruchtreife ernten, um die Ausbreitung zu begrenzen.
SAMMELN In Hecken und auf Brachland in Europa und Westasien leicht zu finden.
ERNTE Die Wurzeln werden im Spätsommer, die Blätter zu Beginn der Blüte, die Samen bei Reife im Herbst gesammelt.

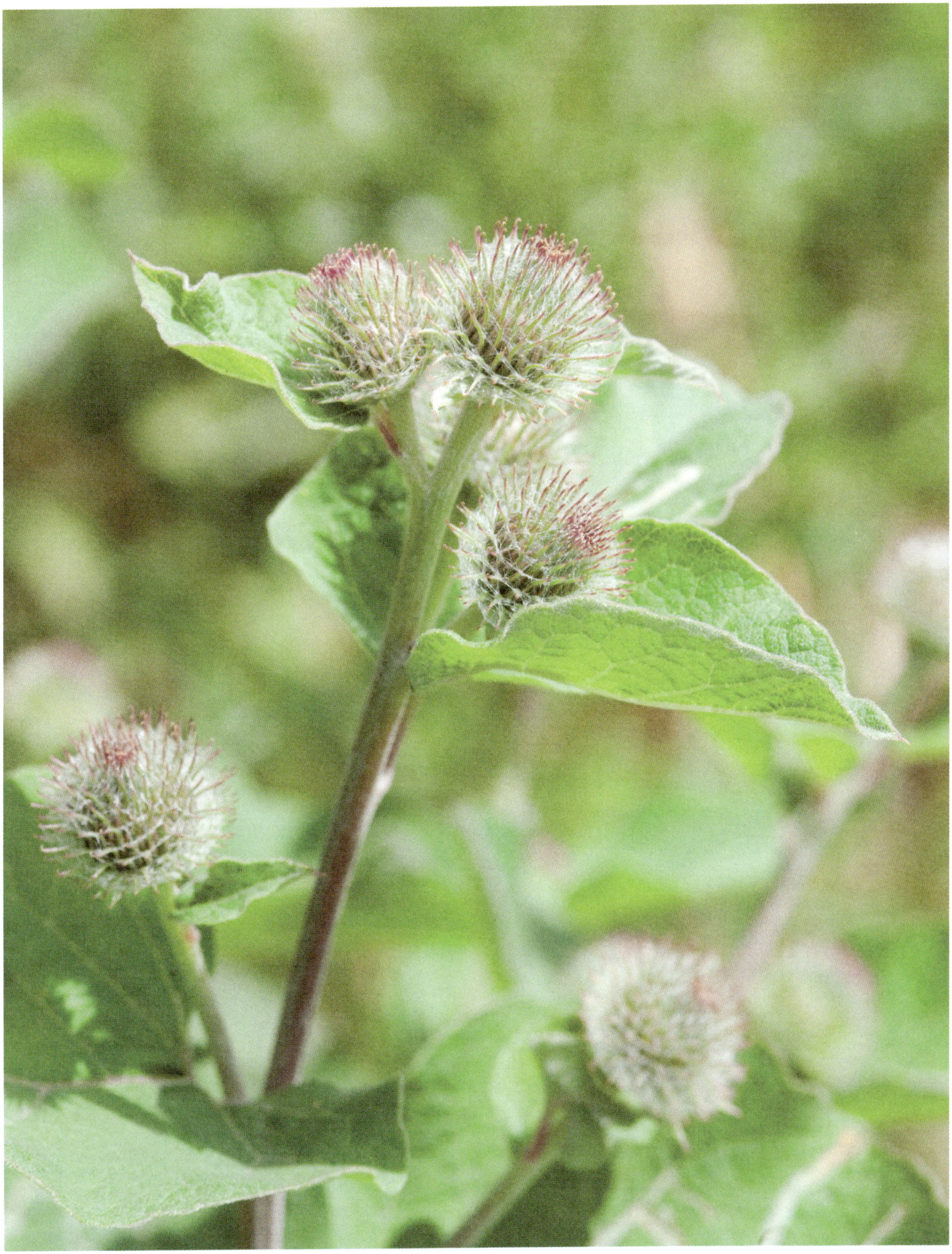

Arctostaphylos uva-ursi
ECHTE BÄRENTRAUBE

Die Pflanze ist in asiatischen, europäischen und nordamerikanischen Mooren zu finden. Ihre Früchte sind bei Bären beliebt, daher der Name. Bei Naturheilkundlern steht sie wegen ihrer antiseptischen Wirkung auf die Harnwege hoch im Kurs. Zurückzuführen ist diese vor allem auf die in der Pflanze enthaltenen Hydrochinone.

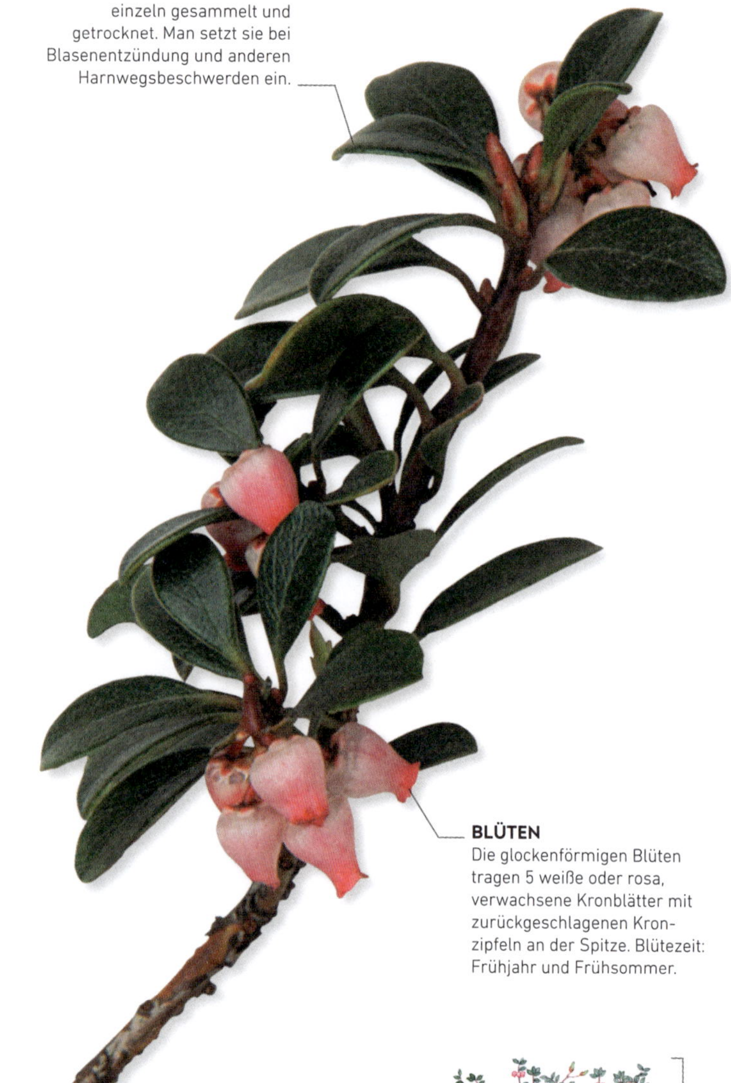

BLÄTTER
Die kleinen Blätter werden einzeln gesammelt und getrocknet. Man setzt sie bei Blasenentzündung und anderen Harnwegsbeschwerden ein.

BLÜTEN
Die glockenförmigen Blüten tragen 5 weiße oder rosa, verwachsene Kronblätter mit zurückgeschlagenen Kronzipfeln an der Spitze. Blütezeit: Frühjahr und Frühsommer.

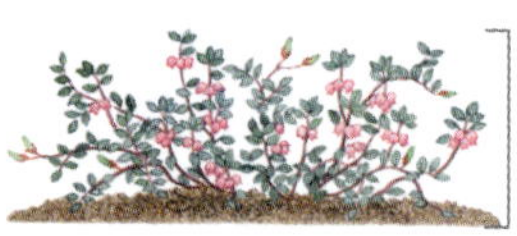

WUCHS
Kriechender, mattenbildender, immergrüner Strauch mit glockenförmigen Blüten. Breite: über 90 cm.

VERWENDBAR Blätter, Beeren.
INHALTSSTOFFE Hydrochinone (einschl. Arbutin), Ursolsäure, Gerbsäure, Gallussäure, Phenolglycoside, Flavonoide, volatiles Öl, Harz, Gerbstoffe.
EIGENSCHAFTEN Adstringierend, antibakteriell, wirkt antiseptisch auf die Harnwege, eventuell entwässernd, hämostatisch, wehenfördernd.

ANWENDUNG

AUFGUSS 1 Tasse Standardaufguss (S. 176) aus den Blättern 3-mal tgl. bei temporärer Blasen- und Harnwegsentzündung oder Brennen beim Wasserlassen. Wird oft mit Quecke und Kletten-Labkraut kombiniert. Bei schweren oder anhaltenden Problemen des Urinaltrakts schnell einen Arzt konsultieren, um Nierenschäden zu vermeiden.
TINKTUR 2–4 ml (40–80 Tropfen) 3-mal tgl. bei Harnwegsproblemen oder Leukorrhoe (weißem oder gelblichem Scheidenausfluss).
KAPSELN Im Handel als Mittel gegen Flüssigkeitsansammlungen erhältlich, oft in Kombination mit Löwenzahn. Hinweise auf der Verpackung beachten.

GEWINNUNG

KULTUR Bevorzugt als Moorpflanze feuchte, nährstoffreiche, saure Böden im Halb- oder Streuschatten. Unter optimalen Bedingungen ein guter Bodendecker. Braucht kalkfreie Erde. Aussaat im Frühbeet im Herbst. Umtopfen, sobald die Sämlinge groß genug dafür sind.
SAMMELN Wächst in Mooren. Die Blätter können im Sommer gesammelt werden, die essbaren Beeren im Herbst. Aus den Beeren lässt sich Gelee und Konfitüre zubereiten.
ERNTE Die Blätter werden im Frühjahr und Sommer, die Beeren im Herbst geerntet.

WARNHINWEIS Nicht für Schwangere, Stillende und Menschen mit Nierenleiden geeignet. Ohne ärztliche Aufsicht nicht länger als 10 aufeinanderfolgende Tage anwenden. Kann in hoher Dosierung Übelkeit und Erbrechen verursachen.

Artemisia absinthium WERMUT

Das äußerst bittere Kraut wird heute überwiegend zur Verdauungsförderung eingesetzt. Es kommt in Europa vor und galt einst als wirksames Mittel gegen parasitische Würmer, weshalb es im Englischen *wormwood*, »Wurmholz«, heißt. Der botanische Name deutet auf den Absinth hin, ein französisches Avantgarde-Getränk des 19. Jahrhunderts, das stark abhängig macht.

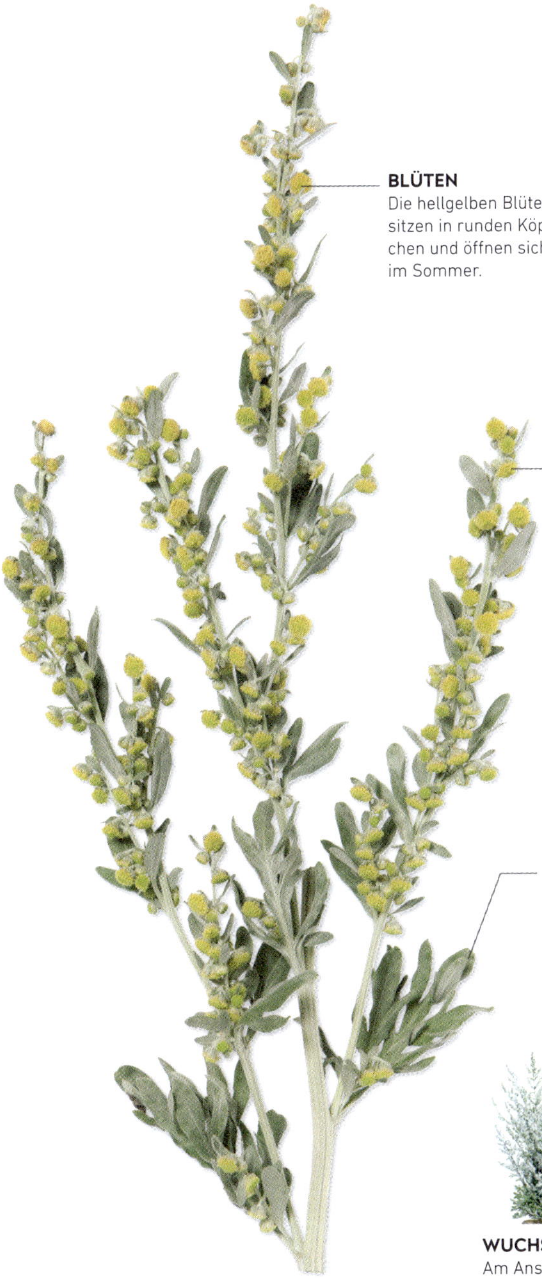

BLÜTEN
Die hellgelben Blüten sitzen in runden Köpfchen und öffnen sich im Sommer.

OBERIRDISCHER WUCHS
Er wird in der 2. Sommerhälfte während der Blüte geerntet.

BLÄTTER
Die fiederschnittigen Blätter duften intensiv und eignen sich als Zierpflanze für Staudenrabatten.

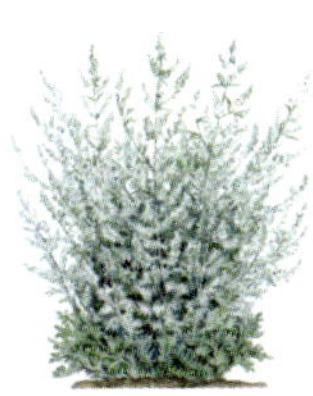

WUCHS
Am Ansatz verholzender Halbstrauch. Breite 60–90 cm.

VERWENDBAR Blätter, Blütenstände.
INHALTSSTOFFE Volatile Öle (u.a. Sesquiterpen, Laktone, Thujon und Azulen), Bitterstoffe, Flavonoide, Gerbstoffe, Lignan, Kieselsäure, antibiotische Polyethine, Inulin, Hydroxycumarine.
EIGENSCHAFTEN Verdauungsfördernd, wurmtreibend, Uterusstimulans, galletreibend, windtreibend, entzündungshemmend, regt die Immunabwehr an.

ANWENDUNG

Hinweis: Nur unter ärztlicher Aufsicht anwenden.
TINKTUR 1 Tropfen auf die Zunge, um die Verdauung anzuregen und Lust auf Schokolade am Spätnachmittag zu dämpfen.
KALTER AUFGUSS ½ TL des getrockneten Krauts in 1 Tasse kaltes Wasser geben, über Nacht ziehen lassen, abseihen und morgens gegen Appetitlosigkeit, Hepatitis, träge Verdauung, Blähungen und Leber-Qi-Stagnation trinken.
KOMPRESSE Mit abgeseihtem kaltem Aufguss tränken und auf Blutergüsse und Insektenstiche auflegen.
WASCHLÖSUNG 1 Tasse abgeseihter kalter Aufguss als Waschlösung gegen Krätze und andere parasitische Hautinfektionen.
FLÜSSIGEXTRAKT 2 ml (40 Tropfen), gut mit Wasser verdünnt, auf leeren Magen gegen Würmer trinken; alle 14 Tage wiederholen.

GEWINNUNG

KULTUR In durchlässigen, nährstoffreichen Böden an vollsonnigen Standorten, verträgt aber auch karge, trockene Böden. Aussaat im Frühbeet im Herbst oder Frühjahr, Umsetzen an den endgültigen Standort, sobald die Pflänzchen groß genug dafür sind. Möglich ist auch Teilung der Horste im Frühjahr und Abnehmen halbreifer Risslinge im Hochsommer.
SAMMELN In Hecken und auf Brachland in Europa, Zentralasien und Teilen der USA.
ERNTE Oberirdische Teile während der Blüte.

WARNHINWEIS Nicht für Schwangere und Bluthochdruckpatienten geeignet. Nicht länger als 4–5 Wochen und nur unter ärztlicher Aufsicht anwenden. Nicht überdosieren.

Astragalus membranaceus

CHINESISCHER TRAGANT

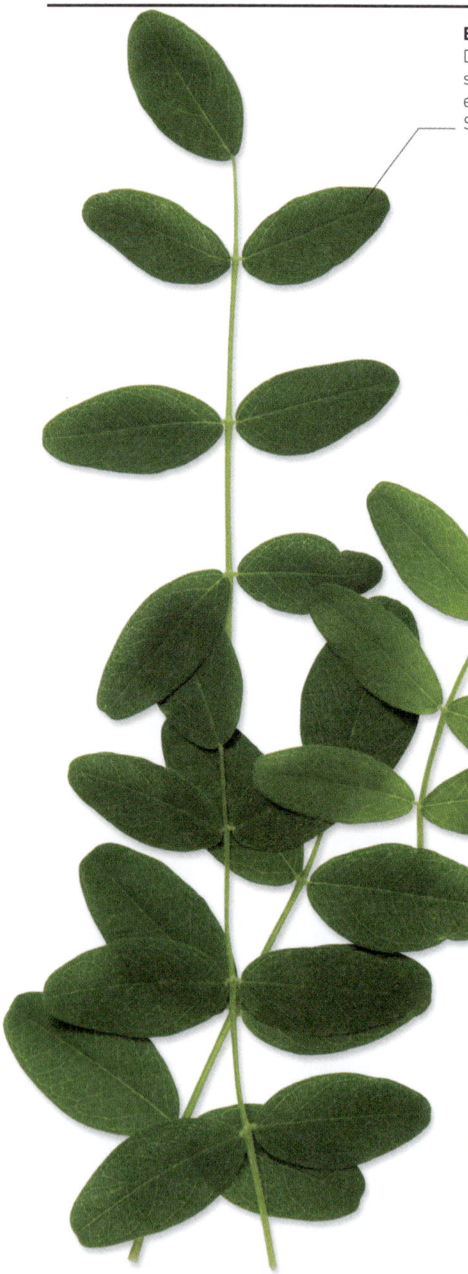

BLÄTTER
Die grünen Blätter setzen sich aus 12–18 Paaren eiförmiger Blättchen pro Stängel zusammen.

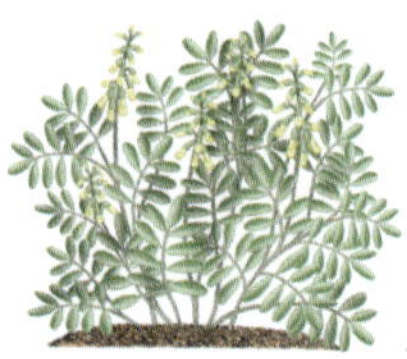

WUCHS
Mehrjähriger Schmetterlingsblütler. Breite 30–40 cm.

Der Chinesische Tragant, auf Chinesisch *huang qi,* ist eines der wichtigsten Kräuter der Traditionellen Chinesischen Medizin. Man verwendet ihn zur Kräftigung jüngerer Menschen. Ginseng hingegen ist ein Stärkungsmittel für Ältere. Besondere Wirkung zeigt *huang qi* bei der Stärkung des Immunsystems, als natürlicher »Energy Drink« und zum Reinigen von Abszessen und Geschwüren.

VERWENDBAR Wurzelteile.
INHALTSSTOFFE Flavonoide (überwiegend Isoflavone), Saponine (einschließlich Astragaloside), Polysaccharide (Astragalans), Asparagin, Sterole.
EIGENSCHAFTEN Krampflösend, adaptogen, harntreibend, galletreibend, antibakteriell, blutzuckersenkend, nervenanregend, blutdrucksenkend, immunstimulierend.

ANWENDUNG

ABSUD Meist in Kombination mit anderen Kräutern. In der Regel kommen 9–15 g in eine chinesische *tang*-Suppe. Ein heilender Absud wird 1- bis 2-mal tgl. eingenommen. Mit Koreanischem Ginseng (*Panax ginseng*) gegen allgemeine Schwäche und Müdigkeit, mit Dang Gui bei Antriebslosigkeit, Blutverlust und manchen Schmerzformen.
TINKTUR 2–4 ml (40–80 Tropfen) bis zu 3-mal tgl. zur allgemeinen Stärkung, zur Kräftigung des Immunsystems bei Müdigkeit mit immer wiederkehrenden Infekten oder bei Zuständen, die mit starkem Schweißausbruch verbunden sind.
KAPSELN Im Handel häufig in kräftigenden Präparaten enthalten. Hinweise auf der Verpackung beachten.

GEWINNUNG

KULTUR Braucht volle Sonne. Samen stratifizieren und 1 cm tief mit 10 cm Abstand im Spätwinter bzw. zeitigen Frühjahr in ein vorbereitetes Beet mit Sand und alkalischer Erde (pH-Wert über 7) aussäen. Auf 30 cm Abstand ausdünnen und nur wässern, wenn der Boden austrocknet, denn *huang qi* mag keine Nässe.
SAMMELN Kommt wild nur in Nordwestchina, der Mongolei und in der Mandschurei vor.
ERNTE Wurzeln 4-jähriger Pflanzen im Herbst ausgraben.

WARNHINWEIS Nicht bei Fieber und akuten Infektionen anwenden. Wechselwirkung mit Immunsuppressiva oder blutverdünnenden Mitteln möglich.

Avena sativa
HAFER

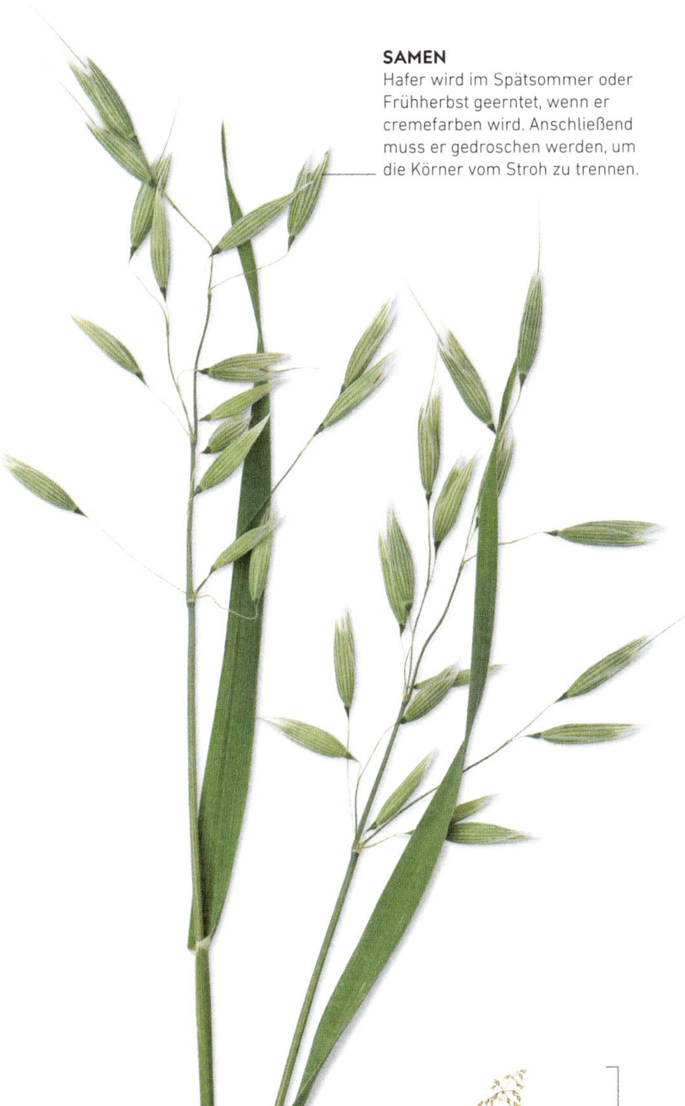

SAMEN
Hafer wird im Spätsommer oder Frühherbst geerntet, wenn er cremefarben wird. Anschließend muss er gedroschen werden, um die Körner vom Stroh zu trennen.

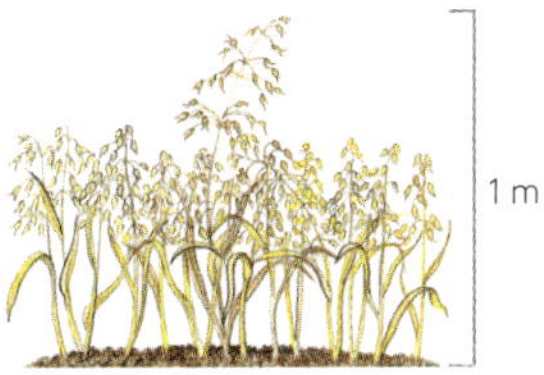

WUCHS
Aufrechtes, einjähriges Gras mit flachen, rauen Blättern. Breite 15–25 cm.

Obwohl Hafer aus Nordeuropa stammt, wird er heute weltweit als Nutzpflanze kultiviert. Sowohl das Hafermehl als auch die Kleie sind überall zu bekommen und ein fester Bestandteil z. B. von Keksen, Breien und Müsli. Hafer kräftigt das Nervensystem und kann zur Senkung des Cholesterinspiegels beitragen. Früher wurde die frisch geerntete Pflanze als Heilkraut genutzt.

VERWENDBAR Samen, Kleie, Haferstroh (ganze Pflanze).
INHALTSSTOFFE Saponine, Flavonoide, viele Mineralien (einschließlich Kalzium), Alkaloide, Sterole, Vitamine B_1, B_2, D und E, Karotin, Kieselsäure, Protein (Gluten), Stärke, Fett.
EIGENSCHAFTEN Wirkt antidepressiv, nervenstärkend, schweißtreibend, nahrhaft. Senkt den Cholesterinspiegel.

ANWENDUNG

TINKTUR Sollte aus der frischen grünen, ganzen Pflanze bereitet werden. 1–5 ml (20 Tropfen oder 1 TL) 3-mal tgl. bei nervöser Erschöpfung, innerer Spannung, Angstzuständen, Schwäche nach Krankheiten oder Depressionen. Gut in Kombination mit Eisenkraut, Heilziest und Baldrian.
AUFGUSS 1 Tasse Standardaufguss (S. 176) aus Haferstroh nach Bedarf als Kräftigung für das Nervensystem.
GESICHTSPEELING Bei fahler, fettiger Haut oder Neigung zu Akne ½ Tasse feines Hafermehl mit Wasser zu einer Paste rühren. Auf die Gesichtshaut auftragen und 10 Min. einwirken lassen.
BAD Gegen Juckreiz und Ekzeme 600 ml Standardabsud (S. 176) aus Haferstroh oder ganzen Körnern in das Badewasser geben.

GEWINNUNG

KULTUR Braucht neutrale bis leicht saure Böden und kühle, feuchte Bedingungen, verträgt aber auch Trockenheit. Im Herbst säen und im Spätsommer ernten oder im Frühjahr säen und im Frühherbst ernten.
SAMMELN Nicht in Feldern sammeln; man findet oft verwilderte Pflanzen in Hecken oder an Ackerrändern. Getrocknete Stängel auflesen, falls sie nicht als Viehfutter verwendet werden. Viele Naturheilkundler bevorzugen den wirksameren Wildhafer.
ERNTE Im Spätsommer oder Frühherbst.

WARNHINWEIS Personen mit Glutenunverträglichkeit lassen Absude und Tinkturen setzen und verwenden nur die klare Flüssigkeit.

Calendula officinalis
RINGELBLUME

Ringelblumen gehören zu den beliebtesten und vielseitigsten Heilkräutern unserer Zeit. Früher hieß es sogar, sie würden die Stimmung heben. Man findet die Pflanze in handelsüblichen Salben und Cremes, doch wird sie auch innerlich gegen Verdauungsprobleme und Frauenbeschwerden, als hautreinigendes Präparat und bei rheumatischen Krankheiten eingesetzt.

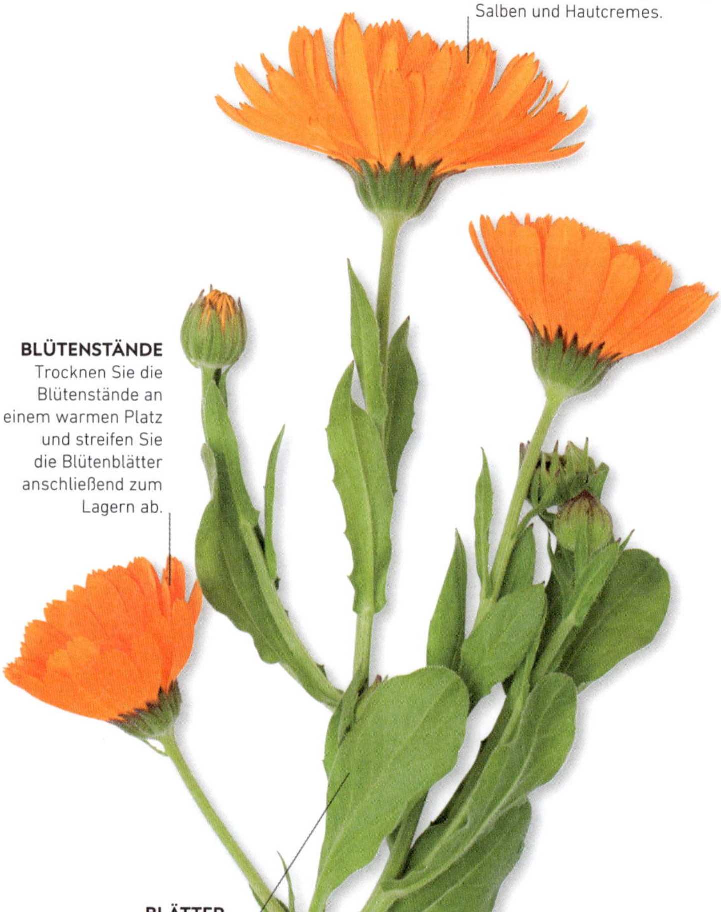

BLÜTEN
Die Blüten erscheinen vom Frühjahr bis zum Herbst. Sie sind Bestandteil vieler Ringelblumen-Salben und Hautcremes.

BLÜTENSTÄNDE
Trocknen Sie die Blütenstände an einem warmen Platz und streifen Sie die Blütenblätter anschließend zum Lagern ab.

BLÄTTER
Früher verwendete man die leuchtend grünen, lanzettlichen Blätter für Wickel und Kompressen gegen Gicht und andere entzündliche Schwellungen.

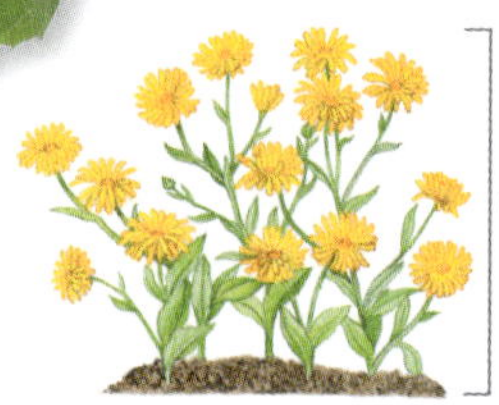

WUCHS
Aufrechte, buschige aromatische Einjährige. Breite 50–70 cm.

VERWENDBAR Blütenstände, Öl.
INHALTSSTOFFE Flavonoide, Schleimstoffe, Triterpene, volatiles Öl, Bitterglykoside, Harz, Sterole, Karotin.
EIGENSCHAFTEN Adstringierend, antibakteriell, antifungal, entzündungshemmend, wundheilend, krampflösend, mild östrogen, menstruationsregulierend.

ANWENDUNG

AUFGUSS 1 Tasse Standardaufguss (S. 176) 3-mal tgl. bei entzündlichen Verdauungsbeschwerden. Auch als Waschlösung bei Candidiasis oder Mundspülung bei Zahnfleischerkrankungen und Mundgeschwüren.
CREME/SALBE Bei kleineren Schnittwunden und Abschürfungen sowie entzündeter und trockener Haut wie Ekzemen, Frostbeulen, schrundigen Händen, wunden Brustwarzen bei Stillenden, Akne, leichten Verbrennungen und Verbrühungen, Sonnenbrand usw. Gut auch bei Pilzinfektionen wie Fußpilz und Soor.
ÖLAUSZUG Als Creme oder Salbe auf Hämorrhoiden und geplatzte Gefäße auftragen. Bei Sonnenbrand 20 % Lavendelöl hinzufügen.
TINKTUR 2–5 ml (40 Tropfen–1 TL) 3-mal tgl. bei Menstruationsbeschwerden (unregelmäßig, schwer oder schmerzhaft).

GEWINNUNG

KULTUR Bevorzugt durchlässiges Erdreich an einem sonnigen Standort, verträgt aber auch lichten Schatten. Aussaat im Herbst oder Frühjahr. Sämlinge ausdünnen oder umpflanzen, wenn sie groß genug sind. Auch Topfkultur möglich. Blüht den ganzen Sommer und sät sich selbst aus, daher sollte man regelmäßig Blüten ernten, damit sie sich nicht zu sehr ausbreitet.
SAMMELN Im Mittelmeerraum an felsigen Stellen und auf Kultur- oder Brachland verwildert. Andernorts ist Selbstaussaat außerhalb Gärten möglich, aber selten.
ERNTE Blüten im Sommer ernten.

WARNHINWEIS Keine innerliche Anwendung bei Schwangeren.

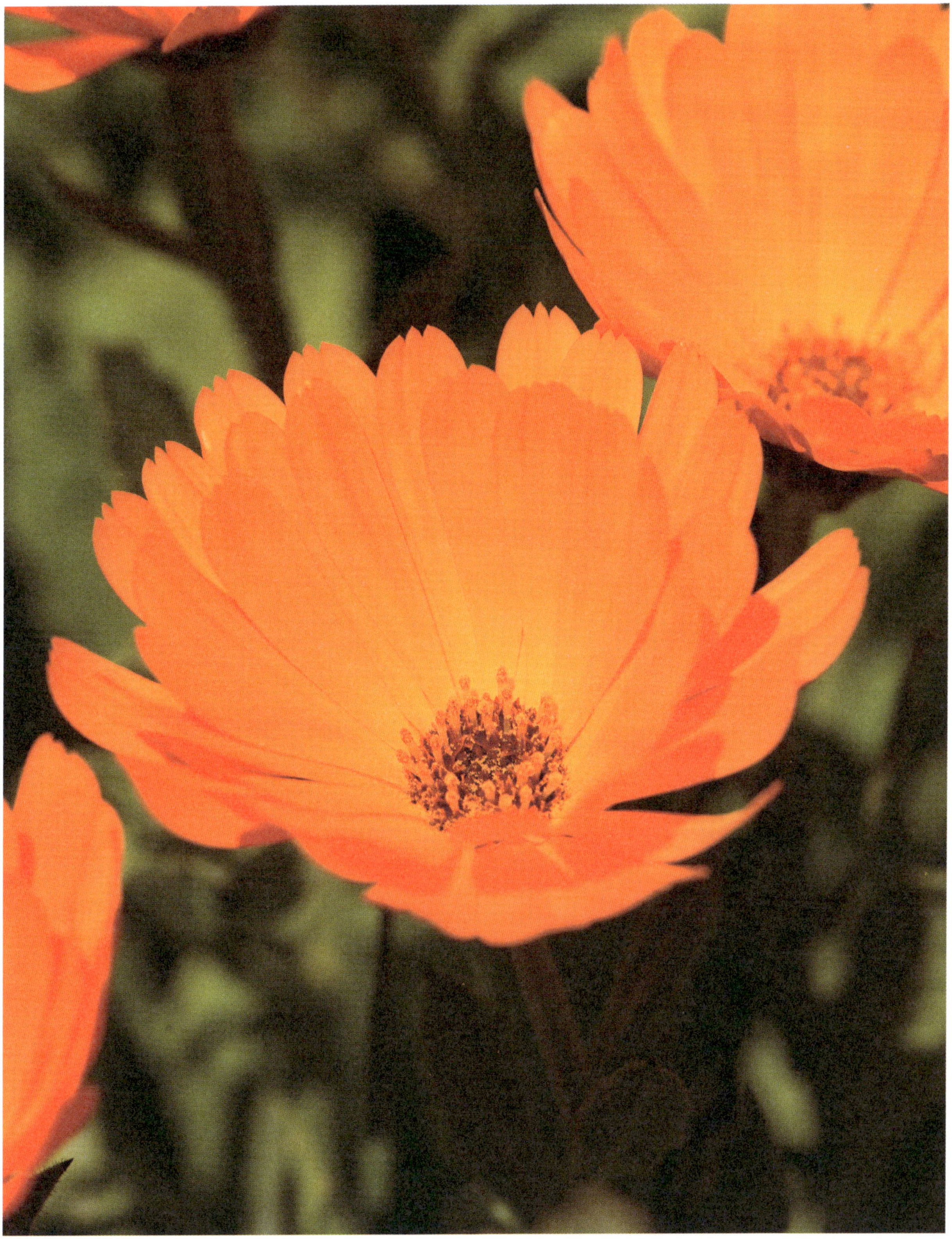

Capsicum annuum

CHILI

Die aus dem tropischen Amerika stammende Pflanze wurde erstmals 1493 von einem Arzt beschrieben, der den Seefahrer Christoph Kolumbus auf seinen Reisen begleitete. Später gelangte sie mit den Portugiesen nach Indien und Afrika und Mitte des 16. Jahrhunderts schließlich nach Europa. Bald hatte sie sich als Gewürz und Heilkraut etabliert. Heute schätzt man ihre wärmende Wirkung.

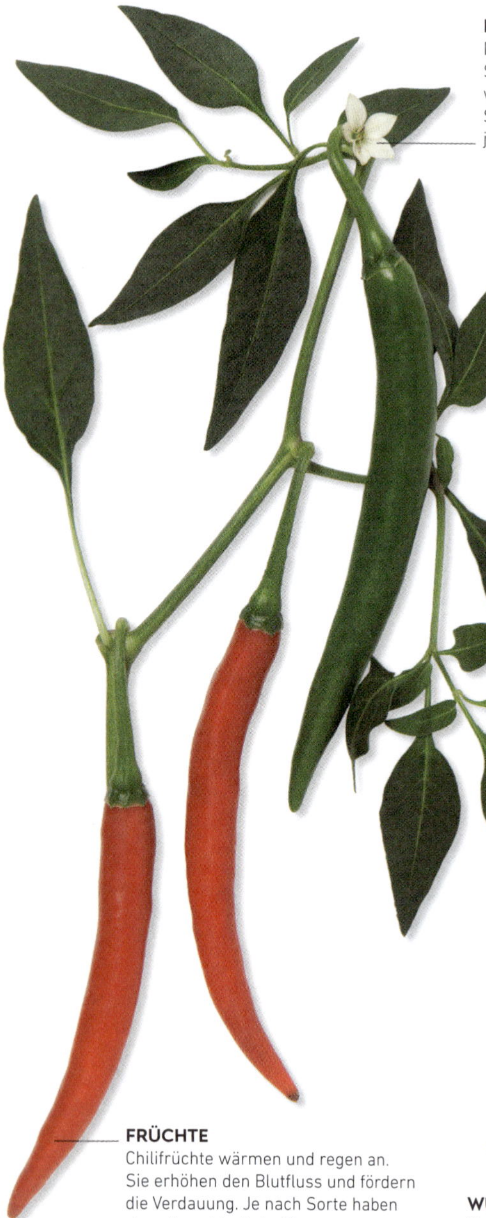

BLÜTEN
Die Pflanze trägt je nach Sorte kleine, einzelne, weiße bis violette Blüten. Sie erscheinen im Frühjahr und Sommer.

FRÜCHTE
Chilifrüchte wärmen und regen an. Sie erhöhen den Blutfluss und fördern die Verdauung. Je nach Sorte haben sie unterschiedliche Formen.

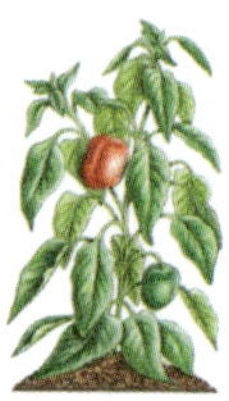

1,5 m

WUCHS
Buschiger Strauch. Breite 0,5–2 m.

VERWENDBAR Früchte.
INHALTSSTOFFE Capsaicin, Karotinoide, Fettsäuren, Flavonoide, Vitamine A, B_1 und C, volatiles Öl, Zucker.
EIGENSCHAFTEN Kreislaufanregend, schweißtreibend, magenanregend, karminativ, antiseptisch, antibakteriell. Äußerlich: reizlindernd, durchblutungsfördernd.

ANWENDUNG

ÖLAUSZUG 30 g Pulver oder 3–4 gehackte frische Schoten in 600 ml Sonnenblumenöl in einer Schale in einem Topf mit siedendem Wasser 2 Std. erhitzen (Wasserbad). Gegen Rheumatismus, Lumbago, Arthritis usw. einmassieren. Auch gegen Herpesschmerzen.
TINKTUR Zur Anregung des Kreislaufs bei kalten Händen und Füßen 1 ml (20 Tropfen) in einer Tasse warmem Wasser trinken.
GURGELWASSER ¼–½ ml (5–10 Tropfen) Tinktur oder eine Prise (⅛ TL) Cayennepulver in ½ Glas warmem Wasser gegen Hals- oder Kehlkopfentzündung gurgeln.
NAHRUNGSMITTEL Als Speisezutat gegen niedrigen Blutdruck.

GEWINNUNG

KULTUR Je 2–3 Samen in einen 7-cm-Topf mit guter Erde säen. Nach draußen pflanzen, sobald sich der Boden auf 15 °C erwärmt hat. In kühlen Gegenden in große Töpfe umsiedeln und im Gewächshaus ziehen.
SAMMELN Chilis sind außerhalb ihrer Heimat kaum in der freien Natur anzutreffen. In den amerikanischen, afrikanischen und indischen Tropen ist aber die Selbstaussaat von Exemplaren möglich, die sich aus Gärten ausgewildert haben.
ERNTE Reife Früchte im Sommer abschneiden und sofort im Schatten trocknen.

WARNHINWEIS Angegebene Dosierung nicht überschreiten, da sonst Magenreizung möglich. Nach dem Anfassen der Schoten weder Augen noch Wunden berühren. Bei langem Hautkontakt Reizungen möglich.

Carum carvi
KÜMMEL

Der aus dem Mittelmeerraum stammende Kümmel ist heute in Teilen Asiens und Nordamerikas eingebürgert. Sein Öl kommt in pharmazeutischen Produkten und Toilettenartikeln wie Zahnpasta und Mundspülungen oder auch als Gewürz zur Anwendung. Wie seine Verwandten Anis und Fenchel setzt man Kümmel bei Verdauungs- und Atemwegsbeschwerden ein.

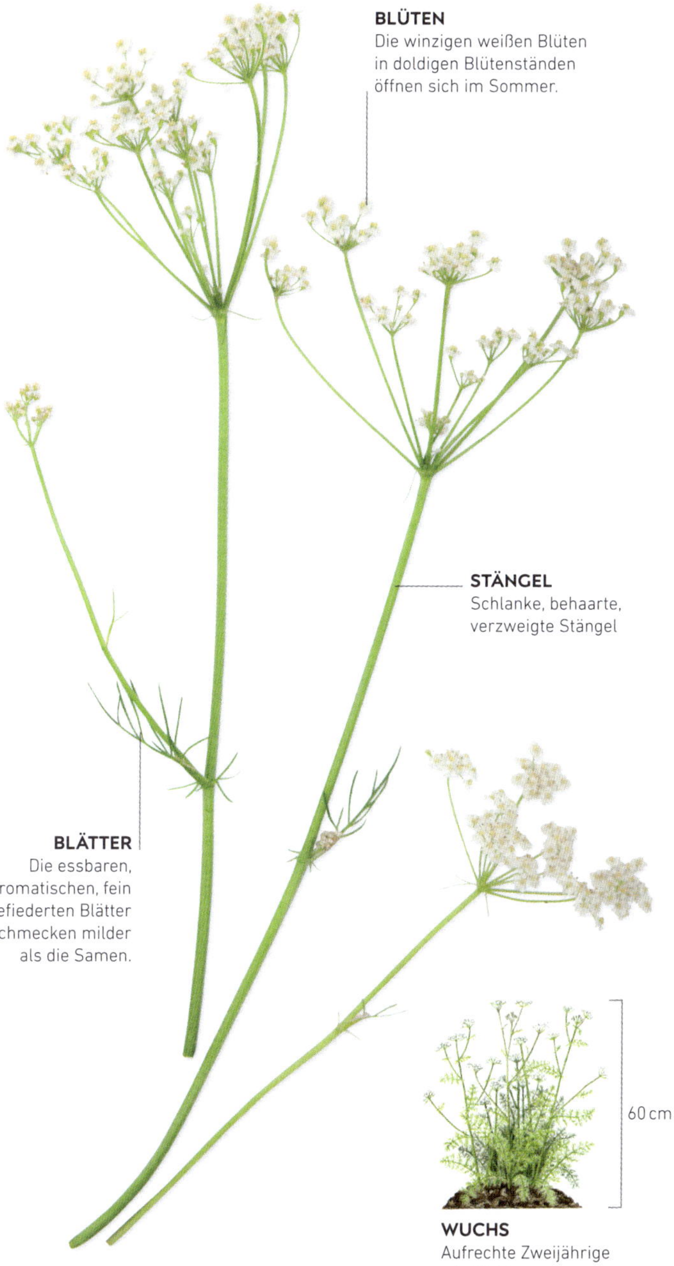
BLÜTEN
Die winzigen weißen Blüten in doldigen Blütenständen öffnen sich im Sommer.
STÄNGEL
Schlanke, behaarte, verzweigte Stängel
BLÄTTER
Die essbaren, aromatischen, fein gefiederten Blätter schmecken milder als die Samen.
60 cm

WUCHS
Aufrechte Zweijährige mit Pfahlwurzel. Breite 30 cm.

VERWENDBAR Samen, ätherisches Öl.
INHALTSSTOFFE Volatiles Öl (vorwiegend Carvon und Limonen), Flavonoide, Polysaccharide.
EIGENSCHAFTEN Krampflösend, karminativ, antimikrobiell, schleimlösend, milchbildend, menstruationsfördernd, harntreibend, stärkend.

ANWENDUNG

AUFGUSS Einen schwachen Aufguss (S. 176) der Samen Kindern 3-mal tgl. bei Blähungen und Koliken verabreichen. Dosierung je nach Alter erhöhen: Für Kinder von 1–2 Jahren 10 ml (2 TL) Standardaufguss mit 100 ml warmem Wasser pro Dosis verdünnen, für Kinder von 3–4 Jahren 20 ml (4 TL) Standardaufguss in ähnlicher Verdünnung. Bei Menstruationskrämpfen oder Koliken von Erwachsenen 3-mal tgl. Standardaufguss. 1 Tasse tgl. verbessert den Milchfluss bei Stillenden.
TINKTUR 3–5 ml (60 Tropfen–1 TL) einer Tinktur der Samen 3-mal tgl. bei Appetitmangel und Blähungen.
ÄTHERISCHES ÖL 5 Tropfen ätherisches Öl auf 5 ml Mandelöl geben und bei Bronchitis und Schleimhusten (nicht trockenem Husten) Brust einreiben.

GEWINNUNG

KULTUR Bevorzugt tiefgründige, nährstoffreiche, durchlässige Böden an vollsonnigen Standorten. Samen im Frühjahr aussäen und Sämlinge gegebenenfalls auf 7–10 cm Abstand ausdünnen. Zweijährige Pflanze, blüht also im zweiten Jahr. Braucht eine lange, heiße Wachstumssaison, um Samen anzusetzen, daher Samenansatz in kühlen Gegenden eventuell geringer.
SAMMELN Kommt in Gras- oder auf Brachland vor. In warmen Regionen Samenansatz im Spätsommer, in kühleren Gegenden nur nach heißen Sommern.
ERNTE Reife Samen im Spätsommer sammeln.

WARNHINWEIS Das ätherische Öl kann Hautreizungen verursachen.

Centella asiatica

GOTU KOLA

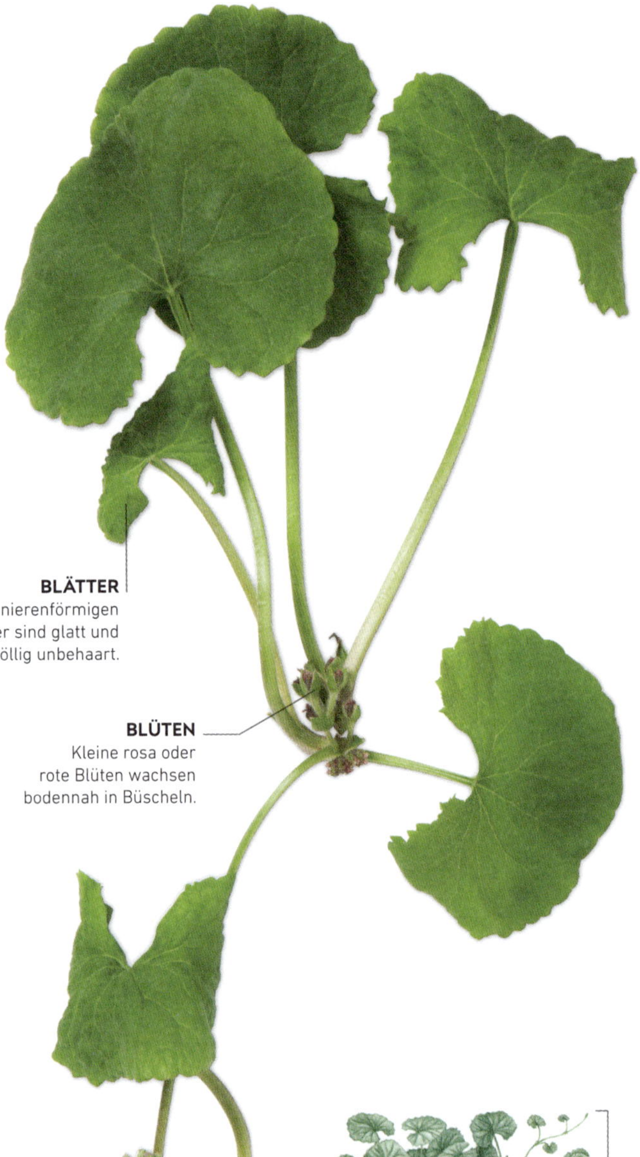

BLÄTTER Die nierenförmigen Blätter sind glatt und fast völlig unbehaart.

BLÜTEN Kleine rosa oder rote Blüten wachsen bodennah in Büscheln.

STOLONE Die Pflanze breitet sich durch kriechende Ausläufer aus, die an den Blattknoten wurzeln.

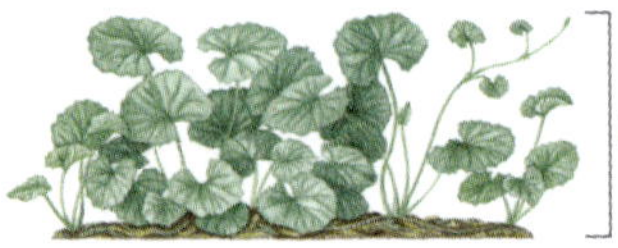

20 cm

WUCHS Kriechende Staude oder Einjährige mit nierenförmigen Blättern. Breite unterschiedlich.

Gotu Kola ist in Indien, Südostasien und Teilen Nordaustraliens beheimatet. Der Name stammt aus Sri Lanka und bedeutet »konisches Blatt«. Die Staude wird als Futterpflanze, Gemüse, Salat und Heilkraut verwendet. In der Ayurveda-Medizin ist sie als *brahmi* bekannt und wird zur Stärkung, Verlängerung des Lebens sowie zur Verbesserung des Gedächtnisses und der Geisteskraft eingesetzt.

VERWENDBAR Ganze Pflanze.
INHALTSSTOFFE Alkaloide (u. a. Hydrocotylin), terpenoide Saponine, Flavonoide, Bitterstoffe, volatiles Öl.
EIGENSCHAFTEN Kräftigend, antirheumatisch, reinigend, adaptogen, harntreibend, abführend. Relaxans.

ANWENDUNG

AUFGUSS ½ TL des getrockneten Krautes auf 1 Tasse kochendes Wasser geben und 1 Tasse tgl. bei Hautproblemen, Rheumatismus oder zur Stärkung bei Müdigkeit und Niedergeschlagenheit trinken.
TINKTUR 5 ml (1 TL) tgl. in Wasser bei Vergesslichkeit, Konzentrationsschwäche oder allgemeiner Erschöpfung.
LOTION/SALBE Auf schlecht heilende Wunden oder Hautgeschwüre auftragen.
FRISCHE BLÄTTER Wird in Indien traditionell Kindern gegen Ruhr verabreicht oder als Stärkungsmittel Salaten hinzugefügt.
FLÜSSIGEXTRAKT 20 Tropfen 3-mal tgl. in Wasser bei rheumatischen Beschwerden und schlechter Blutzirkulation.
PULVER In der ayurvedischen Medizin mit etwas Wasser zu einer Paste mischen und auf Ekzeme und Hautausschläge auftragen.

GEWINNUNG

KULTUR Wird meist in freier Natur gesammelt, kann aber in wärmeren Gegenden durch Direktaussaat im Frühjahr kultiviert werden. Bevorzugt sumpfige Gräben und Flussufer, daher am besten im Halbschatten in feuchten Böden ziehen. Breitet sich unbegrenzt aus und ist ein guter Bodendecker, kann aber wuchern.
SAMMELN Man kann die Pflanze überall sammeln, wo sie eingebürgert ist (Teile Südafrikas, Südamerika, südliche USA) und natürlich vorkommt.
ERNTE Reift binnen 3 Monaten und wird einschließlich der Wurzeln ganzjährig geerntet.

WARNHINWEIS Kann gelegentlich Sonnenallergie auslösen. Nicht mehr als sechs Wochen am Stück anwenden.

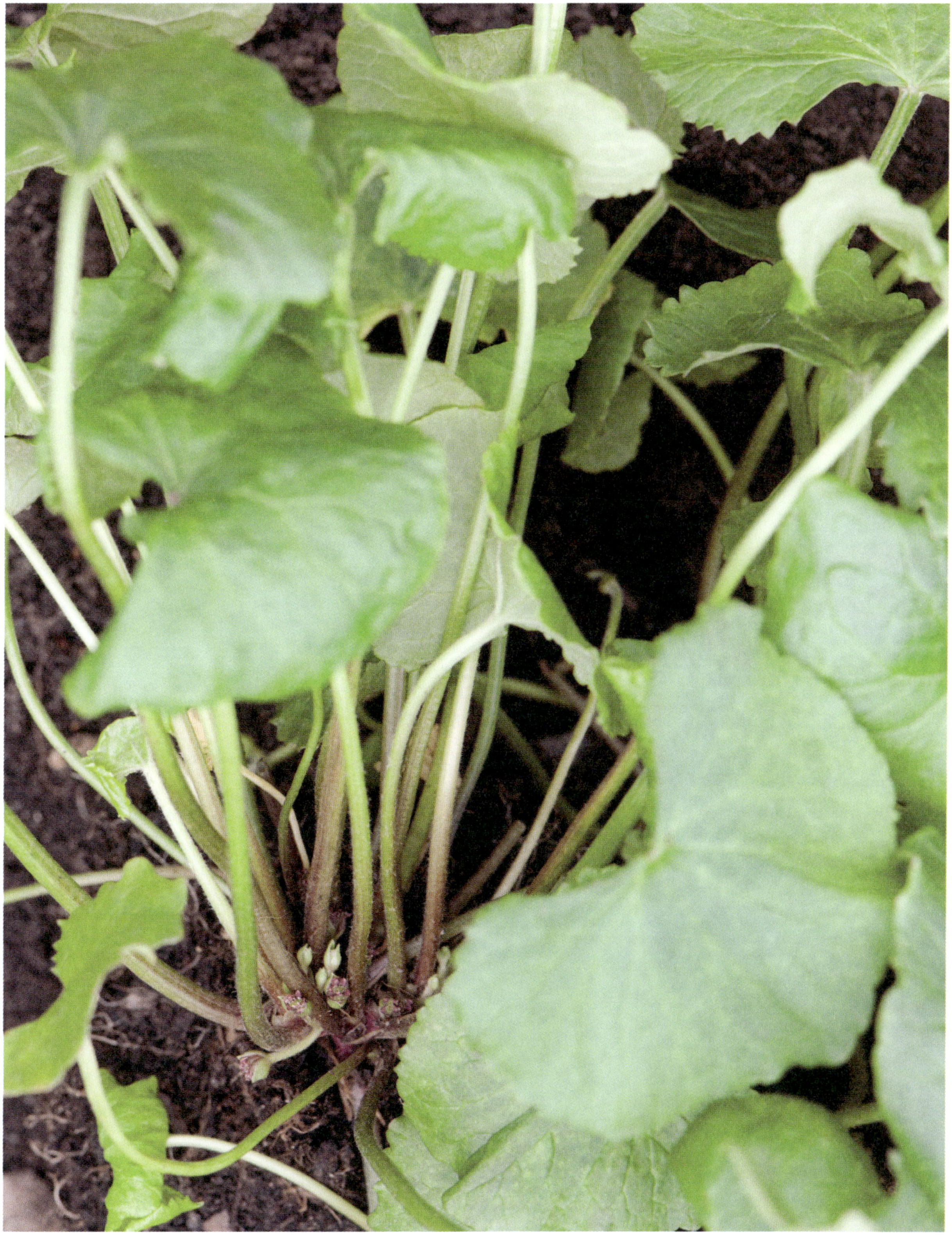

Cichorium intybus

WEGWARTE

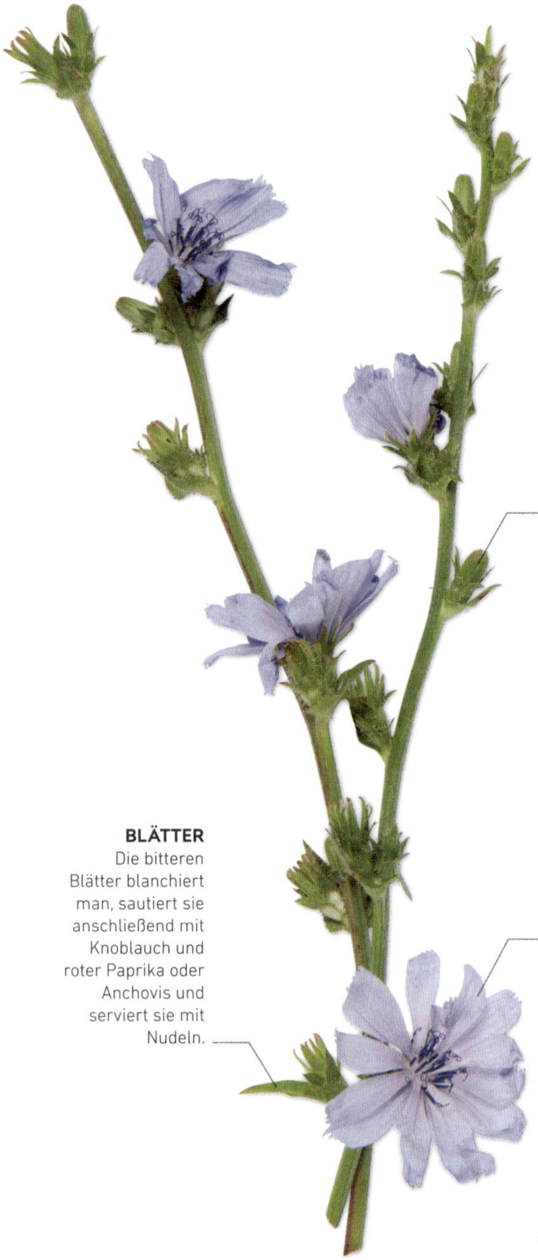

BLÜTENKÖPFCHEN
Die Blütenköpfchen öffnen sich im Sommer. Sie werden 2–4 cm breit und tragen 2 Reihen Hüllblätter. Die äußeren sind kurz und abstehend, die inneren länger und aufrecht.

BLÄTTER
Die bitteren Blätter blanchiert man, sautiert sie anschließend mit Knoblauch und roter Paprika oder Anchovis und serviert sie mit Nudeln.

BLÜTEN
Die himmelblauen Zungenblüten gießt man mit den Blättern zu einem verdauungsfördernden Tee auf.

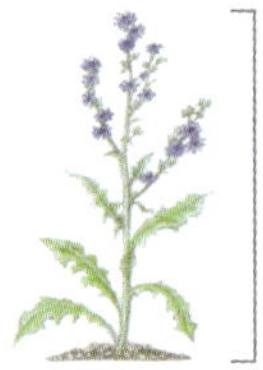

1,5 m

WUCHS
Horstbildende Staude mit Pfahlwurzel. Breite 45–60 cm.

Eigentlich stammt sie aus dem Mittelmeerraum, inzwischen aber ist die Wegwarte in vielen Teilen Europas, Nordamerikas und Australiens eingebürgert. Man zieht sie als Gemüse – Radicchio und Chicorée sind Kulturformen – oder verarbeitet sie zu Kaffeeersatz. Die Pflanze schmeckt extrem bitter und eignet sich daher vorzüglich zur Anregung der Verdauung und als Stärkungsmittel.

VERWENDBAR Wurzel, Blätter, Blüten.
INHALTSSTOFFE Inulin (in der Wurzel), Sesquiterpenlaktone (Lactucin und Lactucopikrin), Oligosaccharide, Glykoside, Vitamine, Mineralien.
EIGENSCHAFTEN Abführend, harntreibend, mild beruhigend. Stärkt die Leber und die Verdauung.

ANWENDUNG

ABSUD ½–1 Tasse Absud (S. 176) der Wurzel 3-mal tgl. als anregendes Stärkungsmittel für die Leber und das Verdauungssystem trinken. ½–1 Tasse eines halb, 4-fach oder noch stärker verdünnten Absuds 1- bis 2-mal tgl. bei Verstopfung. Die Wegwarte enthält probiotische Oligosaccharide für eine gesunde Magen-Darm-Flora.
AUFGUSS Blätter und Blüten für einen Standardaufguss (S. 176) verwenden und 3-mal tgl. 1 Tasse zur Verdauungsförderung trinken.
TINKTUR 1–2 ml (20–40 Tropfen) der Wurzeltinktur 3-mal tgl. zur Appetitanregung.
FLÜSSIGEXTRAKT Extrakte wurden erfolgreich bei der Wurmbehandlung von Schafen und Vieh eingesetzt, doch weiß man noch wenig über die Wirkung auf menschliche Parasiten.

GEWINNUNG

KULTUR Bevorzugt nährstoffreiche, feuchte, aber durchlässige, neutrale bis alkalische Böden in der vollen Sonne. Aussaat im Frühbeet im Herbst oder Frühjahr. Eingewachsene Sämlinge mit mindestens 60 cm Abstand an den endgültigen Standort umpflanzen. Welke Blüten regelmäßig entfernen, da sich die Pflanze stark selbst aussät.
SAMMELN Vor allem in Südeuropa mitunter in Hecken und an Ackerrändern zu finden. Die Blätter kann man im Sommer sammeln. Sie schmecken bitter; durch Kochen kann man jedoch ihren Geschmack verbessern.
ERNTE Wurzeln im zeitigen Frühjahr des zweiten Jahres ernten.

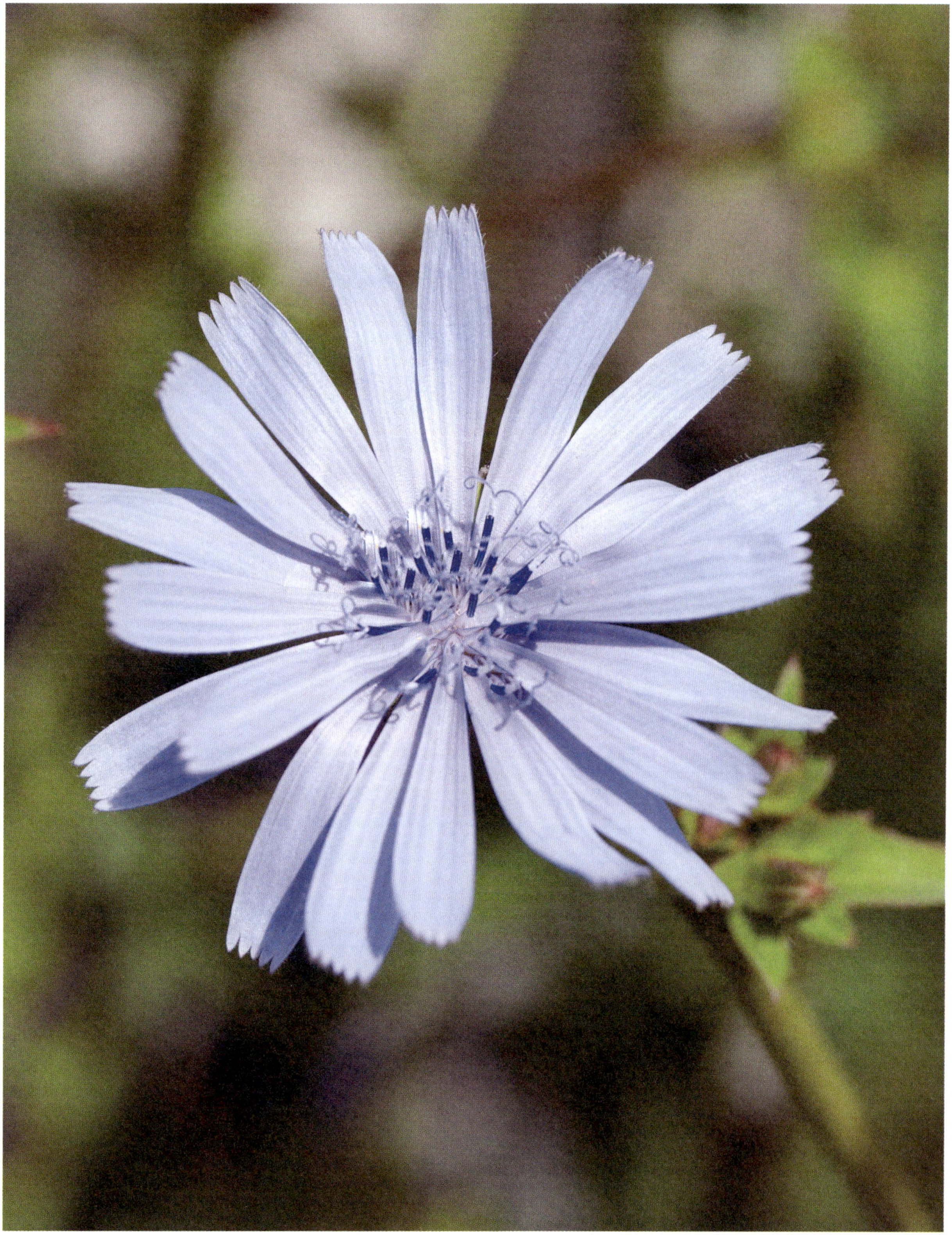

Crataegus laevigata

ZWEIGRIFFLIGER WEISSDORN

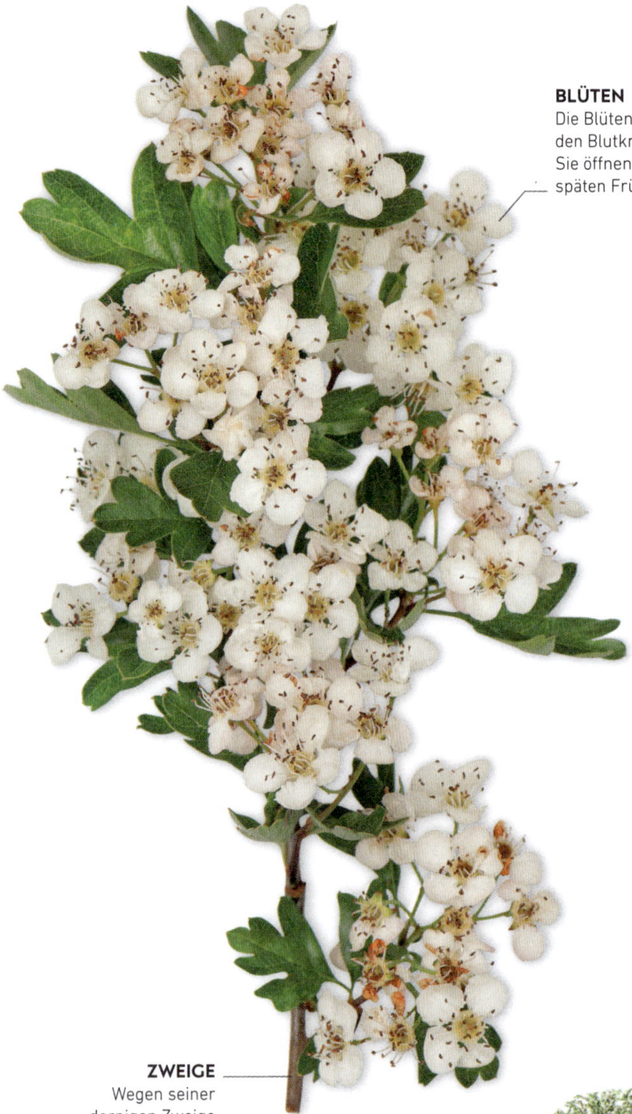

BLÜTEN
Die Blüten regen den Blutkreislauf an. Sie öffnen sich im späten Frühjahr.

ZWEIGE
Wegen seiner dornigen Zweige ist Weißdorn eine beliebte Feldhecke und bietet nistenden Vögeln ein sicheres Versteck.

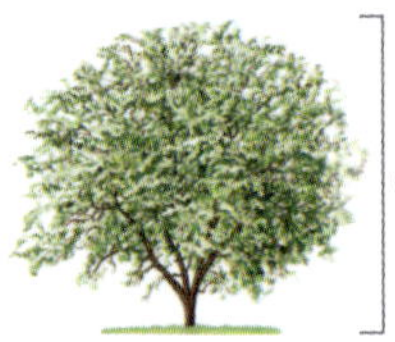

WUCHS
Sommergrüner Strauch oder kleiner Baum. Breite 5–8 m.

Die dornigen Sträucher und Bäume der verschiedenen Weißdorn-Arten sind in den gesamten gemäßigten Breiten zu finden. *Crataegus laevigata* ist in Europa heimisch, während *Crataegus pinnatifida* im nördlichen China vorkommt und ebenfalls als Heilkraut dient. Die Beeren verarbeitet man traditionell zu Gelee, das gut zu Käse, Wild und Aufschnitt schmeckt.

VERWENDBAR Blüten, Beeren.
INHALTSSTOFFE Bioflavonoide, Glykoside (einschließlich Rutin und Quercetin), Triterpenoide, Procyanidine, Polyphenole, Saponine, Tannine, Kumarine, Mineralien.
EIGENSCHAFTEN Erweitert die peripheren Blutgefäße, herzkräftigend, adstringierend, antioxidativ. Relaxans.

ANWENDUNG

AUFGUSS 1 Tasse Standardaufguss (S. 176) der Blüten 3-mal tgl. zur Verbesserung des peripheren Kreislaufs oder zur unterstützenden Behandlung von Bluthochdruck.
ABSUD Aus den Beeren einen Standardabsud (S. 176) zubereiten und ½ Tasse bis zu 6-mal tgl. bei akutem Durchfall und Magenverstimmungen. Derselbe Absud kann auch zur generellen Herzkräftigung eingesetzt werden; dazu 2 Tassen tgl. trinken.
TINKTUR 1–2 ml (20–40 Tropfen) einer Standardtinktur (S. 177) der Beeren oder Blüten gegen Bluthochdruck, am besten kombiniert mit anderen Kräutern.
SAFT Beeren in einer Küchenmaschine zu einem Brei verarbeiten, Saft auspressen und 10 ml (2 TL) 2-mal tgl. bei träger Verdauung und Durchfall einnehmen.

GEWINNUNG

KULTUR Aussaat im Herbst und Überwintern im Frühbeet ist möglich, meist erfolgt Vermehrung aber durch Stecklinge im Frühjahr. Dazu Risslinge in kleine Töpfe pflanzen und nach dem Einwurzeln in 20-cm-Töpfe umsiedeln, bis sie groß genug für das Freiland sind. Selbstaussaat möglich.
SAMMELN Weißdorn findet man häufig in Feldhecken oder an Straßen. Besser an Feldern als an Straßen ernten. Blüten im Juni/Juli für Tees, die Beeren im Spätherbst für Gelee abzupfen.
ERNTE Blüten im Frühjahr, die reifen roten Beeren im Herbst ernten.

WARNHINWEIS Vor einer Selbstmedikation oder einer vorgegebenen Medikation bei Herzbeschwerden ärztlichen Rat einholen.

Curcuma longa
GELBWURZEL

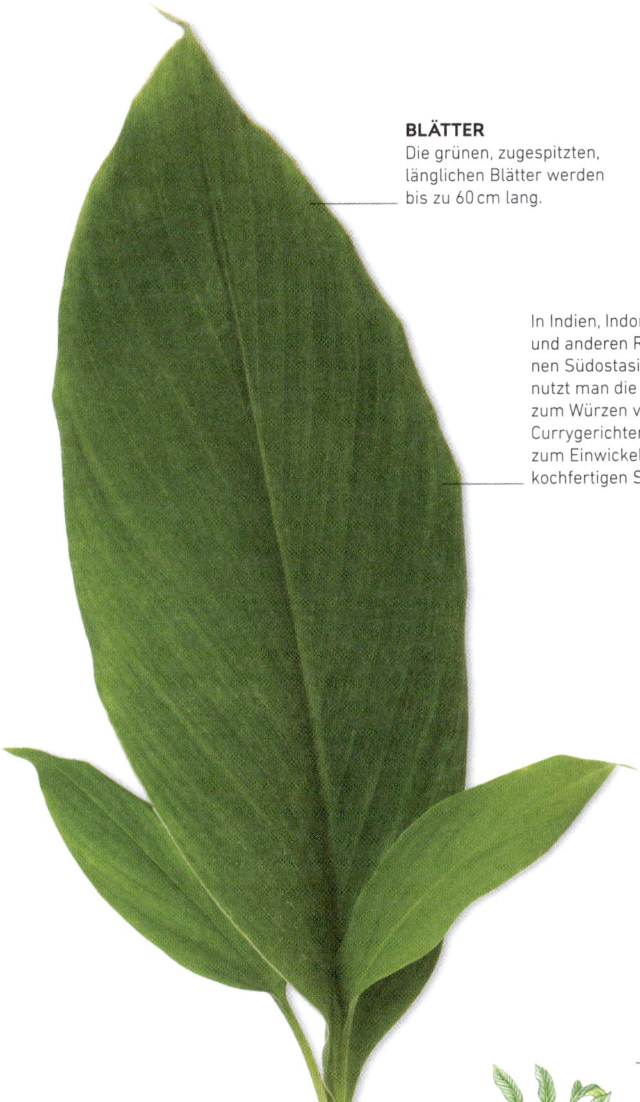
BLÄTTER
Die grünen, zugespitzten, länglichen Blätter werden bis zu 60 cm lang.
In Indien, Indonesien und anderen Regionen Südostasiens nutzt man die Blätter zum Würzen von Currygerichten oder zum Einwickeln von kochfertigen Speisen.

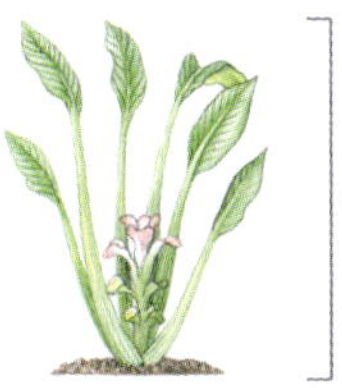
90 cm

WUCHS
Aromatische Staude mit glänzenden, zugespitzten Blättern. Breite variabel.

Viele kennen sie als wichtigen Bestandteil von Currypulver: Die Gelbwurzel oder Kurkuma, eine gebürtige Südasiatin, ist seit langer Zeit fester Bestandteil der Ayurveda-Heilkunst und der Traditionellen Chinesischen Medizin. Man setzt sie meist bei Verdauungs- und Leberbeschwerden ein, doch deuten Untersuchungen auch auf antioxidative und auf cholesterinsenkende Eigenschaften hin.

VERWENDBAR Rhizom.
INHALTSSTOFFE Volatiles Öl, Curcumin (gelber Farbstoff), Harz, Vitamine, Mineralien, Bitterstoffe.
EIGENSCHAFTEN Karminativ, galletreibend, antioxidativ, gallefördernd, entgiftend, antibakteriell, entzündungshemmend, tumorhemmend, blutfettsenkend.

ANWENDUNG

ABSUD ½ Tasse Standardabsud (S. 176) bis zu 3-mal tgl. bei Verdauungsproblemen einschließlich Übelkeit, Gastritis, übermäßiger Magensäure, Verdauungsstörungen und Leber- oder Gallenproblemen. Auch mit gegen Arthritis wirkenden Kräutern wie Engelwurz oder Teufelskralle kombinierbar; dann 3-mal tgl. einnehmen.
TINKTUR 2–4 ml (40–80 Tropfen) 3-mal tgl. mit etwas Wasser zur Senkung des Cholesterinspiegels einnehmen. 5 ml (1 TL) bis zu 3-mal tgl. bei Menstruationsschmerzen.
PULVER 1–2 g (½–1 TL) in eine Tasse Wasser, Fruchtsaft oder Milch rühren und gegen arthritische Probleme oder Ekzeme trinken.
SALBE 2- bis 3-mal tgl. bei Fußpilz oder Schuppenflechte.

GEWINNUNG

KULTUR Bevorzugt feuchte, nährstoffreiche Böden, hohe Luftfeuchtigkeit und Teilschatten. Wächst nur in warmen Gegenden (15–18 °C Mindesttemperatur), kann aber andernorts unter Glas gezogen werden. Vermehrung durch Aussaat bei 21 °C im Herbst, Wurzelteilung in der Ruhephase im Winter oder Wurzelschnittlinge im Herbst.
SAMMELN Außerhalb der indischen Trockenwälder und einiger Teile Südasiens kaum in freier Natur anzutreffen.
ERNTE Rhizome im Herbst ausgraben und vor dem Trocknen kochen und dämpfen.

WARNHINWEIS Verursacht gelegentlich Hautausschläge und erhöht die Lichtempfindlichkeit. In der Schwangerschaft therapeutische Dosen vermeiden, doch Verzehr in Speisen ist sicher. Bei Gallensteinen den Arzt um Rat fragen.

Cymbopogon citratus
ZITRONENGRAS

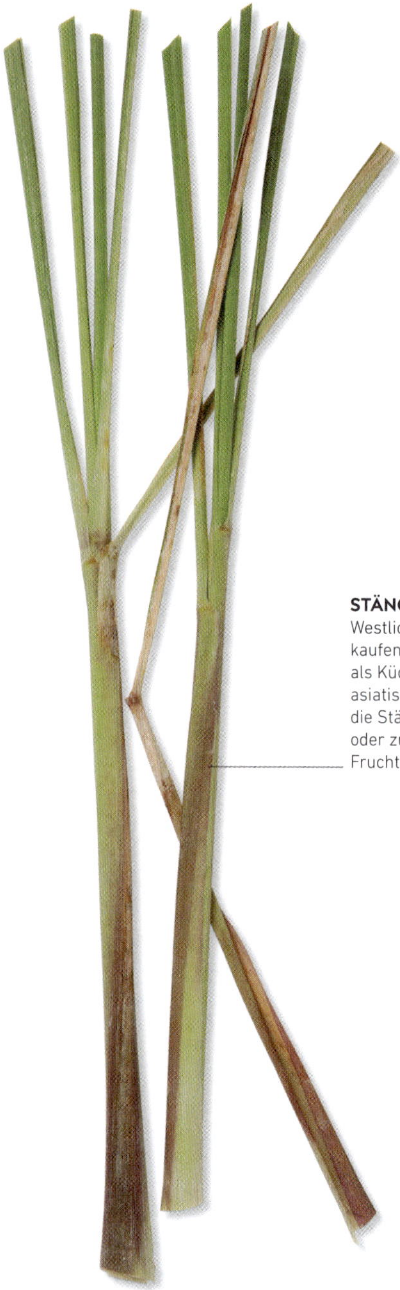

STÄNGEL
Westliche Supermärkte verkaufen das Zitronengras gern als Küchenkraut. In vielen asiatischen Ländern werden die Stängel zu Tee verarbeitet oder zur Aromatisierung von Fruchtgetränken genutzt.

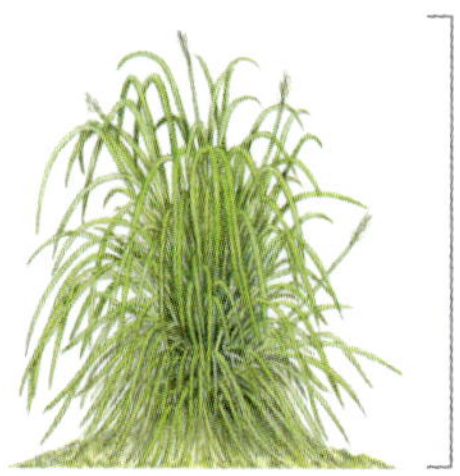

WUCHS
Wüchsige, horstbildende Staude mit rohrartigen Stängeln. Breite 1 m.

Zitronengras hat seinen Ursprung im Grasland Südostasiens, doch wird es inzwischen in vielen tropischen Regionen wie Guatemala, der Karibik und auf den Philippinen als Küchenkraut und wegen seiner ätherischen Öle angebaut. In manchen Gegenden Asiens ist Zitronengras ein beliebtes Magenmittel. Darüber hinaus kommt es in der Parfüm- und Nahrungsmittelindustrie zum Einsatz.

VERWENDBAR Blätter und Stängel, ätherisches Öl.
INHALTSSTOFFE Volatiles Öl, meist Citral (65–85 %), außerdem Nerol, Geraniol, Citronellol, Myrcen und Borneol.
EIGENSCHAFTEN Krampflösend, karminativ, fiebersenkend, schmerzstillend, antidepressiv, antiseptisch, adstringierend, antibakteriell, antifungal, beruhigend, kräftigend.

ANWENDUNG

LOTION 30 Tropfen des ätherischen Öls in 1 EL Wodka auflösen, zu 120 ml Wasser hinzufügen und in einer Sprühflasche als Insektenabwehrmittel (gegen Fliegen, Zecken und Läuse) oder als Deodorant und Schweißhemmer einsetzen.
MASSAGEÖL 20 Tropfen ätherisches Öl mit 60 ml Mandelöl mischen und in schmerzende Muskeln einmassieren oder bei Magenkrämpfen auf den Bauch auftragen.
AUFGUSS 1 Tasse Standardaufguss (S. 176) 3-mal tgl. bei Blähungen, Verdauungsstörungen und Magenkrämpfen.
WICKEL 1 Handvoll zerhacktes Zitronengras 1–2 Min. in Olivenöl sieden, arthritische bzw. schmerzende Gelenke einwickeln.

GEWINNUNG

KULTUR In kühlen Gegenden im Topf ziehen und im Wintergarten oder beheizten Gewächshaus überwintern, da kälteempfindlich (Mindesttemperatur 7 °C). Draußen in nährstoffreiche, feuchte, durchlässige Böden an vollsonnigen Standorten pflanzen und 60 cm Abstand lassen. Aussaat bei 18 °C im zeitigen Frühjahr in Saatschalen; Sämlinge in 7-cm-Töpfe pikieren. Möglich ist auch Vermehrung durch Wurzelteilung im späten Frühjahr.
SAMMELN Kommt wild nur in seiner Heimat vor.
ERNTE Ganzjährige Ernte möglich.

WARNHINWEIS Ätherisches Öl nur unter ärztlicher Aufsicht innerlich anwenden. In der Schwangerschaft therapeutische Dosierungen meiden.

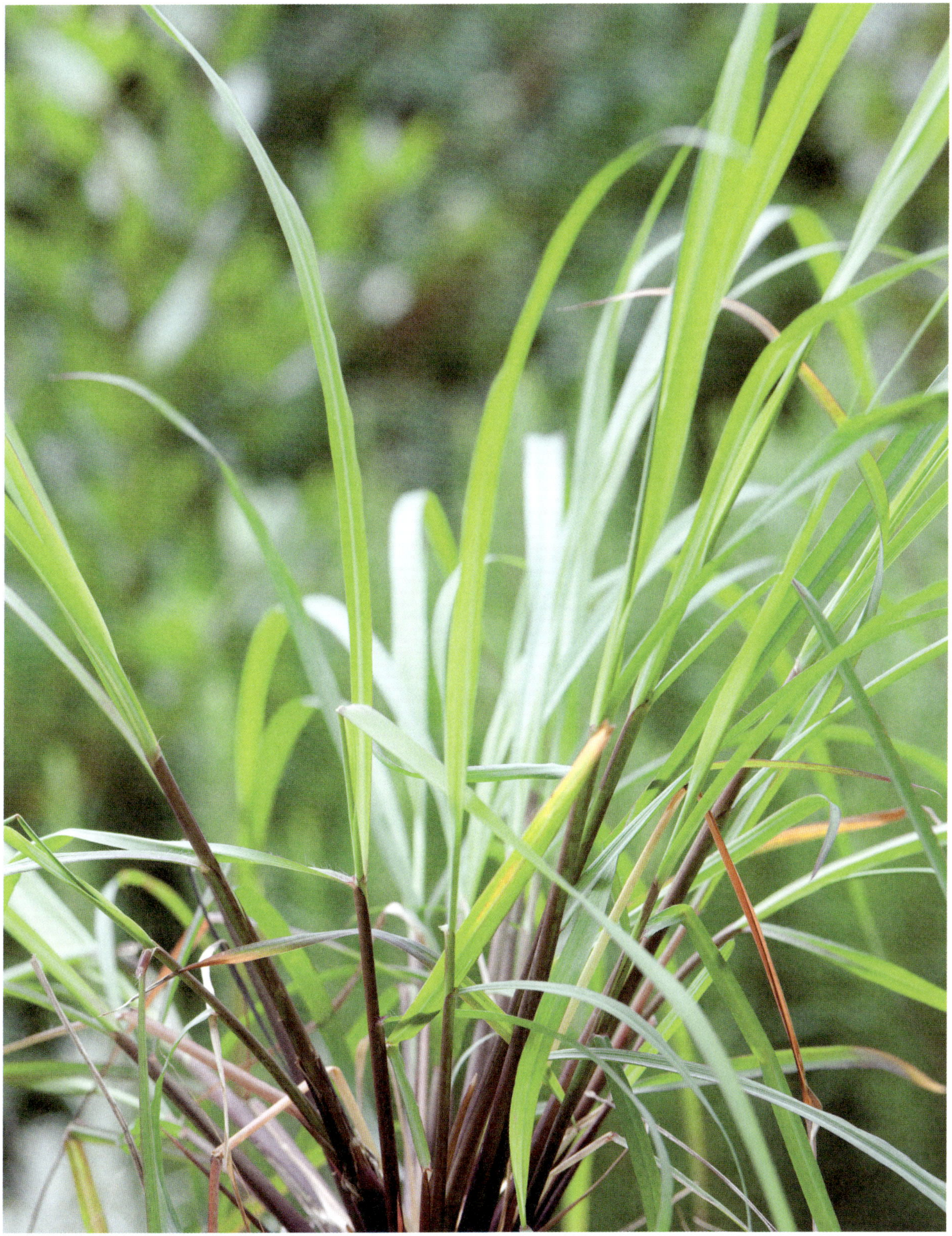

Cynara cardunculus Scolymus-Gruppe
ARTISCHOCKE

Die als Gemüse kultivierte Artischocke stammt aus dem Mittelmeerraum – vermutlich wurde sie einst aus der Wilden Artischocke gezüchtet. Man schätzt die runden, noch vor dem Öffnen geernteten Blütenstände und die Herzen als Delikatesse. Die Pflanze wird aber auch zum Schutz der Leber vor Giften und Infektionen sowie zur Verbesserung ihrer Funktion genutzt.

BLÜTENSTÄNDE Sie werden noch vor dem Öffnen geerntet, als Gemüse gekocht und meist mit zerlassener Butter serviert.

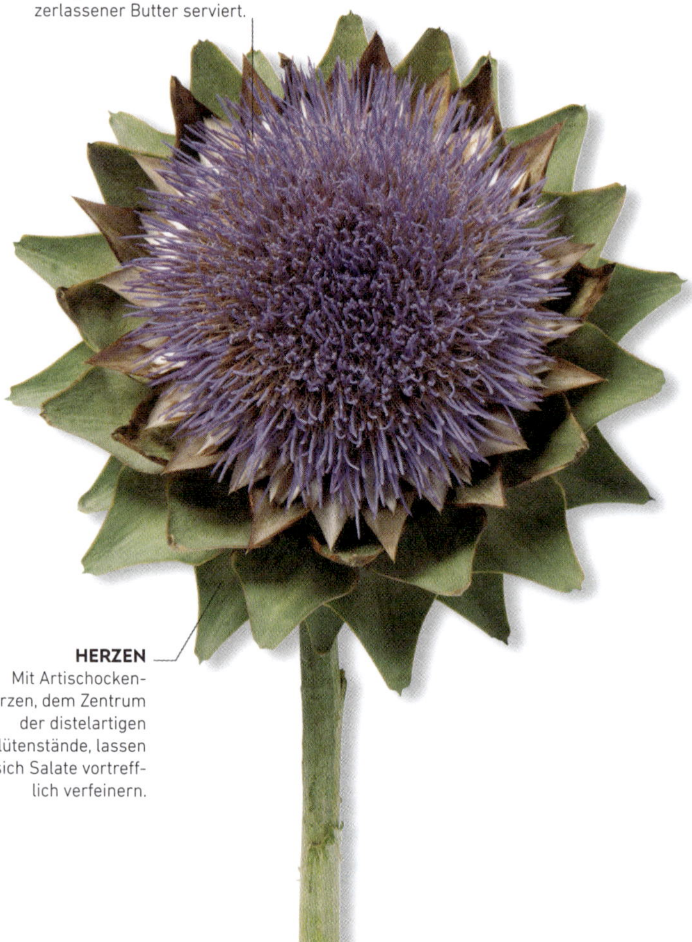

HERZEN Mit Artischockenherzen, dem Zentrum der distelartigen Blütenstände, lassen sich Salate vortrefflich verfeinern.

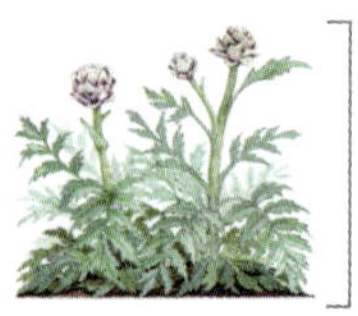

WUCHS Große, bedingt winterharte Staude. Breite bis 1,2 m.

VERWENDBAR Blütenstände, Blätter, Wurzel.
INHALTSSTOFFE Sesquiterpenlaktone (Cynaropikrin), Cynarin, Inulin.
EIGENSCHAFTEN Galletreibend, gallefördernd, leberregenerierend, blutzuckersenkend, harntreibend, blutfettsenkend.

ANWENDUNG

SAFT Saft aus den Blättern und Blütenständen 1:1 mit Wasser mischen und 1 Tasse tgl. zur Leberstärkung trinken.
AUFGUSS 1 Tasse Standardaufguss (S. 176) der Blätter 3-mal tgl. bei Leber- und Gallenbeschwerden einschließlich Leberschäden und Gelbsucht oder bei Verdauungsproblemen, Übelkeit und Blähungen trinken. Senkt den Cholesterinspiegel. Nützlich bei Altersdiabetes, wenn die Behandlung durch Diät und nicht medikamentös erfolgt.
DIÄT Regelmäßiger Verzehr von Artischocken kann Altersdiabetes positiv beeinflussen.
KAPSELN 3 × 250-mg-Kapseln mit pulverisierten Blättern vor dem Frühstück und Abendessen zur Unterstützung der Leberfunktion.

GEWINNUNG

KULTUR Bevorzugt einen offenen, aber geschützten Standort in voller Sonne und durchlässige Böden. Vor dem Pflanzen gut verrotteten Stallmist einarbeiten. Aussaat im Frühbeet im Frühjahr; sobald die Sämlinge groß genug sind, setzt man sie an ihren endgültigen Standort um. Auch Vermehrung durch Ableger möglich. Braucht bei uns einen Winterschutz.
SAMMELN Kommt in freier Natur nicht vor.
ERNTE Blätter vor der Blüte schneiden, Blütenstände zur Nutzung als Gemüse vor dem Erscheinen der Hochblätter ab dem zweiten Jahr.

Dioscorea villosa
YAMSWURZEL

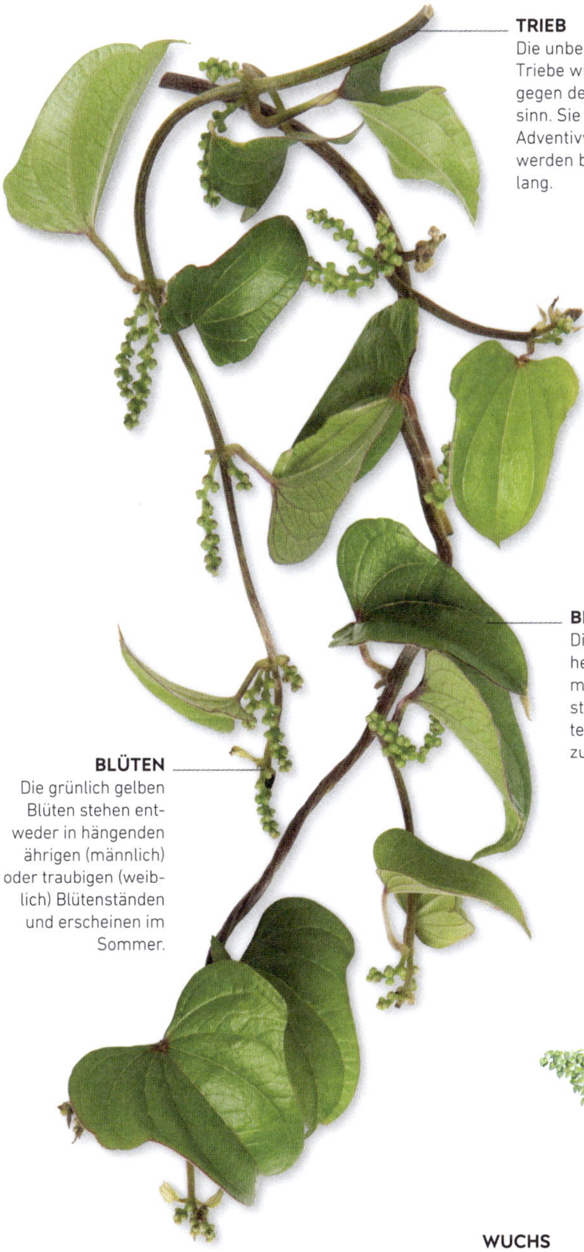

TRIEB
Die unbehaarten Triebe winden sich gegen den Uhrzeigersinn. Sie bilden Adventivwurzeln und werden bis zu 5 m lang.

BLÄTTER
Die zugespitzten, herzförmigen, meist wechselständigen Blätter werden bis zu 10 cm lang.

BLÜTEN
Die grünlich gelben Blüten stehen entweder in hängenden ährigen (männlich) oder traubigen (weiblich) Blütenständen und erscheinen im Sommer.

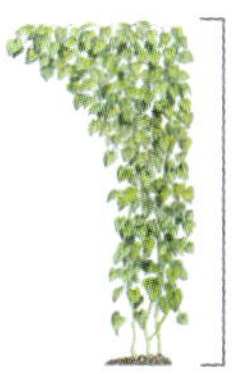

WUCHS
Windende Kletterpflanze mit herzförmigen Blättern und rotbraunen Trieben.

Bekannt geworden ist die Wurzel vor allem als Kraut, aus der das erste orale Empfängnisverhütungsmittel hergestellt wurde. Sie kommt wild im Süden und Osten der USA sowie in Mittelamerika vor, wurde inzwischen aber in vielen subtropischen Regionen der Welt eingebürgert. Der Wirkstoff Diosgenin wurde um 1930 entdeckt und ab 1960 zur Herstellung des Hormons Progesteron verwendet.

VERWENDBAR Wurzelknolle.
INHALTSSTOFFE Alkaloide, Steroidsaponine (v. a. Dioscin, aus dem sich Diosgenin abspaltet), Tannine, Phytosterole, Stärke.
EIGENSCHAFTEN Entspannt die glatte Muskulatur. Krampflösend, galletreibend, entzündungshemmend, schweißtreibend, antirheumatisch, harntreibend.

ANWENDUNG

ABSUD ½–1 Tasse eines durch 20-minütiges Köcheln von 10 g Wurzel in 600 ml Wasser bereiteten Absuds 3-mal tgl. bei kolikartigen Schmerzen im Zusammenhang mit dem Reizdarmsyndrom oder Divertikulose. ½ Tasse alle 3–4 Std. bei Menstruationsschmerzen; zur Linderung von Wehenschmerzen konstantes Nippen.
TINKTUR 2–3 ml (40–60 Tropfen) 3-mal tgl. bei Wechseljahresbeschwerden.
FLÜSSIGEXTRAKT 1–2 ml (20–40 Tropfen) 3-mal tgl. mit etwas Wasser bei Arthritis, meist in Kombination mit anderen Kräutern wie Silberkerze, Schneeball, Mädesüß oder Silberweidenrinde. Nützlich auch zur Anregung der Leberfunktion.

GEWINNUNG

KULTUR In leichten bis mittelschweren (sandigen oder lehmigen), feuchten, aber durchlässigen Böden. Braucht lichten Schatten. Vermehrung meist durch Wurzelschnittlinge oder erbsengroße Brutknöllchen, die sich im Sommer in den Blattachseln entwickeln und sofort gepflanzt werden können. Zweihäusige Art, benötigt also männliche und weibliche Pflanzen, um Samen anzusetzen. Man kann sie im zeitigen Frühjahr ins Frühbeet säen und später umsetzen. Die Pflanze ist auch bei uns winterhart.
SAMMELN Kommt wild in feuchten Wäldern, Sümpfen und Dickichten in den mittleren und südlichen USA vor.
ERNTE Wurzeln im Herbst ausgraben, waschen und trocknen.

WARNHINWEIS Der Saponingehalt kann Übelkeit verursachen.

Echinacea purpurea

PURPURSONNENHUT

Die in den östlichen Bundesstaaten der USA beheimatete Art war schon bei den amerikanischen Ureinwohnern als Mittel gegen Fieber und schlecht heilende Wunden bekannt. Im 19. Jahrhundert kam sie nach Europa und wird seither intensiv erforscht. Das Interesse gilt in erster Linie ihren antibiotischen Eigenschaften bei der Behandlung verschiedenster Infektionen.

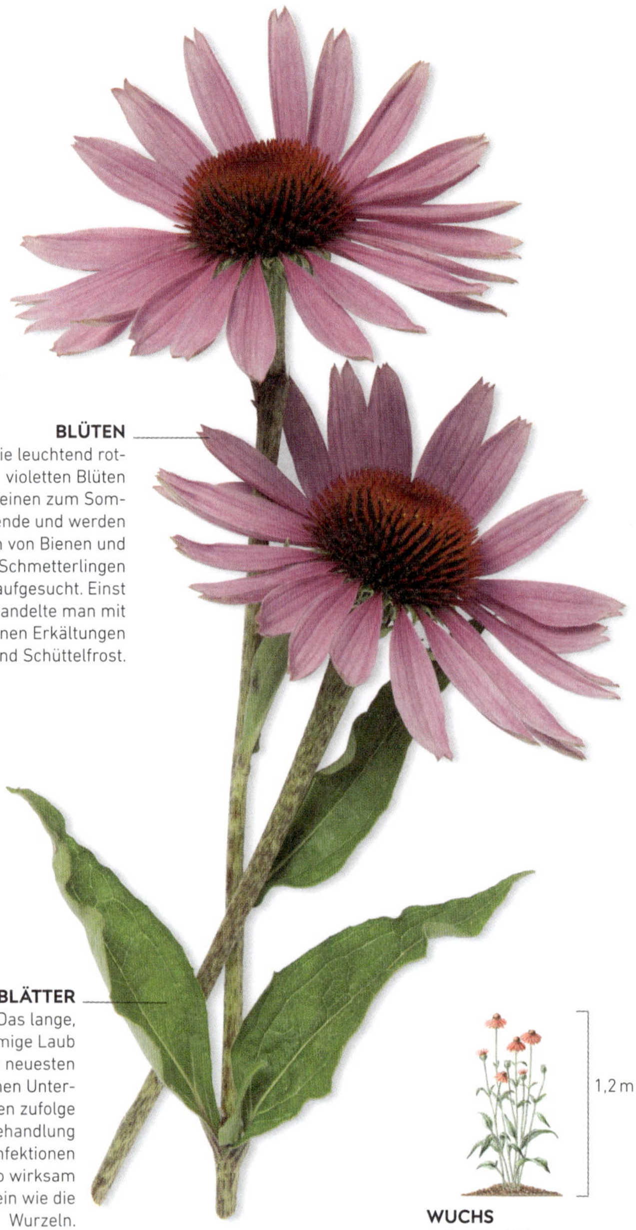

BLÜTEN Die leuchtend rotvioletten Blüten erscheinen zum Sommerende und werden gern von Bienen und Schmetterlingen aufgesucht. Einst behandelte man mit ihnen Erkältungen und Schüttelfrost.

BLÄTTER Das lange, eiförmige Laub scheint neuesten deutschen Untersuchungen zufolge bei der Behandlung von Infektionen ebenso wirksam zu sein wie die Wurzeln.

WUCHS Aufrechte Rhizomstaude mit Körbchenblüten. Breite 35 cm.

VERWENDBAR Wurzel, Blätter.
INHALTSSTOFFE Volatiles Öl (u. a. Humulen), Glykoside, Alkamide, Inulin, Polysaccharide, antibiotische Polyacetylene.
EIGENSCHAFTEN Regt das Immunsystem an und kräftigt das Lymphsystem. Antiallergen, antimikrobiell, entzündungshemmend.

ANWENDUNG

AUFGUSS 1 Tasse Standardaufguss (S. 176) aus frischen Blättern 3-mal tgl. bei Erkältungen, Schüttelfrost und Grippe.
ABSUD 10 ml (2 TL) Standardabsud der Wurzel alle 2–4 Std. bei akuten Infektionen. Gut mit Wasserdost kombinierbar.
GURGEL-/MUNDWASSER 1 Tasse des Wurzelabsuds oder 10 ml (2 TL) Tinktur in 1 Tasse warmem Wasser 2- bis 3-mal tgl. bei Halsschmerzen, Mundgeschwüren und Mandelentzündung.
TINKTUR 5 ml (1 TL) Tinktur bei Harnwegsinfekten, mit der gleichen Menge Klettenlabkraut-Tinktur bei vergrößerten Lymphknoten oder Pfeiffer-Drüsenfieber. Erkältung und Grippe; bei Auftreten der Symptome 48 Std. lang 4-mal tgl. 10 ml (2 TL) Tinktur einnehmen.
CREME/SALBE Auf infizierte Schnittwunden, Verbrennungen, Akne und Hautausschläge auftragen.

GEWINNUNG

KULTUR Bevorzugt nährstoffreiche, feuchte, durchlässige Böden an vollsonnigen Standorten. Aussaat in Töpfe im Frühjahr; größere Sämlinge an den endgültigen Standort umpflanzen. Vermehrung auch durch Teilung im Herbst oder Frühjahr bzw. durch Wurzelschnittlinge im Spätherbst/Frühwinter möglich.
SAMMELN Außerhalb der USA kaum wild anzutreffen. Ist durch zu intensives Sammeln außerdem selten geworden.
ERNTE Blätter während der Wachstumssaison ernten. Wurzeln 4-jähriger Pflanzen im Herbst nach der Blüte aufnehmen.

WARNHINWEIS Nicht mit Immunsuppressiva kombinieren. Hohe Dosierung verursacht mitunter Übelkeit und Schwindel.

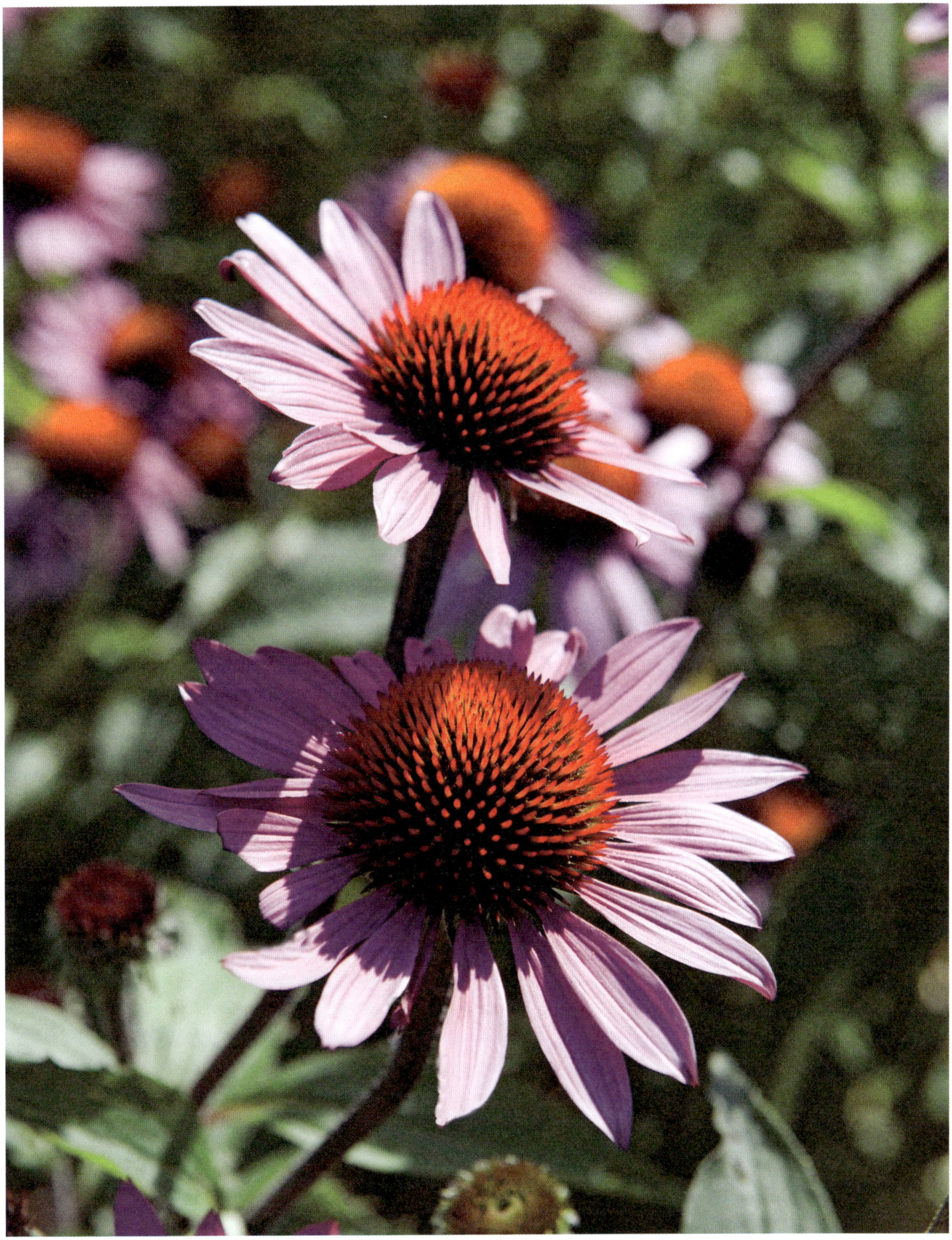

Equisetum arvense
ZINNKRAUT

Das in Europa, Asien und Nordamerika angesiedelte Zinnkraut, auch als Acker-Schachtelhalm bekannt, ist ein »lebendes Fossil«. Es hat seit Millionen Jahren seine Gestalt nicht verändert und bildete einst die Vegetation, aus der die heutigen Kohlevorkommen entstanden. Zinnkraut fördert die Heilung von Bindegewebe und wird seit Langem zum Stillen von Blutungen verwendet.

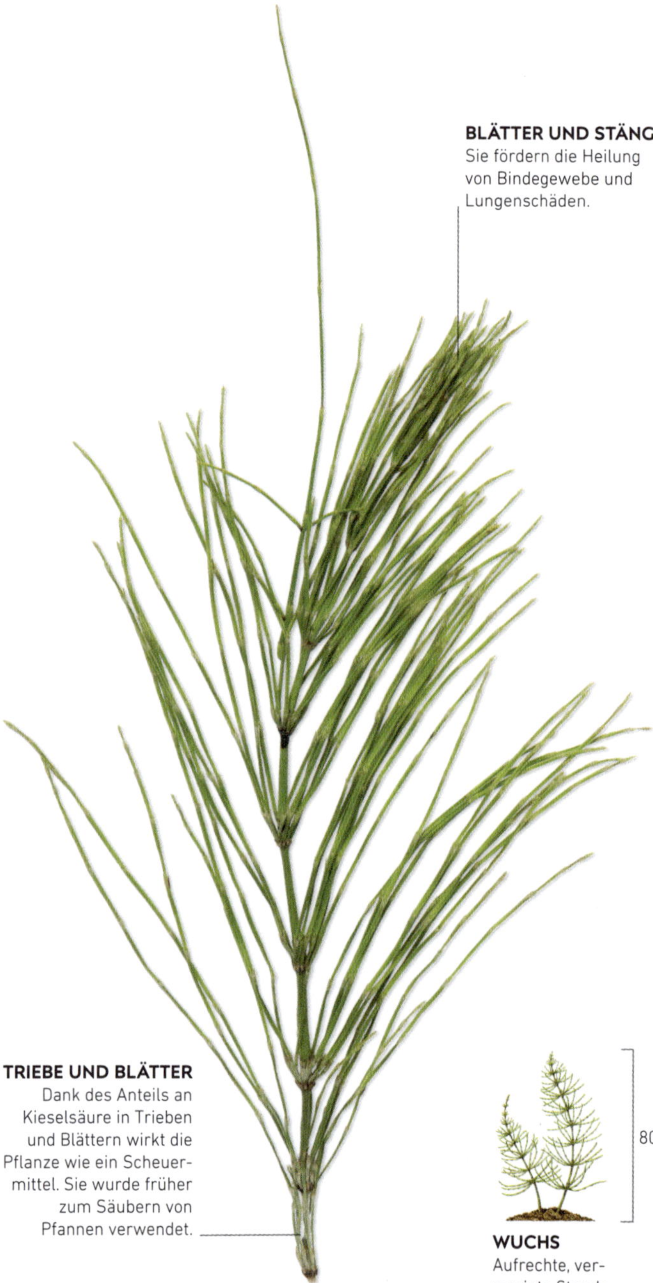
BLÄTTER UND STÄNGEL
Sie fördern die Heilung von Bindegewebe und Lungenschäden.
TRIEBE UND BLÄTTER
Dank des Anteils an Kieselsäure in Trieben und Blättern wirkt die Pflanze wie ein Scheuermittel. Sie wurde früher zum Säubern von Pfannen verwendet.
80 cm

WUCHS
Aufrechte, verzweigte Staude. Breite unbegrenzt.

VERWENDBAR Oberirdische Teile.
INHALTSSTOFFE Kieselsäure und Silikate, Alkaloide (einschließlich Nikotin), Tannine, Saponine, Flavonoide, Bitterstoffe, Mineralien (einschließlich Kalium, Mangan, Magnesium), Phytosterole.
EIGENSCHAFTEN Adstringierend, blutstillend, harntreibend, entzündungshemmend, gewebeheilend, blutgerinnungsfördernd.

ANWENDUNG

ABSUD ½–1 Tasse eines Absuds (S. 176) aus 15 g des Krautes in 600 ml Wasser 3-mal tgl. bei übermäßiger Menstruation, Harnwegsinfekten, Prostataproblemen und chronischen Lungenbeschwerden.
SAFT 5–10 ml 3-mal tgl. bei geschädigter Lunge und Harnwegsproblemen.
BADEZUSATZ 300 ml Absud in Badewasser bei Verstauchungen, Brüchen, Hautreizungen und Ekzemen.
WICKEL 1 TL Pulver mit etwas Wasser zu einer Paste mischen oder eine Handvoll frischer oberirdischer Teile im Wasserbad erhitzen, auf den Mull auftragen und bei Beingeschwüren, Wunden, Ausschlägen oder Frostbeulen anwenden.
MUND-/GURGELWASSER ½ Tasse Absud mit gleicher Menge Wasser bei Mund- und Zahnfleischentzündungen oder Halsweh.

GEWINNUNG

KULTUR Braucht feuchte Böden und vollsonnige bis halbschattige Standorte. Vermehrung meist durch Wurzelteilung im zeitigen Frühjahr.
SAMMELN Kommt in Wiesen, an Feldrändern, in Hecken und auf Brachland vor. Nicht mit dem giftigen Sumpf-Schachtelhalm (*Equisetum palustre*) verwechseln.
ERNTE In der Wachstumssaison schneiden.

WARNHINWEIS Bei Blut im Urin oder plötzlichen Änderungen des Menstruationsflusses mit schweren Blutungen Arzt konsultieren. Ohne ärztliche Aufsicht nicht mehr als 4 Wochen am Stück anwenden.

Eucalyptus globulus EUKALYPTUS

Australien und Tasmanien sind die Heimat dieser Eukalyptus-Art, des Blaugummibaums. Er wird heute weltweit als Nutzpflanze zum Trockenlegen von Sümpfen angebaut. Unter den australischen Aborigines gilt er als wichtiges Heilkraut, in der Medizin allerdings setzt man in erster Linie das ätherische Öl als Antiseptikum ein.

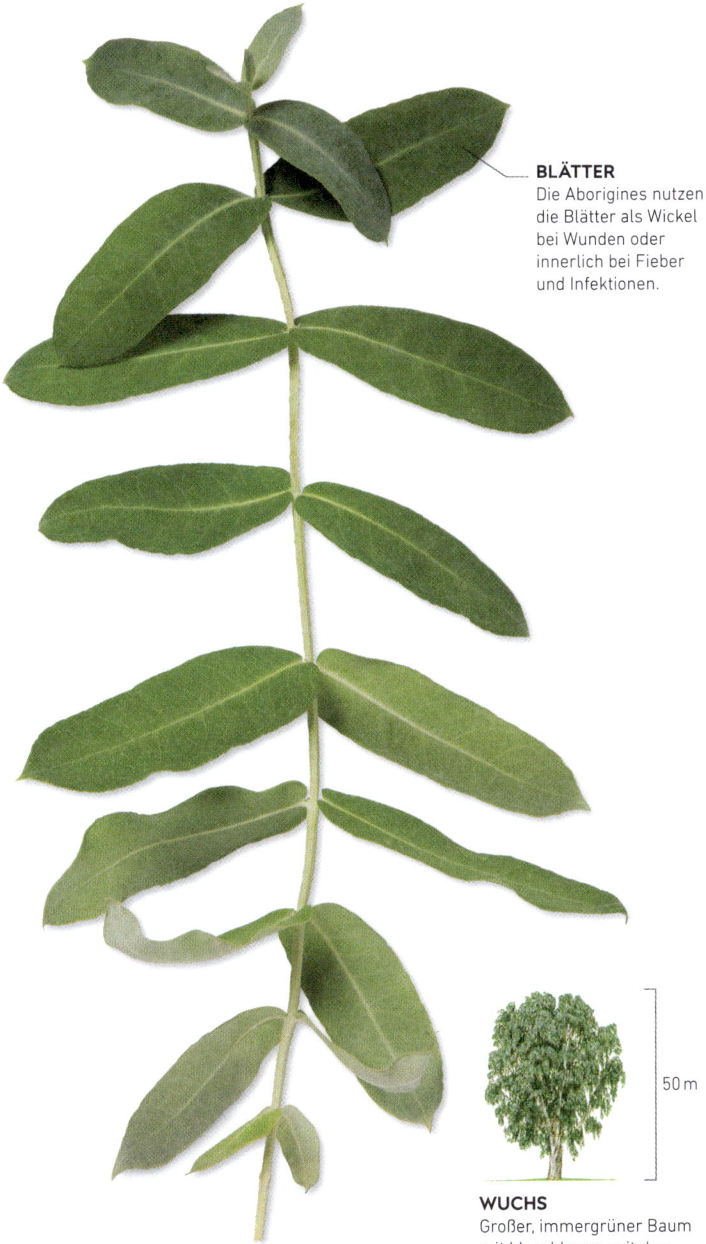

BLÄTTER
Die Aborigines nutzen die Blätter als Wickel bei Wunden oder innerlich bei Fieber und Infektionen.

WUCHS
Großer, immergrüner Baum mit blassblauen, mit der Zeit grüner werdenden Blättern. Breite 25 m.

VERWENDBAR Blätter, ätherisches Öl.
INHALTSSTOFFE Volatiles Öl (einschließlich Cineole), Tannine, Aldehyde, Bitterstoffe.
EIGENSCHAFTEN Antiseptisch, abschwellend, krampflösend, anregend, fiebersenkend, blutzuckersenkend, wurmtötend.

ANWENDUNG

ABSUD 3–4 Blätter pro Tasse 10 Min. kochen und ½–1 Tasse 3-mal tgl. bei Erkältung, Schüttelfrost, Nasenkatarrh, Grippe, Asthma, Nebenhöhlenentzündungen, Halsweh und anderen Atemwegsproblemen im frühen Stadium trinken.
BRUSTSALBE ½ ml (10 Tropfen) Eukalyptusöl mit 30 ml Mandelöl zum Einreiben der Brust bei Erkältungen, Bronchitis, Asthma und Atemwegsproblemen.
DAMPFINHALATION ½ ml (10 Tropfen) ätherisches Öl oder 6 Blätter in eine Schale mit kochendem Wasser zur Dampfinhalation bei Erkältung und Atemwegsinfekten.
KOMPRESSEN Kompresse mit einer Mischung aus 10 Tropfen ätherischem Öl und 60 ml Wasser tränken und auf Entzündungen, schmerzende Gelenke und leichte Verbrennungen legen.

GEWINNUNG

KULTUR Bevorzugt feuchtigkeitsspeichernde, neutrale bis leicht saure Böden an einem sonnigen, vor kalten, austrocknenden Winden geschützten Standort. Aussaat bei 21 °C im Frühjahr, umpflanzen, sobald die Sämlinge groß genug sind. Schneller geht allerdings der Kauf eines Jungbaums. Bei uns nicht richtig winterhart, sollte besser im Haus überwintert werden.
SAMMELN Heute in vielen tropischen bis gemäßigten Regionen weltweit als Nutzpflanze in Plantagen anzutreffen, aber auch wild in Sumpfgebieten.
ERNTE Nach Bedarf ganzjährig sammeln.

WARNHINWEIS Ätherisches Öl nicht innerlich anwenden. Kann schon bei niedriger Dosierung tödlich sein.

Eupatorium cannabinum
WASSERDOST

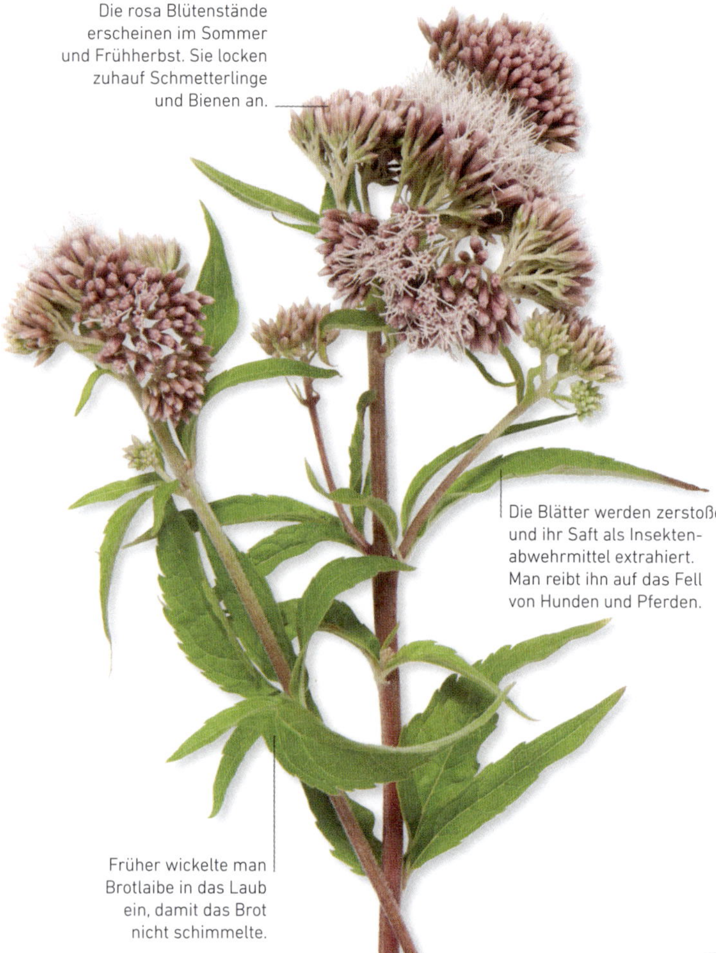

BLÜTENSTÄNDE Die rosa Blütenstände erscheinen im Sommer und Frühherbst. Sie locken zuhauf Schmetterlinge und Bienen an.

Die Blätter werden zerstoßen und ihr Saft als Insektenabwehrmittel extrahiert. Man reibt ihn auf das Fell von Hunden und Pferden.

Früher wickelte man Brotlaibe in das Laub ein, damit das Brot nicht schimmelte.

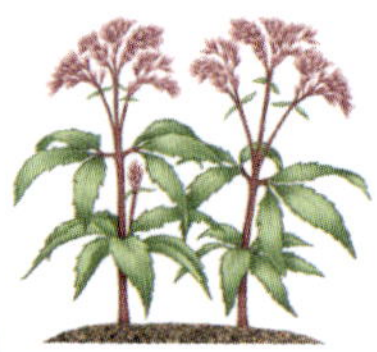

WUCHS Krautige Staude mit cannabisartigen Blättern. Breite 1,2 m.

Das europäische Kraut wurde von unseren Vorfahren gegen fiebrige Erkältungen oder als Wickel bei wunder Haut eingesetzt. Inzwischen weiß man, dass es den Bitterstoff Eupatoriopikrin mit vermutlich tumorhemmenden Eigenschaften, allerdings auch giftigen Alkaloiden enthält. Die Pflanze scheint ferner das Immunsystem anzuregen und die Widerstandsfähigkeit gegen Virusinfekte zu erhöhen.

VERWENDBAR Oberirdische Teile, Wurzel.
INHALTSSTOFFE Volatiles Öl (u. a. Thymol, Azulene, Alpha-Terpinen), Flavonoide, Sesquiterpenlaktone (einschließlich Eupatoriopikrin), Pyrrolizidinalkaloide.
EIGENSCHAFTEN Fiebersenkend, harntreibend, antiskorbutisch, abführend, galletreibend, schleimlösend, antirheumatisch, schweißtreibend, kräftigend. Regt das Immunsystem an.

ANWENDUNG

Hinweis: Nur kurzzeitig und unter ärztlicher Aufsicht anwenden.
AUFGUSS Kam traditionell bei der Behandlung von Hautproblemen, Rheumatismus und Arthritis zum Einsatz. Nur unter der Anleitung eines Naturheilkundlers bzw. Arztes anwenden.
WICKEL 1 Handvoll frische Blätter im Mixer zu einem Brei rühren, auf Mull auftragen und auf eiternde Hautausschläge oder Geschwüre auflegen.

GEWINNUNG

KULTUR Verträgt die verschiedensten Bodenbedingungen und wächst an sonnigen bis halbschattigen Standorten, bevorzugt aber feuchte Erde. Aussaat im Frühbeet im zeitigen Frühjahr; Samen leicht mit Erde abdecken. Im Frühsommer bzw. nach dem Einwachsen in 7-cm-Töpfe umsetzen; 60 cm Abstand zwischen den Pflanzen lassen. Alternativ im Frühjahr oder Herbst direkt ins Freiland säen.
SAMMELN Kommt in feuchten Wäldern, an Bächen, auf Brachland oder in sumpfigen Gebieten vor. In Westasien und Nordafrika eingebürgert.
ERNTE Blühende oberirdische Teile im Spätsommer/Frühherbst ernten. Wurzeln im Herbst ausgraben.

WARNHINWEIS Enthält karzinogene Pyrrolizidinalkaloide, daher nur unter ärztlicher Aufsicht anwenden. Kann in hoher Dosierung Übelkeit und Erbrechen verursachen. Für Schwangere ungeeignet.

Eupatorium purpureum

PURPUR-WASSERDOST

Feuchte Dickichte in den östlichen USA sind der angestammte Lebensraum dieses Wasserdosts. Er wird in vielen Teilen der Welt als statueske Zierpflanze kultiviert. Sein englischer Name »Joe-Pye-Kraut« erinnert an einen indianischen Medizinmann, der damit angeblich Typhus heilte. Heute wird das Gewächs gegen Grieß und Nierensteine sowie andere Harnwegsbeschwerden eingesetzt.

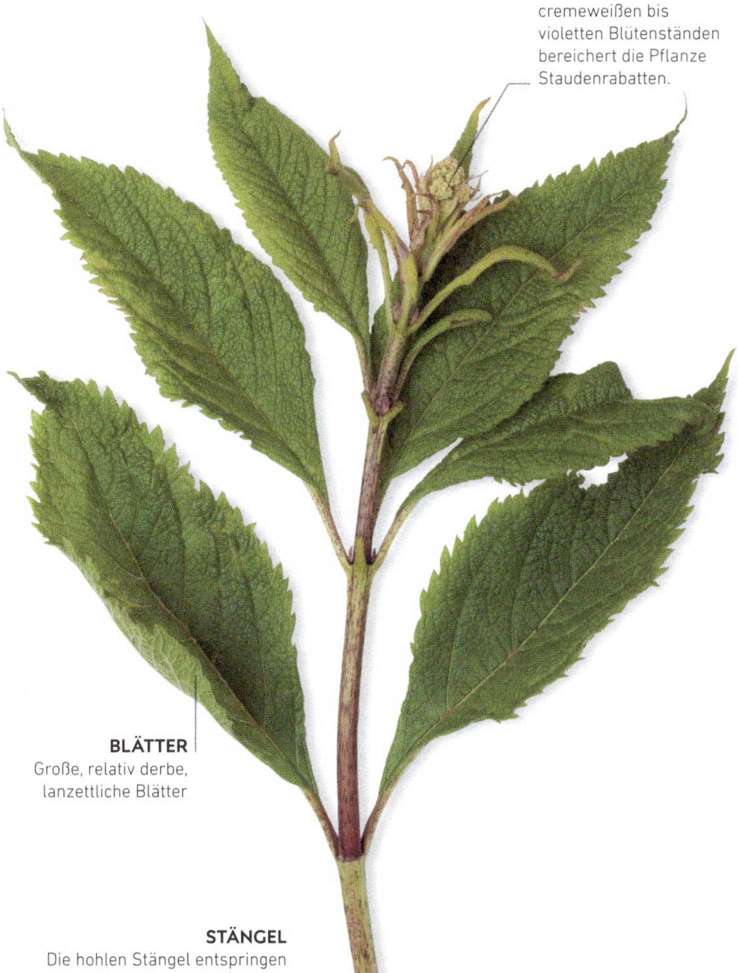

BLÜTENKNOSPEN Mit ihren auffallend cremeweißen bis violetten Blütenständen bereichert die Pflanze Staudenrabatten.

BLÄTTER Große, relativ derbe, lanzettliche Blätter

STÄNGEL Die hohlen Stängel entspringen aus einem faserigen Wurzelstock und sind am Blattansatz violett gefärbt.

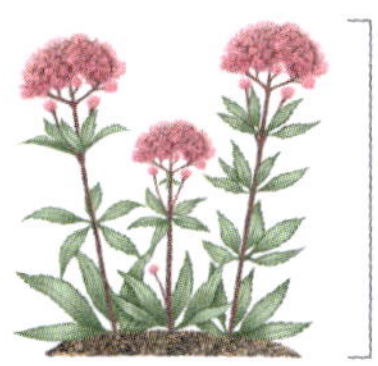

WUCHS Robuste, horstbildende Staude mit aufrechten Stängeln. Breite 1 m.

VERWENDBAR Rhizome und Wurzeln.
INHALTSSTOFFE Eupatorin, volatiles Öl, Flavonoide, Harz.
EIGENSCHAFTEN Gegen Harnwegsprobleme, antirheumatisch, adstringierend.

ANWENDUNG

ABSUD ½ Tasse Absud aus 1 TL getrockneter Wurzel in 1 Tasse Wasser 20 Min. köcheln lassen und bei Nierensteinen, Grieß oder schmerzhaftem Wasserlassen trinken. Die Mischung wurde früher zur Linderung von Geburtsschmerzen eingesetzt. Purpur-Wasserdost fördert angeblich die Ausschwemmung von Abfallstoffen aus den Nieren, weshalb der Absud auch bei Rheumatismus und Gicht zur Senkung des Harnsäurespiegels sinnvoll ist.
TINKTUR 2–4 ml (40–80 Tropfen) 3-mal tgl. bei Harnwegsbeschwerden einschließlich Blasenentzündung und Grieß oder Ausfluss infolge von Infektionen. Gut mit Weißer Taubnessel (*Lamium album*) bei Prostataproblemen und mit Ackerfrauenmantel (*Aphanes arvensis*), Mauer-Glaskraut (*Parietaria judaica*) oder Hortensien (*Hydrangea*) bei Nierensteinen.

GEWINNUNG

KULTUR Bevorzugt feuchte, nährstoffreiche Böden in der Sonne oder im lichten Schatten. Aussaat im Frühjahr im Frühbeet. Sobald die Sämlinge groß genug sind, setzt man sie an ihren endgültigen Standort mit mindestens 90 cm Abstand zwischen den Pflanzen. Wird am besten im Hintergrund einer Rabatte platziert, ist wegen der späten Blüte aber auch als Bestandteil von Pflanzarrangements beliebt.
SAMMELN Außerhalb der östlichen US-Bundesstaaten kaum wild anzutreffen, kann aber aus Gärten auswildern. Weil die Wurzeln genutzt werden, am besten nicht wild sammeln. In Europa findet man eher *Eupatorium cannabinum* (S. 78).
ERNTE Die Wurzeln 2-jähriger oder älterer Pflanzen im Herbst ausgraben.

WARNHINWEIS Nicht für Schwangere.

Filipendula ulmaria
MÄDESÜSS

In feuchten Lebensräumen in Europa und Westasien ist das Mädesüß zu Hause. Es wurde früher zum Würzen von Met, Honigwein, verwendet, daher der Name. Heute steht es als säurebindendes Kraut in hohem Ansehen. Es hilft nicht nur bei erhöhter Magensäure, der Ursache von Verdauungsproblemen und Gastritis, sondern entsäuert den Körper generell, was Arthritis entgegenwirkt.

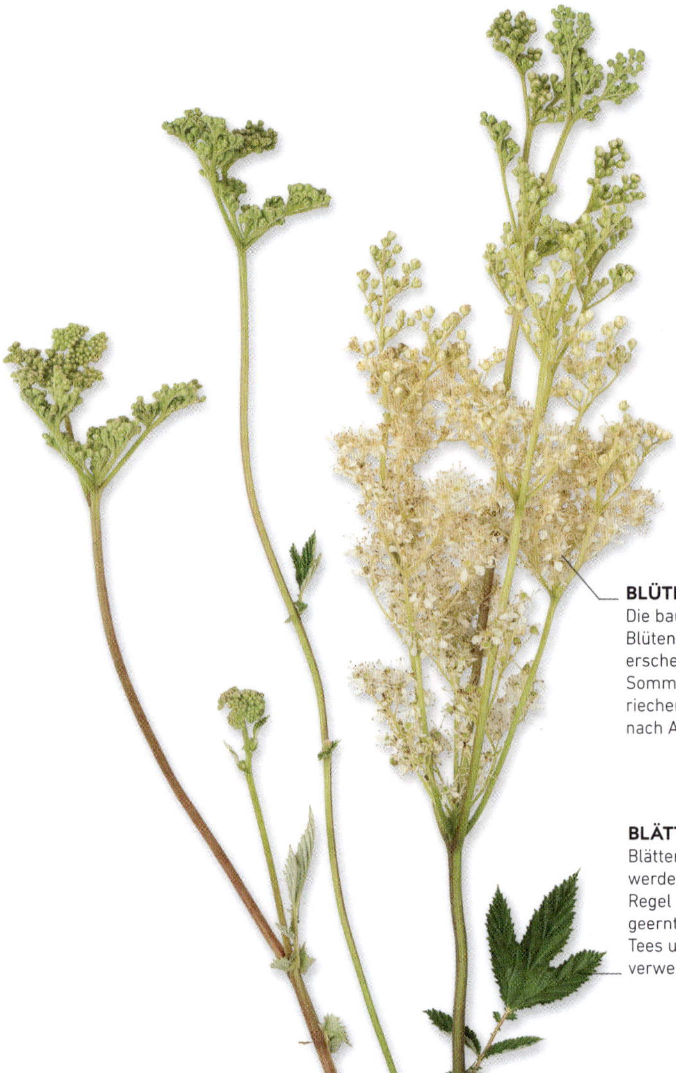

BLÜTEN Die bauschigen Blütenstände erscheinen im Sommer und riechen leicht nach Aspirin.

BLÄTTER Blätter und Blüten werden in der Regel zusammen geerntet und für Tees und Tinkturen verwendet.

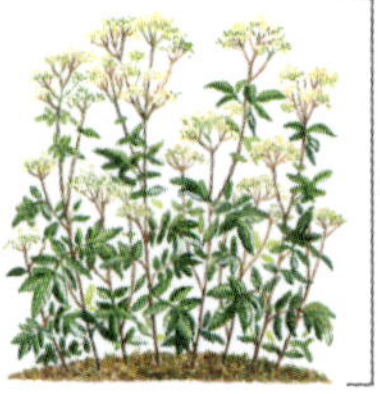

WUCHS Horstbildende Staude. Breite 60 cm.

VERWENDBAR Oberirdische Teile.
INHALTSSTOFFE Salicylate, Flavonoide (einschließlich Rutin und Hyperin), volatiles Öl (u. a. Salicylaldehyd), Zitronensäure, Schleimstoffe, Tannine.
EIGENSCHAFTEN Säureneutralisierend, entzündungshemmend, antirheumatisch, harntreibend, schweißtreibend. Lindert Verdauungsprobleme.

ANWENDUNG

AUFGUSS 1 Tasse Aufguss (S. 176) aus Blättern und Blüten 3-mal tgl. bei fiebrigen Erkältungen und leichten rheumatischen Schmerzen. ½ Tasse alle 2 Std. bei Sodbrennen und Verdauungsbeschwerden. Kann Kindern bei Magenproblemen verabreicht werden; Dosierung gemäß Empfehlung eines Naturheilkundlers.
FLÜSSIGEXTRAKT 2–5 ml (40 Tropfen–1 TL) 3-mal tgl. bei Gastritis, Magengeschwüren oder chronischem Rheuma. Gegen Arthritis mit Engelwurz, Bitterklee (*Menyanthes trifoliata*) oder Weide kombinieren.
KOMPRESSE Kompresse mit verdünnter Tinktur tränken und auf schmerzende arthritische Gelenke oder bei Rheumatismus und Neuralgien auftragen.

GEWINNUNG

KULTUR Bevorzugt nährstoffreiche, nicht saure, feuchte bis sumpfige Böden in der Sonne oder im lichten Schatten. Aussaat im Herbst im Frühbeet; im darauffolgenden Frühjahr umpflanzen und 60 cm Abstand lassen. Auch Vermehrung durch Teilung im Herbst und Frühjahr oder durch Wurzelschnittlinge im Winter möglich.
SAMMELN Kommt auf Feuchtwiesen und an überwucherten Gräben in Europa und Westasien vor. Oberirdische Teile bei Blühbeginn oder Blüten separat in voller Blüte sammeln.
ERNTE Im Sommer kurz vor oder während der Blüte.

WARNHINWEIS Für Schwangere ungeeignet. Bei Salicylat- bzw. Aspirinunverträglichkeit meiden.

Foeniculum vulgare FENCHEL

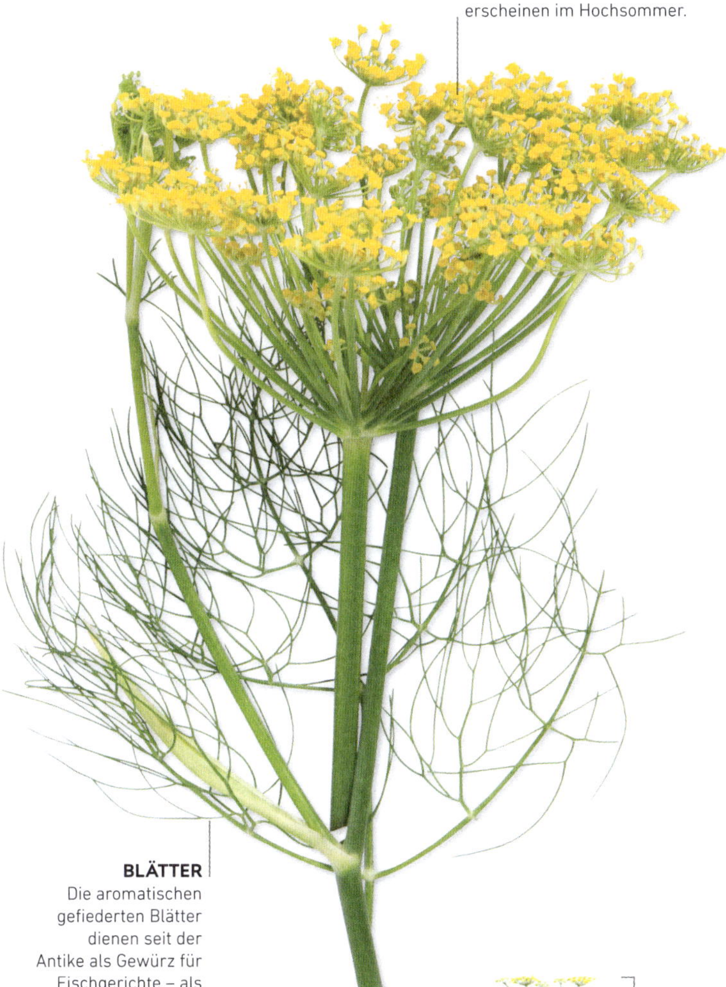

BLÜTEN
Winzige gelbe, flache Blütenstände an kurzen Stängeln erscheinen im Hochsommer.

BLÄTTER
Die aromatischen gefiederten Blätter dienen seit der Antike als Gewürz für Fischgerichte – als wärmendes Kraut für eine von Natur aus »kalte« Speise.

STÄNGEL
Die zwiebelartigen Stängel des Knollenfenchels nutzt man als Gemüse.

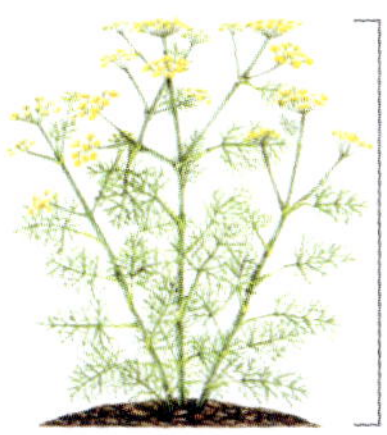

WUCHS
Tief wurzelnde Staude mit winzigen Blüten und gefiedertem Laub. Breite 50 cm.

Fenchel wird im Mittelmeerraum schon seit der Römerzeit als Gemüse und Heilkraut kultiviert. Im 8. Jahrhundert gelangte die Pflanze nach Nordeuropa. Sie wird als verdauungsförderndes Getränk genossen und ist in vielen Kräutertees enthalten. Zudem steht sie seit Jahrhunderten als Küchengewürz für Fischgerichte hoch im Kurs.

VERWENDBAR Samen, Wurzeln, Blätter, ätherisches Öl.
INHALTSSTOFFE Volatiles Öl (einschließlich Estragol, Anethol), essenzielle Fettsäuren, Flavonoide, Vitamine, Mineralien.
EIGENSCHAFTEN Karminativ, kreislaufanregend, entzündungshemmend, milchbildend, mild schleimlösend, harntreibend.

ANWENDUNG

AUFGUSS ½–1 TL Samen auf 1 Tasse kochendes Wasser als Tee nach dem Essen vorbeugend gegen Blähungen und Verdauungsstörungen. Standardaufguss (S. 176) 2-mal tgl. zur Milchbildung bei Stillenden.
MUND-/GURGELWASSER 1 Tasse Standardaufguss aus Samen als Mundspülung bei Zahnfleischproblemen und als Gurgelwasser bei Halsschmerzen.
TINKTUR ¼–½ ml (5–10 Tropfen) bei Verstopfung gegen kolikartige Schmerzen.
ABSUD 1 Tasse Standardabsud der Wurzel 3-mal tgl. bei Problemen in Verbindung mit hohen Harnsäurewerten.
BRUSTSALBE Je ¼–½ ml (5–10 Tropfen) Fenchel-, Thymian- und Eukalyptusöl auf 20 ml (4 TL) Mandelöl geben und bei Husten und Bronchitis in die Brust einmassieren.

GEWINNUNG

KULTUR Fenchelsamen im Frühjahr am endgültigen Standort aussäen und auf 30 cm ausdünnen oder Sämlinge umsetzen. Normalerweise winterhart, kann in strengen Wintern aber leiden. Die Form *Foeniculum vulgare* var. *dulce* wird als Gemüse gezogen.
SAMMELN Wächst in der Regel auf Brachland und an der Küste, doch findet man vielerorts verwilderte Exemplare. Blätter im Sommer für die Küche und Samen im Herbst für Tees und als Heilkraut sammeln.
ERNTE Blätter im Sommer, Samen im Herbst sammeln. Wurzel nach dem Einziehen der Blätter ausgraben.

WARNHINWEIS Ätherische Öle nur unter ärztlicher Aufsicht innerlich anwenden.

Fragaria vesca

WALDERDBEERE

FRÜCHTE
Die Früchte werden frisch, als Marmelade oder Sirup und in Drinks genossen.

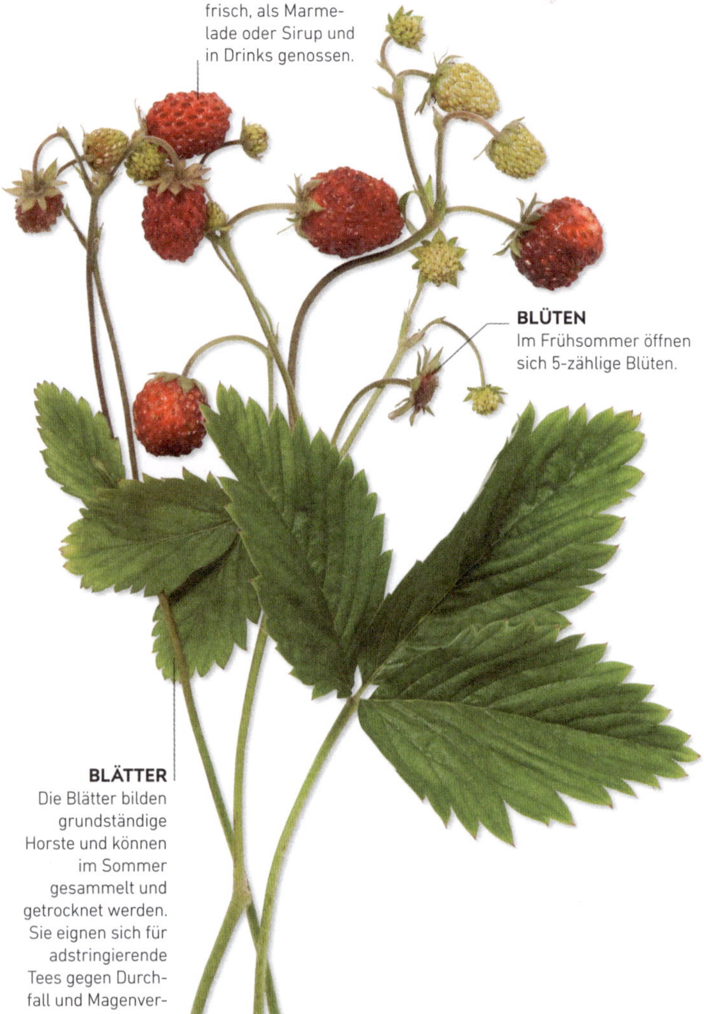

BLÜTEN
Im Frühsommer öffnen sich 5-zählige Blüten.

BLÄTTER
Die Blätter bilden grundständige Horste und können im Sommer gesammelt und getrocknet werden. Sie eignen sich für adstringierende Tees gegen Durchfall und Magenverstimmungen.

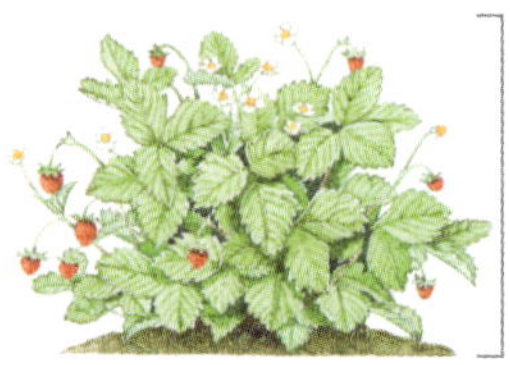

WUCHS
Niedrige Staude mit essbaren Früchten im Sommer. Ausbreitung durch Ausläufer. Breite unbegrenzt.

Monatserdbeeren sind die Kulturformen der Walderdbeere und heute weltweit verbreitet. Sie haben kleinere, aromatischere Früchte als die Gartenerdbeere, die im 18. Jahrhundert aus einer amerikanischen Hybride gezüchtet wurde. Walderdbeeren kommen in Wäldern und im Grasland in Europa, Westasien und Nordamerika vor. Ihre Blätter und Früchte werden auch medizinisch genutzt und finden vor allem für adstringierende Tees Verwendung.

VERWENDBAR Blätter, Früchte.
INHALTSSTOFFE Blätter: volatiles Öl, Flavonoide, Tannine. Früchte: Fruchtsäuren, Salicylate, Zucker, Vitamin B, C und E.
EIGENSCHAFTEN Adstringierend, entzündungshemmend, wundheilend, entwässernd, abführend; Lebertonikum, Detox.

ANWENDUNG

AUFGUSS 1 Tasse Standardaufguss (S. 176) der Blätter 3-mal tgl. bei Durchfall.
MUNDSPÜLUNG/GURGELWASSER 1 Tasse Standardaufguss der Blätter gegen Halsschmerzen und Zahnfleischerkrankungen.
LOTION Standardaufguss der Blätter zum Waschen leichter Verbrennungen, Schnitte und Abschürfungen.
FRISCHE BEEREN Die früher als kühlend erachteten Beeren wurden einst gegen Gicht, Arthritis, Rheuma und Tuberkulose verabreicht. Bei Gastritis und während der Rekonvaleszenz können sie lindernd wirken.
SAFT Einige frische Beeren entsaften und in 10-ml-Portionen 3-mal tgl. gegen Infektionen sowie als mildes, reinigendes Abführmittel bei Verstopfung und arthritischen Beschwerden.
WICKEL Zerdrückte Beeren in Wickeln zur Linderung von Sonnenbrand und Hautentzündungen auftragen.

GEWINNUNG

KULTUR Walderdbeeren brauchen feuchte, aber durchlässige, nährstoffreiche, humose Böden und Sonne oder Halbschatten. Vermehrt werden sie durch Aussaat in Schalen im Frühjahr oder Herbst; das Saatgut wird anschließend dünn mit Erde bedeckt, feucht gehalten und umgepflanzt, sobald es groß genug dafür ist. Möglich ist auch Vermehrung durch bewurzelte Ausläufer, die man im Spätsommer von der Mutterpflanze trennt. Walderdbeeren sind eine gute Randbepflanzung für Kräutergärten.
SAMMELN In Hecken, Wäldern und Grasland. Blätter und reife Beeren im Sommer abzupfen.
ERNTE Die Beeren werden im Sommer gesammelt, sobald sie rot sind, die Blätter während der gesamten Wachstumssaison.

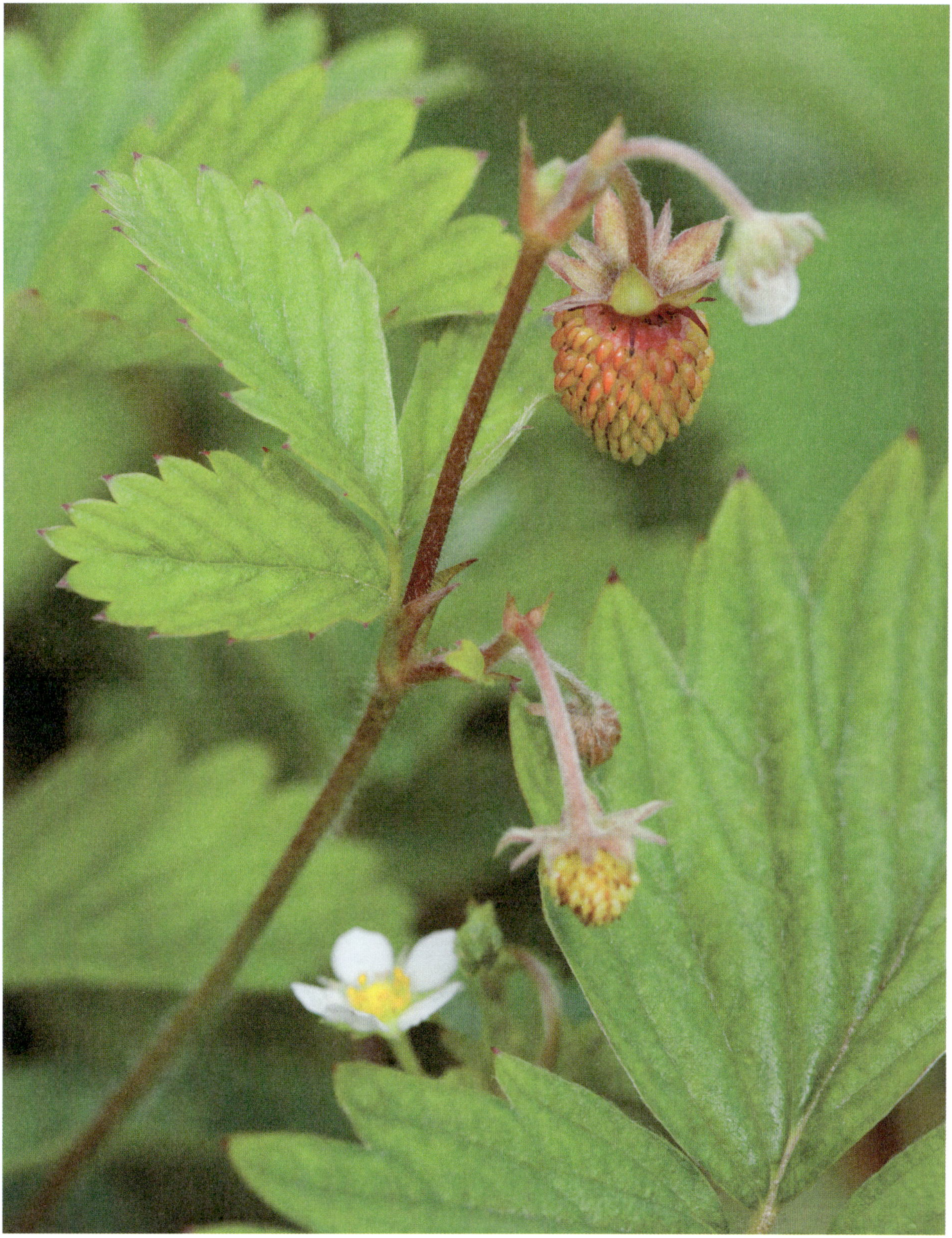

Galium aparine
KLETTENLABKRAUT

Das bekannte Gartenunkraut kommt in ganz Europa sowie in Nord- und Westasien vor. In China wird manchmal die gesamte Pflanze als Gemüse verzehrt. Man setzt sie seit Jahrhunderten gegen Krebs ein, obwohl ihre Wirksamkeit von der modernen Forschung nicht bestätigt werden konnte. Als ein das Lymphsystem reinigendes Kraut allerdings steht die Art in hohem Ansehen.

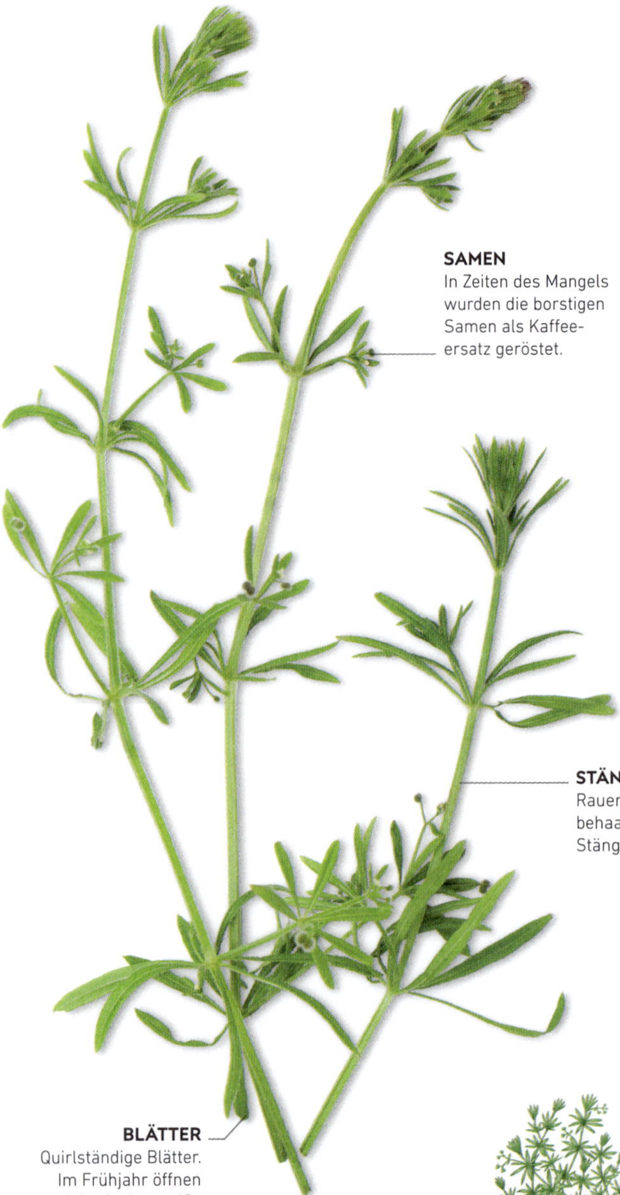
SAMEN
In Zeiten des Mangels wurden die borstigen Samen als Kaffee-ersatz geröstet.
STÄNGEL
Rauer, behaarter Stängel
BLÄTTER
Quirlständige Blätter. Im Frühjahr öffnen sich winzige weiße Blüten, aus denen im Herbst borstige Früchte werden.

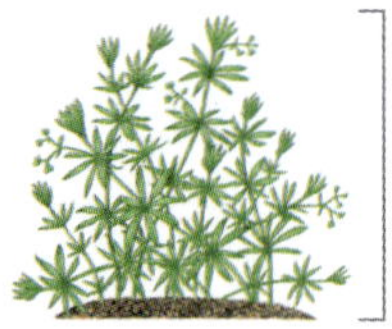
1,2 m

WUCHS
Klimmende Einjährige, die mit Stachelborsten klettert. Breite bis zu 3 m.

VERWENDBAR Ganze Pflanze.
INHALTSSTOFFE Flavonoide, Anthrachinonderivate (in der Wurzel), Iridoide, Kumarine, Tannine, Polyphenole.
EIGENSCHAFTEN Harntreibend, adstringierend und kräftigend, entgiftend, entzündungshemmend. Reinigt das Lymphsystem.

ANWENDUNG

SAFT 10 ml (2 TL) frischer Saft bis zu 3-mal tgl. zur Reinigung des Lymphsystems und als harntreibendes Mittel bei Drüsenfieber, Mandelentzündung und Prostataproblemen.
BREI Häufig auf Schuppenflechte auftragen. Wirkt am besten, wenn die Behandlung schon beginnt, solange die Hautflecken noch klein sind.
AUFGUSS 1 Tasse Standardaufguss (S. 176) des frischen Krautes 3-mal tgl. bei Harnwegsproblemen wie Blasenentzündung und Blasensteinen trinken. Wird in der Regel mit anderen Heilkräutern gegen Harnwegsbeschwerden wie Schafgarbe, Kriech-Quecke (*Elymus repens*), Eibisch und Duftraute (*Agathosma*) kombiniert.
TINKTUR Bis 5 ml (1 TL) 3-mal tgl. zur Reinigung des Lymphsystems und Entgiftung bei vergrößerten Lymphknoten.
KOMPRESSE Kompresse mit Standardaufguss auf Schürfwunden, Hautgeschwüre und Entzündungen auflegen.

GEWINNUNG

KULTUR Wird von den meisten Gartenbesitzern als lästiges Unkraut betrachtet. Das Kraut klettert mit stacheligen Borsten durch Sträucher und wird bis zu 1,2 m hoch sowie 2 m breit. Kaum jemand kultiviert es, da es überall wächst. Doch man kann die borstigen Früchte im Herbst sammeln und dort verstreuen, wo die Pflanze im nächsten Jahr wachsen soll.
SAMMELN Vom Frühjahr bis zum Herbst findet man das Klettenlabkraut an Böschungen, in Hecken und in Rabatten. Die ganze Pflanze sammeln und am besten frisch verwenden.
ERNTE Pflanze am besten im Frühjahr vor der Blüte als Ganzes ernten.

Ginkgo biloba
GINKGO

Das »lebende Fossil« ist die einzige Art der Gattung und schon mindestens 200 Millionen Jahre alt. Es gibt männliche oder weibliche Bäume, die nur Früchte bilden, wenn beide Geschlechter nahe beieinanderstehen. Die Samen werden in der Traditionellen Chinesischen Medizin bei Asthma angewendet, während man die Blätter im Westen bei Kreislaufproblemen verabreicht.

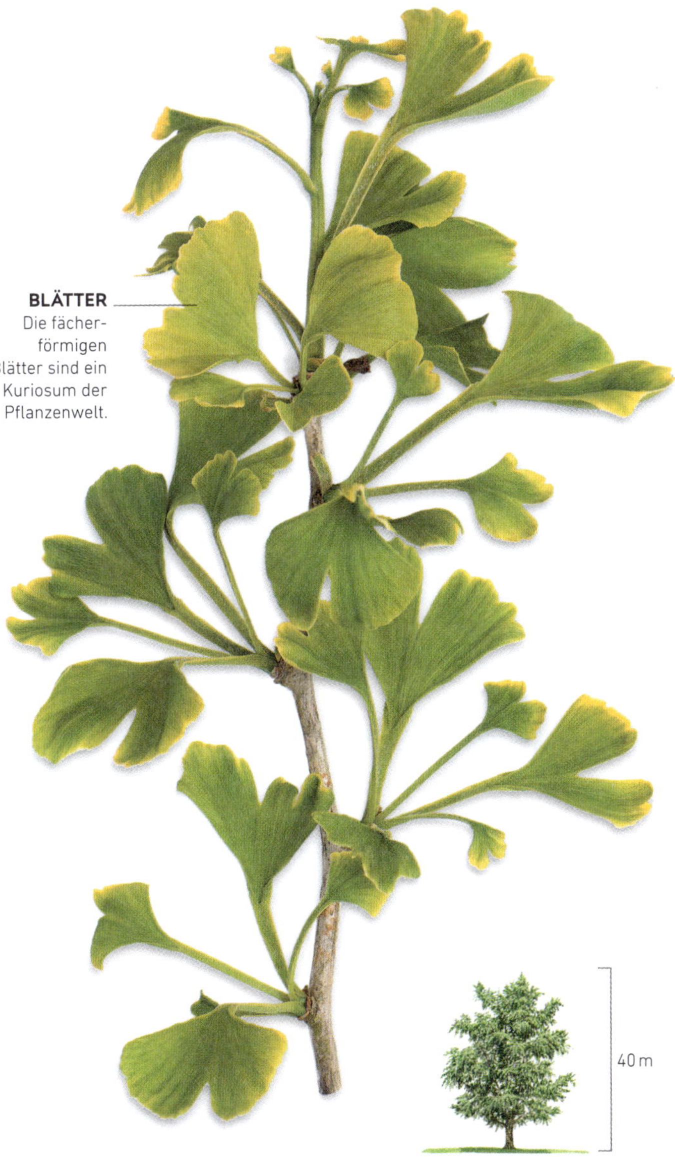

BLÄTTER Die fächerförmigen Blätter sind ein Kuriosum der Pflanzenwelt.

WUCHS Aufrechter, hoher, ausladender Baum. Breite 20 m.

VERWENDBAR Blätter, Samen.
INHALTSSTOFFE Blätter: Flavonglykoside, Bioflavone, Beta-Sitosterol, Laktone, Anthocyanin; Samen: Fettsäuren, Mineralien, Bioflavone.
EIGENSCHAFTEN Blätter: blutgefäßerweiternd, kreislaufanregend; Samen: adstringierend, antifungal, antibakteriell.

ANWENDUNG

FLÜSSIGEXTRAKT 1–3 ml (20–60 Tropfen) bis 3-mal tgl. bei Krankheiten im Zusammenhang mit dem peripheren Kreislaufsystem oder bei zerebraler Arteriosklerose älterer Menschen.
TINKTUR 3–5 ml (60 Tropfen–1 TL) 3-mal tgl. bei Herz-Kreislauf-Problemen. Meist mit Immergrün (*Vinca*) und Lindenblüten bei Kreislaufproblemen oder Steinklee bei Venenbeschwerden kombiniert.
ABSUD 1 Tasse Absud (S. 176) aus 3–4 Samen auf 600 ml Wasser zubereiten und 3-mal tgl. bei asthmatischem Keuchen oder hartnäckigem Husten einnehmen. Kann mit einem Aufguss aus Huflattich und Maulbeerblättern (*Morus*) kombiniert werden.
TABLETTEN Gängiges Arzneimittel. Wird bei Kreislaufproblemen, Krampfadern oder Vergesslichkeit empfohlen.

GEWINNUNG

KULTUR Die meisten im Handel erhältlichen Bäume wurden aus Steckhölzern männlicher Bäume vermehrt, weshalb weibliche Exemplare selten sind. Ginkgo mag nährstoffreiche, feuchte, aber durchlässige Böden in der prallen Sonne. Vermehrung durch reife Samen, die im Herbst von einem weiblichen Baum genommen wurden, oder durch halb ausgereifte Stecklinge im Sommer. Nicht schneiden.
SAMMELN In freier Natur selten, aber als Park- und Gartensolitär sehr häufig.
ERNTE Blätter und Früchte im Herbst.

WARNHINWEIS Nicht mit Aspirin oder Coumadin einnehmen. Hohe Dosierung der Samen kann Hautprobleme und Kopfschmerzen verursachen.

Glycyrrhiza glabra
LAKRITZE

Die aus dem Mittelmeerraum und Südwestasien stammende Pflanze wird schon seit der Antike wegen ihres süßen Geschmacks geschätzt. Die Römer linderten mit ihr Asthma und Husten. Im 15. Jahrhundert gelangte sie nach Nordeuropa. Die verwandte asiatische Art *Glycyrrhiza uralensis* gilt als »Großvater aller Kräuter« und hat in der chinesischen Medizin einen hohen Stellenwert.

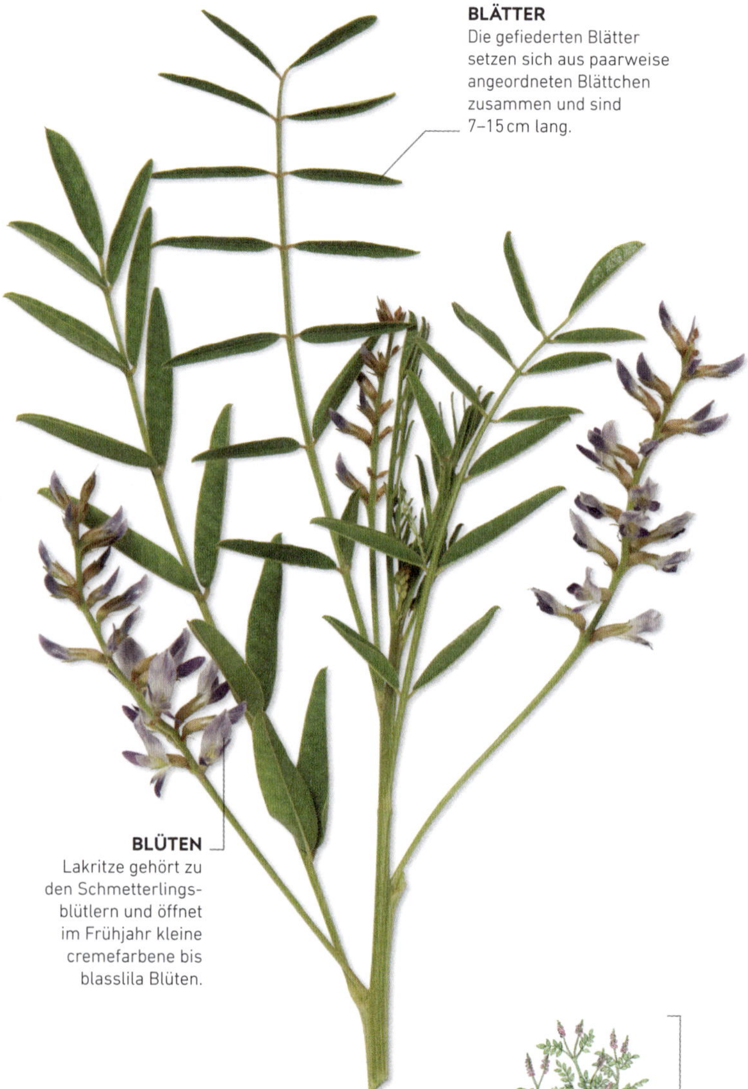

BLÄTTER
Die gefiederten Blätter setzen sich aus paarweise angeordneten Blättchen zusammen und sind 7–15 cm lang.

BLÜTEN
Lakritze gehört zu den Schmetterlingsblütlern und öffnet im Frühjahr kleine cremefarbene bis blasslila Blüten.

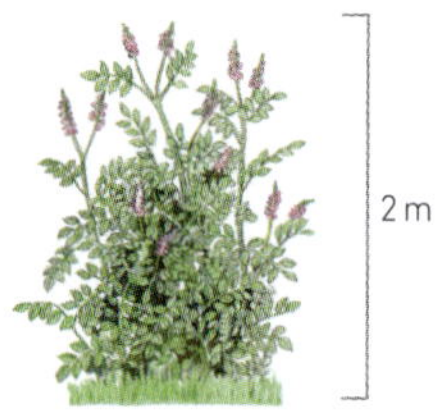

WUCHS
Staude mit Pfahlwurzel und länglichen Hülsen. Breite 1 m.

VERWENDBAR Wurzel.
INHALTSSTOFFE Saponine, Glycyrrhizin, östrogene Substanzen, Kumarine, Flavonoide, Sterole, Asparagin.
EIGENSCHAFTEN Entzündungshemmend, reizlindernd, schwach abführend, schleimlösend, cholesterinsenkend. Beruhigt die Magenschleimhaut und regt die Nebennierenrinde an.

ANWENDUNG

TINKTUR 2–5 ml (1 TL) 3-mal tgl. bei Gastritis, Magen- und Mundgeschwüren oder übermäßiger Magensäureproduktion. Ähnliche Menge in Hustensirup geben.
FLÜSSIGEXTRAKT 1–2 ml (20–40 Tropfen) 3-mal tgl. zur Stärkung der Nebenniere, v. a. nach Steroidtherapie, oder als Digestif.
ABSUD 1 Tasse Absud (S. 176) bis zu 3-mal tgl. zur Reduzierung von Magensäure und Linderung von Entzündungen oder Geschwüren. Bei leichter Verstopfung 1 Tasse vor dem Schlafengehen.
SIRUP Absud mit der gleichen Menge Honig zu einem Hustensirup kombinieren. Lässt sich gut mit Thymian, Ysopkraut und Alant als Mittel gegen Bronchitis, Asthma, Halsschmerzen und Brustinfekte kombinieren.
WASCHLÖSUNG 5 ml (1 TL) Tinktur zu 50 ml warmem Wasser hinzufügen und Hautentzündungen bzw. -ausschläge waschen.

GEWINNUNG

KULTUR Bevorzugt tiefgründige, neutrale bis alkalische, durchlässige Böden an vollsonnigen Plätzen. Aussaat im Herbst oder Frühjahr; Sämlinge in 7-cm-Töpfe umpflanzen, sobald sie groß genug sind.
SAMMELN Kommt wild in Südeuropa vor. Ausgraben von Wurzeln nicht empfehlenswert. Samen für die Gartenkultur sammeln.
ERNTE Wurzeln 3- oder 4-jähriger Pflanzen im Herbst ausgraben.

WARNHINWEIS Therapeutische Dosierung bei Schwangeren ungeeignet. Keine Anwendung bei Bluthochdruck und Einnahme von Medikamenten auf Digoxinbasis. Keine längere Einnahme.

Hamamelis virginiana VIRGINISCHE ZAUBERNUSS

Traumatische Verletzungen und Muskelschmerzen kurierten die amerikanischen Ureinwohner mit dieser Zaubernuss. Die Art stammt aus den feuchten Waldgebieten Nordamerikas zwischen Nova Scotia und Florida. Inzwischen wird sie wegen ihrer Heilwirkung weithin kultiviert, aber auch als Zierpflanze geschätzt. Zaubernussdestillat ist ein häufiges Erste-Hilfe-Präparat.

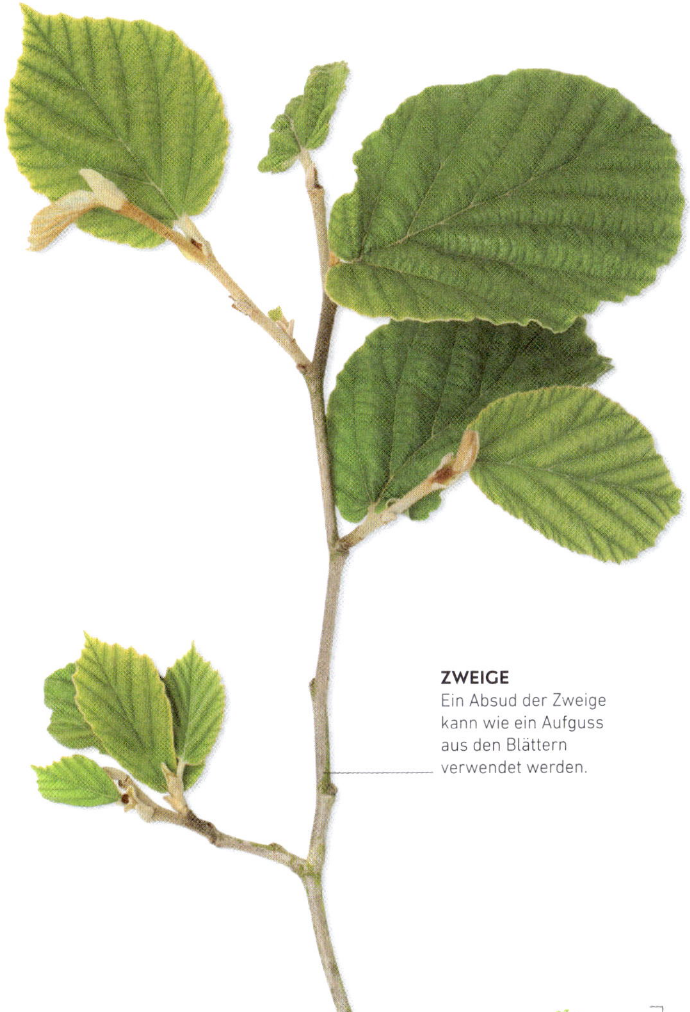

ZWEIGE
Ein Absud der Zweige kann wie ein Aufguss aus den Blättern verwendet werden.

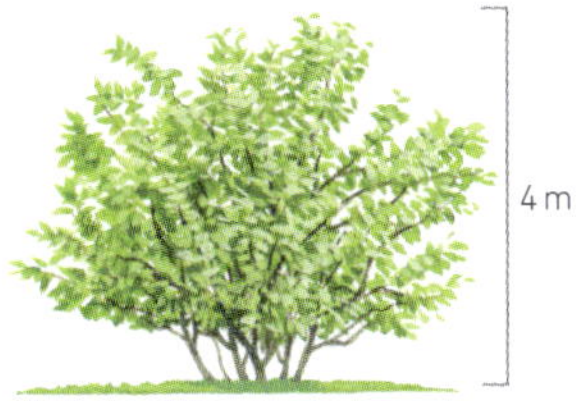

WUCHS
Kleines, sommergrünes, ein- oder mehrstämmiges Gehölz. Breite 4 m.

VERWENDBAR Blätter, Zweige.
INHALTSSTOFFE Tannine, Flavonoide (u. a. Kaempferol und Quercetin), Saponine, Bitterstoffe, volatiles Öl (einschließlich Eugenol und Safrol), Cholin, Gallensäure.
EIGENSCHAFTEN Adstringierend, stillt innere und äußere Blutungen, entzündungshemmend.

ANWENDUNG

DESTILLAT/HYDROLAT Laub und Zweige werden industriell destilliert und zu einer Mischung aus Wasser und ätherischem Öl verarbeitet, die manchmal mit Alkohol haltbar gemacht wird. Man stillt damit Blutungen, Abschürfungen und Nasenbluten, badet Krampfadern und Hautausschläge und nutzt sie in Kompressen für Verstauchungen und wunde Augen.
AUFGUSS 1 Tasse Aufguss (S. 176) der Blätter bis 3-mal tgl. bei Durchfall, blutenden Hämorrhoiden oder zur Stärkung der Kapillargefäße.
MUND-/GURGELWASSER 1 Tasse Aufguss der Blätter bei Halsschmerzen, Mundgeschwüren, Mandel- und Rachenentzündung sowie geschwollenem bzw. entzündetem Zahnfleisch.
TINKTUR 5 ml (1 TL) der Rindentinktur auf 50 ml Wasser geben und als Alternative zum Destillat verwenden.
CREME/SALBE Aus Rinde gewinnen und auf kleine Schnittverletzungen, Abschürfungen, Quetschungen, Hämorrhoiden und Krampfadern auftragen.

GEWINNUNG

KULTUR Bevorzugt nährstoffreiche, durchlässige, leicht saure Böden in der Sonne oder im lichten Schatten, verträgt aber auch tiefgründige Böden über Kalk. Samen im Herbst in ein Frühbeet säen. Jungpflanzen in einem größeren Topf ziehen, bis sie ausgepflanzt werden können. Auch Vermehrung durch Stecklinge im Sommer oder Steckhölzer im Herbst ist möglich.
SAMMELN Kommt wild in Wäldern im Osten der USA vor.
ERNTE Laub im Sommer, Borke im Herbst, Zweige in der Ruhephase ernten.

Houttuynia cordata

EIDECHSENSCHWANZ

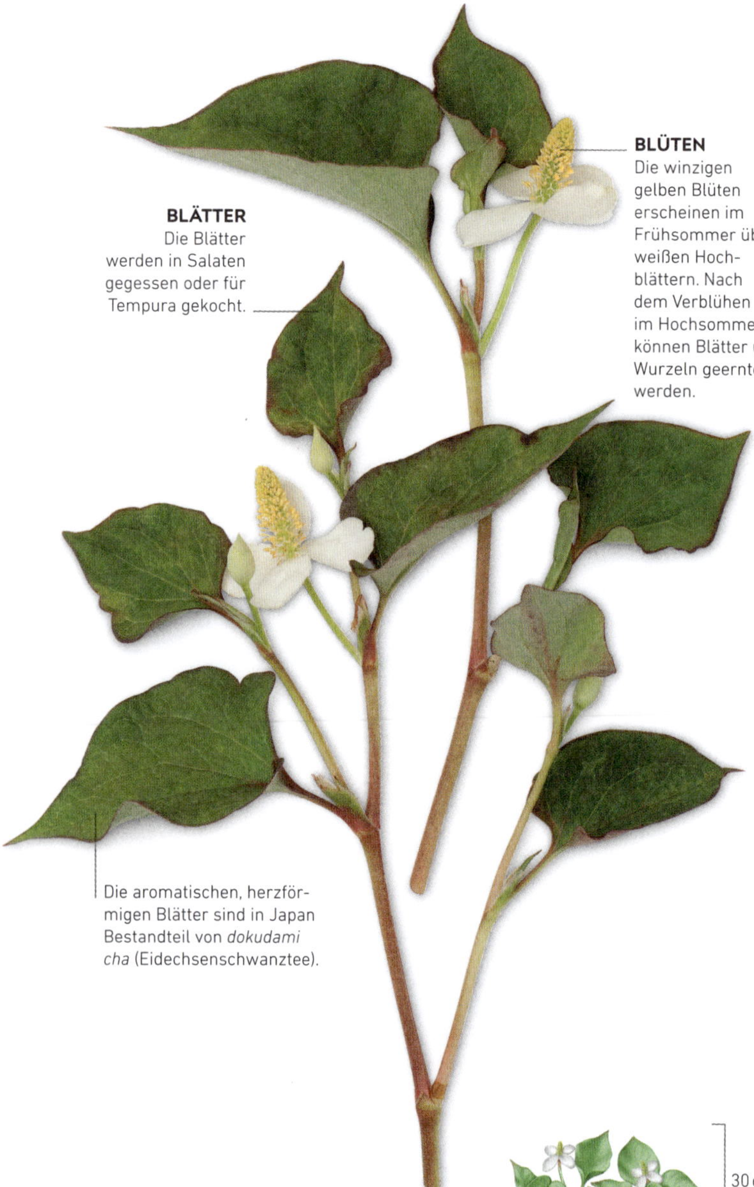

BLÜTEN
Die winzigen gelben Blüten erscheinen im Frühsommer über weißen Hochblättern. Nach dem Verblühen im Hochsommer können Blätter und Wurzeln geerntet werden.

BLÄTTER
Die Blätter werden in Salaten gegessen oder für Tempura gekocht.

Die aromatischen, herzförmigen Blätter sind in Japan Bestandteil von *dokudami cha* (Eidechsenschwanztee).

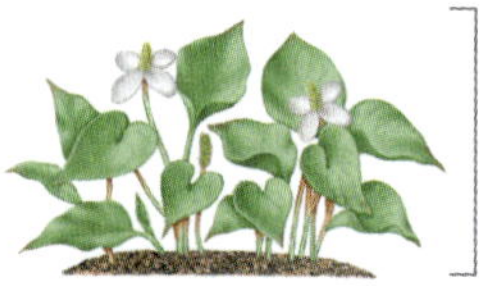

WUCHS
Stark breitwüchsige Rhizomstaude. Breite unbegrenzt.

Die Pflanze wurde früher als Gegengift eingesetzt, daher ihr japanischer Name *dokudami*, der genau das, nämlich »Gegengift«, bedeutet. Der chinesische Name dagegen lautet *yu xing cao*, wörtlich »nach Fisch riechende Pflanze«. Der Eidechsenschwanz wird gern pikanten Gerichten hinzugefügt. Er gehört zu den beliebtesten Arzneikräutern Japans und ist dort als entschlackendes, entgiftendes Kraut weit verbreitet.

VERWENDBAR Blätter, Wurzel.
INHALTSSTOFFE Flavonoide (einschl. Quercetin und Hyperin), Terpene (incl. Limonen und Camphen), Linalool, Sitosterol, Kalisalze und volatile Öle (einschl. Decanoyl-Acetaldehyd).
EIGENSCHAFTEN Adstringierend, harntreibend, antibakteriell, abführend, antiseptisch auf den Harntrakt wirkend, entzündungshemmend, hustenreizstillend, wundheilend.

ANWENDUNG

TINKTUR Bis zu 10 ml (2 TL) 3-mal tgl. bei Entzündungen der Harnwege oder Schmerzen beim Wasserlassen. Bei schweren oder anhaltenden Symptomen rasch einen Arzt konsultieren, um Nierenschäden zu vermeiden.
AUFGUSS Einen Standardaufguss (S. 176) aus frischen Kräutern herstellen, falls verfügbar, und 1–2 Tassen an einem Tag im Monat zur Entgiftung trinken.
SIRUP 450 g Honig in 600 ml Standardaufguss mit gleichen Teilen Eidechsenschwanz und Großblütiger Ballonblume geben. 4- bis 5-mal tgl. je 1 TL (5 ml) gegen Husten mit grüngelbem Auswurf nehmen.
ABSUD Tgl. 1–2 Tassen Standardabsud (S. 176) der ganzen Pflanze bei Furunkeln und Abszessen (Abszesse müssen aber vom Arzt geöffnet werden).
LOTION/SALBE Auf Schnitte, Abschürfungen, Akne, Furunkel, Fußpilz oder Insektenstiche auftragen.

GEWINNUNG

KULTUR Bevorzugt feuchte, nährstoffreiche Böden und volle Sonne oder Streuschatten, wächst aber auch an trockenen Stellen. Braucht in kalten Gegenden im Winter ggf. Schutz. Aussaat im Sommer in Schalen. Pikieren und Auspflanzen im Frühjahr. Evt. invasiv.
SAMMELN Kommt in China, Japan, Laos und Vietnam an Ufern und in Sumpfgebieten vor. In Nordamerika und Australien als invasive Art klassifiziert.
ERNTE Nach der Blüte im Sommer.

WARNHINWEIS Kühlendes Kraut, daher nicht anwenden bei Kälte-Syndrom.

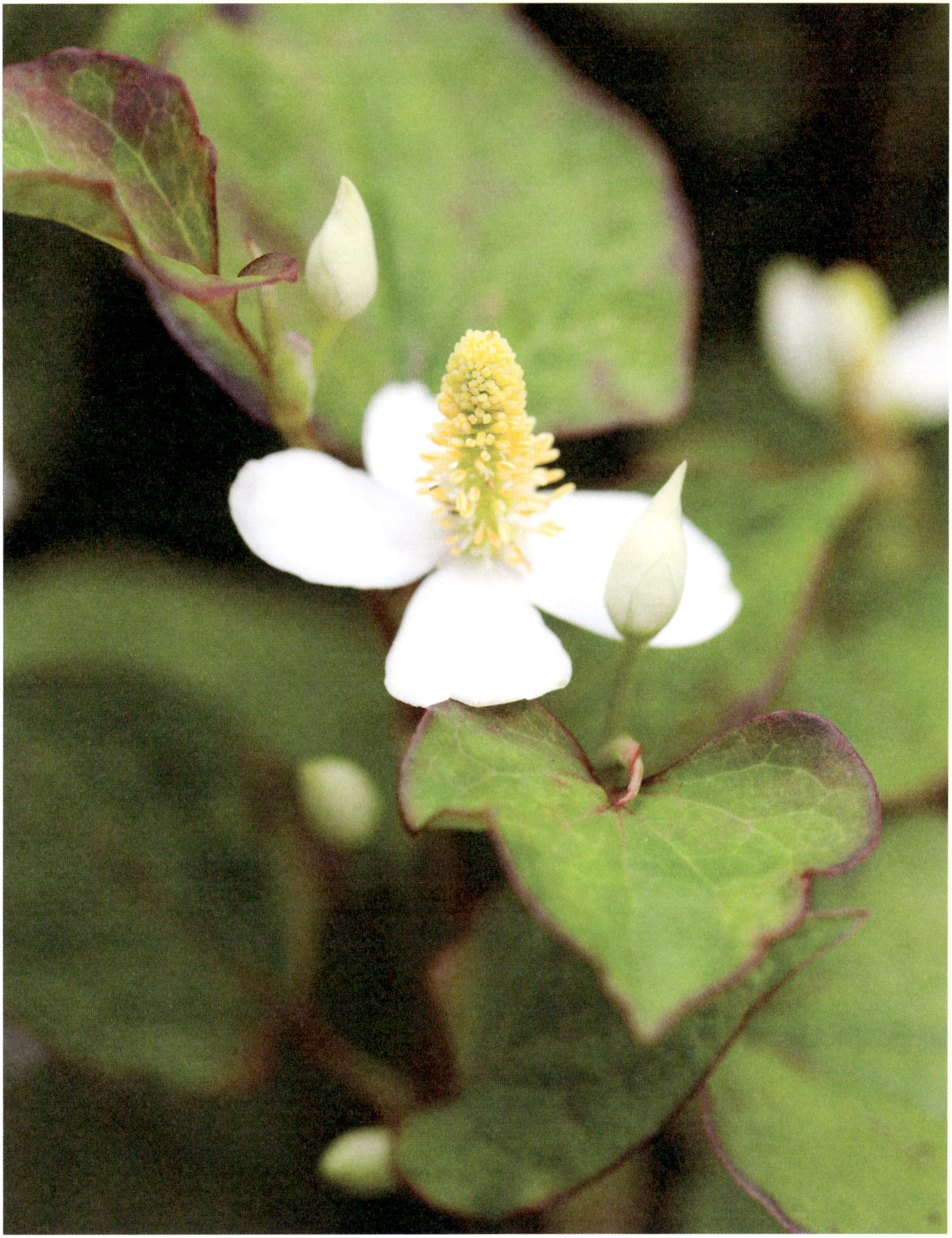

Humulus lupulus

HOPFEN

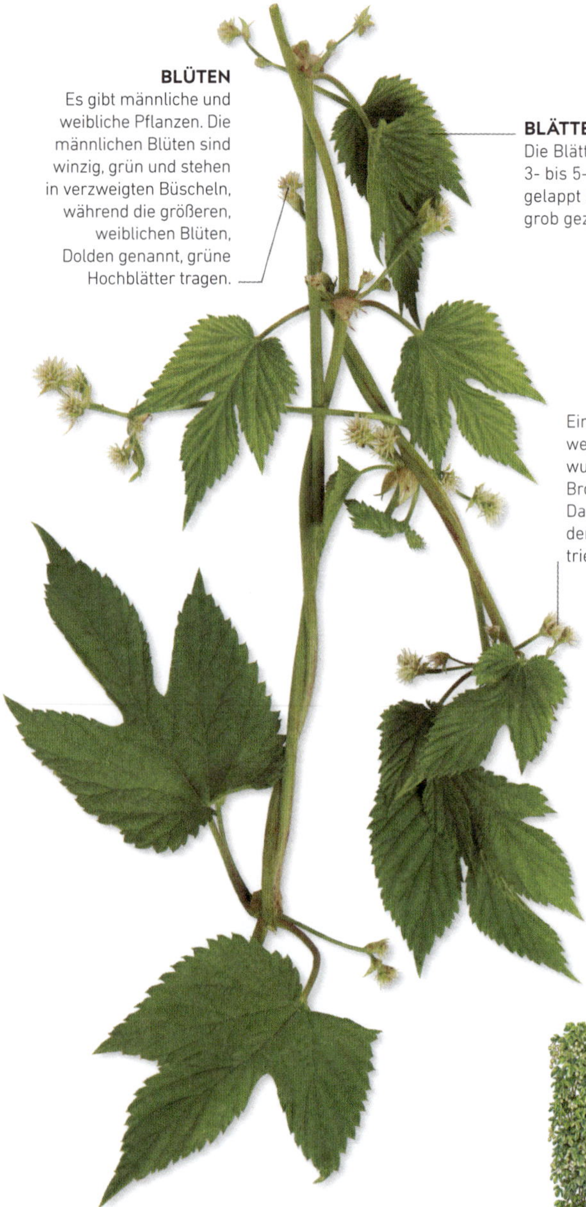
BLÜTEN
Es gibt männliche und weibliche Pflanzen. Die männlichen Blüten sind winzig, grün und stehen in verzweigten Büscheln, während die größeren, weiblichen Blüten, Dolden genannt, grüne Hochblätter tragen.
BLÄTTER
Die Blätter sind 3- bis 5-fach gelappt und grob gezähnt.
Ein Aufguss der weiblichen Blüten wurde früher mit Brot gemischt. Dadurch blieb der Teig hell und trieb besser.

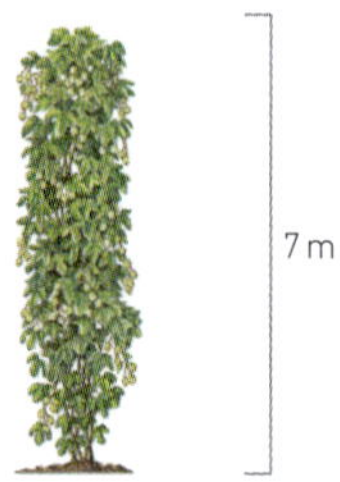

WUCHS
Wüchsige, sommergrüne Kletterstaude mit borstigen Trieben

Während die Römer die Blätter des Hopfens als Salatkraut nutzten, fanden die weiblichen Blüten seit dem 11. Jahrhundert in der Braukunst Verwendung. Die in Europa beheimatete Pflanze beruhigt und schmeckt bitter, wird in der Heilkunst also bei nervösen Beschwerden und Verdauungsproblemen eingesetzt. Sie wirkt östrogen und führt bei Männern mit hohem Bierkonsum zum Verlust der Libido.

VERWENDBAR Dolden (weibliche Blüten).
INHALTSSTOFFE Bitterstoffe (einschließlich Humulon und Valeriansäure), Tannine, volatiles Öl (u. a. Humulen), östrogene Substanzen, Asparagin, Flavonoide.
EIGENSCHAFTEN Beruhigend, anaphrodisierend, nervenstärkend, verdauungsfördernd, harntreibend, schlaffördernd, adstringierend.

ANWENDUNG

TINKTUR 1–2 ml (20–40 Tropfen) 3-mal tgl. zur Nervenberuhigung und Bekämpfung von Angstzuständen, zur Anregung der Verdauung und zum Lösen von Krämpfen und Koliken in Wasser einnehmen.
AUFGUSS Bei Schlaflosigkeit 2–4 frische Dolden 5 Min. mit 1 Tasse kochendem Wasser aufgießen und 30 Min. vor dem Schlafengehen trinken. Man kann auch frisch getrocknete Dolden verwenden.
WASCHLÖSUNG Mit einem Standardaufguss (S. 176) aus frischen oder frisch getrockneten Dolden (s. o.) chronische Geschwüre, Hautausschläge und Wunden waschen.
KOMPRESSE 10 ml (2 TL) in 120 ml Wasser geben, Kompresse tränken und auf Geschwüre legen.

GEWINNUNG

KULTUR Bevorzugt nährstoffreiche, durchlässige Böden an sonnigen bis halbschattigen Standorten. Muss mit Ruten oder Rankgittern gestützt werden. Aussaat im Frühjahr in Schalen in einem Anzuchtkasten bei 15 °C; nach dem Einwachsen an den endgültigen Standort umsetzen. Auch Vermehrung durch Stecklinge im Frühjahr oder Frühsommer möglich.
SAMMELN Kommt in Hecken oder auf Brachland vor, vor allem bei Selbstaussaat außerhalb von Hopfenanbaugebieten. Weibliche Blüten sammeln.
ERNTE Dolden im Sommer abzupfen.

WARNHINWEIS Nicht bei Depressionen einnehmen. Die Pflanze kann Dermatitis verursachen. Ernten großer Mengen kann den weiblichen Zyklus stören.

Hydrastis canadensis
ORANGENWURZEL

Die amerikanischen Ureinwohner behandelten mit der Orangenwurzel allerlei Beschwerden einschließlich Keuchhusten, Leber- und Herzproblemen. Das aus Gebirgswäldern in Nordamerika stammende Kraut kommt heute überwiegend bei Geschwüren und Entzündungen der Schleimhäute zum Einsatz. Seit dem 20. Jahrhundert ist es wegen intensiven Sammelns in seinem Bestand gefährdet.

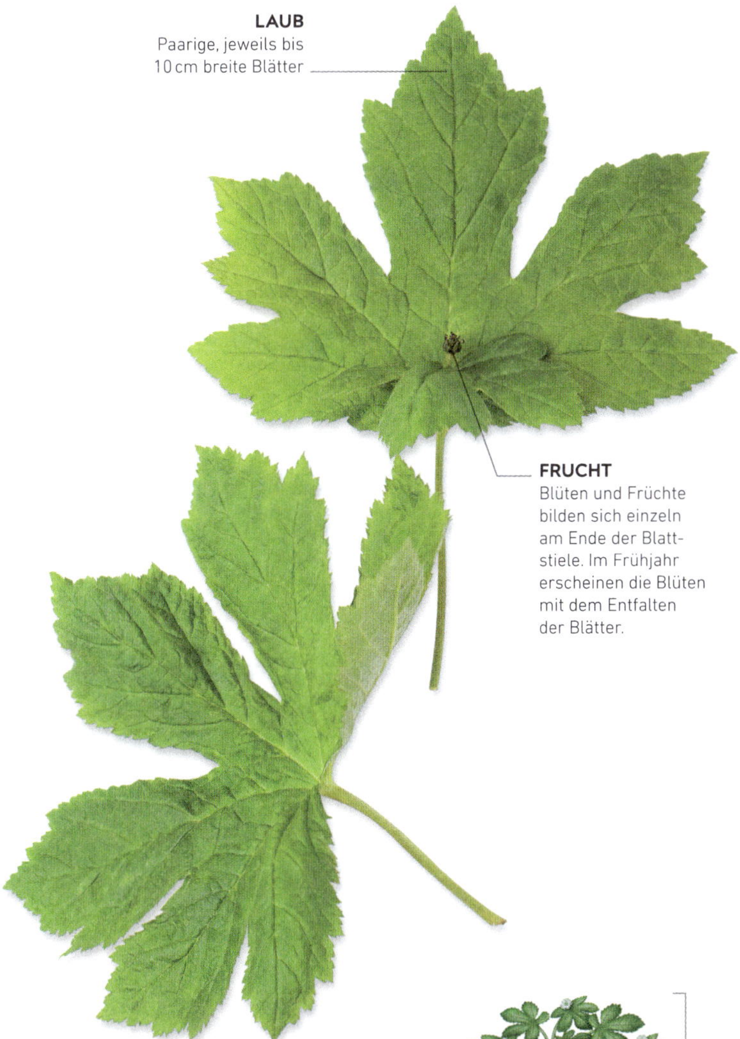

LAUB
Paarige, jeweils bis 10 cm breite Blätter

FRUCHT
Blüten und Früchte bilden sich einzeln am Ende der Blattstiele. Im Frühjahr erscheinen die Blüten mit dem Entfalten der Blätter.

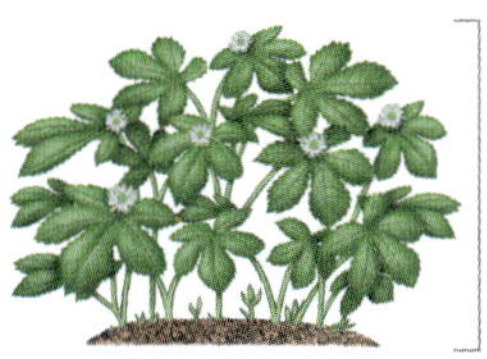

30 cm

WUCHS
Sommergrüne Rhizomstaude. Breite 15–30 cm oder auch mehr.

VERWENDBAR Rhizome.
INHALTSSTOFFE Alkaloide (einschließlich Hydrastin, Canadin und Berberin), volatiles Öl, Harz.
EIGENSCHAFTEN Adstringierend, kräftigend, verdauungsfördernd, galletreibend, entzündungshemmend, abführend. Regt die Gebärmutter an, stoppt innere Blutungen und hat eine heilende Wirkung auf die Magenschleimhaut.

ANWENDUNG

TINKTUR 0,5–2 ml (10–40 Tropfen) 3-mal tgl. bei katarrhalischen Zuständen, muzinöser Colitis, Gastroenteritis oder Vaginalausfluss, leberkräftigend bei träger Verdauung, starker Menstruation und postnatalen Blutungen.
MUND-/GURGELWASSER 2–3 ml (40–60 Tropfen) Tinktur in 100 ml warmem Wasser bei Mundgeschwüren, Zahnfleischerkrankungen, Halsschmerzen und katarrhalischen Zuständen.
KAPSELN Eine 300-mg-Kapsel 3-mal tgl. bei Katarrh, Infektionen oder mit pulverisiertem Augentrost bei Heuschnupfen.

GEWINNUNG

KULTUR Bevorzugt feuchte, durchlässige, leicht saure bis neutrale Böden im Schatten. Aussaat in kleine Töpfe in einem Frühbeet; sobald die Sämlinge groß genug sind, werden sie ins Freiland gesetzt. Auch Vermehrung durch Wurzelteilung im Herbst ist möglich.
SAMMELN Die Pflanze steht auf der Roten Liste gefährdeter Arten und darf nicht in freier Natur gesammelt werden.
ERNTE Wurzeln reifer Pflanzen werden im Herbst aufgenommen und getrocknet.

WARNHINWEIS Regt die Gebärmutter an, daher nicht bei Schwangeren und Stillenden anwenden. Nicht zu empfehlen bei Bluthochdruck. Daueranwendung hemmt die Vitamin-B-Absorption.

Hypericum perforatum

TÜPFEL-JOHANNISKRAUT

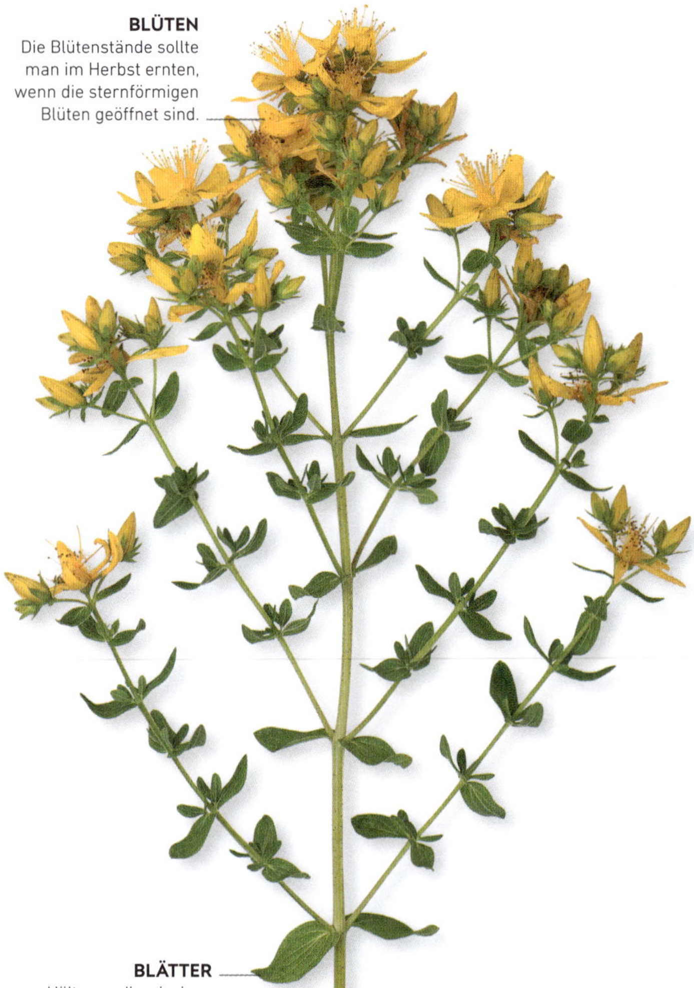

BLÜTEN
Die Blütenstände sollte man im Herbst ernten, wenn die sternförmigen Blüten geöffnet sind.

BLÄTTER
Hält man die winzigen Blätter gegen das Licht, sehen sie wie perforiert aus. Tatsächlich handelt es sich bei den Punkten um Öldrüsen. Daher stammt der botanische Name der Pflanze.

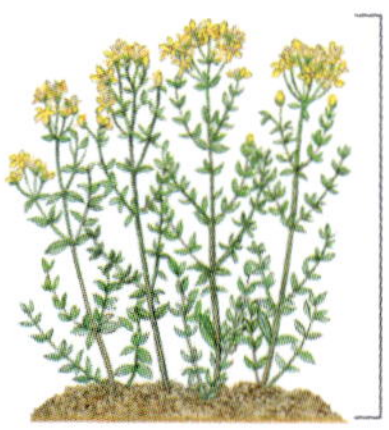

WUCHS
Kompakte, aufrechte Staude. Breite 1 m.

Schon seit den Kreuzzügen wird das Tüpfeljohanniskraut bei der Wundheilung verwendet. Die aus den gemäßigten Zonen Europas und Asiens stammende Pflanze stand früher sogar im Ruf, ein Allheilmittel zu sein – selbst gegen Hysterie und Geisteskrankheiten kam sie zum Einsatz. Heute wird sie gern gegen Depressionen empfohlen. Die Qualität der frei erhältlichen Mittel variiert jedoch.

VERWENDBAR Oberirdische Teile.
INHALTSSTOFFE Hypericin, Pseudohypericin, Flavonoide (einschließlich Rutin), volatiles Öl, Tannine, Harze.
EIGENSCHAFTEN Adstringierend, schmerzstillend, antiviral, entzündungshemmend, beruhigend, nervenstärkend.

ANWENDUNG

AUFGUSS 1 Tasse Aufguss (S. 176) der oberirdischen Teile 3-mal tgl. bei Angstzuständen, nervöser Spannung, Reizbarkeit und Niedergeschlagenheit in den Wechseljahren sowie PMS.
TINKTUR 2–5 ml (40 Tropfen–1 TL) 3-mal tgl. bei nervöser Spannung mit anschließender Erschöpfung und Depression. 5–10 Tropfen nachts bei kindlichem Bettnässen.
WASCHLÖSUNG 1 Tasse Aufguss zum Waschen von Wunden, Hautausschlägen und Blutergüssen.
ÖLAUSZUG Etwas Öl 2- bis 3-mal tgl. bei leichten Verbrennungen, Sonnenbrand, Herpes und Abschürfungen. Behutsam in entzündete Gelenke einmassieren; auch bei Sehnenscheidenentzündung sowie Nervenschmerzen. Bis zu 10 Tropfen Lavendel oder ätherisches Öl der Schafgarbe zu 5 ml (1 TL) des Öls gemischt, erhöht die Wirksamkeit.

GEWINNUNG

KULTUR Bevorzugt sonnige Standorte mit durchlässigen, alkalischen Böden. Aussaat in Saatschalen im Herbst oder Frühjahr; Sämlinge umpflanzen, sobald sie groß genug sind. Vor dem Umsiedeln an den endgültigen Standort abhärten.
SAMMELN Wächst vielerorts wild, oft in Hecken. Leicht mit verwandten Arten zu verwechseln.
ERNTE Ganze Pflanze vor der Blüte oder nur die Blütenstände ernten.

WARNHINWEIS Nicht für Schwangere geeignet. Kann Magen-Darm-Probleme und allergische Reaktionen verursachen. Wechselwirkung mit vielen Arzneien einschließlich Kontrazeptiva. Nicht äußerlich bei Sonneneinstrahlung anwenden.

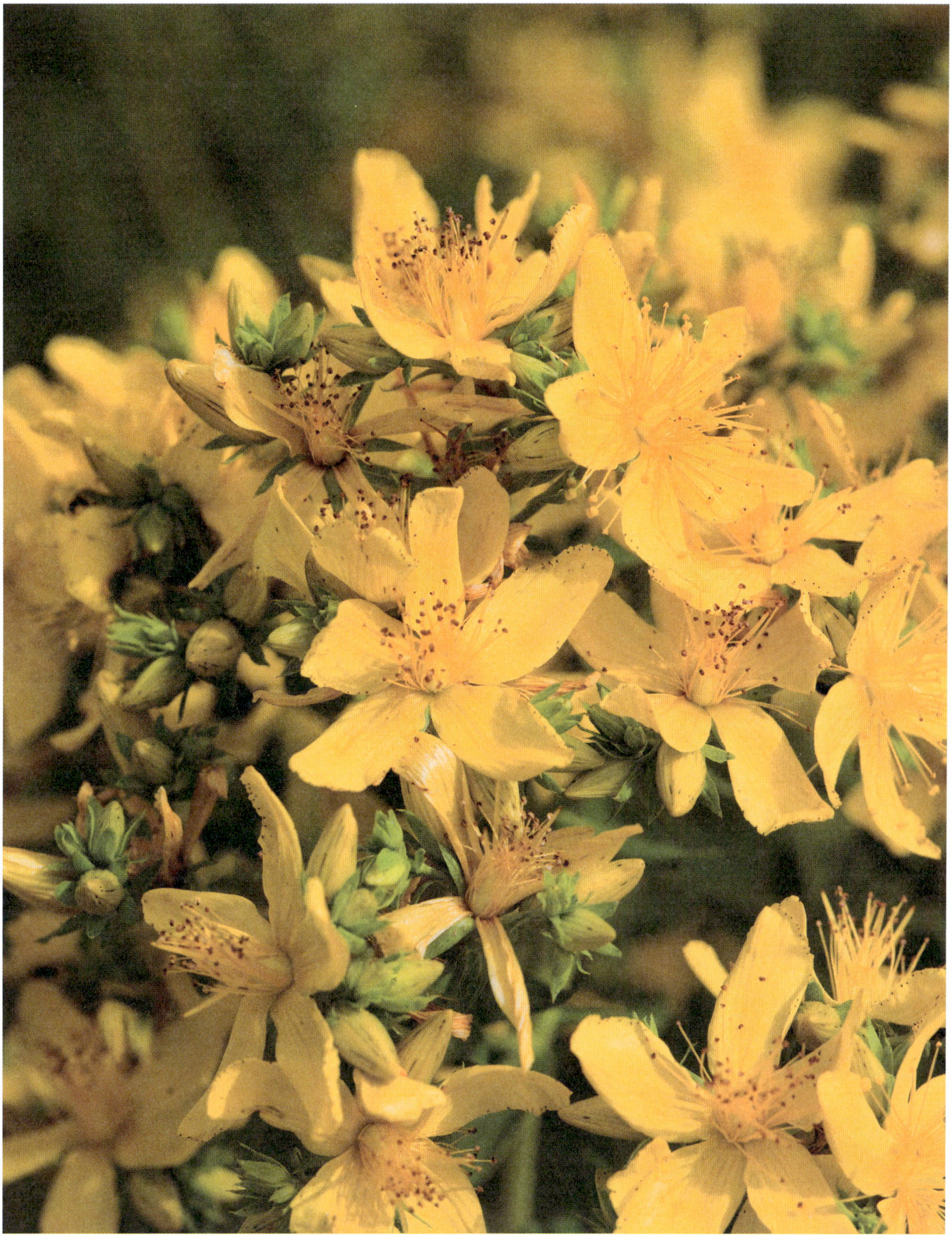

Hyssopus officinalis
YSOP

Seine Heimat sind felsige Lagen im Mittelmeerraum, inzwischen aber wird der Ysop in vielen Teilen der Welt kultiviert. Oft nutzt man ihn als niedrige Einfassung von Knotengärten oder als Begleitpflanze, um Schmetterlinge von Kohlgewächsen fernzuhalten. Als Küchenkraut würzt er Eintöpfe, als Heilpflanze wird er in Mitteln gegen Husten und fiebrige Erkältungen eingesetzt.

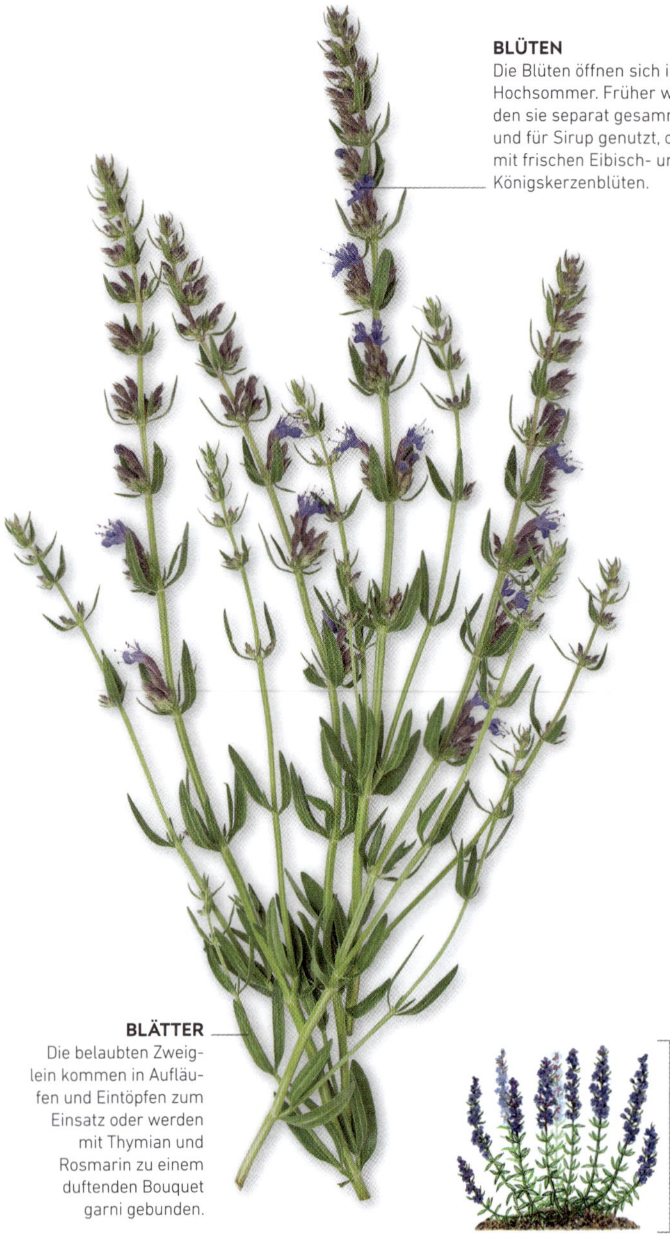

BLÜTEN
Die Blüten öffnen sich im Hochsommer. Früher wurden sie separat gesammelt und für Sirup genutzt, oft mit frischen Eibisch- und Königskerzenblüten.

BLÄTTER
Die belaubten Zweiglein kommen in Aufläufen und Eintöpfen zum Einsatz oder werden mit Thymian und Rosmarin zu einem duftenden Bouquet garni gebunden.

60 cm

WUCHS
Halbimmergrüner Strauch mit in Ähren stehenden Blütenwirteln und 60–90 cm Breite.

VERWENDBAR Ganze Pflanze, Blüten, ätherisches Öl.
INHALTSSTOFFE Volatiles Öl (u. a. Kampfer und Pinocamphone), Flavonoide, Terpene (einschl. Marrubiin), Hyssopin, Tannine.
EIGENSCHAFTEN Hustenlösend, windtreibend, schweißtreibend, gegen Katarrh wirkend, krampflösend, hypertensiv, menstruationsfördernd, eventuell leicht antiviral (gegen *Herpes simplex*).

ANWENDUNG

AUFGUSS ½ Tasse Standardaufguss (S. 176) alle 2 Std. als schweißtreibende Maßnahme zu Beginn von Erkältungen und Grippe.
TINKTUR 2–4 ml (40–80 Tropfen) 3-mal tgl. bei Blähungen, Verdauungsbeschwerden, Völlegefühl oder Koliken, vor allem bei Beklemmungen.
SIRUP 600 ml Aufguss des gesamten Krauts (oder der Blüten, wenn verfügbar) mit 450 g Honig als Sirup gegen schleimigen Husten und Katarrh. Jeweils 1 TL (5 ml) bei Bedarf einnehmen.
BALSAM 15 ml (1 EL) Ölauszug mit je 2 Tropfen (1 ml) ätherischem Öl von Thymian und Eukalyptus als Balsam zum Einreiben der Brust bei Bronchitis und Erkältungskrankheiten der Atemwege.

GEWINNUNG

KULTUR Bevorzugt nährstoffreiche, neutrale bis alkalische Böden und volle Sonne. Aussaat in Schalen im Herbst oder Frühjahr. Umpflanzen an den endgültigen Standort bei geeigneter Größe; bis zu 90 cm Abstand zwischen den einzelnen Exemplaren lassen. Auch Vermehrung durch Stecklinge im Sommer möglich. Leichter Schnitt nach der Blüte, stärkerer im Frühjahr.
SAMMELN Außerhalb des Mittelmeerraums kaum in freier Natur anzutreffen.
ERNTE Blätter und Blütenknospen im Sommer, Zweiglein während der gesamten Saison ernten.

WARNHINWEIS Das ätherische Öl kann in hoher Dosierung epileptische Anfälle hervorrufen, daher Anwendung nur unter ärztlicher Aufsicht. Nicht für Schwangere geeignet.

Inula helenium
ALANT

BLÜTE
Die Blüten einer verwandten Art (*Inula japonica*) werden in China als Hustenmittel genutzt.

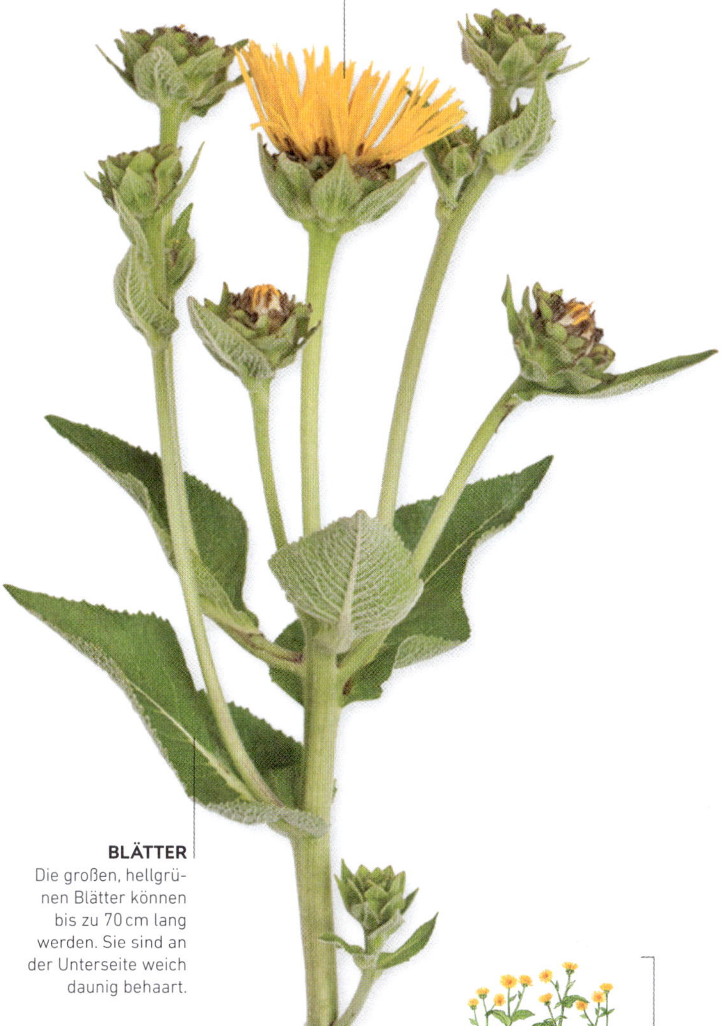

BLÄTTER
Die großen, hellgrünen Blätter können bis zu 70 cm lang werden. Sie sind an der Unterseite weich daunig behaart.

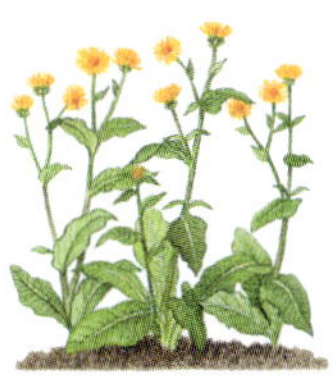

WUCHS
Hohe, aufrechte Rhizomstaude. Breite 1,5 m.

Der in Europa und Westasien beheimatete Alant kommt in Wäldern und auf Grasland vor. Er wird heute überwiegend als Hustenmittel und zur Kräftigung der Atemwege verabreicht. Früher hingegen war er fast ein Allheilmittel: Während die Römer ihn bei Verdauungsbeschwerden und Ischiasschmerzen einsetzten, bekämpften die Angelsachsen mit ihm Hautkrankheiten, Lepra und *elf-shot*, einen bösen Elfenzauber.

VERWENDBAR Wurzel und Rhizom.
INHALTSSTOFFE Inulin, Helenin, volatile Öle (u. a. Azulen und Sesquiterpenlactone), Sterole, Alkaloide und Schleimstoffe.
EIGENSCHAFTEN Kräftigend, auswurffördernd, schweißtreibend, antibakteriell, antifungal, antiparasitisch.

ANWENDUNG

ABSUD 1 Tasse Standardabsud (S. 176), am besten aus frischer Wurzel, 3-mal tgl. bei Bronchitis, Asthma und Erkältung der oberen Atemwege. Mit der gleichen Mischung kann man Heuschnupfen lindern und die Atemwege kräftigen. Der Absud hat einen eigentümlichen Geschmack und kann mit 1 TL Honig gesüßt werden.
TINKTUR 3–5 ml (60 Tropfen oder 1 TL) 3-mal tgl. bei Atemwegserkrankungen wie Bronchitis.
SIRUP 300 ml Absud (idealerweise aus der frischen Wurzel) mit 225 g Honig zu Hustensirup kombinieren und je 5 ml (1 TL) nach Bedarf nehmen, um Husten zu lösen oder Heuschnupfen zu lindern.

GEWINNUNG

KULTUR Bevorzugt feuchte, aber durchlässige Böden in der Sonne. Aussaat im Frühbeet im Herbst, Umpflanzen bei geeigneter Größe, 90 cm Abstand zwischen den Pflanzen halten. Möglich ist ferner Vermehrung durch Teilung im Frühjahr oder Herbst. Die Pflanze hat ein tief wurzelndes Rhizom und ist nach dem Einwachsen mitunter nur noch schwer loszuwerden. Sie blüht im Sommer.
SAMMELN Die Pflanze wächst in Hecken und im Grasland. Weil meist die Wurzel benötigt wird, lässt sie sich manchmal nur schwer sammeln. Einfacher ist es bei den Blüten, die man im Sommer erntet, um einen milden Hustensirup daraus anzusetzen.
ERNTE Wurzel im Herbst ausgraben, klein hacken und im Herd bei großer Hitze rasch trocknen.

WARNHINWEIS Nicht für Schwangere und Stillende.

Jasminum officinale
JASMIN

Die Schönheit aus dem Himalaja, genauer gesagt aus Indien, Pakistan und Teilen Chinas, wird als Zierpflanze und wegen ihres ätherischen Öls kultiviert. Der duftende Inhaltsstoff kommt v. a. als Beruhigungsmittel und Antidepressivum zum Einsatz. Dem verwandten Chinesischen Tee-Jasmin (*Jasminum grandiflorum*) sagt man dagegen nach, er fördere Liebe und Leidenschaft.

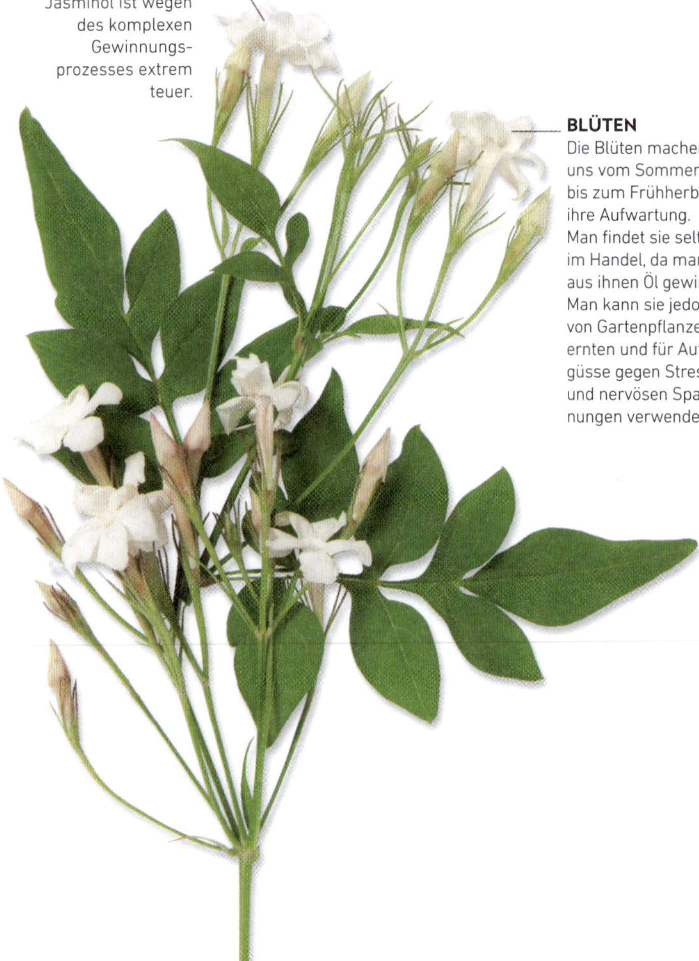

Das aus den Blüten stammende Jasminöl ist wegen des komplexen Gewinnungsprozesses extrem teuer.

BLÜTEN Die Blüten machen uns vom Sommer bis zum Frühherbst ihre Aufwartung. Man findet sie selten im Handel, da man aus ihnen Öl gewinnt. Man kann sie jedoch von Gartenpflanzen ernten und für Aufgüsse gegen Stress und nervösen Spannungen verwenden.

TRIEB Die Triebe mit kleinen, leuchtend grünen Blättern werden bis zu 12 m lang.

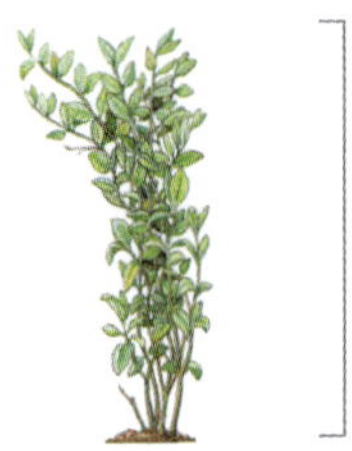

WUCHS Holziger Kletterer mit duftenden weißen, sternförmigen Blüten

VERWENDBAR Blüten, ätherisches Öl.
INHALTSSTOFFE Alkaloide (einschließlich Jasminin), volatiles Öl (u. a. Benzylalkohol, Linalool und Linylacetat), Salicylsäure.
EIGENSCHAFTEN Aphrodisierend, adstringierend, bitter, beruhigend, schwach schmerzstillend, milchbildend, krampflösend, geburtsfördernd. Beruhigt die Nerven, kräftigt die Gebärmutter.

ANWENDUNG

AUFGUSS 4–6 frische Blüten in 1 Tasse kochendem Wasser 5 Min. ziehen lassen und 2- bis 3-mal tgl. bei Stress, Verspanntheit oder Verstimmungen trinken.
MASSAGEÖL 1–2 Tropfen des ätherischen Öls mit 5 ml Mandelöl mischen und bei Angstzuständen, Schlaflosigkeit und Depressionen einmassieren. 20 Tropfen des ätherischen Öls in 30 ml Mandelöl im ersten Geburtsstadium oder bei Menstruationsschmerzen in den Bauchraum einmassieren.
ZERSTÄUBUNG 2–3 Tropfen des ätherischen Öls bei Impotenz und Frigidität im Schlafzimmer versprühen. Hilfreich ist auch eine gegenseitige Massage mit 1–2 Tropfen Jasminöl in 5 ml (1 TL) Mandelöl vor dem Geschlechtsverkehr.

GEWINNUNG

KULTUR Bevorzugt nährstoffreiche, durchlässige Böden an sonnigen bis licht schattigen Standorten. Nach der Blüte wenn nötig schneiden. Vermehrung meist durch halb ausgereifte Stecklinge im Sommer, doch säen sich eingewachsene Pflanzen auch leicht selbst aus. Bei uns nicht winterhart, muss im Gewächshaus überwintert werden.
SAMMELN Außerhalb des angestammten Habitats selten in freier Natur anzutreffen, wird aber weltweit angebaut.
ERNTE Die Blüten sammelt man traditionell abends – dann ist ihr Duft am intensivsten.

WARNHINWEIS Nicht für Stillende oder Schwangere geeignet, da kontraktions- und wehenfördernd.

Juniperus communis WACHOLDER

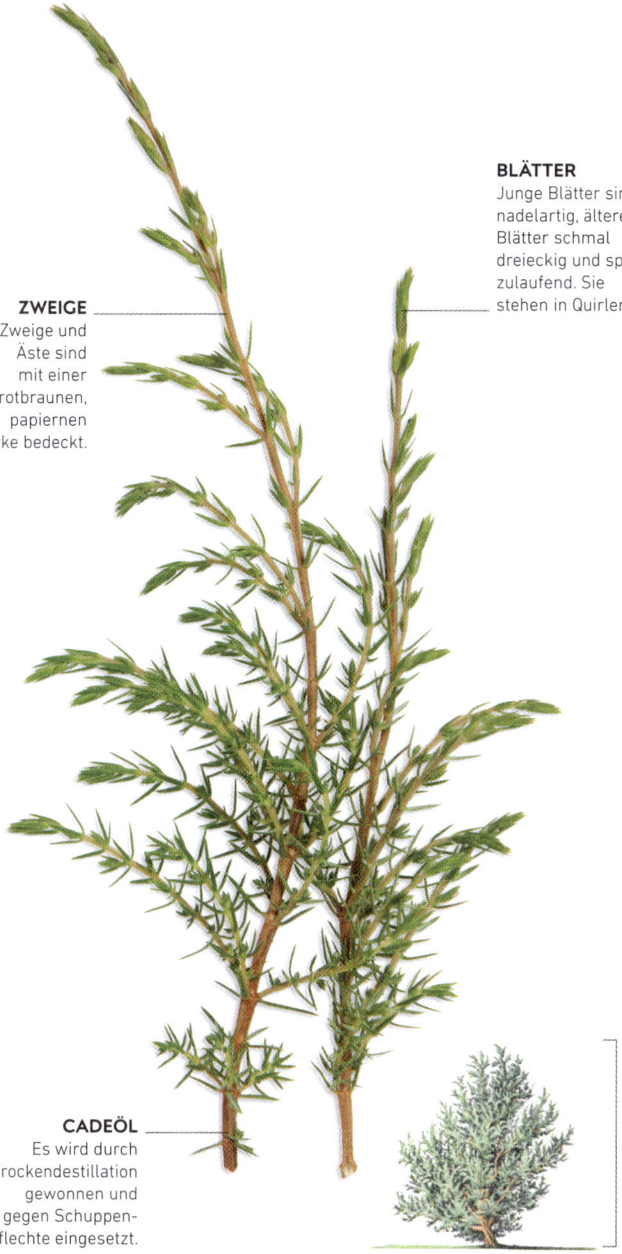
BLÄTTER
Junge Blätter sind nadelartig, ältere Blätter schmal dreieckig und spitz zulaufend. Sie stehen in Quirlen.
ZWEIGE
Zweige und Äste sind mit einer rotbraunen, papiernen Borke bedeckt.
CADEÖL
Es wird durch Trockendestillation gewonnen und gegen Schuppenflechte eingesetzt.
4 m

WUCHS
Aufrechter Strauch. Die Früchte brauchen 2 Jahre, um zu reifen. Breite 1,5 m.

Europa, Nordamerika und viele Teile Asiens sind die Heimat dieses Gehölzes. Man setzte es früher bei rituellen Waschungen ein und verbrannte es in Tempeln. Heute kommen die Beeren in erster Linie bei Harnwegsbeschwerden zur Anwendung, während das ätherische Öl Bestandteil vieler Massagemittel gegen Muskel- und Gelenkschmerzen ist.

VERWENDBAR Früchte, ätherisches Öl, Cadeöl (Wacholderteeröl).
INHALTSSTOFFE Volatiles Öl (einschließlich Myrcen und Cineol), Flavonoide, Zucker, Glykoside, Tannine, Vitamin C.
EIGENSCHAFTEN Harntreibend, karminativ, menstruationsfördernd, antirheumatisch. Wirkt antiseptisch auf die Harnwege.

ANWENDUNG

TINKTUR 1–2 ml (20–40 Tropfen) in etwas Wasser 3-mal tgl. bei Harnwegsproblemen einschließlich Blasenentzündung oder zur Förderung der Verdauung bzw. zur Linderung von Blähungen.
AUFGUSS 15 g zerdrückte Beeren 30 Min. in 600 ml Wasser kochen und ½–1 Tasse 3-mal tgl. bei Magenverstimmung oder Menstruationsschmerzen. Kann auch in der ersten Geburtsphase getrunken werden.
MASSAGEÖL 10 Tropfen ätherisches Wacholderöl in 5 ml (2 TL) Mandelöl bei arthritischen Schmerzen einmassieren.
HAARSPÜLUNG 10 Tropfen Cadeöl in 1 EL Mandelöl und beides in 600 ml heißes Wasser geben, mischen und bei Schuppenflechte der Kopfhaut auftragen. Mindestens 15 Min. einwirken lassen und gut spülen.

GEWINNUNG

KULTUR Verträgt fast alle Bedingungen einschließlich saurer und alkalischer Böden, Sonne, Halbschatten und exponierter Standorte, reagiert aber empfindlich auf Staunässe. Vermehrung durch Aussaat im Anzuchtkasten im Herbst oder Frühjahr bzw. Risslinge im Herbst. Nach dem Einwachsen an endgültigen Standort setzen.
SAMMELN In Mooren, Heiden, Nadelwäldern und Strauchland in gemäßigten Breiten der nördlichen Hemisphäre.
ERNTE Beeren durch Schütteln über einer unter die Zweige gelegten Decke ernten.

WARNHINWEIS Für Schwangere ungeeignet. Kann nach langer Einnahme die Nieren reizen, daher bei Nierenproblemen nicht mehr als 6 Wochen kontinuierliche innerliche Anwendung.

Lavandula angustifolia
LAVENDEL

Lavendel hat seinen Namen vom lateinischen *lavare* – waschen. Er wird seit Langem als duftender Zusatz von Badeölen und Seifen geschätzt. Noch heute hat der Mittelmeerstrauch einen hohen Stellenwert in der südfranzösischen Parfümindustrie. Man schätzt die lindernden, beruhigenden Eigenschaften seiner Blüten, während das Öl bei Muskelschmerzen und Atemwegsproblemen hilft.

VERWENDBAR Blüten, ätherisches Öl.
INHALTSSTOFFE Volatiles Öl (überwiegend Linalylacetat und Cineol), Tannine, Kumarin, Flavonoide, Triterpenoide.
EIGENSCHAFTEN Entspannend, krampflösend, nervenkräftigend, kreislaufanregend, antibakteriell, schmerzstillend, karminativ, galletreibend, antidepressiv.

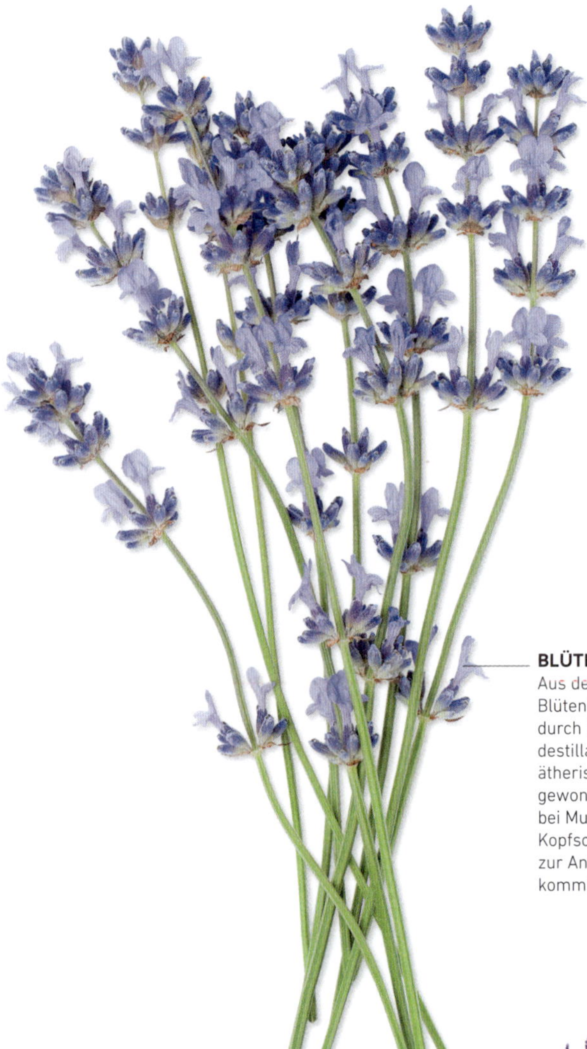

BLÜTEN
Aus den dichten Blütenähren wird durch Dampfdestillation ein ätherisches Öl gewonnen, das bei Muskel- und Kopfschmerzen zur Anwendung kommt.

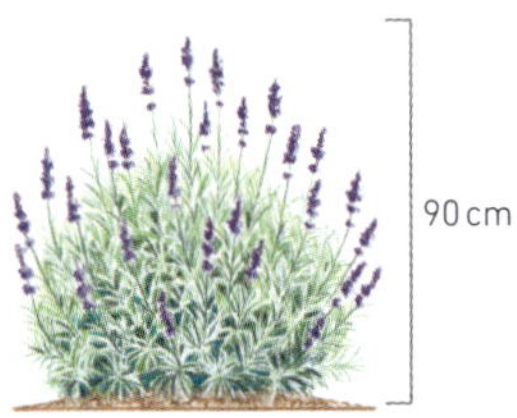

WUCHS
Kompakter, buschiger, immergrüner Strauch. Breite 90 cm.

ANWENDUNG

AUFGUSS 1 Tasse Standardaufguss (S. 176) der Blüten 3-mal tgl. bei Kopfschmerzen infolge nervöser Erschöpfung. 1 Tasse vor dem Schlafengehen kann auch gegen Schlaflosigkeit helfen. Ferner gut bei Verdauungsproblemen nach Mahlzeiten.
TINKTUR Bis 5 ml 2-mal tgl. bei Kopfschmerzen, Depressionen oder nervösen Spannungen. Kann auch Asthma lindern, vor allem, wenn die Anfälle durch Nervosität und Stress ausgelöst werden.
MASSAGEÖL 2 ml (40 Tropfen) ätherisches Öl in 10 ml (2 TL) Basisöl verdünnen. Bei Muskelschmerzen oder Verspannungskopfschmerzen einmassieren bzw. bei den ersten Anzeichen von Migräne in Schläfen sowie den Nacken einreiben.
HAARSPÜLUNG 1 ml (20 Tropfen) ätherisches Öl in einem Krug Wasser als Spülung bei Kopfläusen oder ein paar Tropfen reines Öl auf einen feinzackigen Kamm geben und damit durch das Haar kämmen, um Läuse und Nissen zu entfernen.
ÄTHERISCHES ÖL Rein auf Insektenstiche auftragen oder 10 Tropfen auf 50 ml Wasser als Lotion bei Sonnenbrand. 3–4 Tropfen auf ein Tuch träufeln und zur Schlafförderung auf das Kopfkissen legen.

GEWINNUNG

KULTUR Bevorzugt durchlässige, mäßig nährstoffreiche Böden in voller Sonne. Keimt bei Aussaat nicht zuverlässig, daher besser im Sommer halb ausgereifte Stecklinge nehmen.
SAMMELN Stammt von trockenen, felsigen Lagen im Mittelmeerraum und in Südwestasien, kann aber andernorts ausgewildert vorkommen.
ERNTE Blüten an einem sonnigen Sommertag morgens ernten.

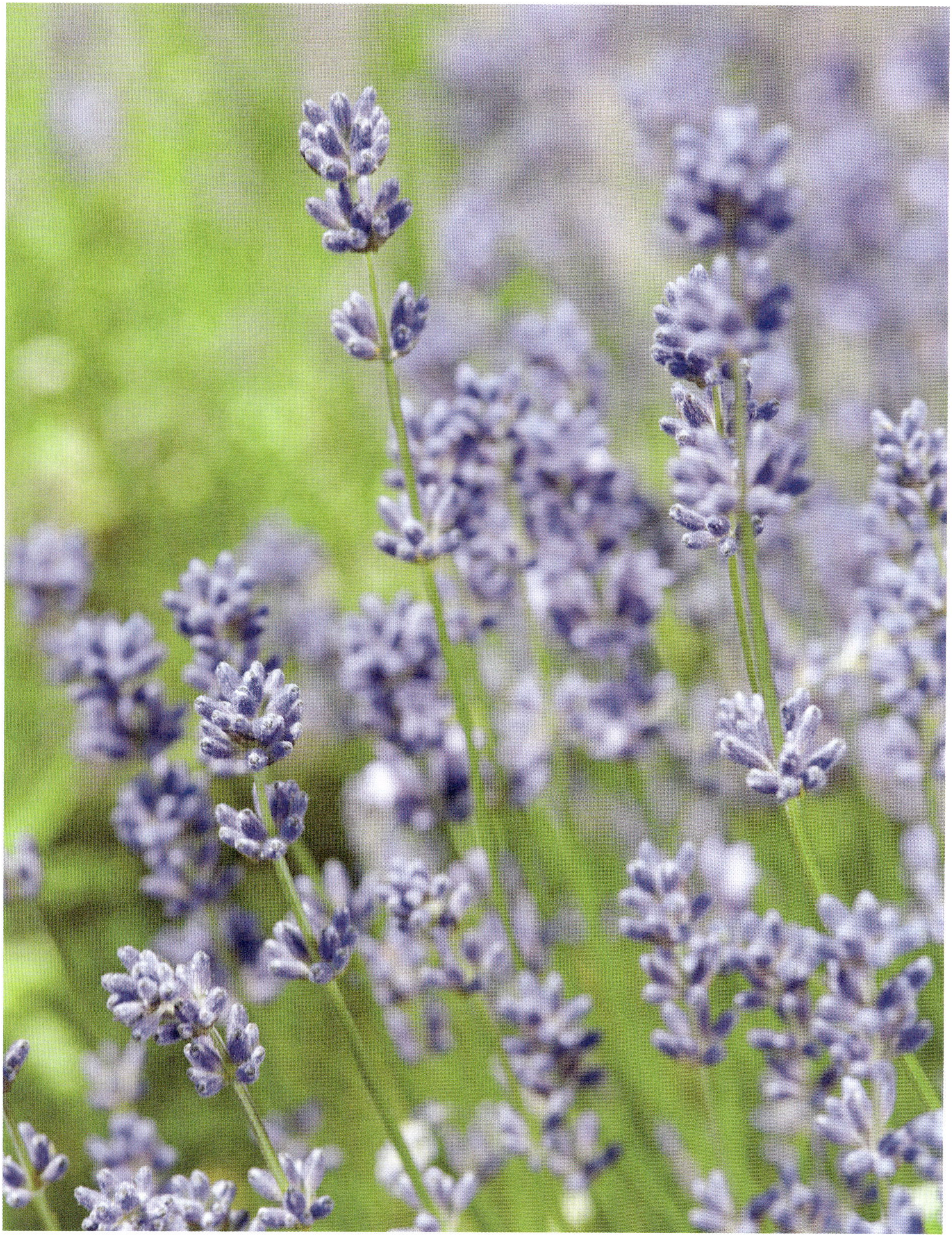

Leonurus cardiaca

ECHTES HERZGESPANN

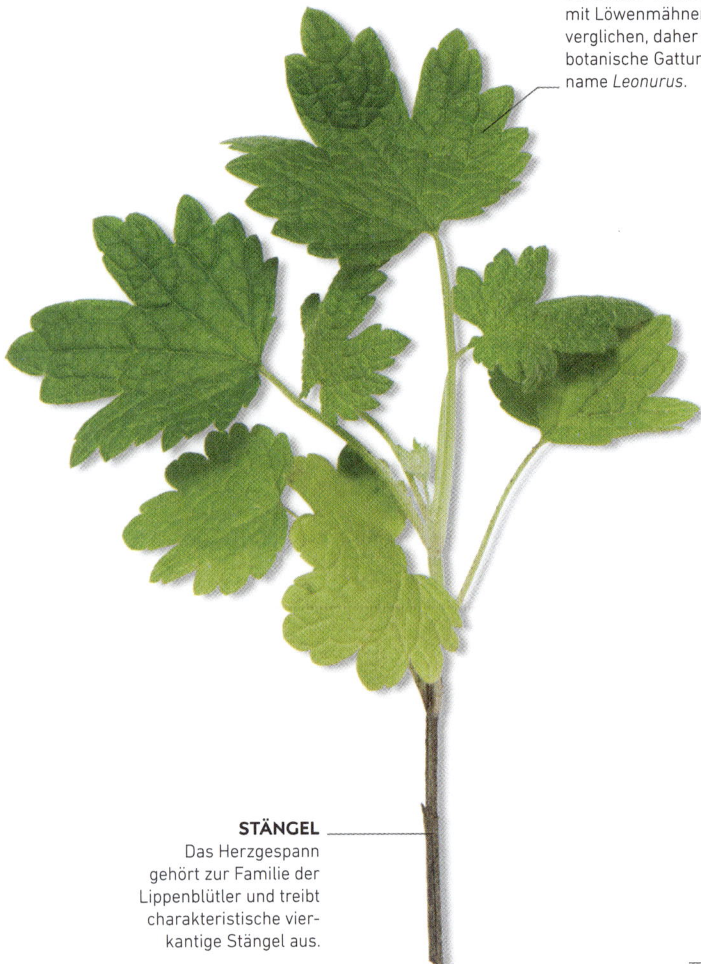

BLÄTTER
Die Blätter wurden mit Löwenmähnen verglichen, daher der botanische Gattungsname *Leonurus*.

STÄNGEL
Das Herzgespann gehört zur Familie der Lippenblütler und treibt charakteristische vierkantige Stängel aus.

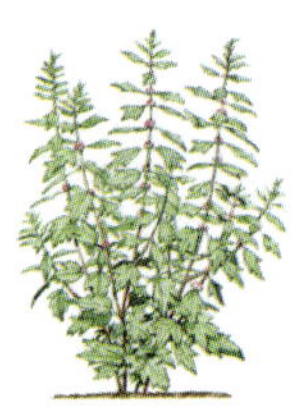

1,2 m

WUCHS
Aufrechte Staude mit violetten Trieben. Breite 60 cm.

Herzgespann hat eine lange Tradition als Heilpflanze bei Frauenbeschwerden. Es wurde früher genutzt, um werdende Mütter bei der Geburt zu beruhigen und Wehen zu fördern. Die in weiten Teilen Europas beheimatete Art zeichnet sich durch auffälliges Laub aus und wird mitunter sogar als Ziergewächs kultiviert. Sie kommt bei der Behandlung von Herzbeschwerden zum Einsatz.

VERWENDBAR Oberirdische Teile.
INHALTSSTOFFE Alkaloide (einschließlich Stachydrin), Iridoid (Leonurin), Flavonoide, Diterpene, volatiles Öl, Tannine, Vitamin A.
EIGENSCHAFTEN Gebärmutteranregend, entspannend, herzkräftigend, karminativ, krampflösend, blutdrucksenkend, schweißtreibend.

ANWENDUNG

AUFGUSS ½ Tasse Standardaufguss (S. 176) 3-mal tgl. bei Angstzuständen, Wechseljahresbeschwerden oder Herzschwäche. Tee mit Gewürznelken (*Syzygium aromaticum*) würzen und bei der Geburt sowie danach zur Regeneration des Unterleibs und Verhinderung von Blutungen trinken. Mit 2–4 TL Melisse und Lindenblüten pro Tasse kombiniert zur Linderung von Angina Pectoris.
TINKTUR 5 ml 3-mal tgl. bei Herzklopfen, Wechseljahresbeschwerden wie Hitzewallungen und Stimmungsschwankungen, Herzrasen und PMS.
KAPSELN/PULVER Alternative zum bitteren Aufguss. 1 gestrichener TL pulverisiertes Kraut mit 1 TL Honig mischen oder 2500-mg-Kapseln 2- bis 3-mal tgl. einnehmen.

GEWINNUNG

KULTUR Bevorzugt feuchte, aber durchlässige Böden in der Sonne oder im Halbschatten. Aussaat im Frühbeet im Frühjahr; Sämlinge mit 45 cm Abstand an ihren endgültigen Standort pflanzen, sobald sie gut eingewachsen sind. Möglich ist ferner Vermehrung durch Teilung im Frühjahr oder Herbst. Sät sich sehr leicht selbst aus und kann daher wuchern.
SAMMELN Kommt auf Brachland und an Wald- und Straßenrändern in ganz Europa vor. Nicht an stark befahrenen Straßen sammeln.
ERNTE Im Sommer während der Blüte.

WARNHINWEIS Regt die Gebärmutter an, daher nicht bei Schwangerschaft (außer während der Geburt) und starker Menstruation einnehmen.

Levisticum officinale LIEBSTÖCKEL

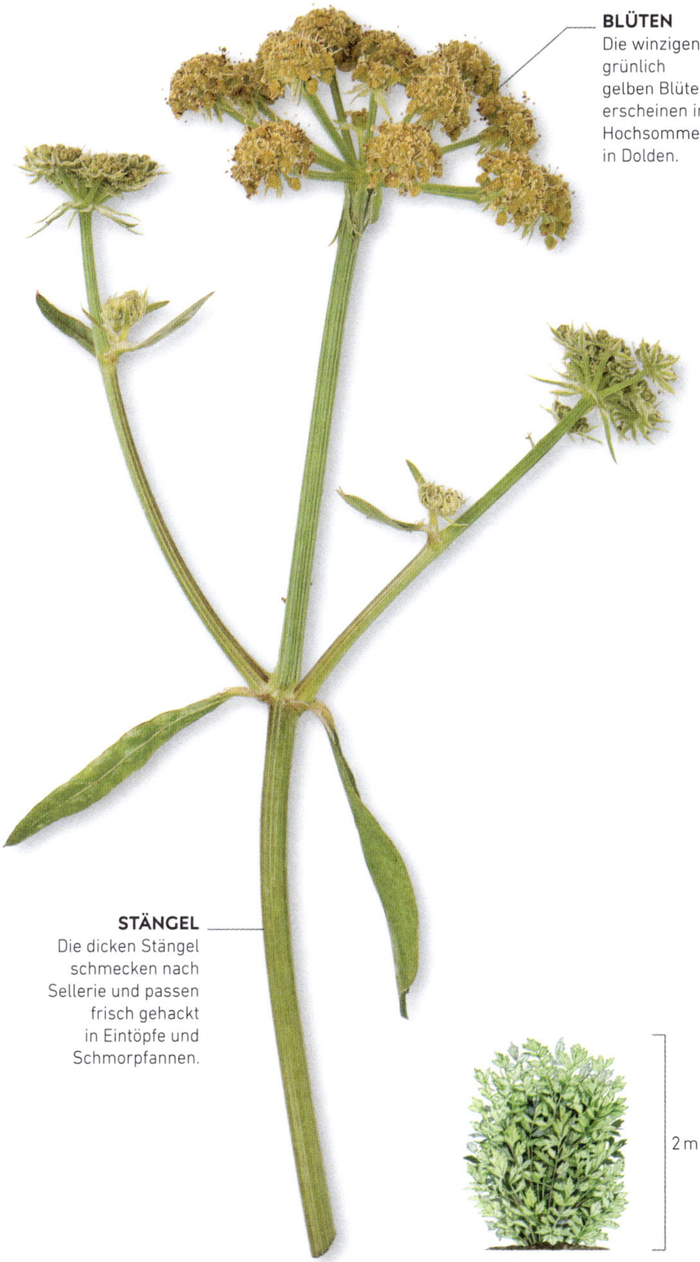
BLÜTEN
Die winzigen, grünlich gelben Blüten erscheinen im Hochsommer in Dolden.
STÄNGEL
Die dicken Stängel schmecken nach Sellerie und passen frisch gehackt in Eintöpfe und Schmorpfannen.
2 m

WUCHS
Staude mit dreieckigen, geteilten Blättern und winzigen gelben Blüten. Breite 90 cm.

Liebstöckel, auch Luststock genannt, wurde früher gern mit Liebestränken und Aphrodisiaka in Verbindung gebracht. Er stammt aus dem östlichen Mittelmeerraum, ist heute aber auch in anderen Breiten eingebürgert. Das Kraut kommt in Brühwürfeln und bei der Behandlung verschiedener Probleme des Verdauungstrakts, der Atemwege und der Harnwege zum Einsatz.

VERWENDBAR Wurzel, Blätter, Samen.
INHALTSSTOFFE Volatiles Öl (v. a. Phthalide), Kumarine (einschließlich Bergapten), Beta-Sitosterol, Harze und Milchsaft.
EIGENSCHAFTEN Schwach antibiotisch, antikatarrhalisch, krampflösend, schweißtreibend, schleimlösend, beruhigend, karminativ, schwach harntreibend, menstruationsfördernd.

ANWENDUNG

ABSUD 15 g der Wurzel zu 900 ml Wasser hinzufügen und so lange kochen, bis ein Drittel verdampft ist. ½–1 Tasse bis zu 3-mal tgl. bei Verdauungsstörungen, Blasenentzündung, Rheumatismus, Gicht, Appetitlosigkeit oder schmerzhafter Menstruation. Lässt sich gut mit gleichen Teilen Wasserdostaufguss gegen Verdauungsbeschwerden kombinieren.
TINKTUR 1–3 ml (20–60 Tropfen) der Wurzeltinktur in warmem Wasser 3-mal tgl. bei Verdauungsstörungen, Appetitlosigkeit, Harnwegsbeschwerden und Menstruationsschmerzen. Bei Koliken alle 2 Std.
GURGELWASSER 1 Tasse Wurzelabsud als Mundwasser bei Mundgeschwüren oder Gurgelwasser bei Mandelentzündung.
SAMEN 2–3 Samen gegen Blähungen und Verdauungsstörungen.
FRISCHE BLÄTTER UND STÄNGEL Beides hacken und zum Würzen von Brühe hinzufügen.

GEWINNUNG

KULTUR Bevorzugt nährstoffreiche, feuchte, durchlässige Böden an vollsonnigen, offenen Standorten, verträgt aber auch andere Bedingungen. Vermehrung durch Aussaat im Frühherbst oder Teilung eingewachsener Exemplare im Frühjahr.
SAMMELN Blätter und Samen während der Wachstumssaison sammeln.
ERNTE Blätter im Frühjahr und Frühsommer, Samen im Spätsommer und Herbst, Wurzeln im Spätherbst sammeln.

WARNHINWEIS Für Schwangere ungeeignet. Laub kann die Haut reizen.

Linum perenne
LEIN

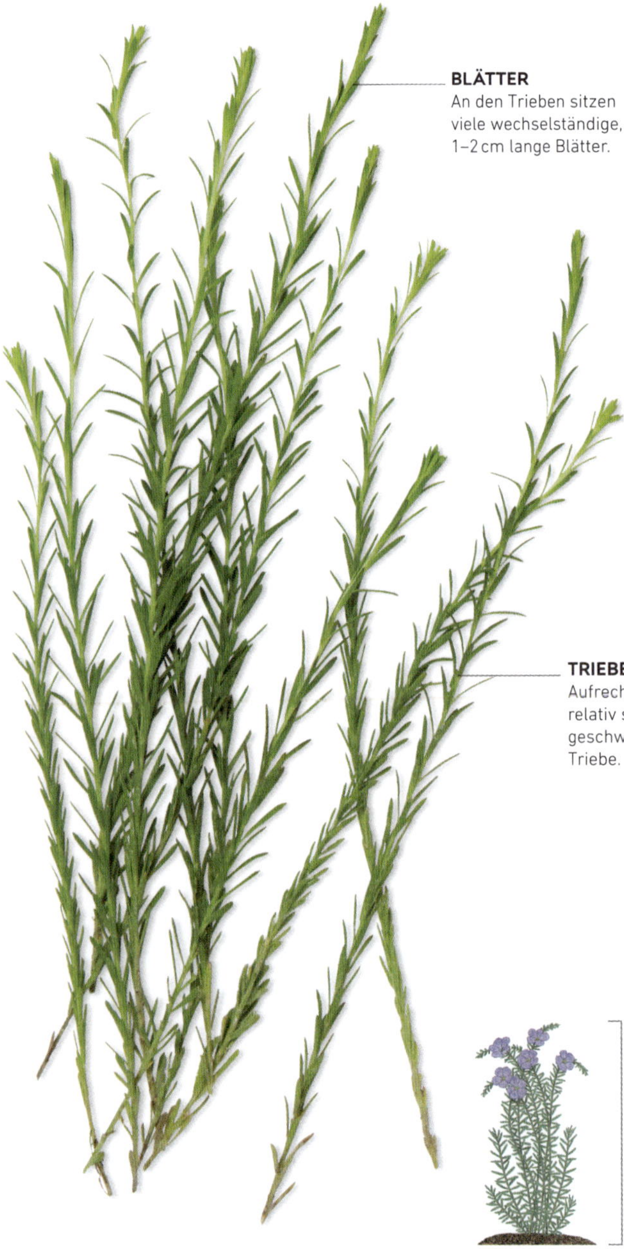
BLÄTTER
An den Trieben sitzen viele wechselständige, 1–2 cm lange Blätter.
TRIEBE
Aufrechte, relativ steife, oft geschwungene Triebe.
60 cm

WUCHS
Krautige Staude mit schmalen, lanzettlichen Blättern und hellblauen Blüten.

Linum perenne, der Ausdauernde Lein, ist nah mit dem häufiger kultivierten Saat-Lein (*Linum usitatissimum*) verwandt und ihm sehr ähnlich. Beide stammen aus Europa, obwohl der Saat-Lein auch noch in einem riesigen Gebiet zwischen Mittelmeer und Indien vorkommt. Der Ausdauernde Lein liefert Leinsamen und wird im Gegensatz zu seinem Verwandten als Heilpflanze genutzt.

VERWENDBAR Oberirdische Teile, Samen, Samenöl.
INHALTSSTOFFE Schleimstoffe, Linolsäure, cyanogene Glykoside, Bitterstoffe, Fettsäuren einschließlich Linolsäure, Vitamine A, B, D und E, Mineralien und Aminosäuren.
EIGENSCHAFTEN Antirheumatisch, harntreibend, entzündungshemmend, schleimlösend, hustenreizlindernd, antiseptisch, abführend.

ANWENDUNG

AUFGUSS 60 g frisch gehackte oberirdische Teile in 600 ml kochendes Wasser geben: 1 Tasse 3-mal tgl. bei Erkältungen.
WICKEL Samen als Leinsamen nutzen: in einem Mixer zerdrücken oder hacken, auf Mull streichen und Wickel auf Verbrennungen, Abszesse oder Hautgeschwüre legen.
ZERSTOSSENE SAMEN 30 g gemahlen und mit Joghurt gemischt zur Versorgung mit essenziellen Fettsäuren im Rahmen einer Behandlung von Ekzemen, Menstruationsbeschwerden, rheumatoider Arthritis oder Arteriosklerose essen.
SAMEN Bei Verstopfung 1–2 TL getrocknete Samen mit Müsli, Haferbrei oder Joghurt mischen und zum Frühstück essen, anschließend 300 ml Wasser oder Fruchtsaft trinken.

GEWINNUNG

KULTUR Bevorzugt durchlässige leichte bzw. sandige Böden in voller Sonne. Aussaat im zeitigen Frühjahr in Schalen in einem Frühbeet; Auspflanzen nach dem letzten Frost oder im Spätsommer; mit einer dünnen Schicht Erde abdecken. 25 cm Abstand zwischen den Pflanzen lassen.
SAMMELN Kommt in größeren Höhen wie den Alpen und in nördlicheren Breiten vor. Nur aus nachhaltigen Quellen sammeln.
ERNTE Samen im Sommer, andere oberirdische Teile während der Saison ernten.

WARNHINWEIS Die Samen enthalten Blausäure, die in größeren Mengen toxisch wirkt. Angegebene Dosierungen nicht überschreiten.

Lycium barbarum
BOCKSDORN (GOJI)

Das in China und Tibet beheimatete Kraut, dort *goji* genannt, wird als Heckenstrauch genutzt. Sowohl die Wurzelrinde als auch die Beeren sind in China schon seit über 2000 Jahren als Arzneipflanzen gegen verschiedene Probleme im Zusammenhang mit geschwächter Leber- und Nierenenergie einschließlich Impotenz und Augenproblememen bekannt.

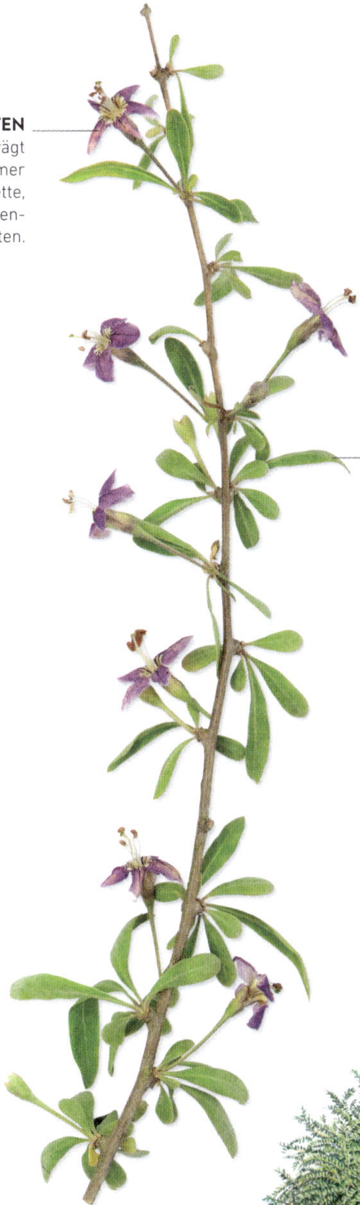

BLÜTEN
Die Pflanze trägt im Sommer hellviolette, trompetenförmige Blüten.

BLÄTTER
Lange, schmale, unterhalb der Mitte etwas breitere Blätter. Sie wurden einst als Tee-Ersatz verwendet.

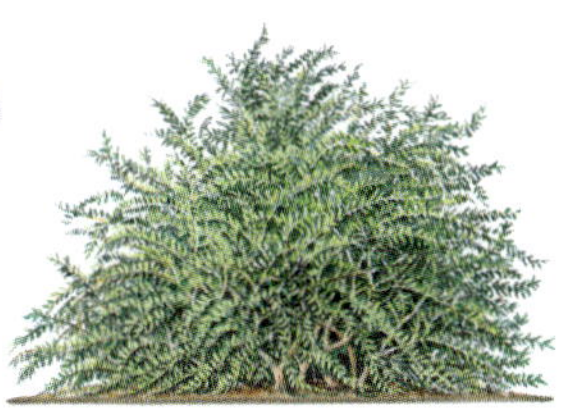

WUCHS
Wüchsiger, sommergrüner Strauch mit dornigen, übergebogenen Trieben und roten Beeren im Herbst. Breite 2 m.

VERWENDBAR Früchte.
INHALTSSTOFFE Früchte: Vitamine, Mineralien, Aminosäuren, essenzielle Fettsäuren; Rinde: Alkaloide, Saponine, Tannine.
EIGENSCHAFTEN Blutdruck-, blutzucker- und blutfettsenkend, kräftigend. Regt das Immunsystem an, stärkt die Leber.

ANWENDUNG

FRISCHE BEEREN Bis 30 g zu Zerealien oder Joghurt hinzufügen, um die Zufuhr von Vitaminen und Mineralien zu erhöhen. Für mehr Energie und Wohlbefinden und zur Anregung des Immunsystems.
GETROCKNETE BEEREN Bis zu 30 g in Suppen und Eintöpfe oder – als Heidelbeerersatz – an Kuchen und Desserts geben.
TINKTUR 1–2 ml (20–40 Tropfen) bis zu 3-mal tgl. zur allgemeinen Kräftigung.
CHINESISCHES PATENTREZEPT Kommt in verschiedenen Produkten wie *qi ju di huang wan* (Pillen mit Bockshorn und Chrysanthemen) zur Stärkung des Blutes oder der *yin*-Energie zum Einsatz, wird aber am besten von einem Arzt oder Heilpraktiker verschrieben.

GEWINNUNG

KULTUR Bevorzugt durchschnittliche Böden in sonniger Lage und verträgt Trockenheit. Samen 1 cm tief säen und bis zur Keimung an einen warmen Ort stellen. Umpflanzen, sobald sich die Blätter entwickeln. Triebspitzen abzwicken, wenn die Pflanze 10 cm hoch ist, damit sie buschig wächst.
SAMMELN In Europa im 18. Jahrhundert eingeführt. Mitunter in Hecken ausgewildert zu finden.
ERNTE Beeren im Herbst sammeln. Sie verfärben sich bei Berührung, daher besser in einen Topf schütteln.

WARNHINWEIS Keine therapeutische Dosierung bei Schwangerschaft – in der Küche übliche Mengen sind jedoch unbedenklich. Nicht bei Erkältungen und Grippe sowie gleichzeitigem Durchfall oder schlechter Verdauung.

Matricaria recutita
KAMILLE

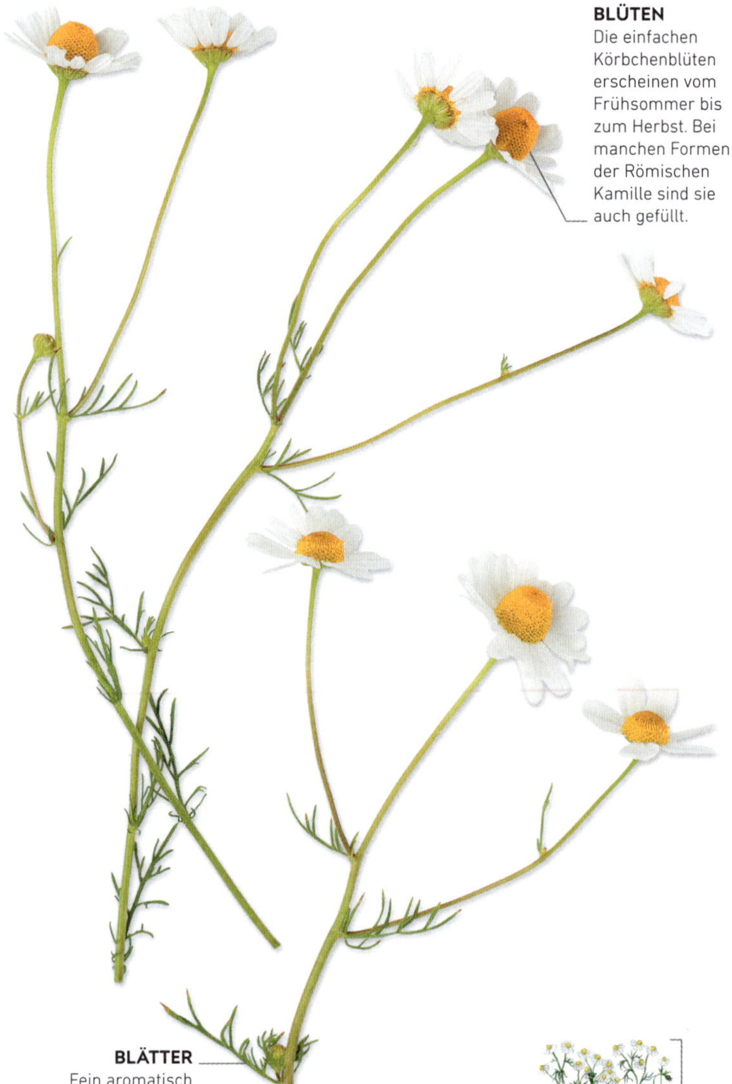

BLÜTEN
Die einfachen Körbchenblüten erscheinen vom Frühsommer bis zum Herbst. Bei manchen Formen der Römischen Kamille sind sie auch gefüllt.

BLÄTTER
Fein aromatisch duftende, gefiederte Blätter.

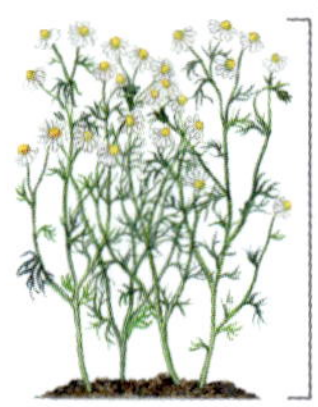

WUCHS
Aufrechte Einjährige oder Zweijährige. Breite 10–40 cm.

Jedem Teetrinker ist der Duft der Kamille vertraut. Das bekannte Kraut, dessen kompletter Vulgärname Echte Kamille lautet, kommt bei Verdauungsbeschwerden ebenso zur Anwendung wie bei Nervenproblemen oder als Inhaltsstoff entzündungshemmender Cremes und Salben. Es ist in Europa, Westasien und Indien in freier Natur zu finden. Ähnlich verwendet wird die Römische Kamille (*Chamaemelum nobile*).

VERWENDBAR Blüten, ätherisches Öl.
INHALTSSTOFFE Volatiles Öl (einschließlich Proazulen), Flavonoide (u. a. Rutin), Valeriansäure, Kumarin, Tannine, Salicylate, cyanogene Glykoside.
EIGENSCHAFTEN Entzündungshemmend, krampflösend, bitter, beruhigend, karminativ, antiallergen. Lindert Übelkeit.

ANWENDUNG

AUFGUSS 1 Tasse Standardaufguss (S. 176) der Blüten bei leichten Verdauungsbeschwerden oder Schlaflosigkeit. Das milde Kraut eignet sich bei entsprechend geringerer Dosierung auch für Kinder.
DAMPFINHALATION 10 ml (2 TL) Blüten oder 5 Tropfen ätherisches Öl in eine Schüssel mit kochendem Wasser bei Heuschnupfen und leichtem Asthma.
TINKTUR 10 ml (2 TL) der Blütentinktur 3-mal tgl. bei Reizdarm und Nervosität.
BADEZUSATZ 4–5 Tropfen ätherisches Öl in das Badewasser zur Heilung von Wunden oder Beruhigung der Haut. 1 Tasse gesiebter Aufguss in das abendliche Babybad zur Förderung des Schlafes.
CREME/SALBE/LOTION Gegen Insektenstiche, Wunden und Ekzeme.
MUND-/GURGELWASSER 10 ml (2 TL) Tinktur in ein Glas warmes Wasser oder 1 Tasse Standardaufguss bei Zahnfleischerkrankungen und Entzündungen im Mundraum bzw. zum Gurgeln bei Halsschmerzen.

GEWINNUNG

KULTUR Bevorzugt durchlässige, neutrale bis leicht saure Böden und Sonne. Aussaat am endgültigen Standort im Herbst oder Frühjahr. Sät sich stark selbst aus.
SAMMELN Kommt in Europa, Westasien und Indien vor. Leicht mit anderen Korbblütlern zu verwechseln, daher sollte man den charakteristischen Geruch kennen.
ERNTE Blüten im Sommer ernten.

WARNHINWEIS Kann Kontaktdermatitis verursachen. Bei Allergien gegen Korbblütler-Pflanzen meiden.

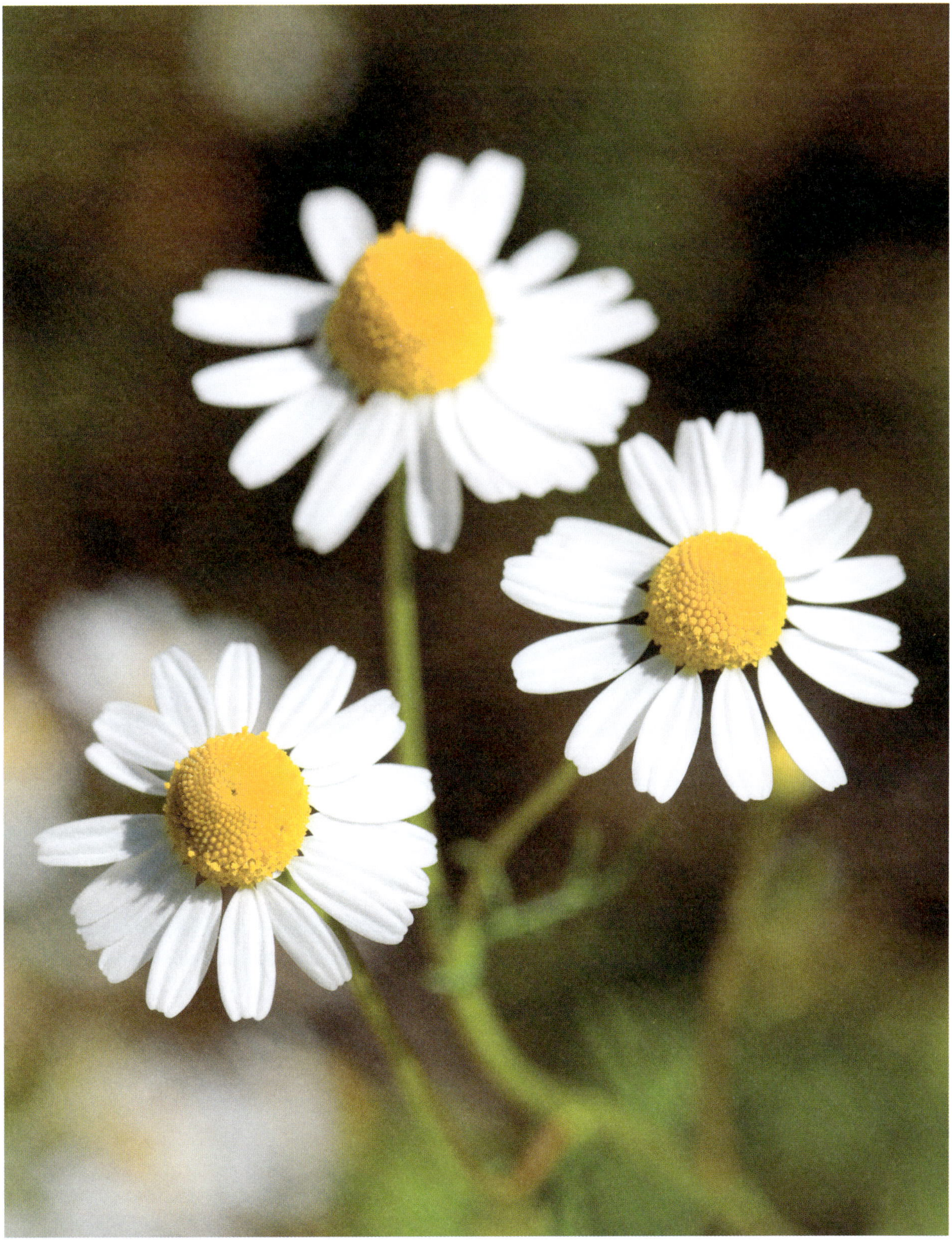

Medicago sativa
LUZERNE

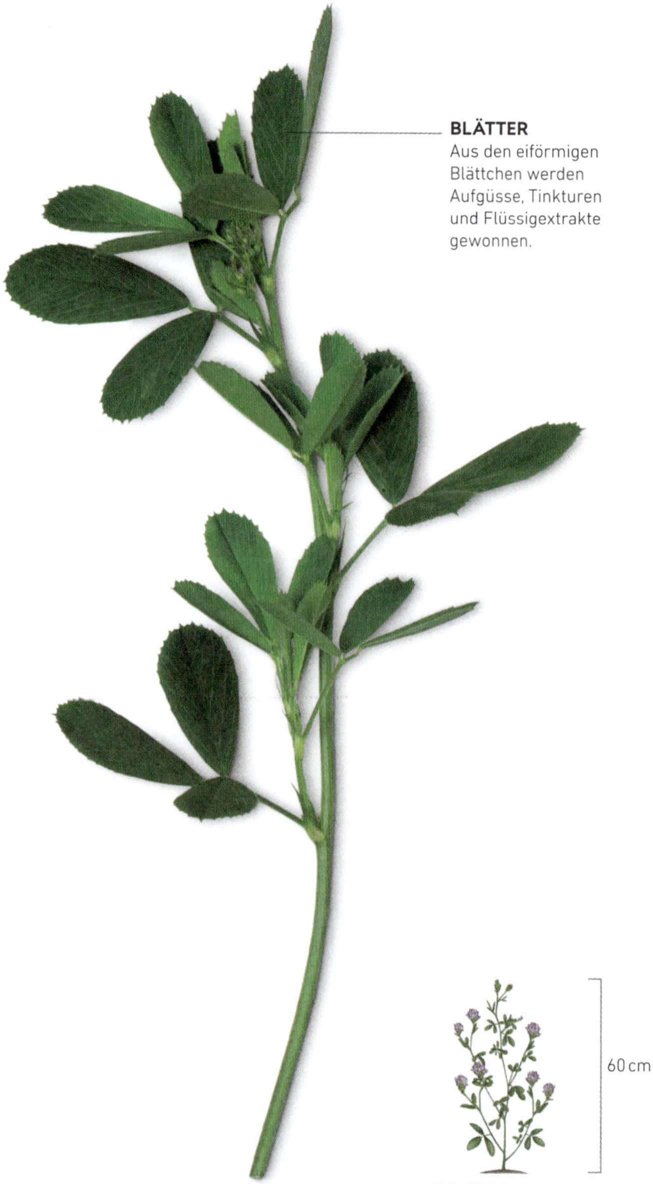
BLÄTTER
Aus den eiförmigen Blättchen werden Aufgüsse, Tinkturen und Flüssigextrakte gewonnen.
60 cm

WUCHS
Winterharte Staude mit 3-zähligen, ca. 2 cm breiten, am Rand gesägten Blättern. Die Blüten stehen in dichten Trauben.

Die aus Süd- und Zentralasien stammende Luzerne wird seit Langem als Viehfutter genutzt. Ihr arabischer Name *alfalfa* bedeutet »Vater aller Nahrung«. Sie ist reich an Vitaminen und Mineralien, verbessert angeblich die Fruchtbarkeit und den Milchfluss und lindert Wechseljahresbeschwerden. Ferner schreibt man ihr eine Senkung der Cholesterin- und Blutzuckerwerte zu, sodass sie gegen Diabetes Typ 2 eingesetzt werden kann.

VERWENDBAR Blätter, Sprossen.
INHALTSSTOFFE Cumarin, Saponine, Isoflavonoide, Phytosterole, Phytoöstrogene, Alkaloide.
EIGENSCHAFTEN Regt die Milchbildung an; östrogene, hypolipidämische, hypoglykämische Wirkung.

ANWENDUNG

AUFGUSS 1 Tasse Standardaufguss (S. 176) der Blätter 3-mal tgl. zur Verbesserung der Milchbildung und generellen Kräftigung von Stillenden.
TINKTUR 2–5 ml (40 Tropfen oder 1 TL) 3-mal tgl. zur Linderung von Wechseljahresbeschwerden.
FLÜSSIGEXTRAKT 5–10 ml 1:1-Flüssigextrakt 3-mal tgl. zur generellen Kräftigung oder vorbeugend zur Senkung des Cholesterinspiegels. Sinnvoll bei verzögert auftretendem Diabetes (LADA), wenn die Behandlung diätetisch und nicht medikamentös erfolgt.
SPROSSEN 2 EL Luzernensamen in ein Glas geben, mit Wasser bedecken und über Nacht stehen lassen. Wasser abgießen und Samen an einem hellen Platz keimen lassen, dabei tgl. waschen, bis sie die gewünschte Größe haben. Frische Luzernensprossen sind reich an magnesiumhaltigem Chlorophyll, haben entgiftende Wirkung und sind gut für das Magen-Darm- sowie das Immunsystem. Zudem eignen sie sich als knackige Zutat für Salate.

GEWINNUNG

KULTUR Die Pflanze wird als Viehfutter und Gründünger zur Bodenverbesserung angebaut, kann aber auch als Zimmerpflanze kultiviert werden. Sie wächst in allen Böden, bevorzugt jedoch sandige und schluffige Lehmböden.
SAMMELN Kommt an Ackerrändern vor, wo sie als Stickstoffsammler eingesetzt wird. Sie erholt sich nach einem Rückschnitt schnell wieder.
ERNTE Oberirdische Teile vom Frühjahr bis zum Spätsommer ernten. Ernte bis zu 4-mal jährlich.

WARNHINWEIS Nicht bei Schwangerschaft, Autoimmunkrankheiten oder Einnahme von Blutverdünnern.

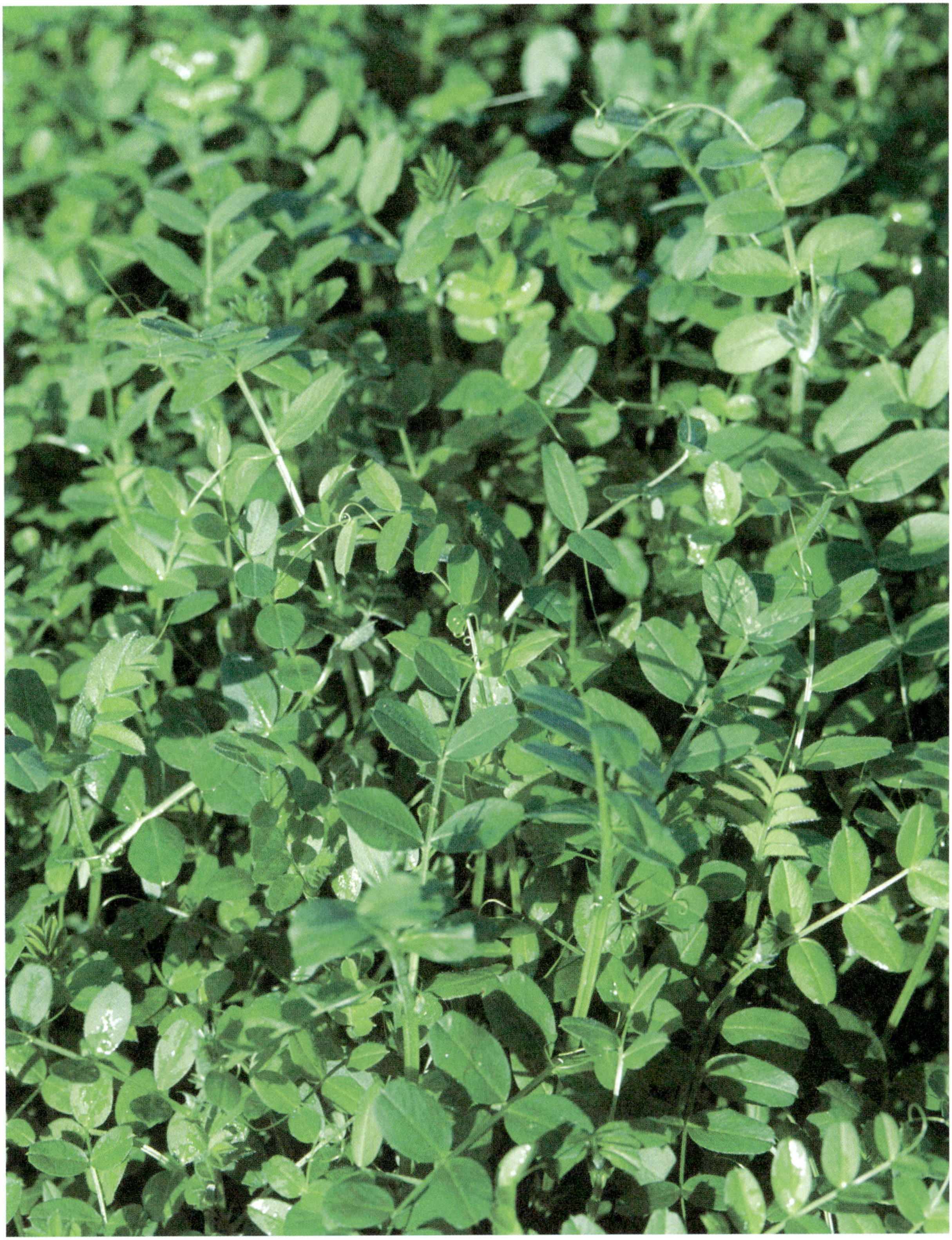

Melilotus officinalis

STEINKLEE

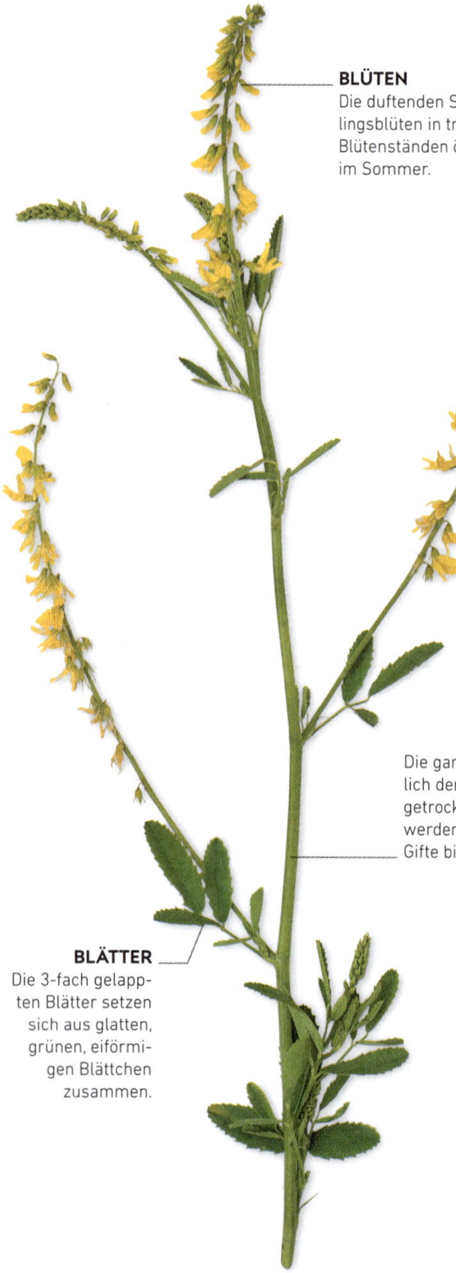

BLÜTEN
Die duftenden Schmetterlingsblüten in traubigen Blütenständen öffnen sich im Sommer.

Die ganze Pflanze einschließlich der Stängel muss rasch getrocknet und sofort verwertet werden, da sich beim Zersetzen Gifte bilden.

BLÄTTER
Die 3-fach gelappten Blätter setzen sich aus glatten, grünen, eiförmigen Blättchen zusammen.

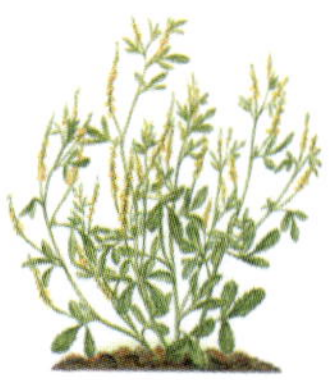

1,2 m

WUCHS
Aufrechte oder ausladende, schlanke Zweijährige. Breite 20–90 cm.

Europa, Nordafrika und die gemäßigten Regionen Asiens sind das natürliche Verbreitungsgebiet des Steinklees. Er wird häufig als Viehfutter für die Silage angebaut. Man setzt ihn heute überwiegend gegen Venenprobleme einschließlich Thrombose und Krampfadern ein. Früher hingegen war er eine beliebte Heilpflanze bei Verdauungsstörungen, Bronchitis und Schlaflosigkeit bei Kindern.

VERWENDBAR Oberirdische Teile.
INHALTSSTOFFE Flavonoide, Kumarine, Harz, Tannine, volatiles Öl; in der verrottenden Pflanze entsteht Dicumarol (ein Antikoagulans).
EIGENSCHAFTEN Krampflösend, entzündungshemmend, harntreibend, schleimlösend, beruhigend, blutstillend, schwach schmerzstillend.

ANWENDUNG

AUFGUSS ½–1 Tasse Aufguss (S. 176) der oberirdischen Teile bis 3-mal tgl. bei Krampfadern, lymphatischen Schwellungen, Hämorrhoiden, Angstzuständen, Wechseljahresbeschwerden, Schlaflosigkeit oder zur Minderung eines Thromboserisikos. Kann bei kindlichen Durchschlafproblemen eingesetzt werden; Arzt konsultieren.
CREME Mit gleicher Menge Ringelblumensalbe mischen und 3- bis 4-mal tgl. bei Stauungsekzemen auftragen.
SALBE Mehrmals tgl. bei Hämorrhoiden.
KOMPRESSE Mit 1 Tasse Aufguss getränkte Kompresse bei Gesichts- oder interkostalen Neuralgien auflegen.
AUGENBAD 1 Tasse gut durchgeseihter Standardaufguss 2–3 Min. köcheln; abkühlen lassen und als Augenbad bei Bindehautentzündung verwenden.

GEWINNUNG

KULTUR Bevorzugt Sonne und durchlässige, neutrale bis alkalische Böden, verträgt aber auch andere Standorte. Aussaat im Frühjahr oder Sommer, dann auf 60 cm Abstand ausdünnen. Sät sich unter Idealbedingungen selbst aus.
SAMMELN Kommt an Wiesenrändern, auf trockenem Brachland und in Hecken vor. Ganze Pflanze im späten Frühjahr oder Frühsommer sammeln und frisch verwenden oder noch blühend trocknen. Für kalte Ölauszüge Blüten separat sammeln.
ERNTE Während der Blüte im Juni–Juli.

WARNHINWEIS Nicht während einer Behandlung mit einem Antikoagulans (wie Coumadin oder Heparin) anwenden.

Melissa officinalis
ZITRONENMELISSE

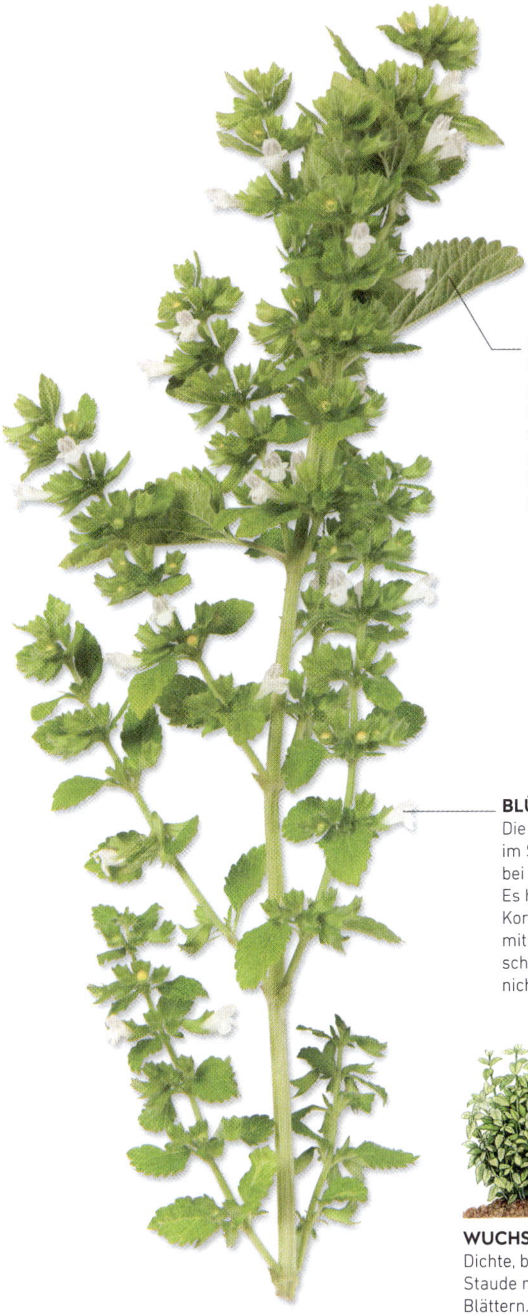

BLÄTTER
Die Blätter sind leicht mit Minze und anderen Verwandten zu verwechseln, andererseits sind sie an ihrem Zitronenduft gut zu erkennen.

BLÜTEN
Die Blüten öffnen sich im Sommer. Sie sind bei Bienen sehr begehrt. Es heißt, wenn man den Korb von Honigbienen mit dem Kraut einreibt, schwärmen die Bienen nicht aus.

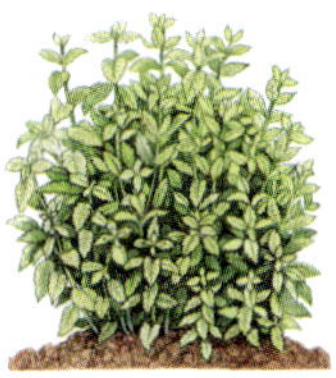

1,2 m

WUCHS
Dichte, buschige, aufrechte Staude mit zitronig duftenden Blättern. Breite bis 45 cm.

Ihren botanischen Namen hat diese Europäerin vom griechischen Wort für »Biene«, denn man stufte ihre Heilkraft einst als ebenso hoch ein wie die von Honig. Sie wirkt entspannend, stärkt das Nervensystem und wird heute überwiegend bei Angstzuständen, Depressionen, nervöser Verspannung und damit zusammenhängenden Verdauungsbeschwerden eingesetzt.

VERWENDBAR Oberirdische Teile, ätherisches Öl.
INHALTSSTOFFE Volatiles Öl (einschließlich Citronellal, Linalool und Citral), Polyphenole, Tannine, Bitterstoffe, Flavonoide, Rosmarinsäure.
EIGENSCHAFTEN Beruhigend, antidepressiv, verdauungsfördernd, gefäßerweiternd, schweißtreibend, karminativ, antiviral, antibakteriell. Entspannt und regeneriert das Nervensystem.

ANWENDUNG

AUFGUSS 1 Standardaufguss (S. 176) aus frischen oder getrockneten Kräutern 3-mal tgl. bei Depressionen, nervöser Erschöpfung, Verdauungsproblemen oder Übelkeit. Verdünnt für Kinder mit Windpocken.
CREME/SALBE Auf entzündete Stellen, Fieberbläschen, schlecht heilende Wunden oder Insektenstiche auftragen.
LOTION 1 ml (20 Tropfen) ätherisches Öl auf 100 ml Wasser in einer Sprühflasche mischen und zur Insektenabwehr auf die Haut sprühen.
TINKTUR 10–20 Tropfen in Wasser 3- bis 5-mal tgl. bei Depressionen, Verspannungskopfschmerzen und Angstzuständen. Am besten aus frischen Blättern zubereiten.
MASSAGEÖL 5–6 Tropfen ätherisches Öl auf 15 ml (1 EL) Mandelöl als Massageöl bei Depressionen, Spannungen, Asthma und Bronchitis. Bei den ersten Symptomen auf Fieberbläschen auftupfen.

GEWINNUNG

KULTUR Bevorzugt feuchte, durchlässige Böden, gedeiht aber auch in karger Erde. Verträgt volle Sonne ebenso wie Schatten. Vermehrung durch Aussaat im Frühbeet im Frühjahr und Umpflanzen nach dem Einwachsen oder durch Wurzelteilung im Frühjahr. Sät sich selbst aus und kann wuchern. Panaschierte und goldgelbe Formen sind nicht so wüchsig.
SAMMELN Wächst an strauchigen, licht schattigen Stellen oder als Abkömmling selbst ausgesäter Gartenpflanzen.
ERNTE Oberirdische Teile vor dem Öffnen der Blüte im Sommer, Blätter während der gesamten Wachstumssaison ernten.

Mentha × piperita

PFEFFERMINZE

Über 25 Minze-Arten sind bekannt. Viele hybridisieren bereitwillig, kreuzen sich also miteinander. Auch die aus Europa stammende Pfefferminze entstand – vermutlich vor langer Zeit – auf diese Weise. Inzwischen hat sie sich in aller Welt angesiedelt. Sie wird wegen ihres Öls angebaut, das als Würze sowie als Duftgeber für Parfüms und Toilettenartikel dient

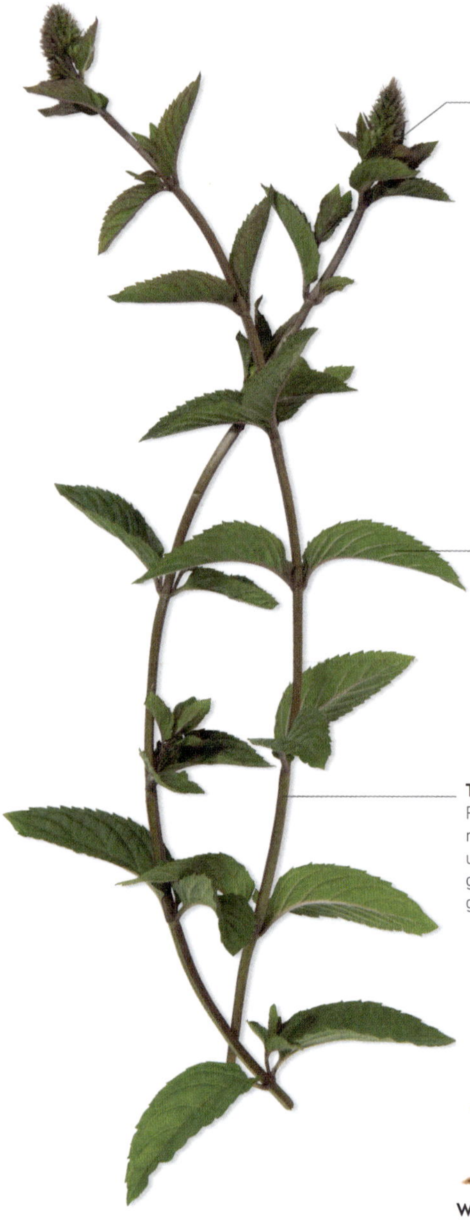

OBERIRDISCHE TEILE Aus ihnen gewinnt man durch Dampfdestillation Pfefferminzöl.

BLÄTTER Sie sind meist schmal und laufen an beiden Enden spitz zu, doch gibt es auch eiförmige Varianten. Der Rand ist grob gesägt, die Oberfläche fast glatt oder dünn behaart.

TRIEBE Pfefferminze ist meist dunkel, mit sehr dunkelgrünen Blättern und violetten Trieben, doch gibt es auch helle Formen mit grünen Trieben und Blättern.

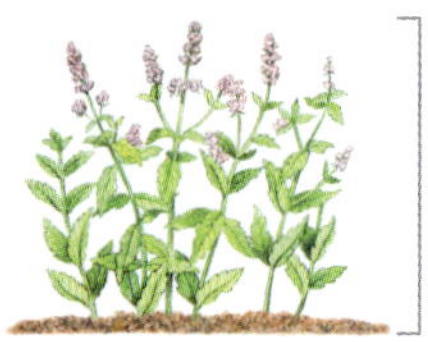

WUCHS Krautige Staude mit unterirdischen Ausläufern, die sich weit ausbreiten können

VERWENDBAR Oberirdische Teile, ätherisches Öl.
INHALTSSTOFFE Volatiles Öl (vorwiegend Menthol), Tannine, Flavonoide (u. a. Luteolin), Tocopherole, Cholin, Bitterstoffe, Triterpene.
EIGENSCHAFTEN Krampflösend, verdauungsfördernd, karminativ, gefäßerweiternd, schweißtreibend, galletreibend, schmerzstillend, antiseptisch.

ANWENDUNG

TEE 2–3 frische Blätter in 1 Tasse kochendes Wasser geben, 5 Min. ziehen lassen und tgl. trinken, vor allem nach den Mahlzeiten.
DAMPFINHALATION Frische Zweiglein in eine Schale kochendes Wasser geben und bei verstopfter Nase inhalieren.
AUFGUSS 15 g in 600 ml kochendes Wasser geben und ½–1 Tasse 2- bis 3-mal tgl. bei Übelkeit, Verdauungsbeschwerden, Blähungen oder Koliken. Bei Erkältungen und Katarrh auch mit anderen Kräutern mischen.
LOTION 30 Tropfen ätherisches Öl mit 120 ml pflanzlichem Öl in schmerzende Muskeln und Gelenke einmassieren oder auf Krätze und Fußpilz auftragen. Als Mückenabwehrmittel oder Fußdeodorant mit einer Sprühflasche aufsprühen.

GEWINNUNG

KULTUR Bevorzugt nährstoffreiche, feuchte Böden an vollsonnigen bis halbschattigen Standorten. Kann wuchern. Vermehrung durch Teilung im Frühjahr oder Herbst bzw. durch Triebstecklinge im Frühjahr oder Sommer; Zweiglein wurzeln in Wasser gestellt leicht ein. Pfefferminze ist als Hybride steril und sollte nicht ausgesät werden, da die Samen hybridisieren und nicht samenecht ausfallen.
SAMMELN Wächst in Feuchtgebieten. Inzwischen in Nordamerika als invasives Kraut klassifiziert. Blätter für Tees während der Wachstumssaison sammeln.
ERNTE Vor der Blüte sammeln.

WARNHINWEIS Pfefferminzöl ist für Kinder unter 5 Jahren nicht geeignet.

Nepeta cataria
KATZENMINZE

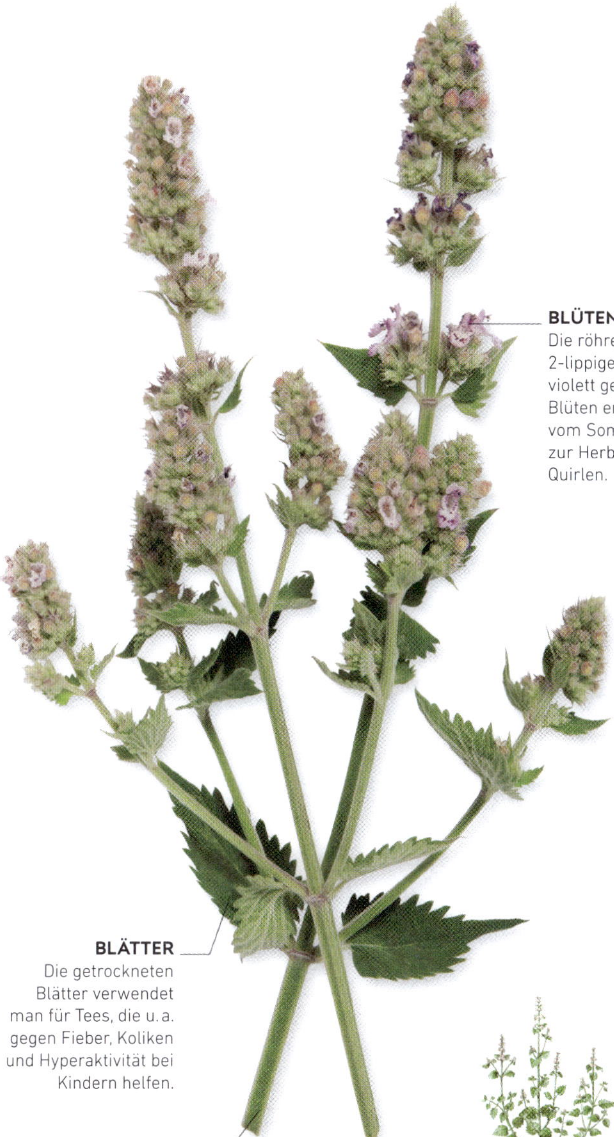

BLÜTEN Die röhrenförmigen, 2-lippigen, weißen, violett gefleckten Blüten erscheinen vom Sommer bis zur Herbstmitte in Quirlen.

BLÄTTER Die getrockneten Blätter verwendet man für Tees, die u.a. gegen Fieber, Koliken und Hyperaktivität bei Kindern helfen.

STÄNGEL Die Katzenminze hat einen 4-kantigen Stängel.

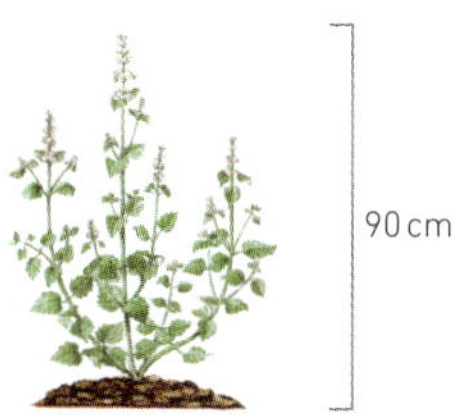

WUCHS Stechend riechende, behaarte Staude mit graugrünen, ovalen Blättern. Breite 20–60 cm.

Katzenminze ist, wie der Name schon andeutet, bei Katzen außerordentlich beliebt: Die Tiere wälzen sich förmlich in jungen Pflanzen. Das Kraut stammt aus Europa und dem Mittelmeerraum, hat sich aber mittlerweile in weiteren Regionen angesiedelt. Man kuriert damit Verdauungsprobleme und Schüttelfrost. Da es mild wirkt, darf man es auch bei Kindern anwenden.

VERWENDBAR Oberirdische Teile.
INHALTSSTOFFE Volatiles Öl (u.a. Citronellol, Geraniol und Nepetalacton), Glykoside.
EIGENSCHAFTEN Krampflösend, menstruationsfördernd, schweißtreibend, karminativ. Wirkt gegen Durchfall und beruhigt die Nerven.

ANWENDUNG

AUFGUSS ½–1 Tasse Standardaufguss (S. 176) 3-mal tgl. bei Erkältungen, Grippe, Magenverstimmungen und Verdauungsstörungen. Für Kinder Dosis altersgerecht reduzieren und bei Kinderkrankheiten, Koliken und Verstimmungen anwenden.
TINKTUR Bis zu 5 ml (1 TL) 3-mal tgl. zusammen mit dem Aufguss bei Kopfschmerzen, die mit Verdauungsstörungen einhergehen. 5–10 ml (1–2 TL) äußerlich zum Einreiben bei Rheumatismus und Arthritis.
EINLAUF Bis zu 1 l gut durchgeseihter Standardaufguss zum Entfernen giftiger Stoffe aus dem Darm.
SALBE 2- bis 3-mal tgl. bei Hämorrhoiden.

GEWINNUNG

KULTUR Bevorzugt feuchte, aber durchlässige Böden an vollsonnigen Plätzen. Aussaat im Herbst in Saatschalen in einem Frühbeet; Sämlinge in 7-cm-Töpfe umpflanzen, sobald sie groß genug sind, und im Sommer an ihren endgültigen Standort setzen. Auch Vermehrung durch Wurzelteilung im Herbst bzw. Frühjahr oder durch Stecklinge im Frühjahr oder Frühsommer möglich. Sät sich unter günstigen Bedingungen selbst aus, vor allem in Gärten, in denen es keine Katzen gibt. Vertreibt als Begleitpflanze angeblich Blattläuse und andere Schädlinge.
SAMMELN Kommt auf strauchigem Brachland und an Wegrändern in vielen Teilen Europas und Asiens vor; inzwischen auch in Nordamerika eingebürgert. Oberirdische Teile im Sommer sammeln.
ERNTE Oberirdische Teile zu Beginn der Blüte schneiden.

WARNHINWEIS Nicht für Schwangere.

Oenothera biennis

NACHTKERZE

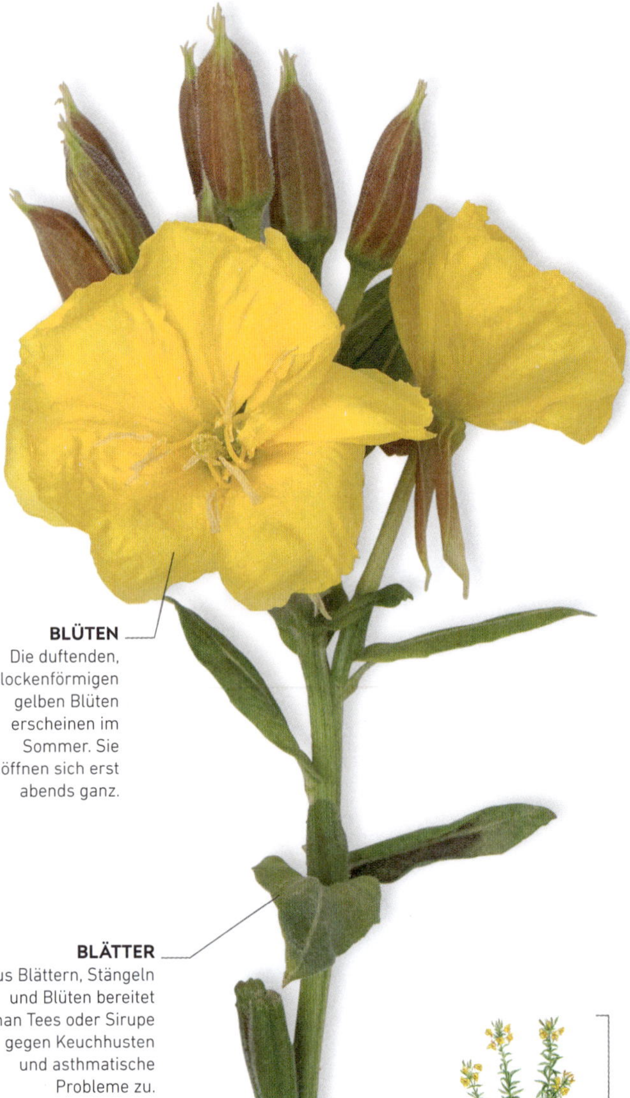

BLÜTEN
Die duftenden, glockenförmigen gelben Blüten erscheinen im Sommer. Sie öffnen sich erst abends ganz.

BLÄTTER
Aus Blättern, Stängeln und Blüten bereitet man Tees oder Sirupe gegen Keuchhusten und asthmatische Probleme zu.

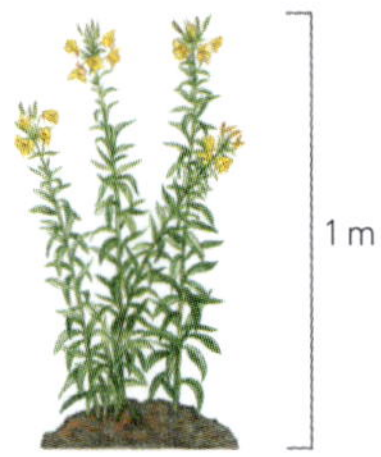

WUCHS
Aufrechte Ein- oder Zweijährige. Breite 20–30 cm.

Die Nachtkerze stammt ursprünglich aus Nordamerika, wird heute aber rund um den Globus als Zier- und Nutzpflanze kultiviert. Ihr Samenöl ist reich an essenziellen Fettsäuren und kommt weltweit als Nahrungsergänzungsmittel in den Handel. Es hilft unter anderem gegen Hautprobleme, arthritische Störungen und Menstruationsbeschwerden.

VERWENDBAR Samenöl, Blätter, Stängel, Blüten.
INHALTSSTOFFE Samen: reich an essenziellen Fettsäuren wie Gamma-Linolensäure, einem Vorläufer von Prostaglandin E1.
EIGENSCHAFTEN Ganze Pflanze: adstringierend, beruhigend; Samenöl: blutdrucksenkend, gerinnungshemmend, blutfettsenkend.

ANWENDUNG

AUFGUSS Standardaufguss (S. 176) aus den Blättern und Stängeln bereiten und 1 Tasse 3-mal tgl. bei Verdauungsproblemen wie Appetitmangel und Durchfall trinken.
SIRUP 450 g Zucker oder Honig mit 600 ml gesiebtem Aufguss der Blätter und Stängel mischen, aufkochen und 10 Min. köcheln lassen; nach Bedarf 5–10 ml (1–2 TL) bei Keuchhusten einnehmen.
KAPSELN Handelsübliche Nachtkerzenpräparate enthalten oft Vitamin E als Konservierungsmittel. 500 mg tgl. einnehmen bzw. Dosierhinweise auf der Verpackung beachten. Hilft bei Wechseljahresbeschwerden, Hautproblemen wie Schuppenflechte und Ekzemen oder rheumatoider Arthritis. Wird zusammen mit Fischölen als Anti-Aging-Mittel angeboten. Beipackzettel beachten.
CREME/SAMENÖL 2- bis 3-mal tgl. bei trockener, schuppiger Haut.

GEWINNUNG

KULTUR Braucht karge bis mäßig nährstoffreiche, leichte, duchlässige Böden in voller Sonne; verträgt auch Trockenheit. Aussaat im Juni im Frühbeet mit Umpflanzen im Sommer oder Direktaussaat vom Spätsommer bis zum Herbst.
SAMMELN In vielen Teilen der Welt eingebürgert und oft auf trockenem, steinigem Brachland zu finden. Blätter und Stängel im zweiten Jahr mit Erscheinen des Blütenstängels sammeln.
ERNTE Samen bei Reife ernten.

WARNHINWEIS Öl für Epileptiker ungeeignet.

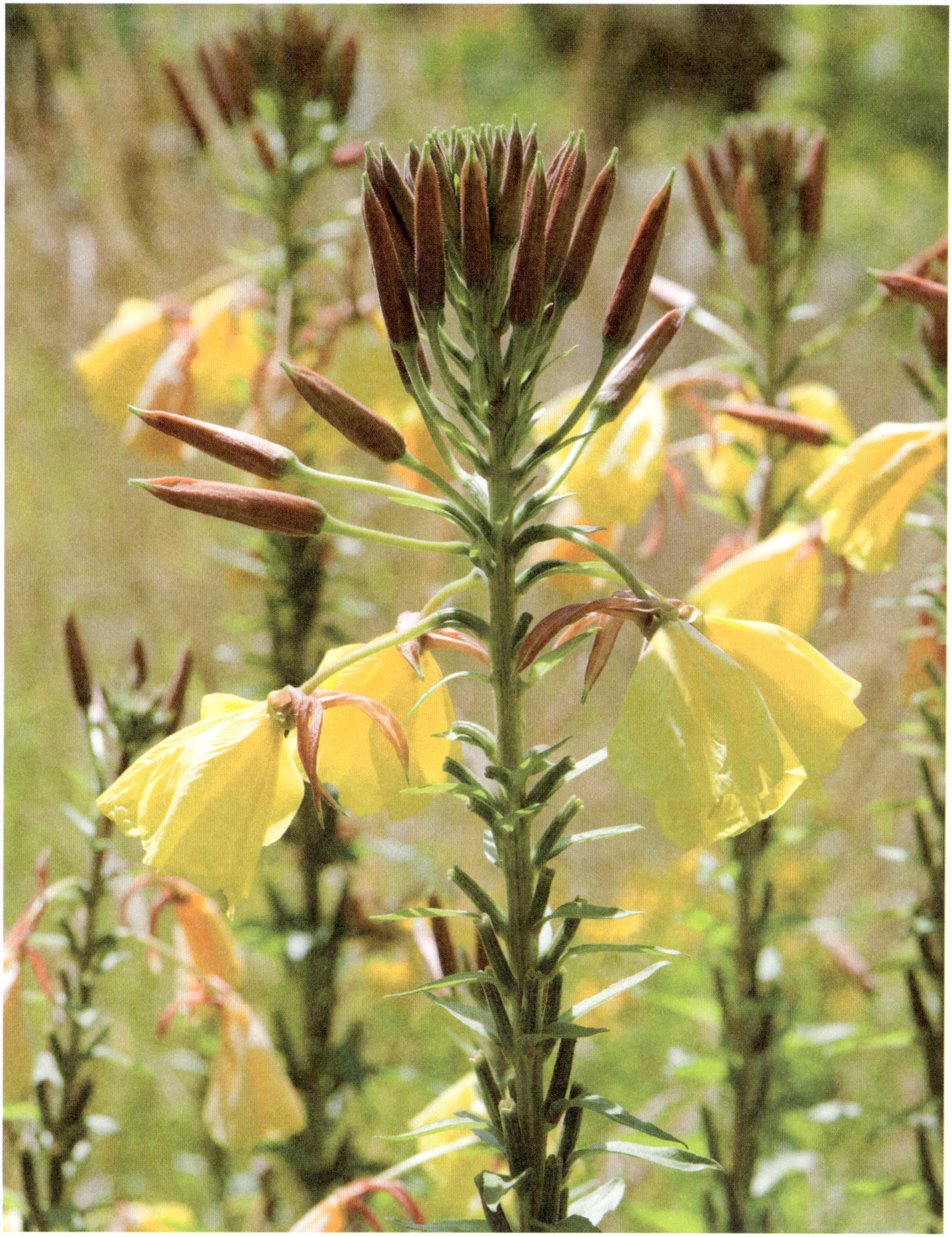

Olea europaea

OLIVENBAUM

FRÜCHTE Die Oliven sind zunächst grün, dann violett. Der Reifegrad ist für den Geschmack des Öls ausschlaggebend.

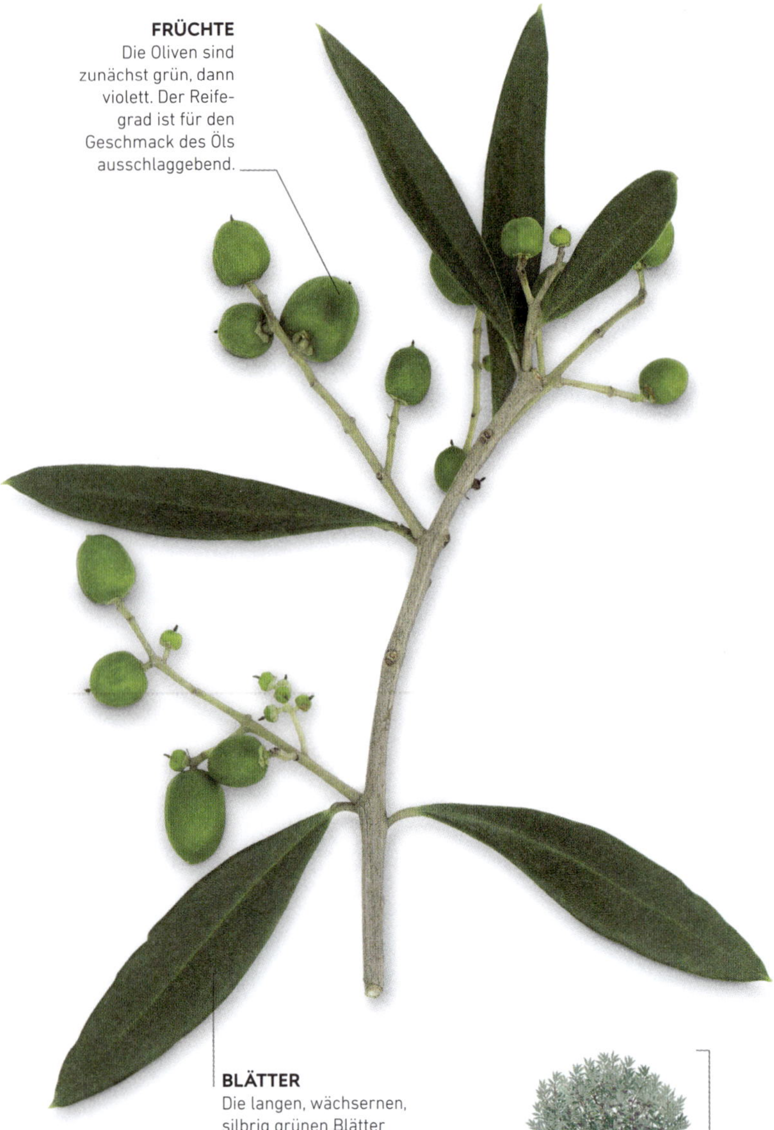

BLÄTTER Die langen, wächsernen, silbrig grünen Blätter können getrocknet und in Olivenöl eingelegt werden, um dessen antimikrobielle Wirkung zu erhöhen.

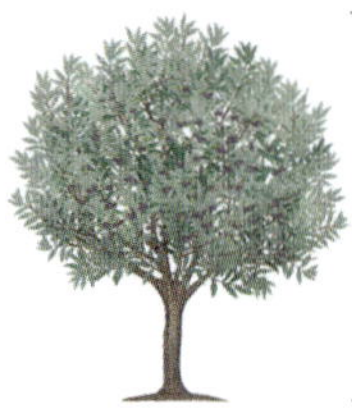

8–15 m

WUCHS Immergrüner Baum. Breite ca. 10 m.

Die alten Griechen krönten die Sieger der ersten Olympischen Spiele mit Olivenzweigen. Das Gehölz gilt seit jeher als Baum des Lebens und Symbol des Friedens. Es wächst im Mittelmeerraum, Nahen Osten und Süden Russlands. Die Früchte und Blätter werden traditionell zur Kräftigung von Leber und Herz eingesetzt; zudem haben sie antimikrobielle Wirkung. Heute kultiviert man den Olivenbaum in aller Welt.

VERWENDBAR Früchte und Blätter.
INHALTSSTOFFE Phenole (u. a. Flavonoide wie Luteolin und Rutin), Triterpene (u. a. Oleanol- und Betulinsäure), volatile Öle (wie Aldehyde, Sesquiterpene und Monoterpene).
EIGENSCHAFTEN Blutdrucksenkend, harntreibend, antiseptisch, krampflösend, antifungal, antibakteriell, antiviral.

ANWENDUNG

AUFGUSS 1 Tasse Standardaufguss (S. 176) der getrockneten Blätter 3-mal tgl. zur Blutdrucksenkung.
TINKTUR 2–5 ml (40 Tropfen oder 1 TL) zur Stärkung des Immun- und Herz-Kreislauf-Systems.
ÖL Regelmäßiger Verzehr von Olivenöl senkt den Cholesterinspiegel. Zudem wird Olivenöl oft als Basisöl für Kräuteraufgüsse etwa von Beinwellblättern, Ringelblumenblüten oder Rosskastanien eingesetzt. Dazu die Kräuter 2 Wochen lang in Öl legen, dann abseihen und in Kosmetika, Seifen und Cremes geben, um trockene Läsionen damit aufzuweichen, Wunden zu heilen und Verbrennungen zu lindern.
KAPSELN Tgl. 500–1000 mg Standardblattextrakt in Kapselform zur Senkung des Blutdrucks und Stärkung des Immunsystems einnehmen.

GEWINNUNG

KULTUR Olivenbäume können durch Aussaat oder Steckhölzer vermehrt werden. Die Aussaat erfolgt im Herbst, während man die Steckhölzer im Sommer abschneidet und einpflanzt. Der Baum braucht viel Sonne und durchlässige Böden. Er wächst sehr langsam und trägt erst nach 5–12 Jahren erstmals Früchte.
SAMMELN Die Zweige werden oft im Frühjahr und Sommer an einem sonnigen Tag abgeschnitten und zum Trocknen auf den Boden gelegt. So schadet man weder dem Baum noch den Früchten.
ERNTE Früchte im Herbst ernten und mit einem Netz auffangen. Das beste Öl erbringt die erste Pressung.

WARNHINWEIS Kann in hoher Dosierung (1–4 EL tgl.) abführend wirken.

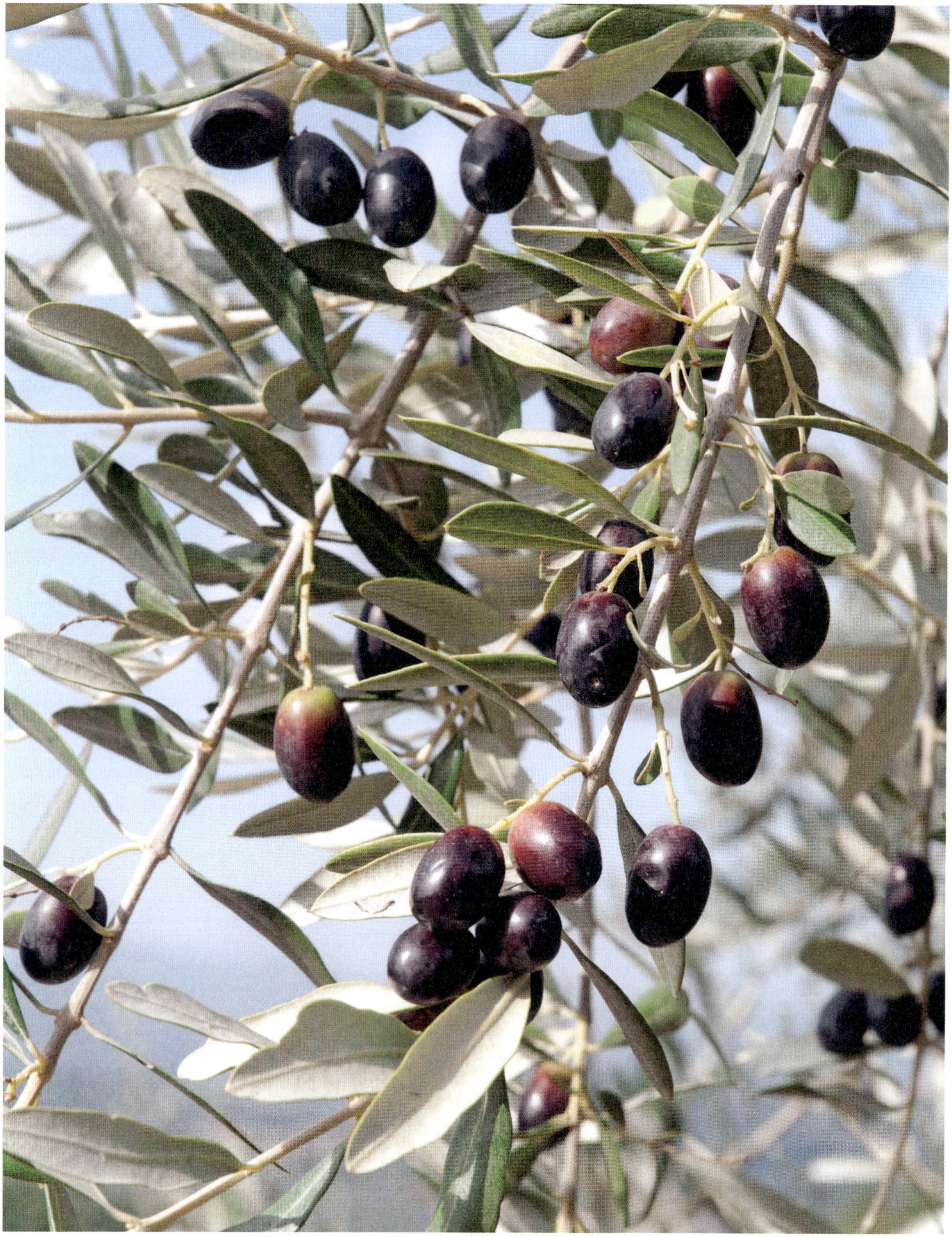

Panax japonicus
JAPANISCHER GINSENG

Bergwälder in Japan sind der angestammte Lebensraum dieses Ginsengs. *Panax japonicus* ist eine von mehreren Arten der Gattung und kommt vorwiegend bei Husten zum Einsatz. Der Koreanische Ginseng (*Panax ginseng*) dagegen wird wie der Kanadische Ginseng (*Panax quinquefolius*) als Kräftigungsmittel eingesetzt. Mit *san qi ginseng* (*Panax pseudoginseng*) stillt man Blutungen.

FRÜCHTE Die Dolden aus grüngelben Blüten erscheinen im Frühjahr. Auf sie folgen anfangs grüne, später rote Früchte.

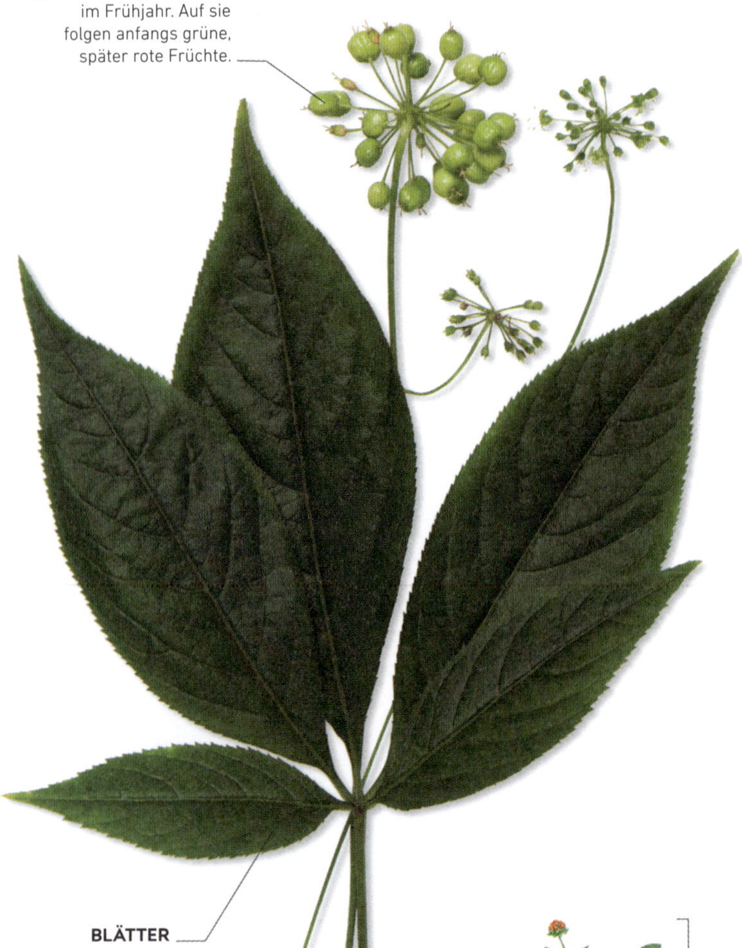

BLÄTTER Die Quirle aus 5-zähligen, handförmigen Blättern wachsen an aufrechten Trieben.

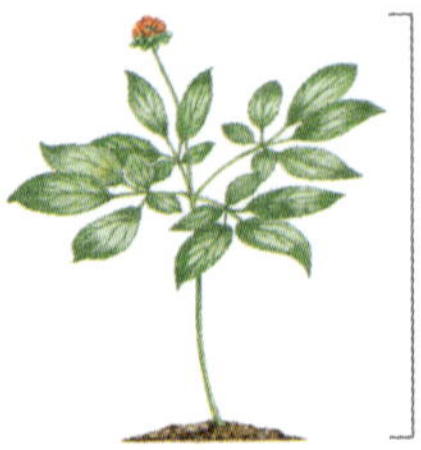

WUCHS Staude mit aromatischer Wurzel und geteilten, kräftig grünen Blättern

VERWENDBAR Wurzel.
INHALTSSTOFFE Saponine, Steroidglykoside, Sterole, volatiles Öl.
EIGENSCHAFTEN Schleimlösend, kräftigend, fiebersenkend.

ANWENDUNG

TABLETTEN/KAPSELN In Japan erhältlich. Kann als Ersatz für Koreanischen Ginseng verwendet werden, ist allerdings bei Weitem nicht so kräftigend. 600 mg tgl. einnehmen.
ABSUD Nach jüngsten Forschungsergebnissen wirkt Japanischer Ginseng schwach anregend auf das Immunsystem. ½–1 Tasse Absud durch 20-minütiges Erhitzen von 10 g Wurzel in 600 ml Wasser gewinnen und 2- bis 3-mal tgl. bei immer wiederkehrenden Infekten oder als allgemein das Immunsystem stärkendes Tonikum einnehmen. Der Absud wird in der japanischen Volksmedizin bei nicht insulinabhängigem Diabetes und Übergewicht eingesetzt.
SIRUP 450 g Zucker zu 600 ml Standardaufguss hinzufügen, aufkochen und 5–10 Min. lang köcheln lassen. Bei Schleimhusten in 5-ml-Dosen einnehmen.

GEWINNUNG

KULTUR Aussaat an einer schattigen Stelle im Frühbeet, keimt aber nur langsam und unzuverlässig. Sämlinge in 7-cm-Töpfe umsiedeln, sobald sie groß genug sind, und mindestens einen Winter lang an einem schattigen Platz im Gewächshaus weiterziehen. Im Spätsommer an den endgültigen Standort setzen, der feucht, aber durchlässig und schattig sein muss. Braucht bei uns einen Winterschutz.
SAMMELN Außerhalb seiner Heimat kaum anzutreffen.
ERNTE Mindestens 4-jährige Wurzeln im Herbst ausgraben.

WARNHINWEIS Nicht für Schwangere geeignet. Nicht mit koffeinhaltigen Getränken einnehmen. Japanischer Ginseng ist erst unzureichend untersucht.

Passiflora incarnata
PASSIONSBLUME

Die in den Wäldern der östlichen USA heimische Passionsblume wurde früher von vielen indianischen Völkern gegen Schwellungen, Pilzinfektionen oder zur Blutkräftigung eingesetzt. Heute gilt sie als beruhigend und findet Anwendung bei allerlei Störungen wie Hyperaktivität bei Kindern oder Zittern bei Parkinsonkranken.

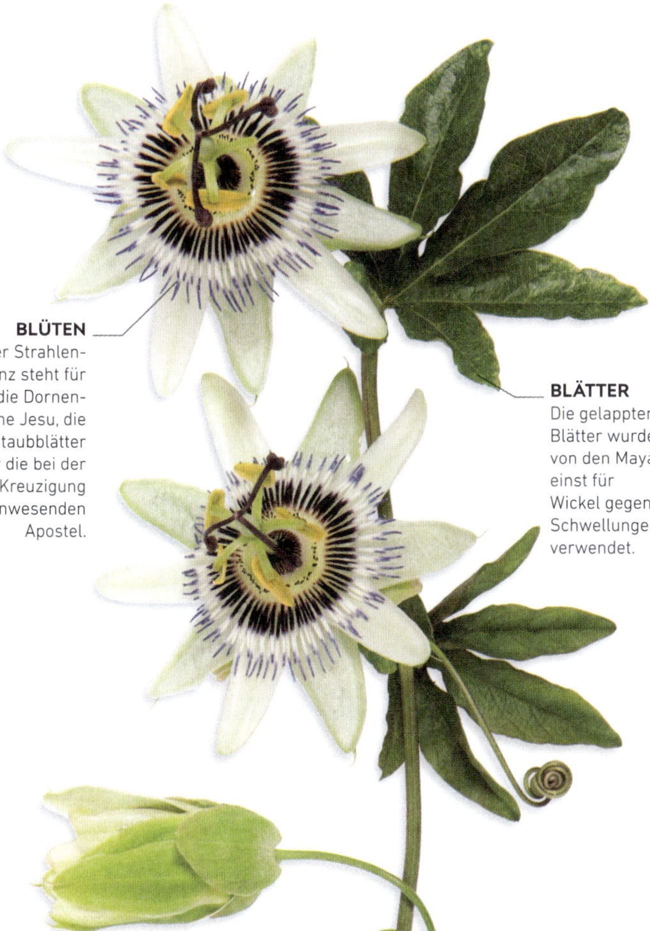

BLÜTEN Der Strahlenkranz steht für die Dornenkrone Jesu, die 10 Staubblätter für die bei der Kreuzigung anwesenden Apostel.

BLÄTTER Die gelappten Blätter wurden von den Maya einst für Wickel gegen Schwellungen verwendet.

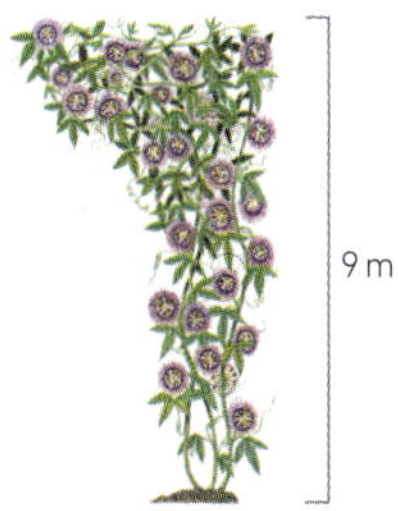

WUCHS Kletternde Staude mit dekorativen Blüten und eiförmigen, orangefarbenen Früchten.

VERWENDBAR Blätter und Triebe.
INHALTSSTOFFE Flavonoide (einschließlich Rutin und Apigenin), cyanogene Glykoside, Alkaloide, Sapanarin.
EIGENSCHAFTEN Schmerzstillend, krampflösend, bitter, kühlend, blutdrucksenkend, beruhigend, herzkräftigend. Entspannt die Blutgefäße.

ANWENDUNG

AUFGUSS 1 Tasse Aufguss (S. 176) aus gleichen Teilen Passionsblume und Himbeerblättern 3-mal tgl. bei Menstruationsschmerzen. Bei Schlaflosigkeit ½–1 Tasse Aufguss aus ½ TL getrockneter Passionsblume in 1 Tasse kochendem Wasser 15 Min. ziehen lassen und nachts trinken. Bei Menstruations- oder Verspannungskopfschmerzen 3-mal tgl. trinken. Reduzierte Dosen bei kindlicher Hyperaktivität.
TINKTUR 2–4 ml (40–80 Tropfen) 3-mal tgl. in Wasser bei nervöser Verspannung, stressbedingtem Bluthochdruck und zur Dämpfung der Anfälle bei Morbus Menière.
FLÜSSIGEXTRAKT Bis 2 ml (40 Tropfen) 2-mal tgl. in Wasser gegen Zahnschmerz und Schmerzen bei Gürtelrose.
TABLETTEN/KAPSELN 1- bis 2-mal 200 mg Tabletten oder Kapseln nachts und morgens bei Angstzuständen, Stress und nervösen Kopfschmerzen.

GEWINNUNG

KULTUR Bevorzugt magere, sandige, leicht saure Böden. Aussaat bei 18–21 °C in Saatschalen im Frühjahr; Umpflanzen in 7-cm-Töpfe und Auspflanzen an den endgültigen Standort im Sommer. Auch Vermehrung durch halb ausgereifte Stecklinge im Sommer ist möglich. Die Pflanze braucht bei uns einen Winterschutz.
SAMMELN Außerhalb des natürlichen Vorkommens kaum anzutreffen. Essbare Früchte im Sommer ernten. Sie eignen sich nur für Konfitüre oder Gelees.
ERNTE Oberirdische Teile während der Blüte oder der Fruchtreife.

WARNHINWEIS Macht eventuell müde.

Plantago lanceolata
SPITZWEGERICH

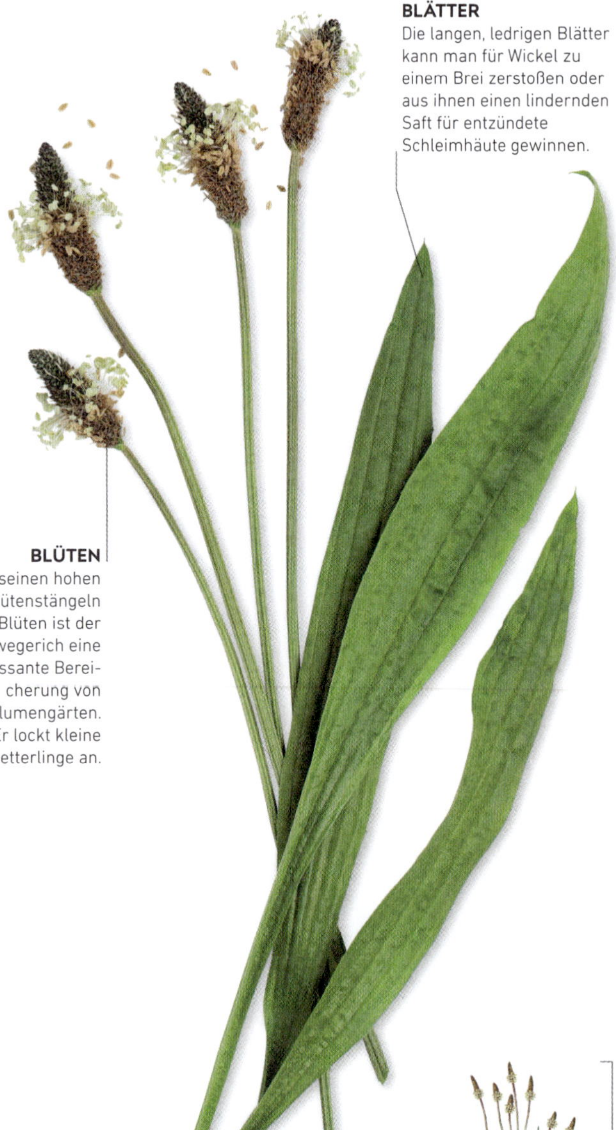

BLÄTTER
Die langen, ledrigen Blätter kann man für Wickel zu einem Brei zerstoßen oder aus ihnen einen lindernden Saft für entzündete Schleimhäute gewinnen.

BLÜTEN
Mit seinen hohen Blütenstängeln und Blüten ist der Spitzwegerich eine interessante Bereicherung von Wildblumengärten. Er lockt kleine Schmetterlinge an.

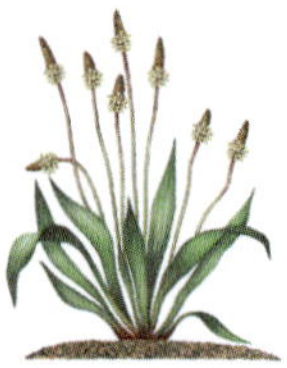

WUCHS
Staude mit langen, gerippten, rosettenbildenden Blättern

Sowohl der Spitzwegerich als auch sein Verwandter, der Breitwegerich (*Plantago major*) gehören zu den häufigsten Unkräutern in Europa. Ob Pflasterritzen oder Hecken, sie sind überall zu finden. Heimisch sind die Pflanzen aber auch in den gemäßigten Zonen Asiens sowie in Nordamerika und Australien, wo sie von Siedlern eingeführt wurden. In der Volksmedizin zählen sie als Notfallkräuter.

VERWENDBAR Blätter.
INHALTSSTOFFE Flavonoide, Iridoide, Schleimstoffe, Tannine, Mineralien.
EIGENSCHAFTEN Entspannend, schleimlösend, antikatarrhalisch, krampflösend, oberflächlich heilend, blutstillend.

ANWENDUNG

TINKTUR 3–5 ml (60 Tropfen–1 TL) 3-mal tgl. bei katarrhalischen oder Verdauungsproblemen einschließlich Gastritis und Reizmagen.
SAFT Aus frischen Blättern Saft gewinnen und in 10-ml-Dosen (2 TL) 3-mal tgl. bei Blasenentzündung, Durchfall und Lungeninfekten einnehmen. Kann auch auf Wunden und Ausschläge aufgetragen werden.
AUFGUSS 1 Tasse Standardaufguss (S. 176) 3-mal tgl. bei katarrhalischen Problemen oder als Gurgelwasser bei Halsweh.
SIRUP 220 g Honig mit 300 ml Standardaufguss mischen und in 5-ml-Dosen (1 TL) bei Halsschmerzen oder Schleimhusten einnehmen.
WICKEL Frische Blätter zu einem Brei zerstoßen und auf schlecht heilende Wunden oder chronische Geschwüre auftragen bzw. frische Blätter auf Insektenstiche legen.

GEWINNUNG

KULTUR Bevorzugt feuchte, karge bis mäßig nährstoffreiche Böden in der Sonne oder im Teilschatten. Sät sich in der Regel als Gartenunkraut selbst aus, doch bekommt man auch Samen von Wildblumenspezialisten. Aussaat im Frühjahr am endgültigen Standort oder in 7-cm-Töpfen im Frühbeet und späteres Umpflanzen. Die Blüten erscheinen meist im zweiten Jahr im Frühjahr bis zu den ersten Frösten. Meist in Wildblumenwiesen-Mischungen mit dabei, sät sich jedoch sehr leicht selbst aus und kann daher lästig werden.
SAMMELN Auf Brachland, in Hecken, an Straßenrändern und auf Grasland verbreitet. Am besten Exemplare in nicht genutzten Winkeln weit weg vom Straßenverkehr sammeln, um eine Schadstoffaufnahme zu vermeiden.
ERNTE Blätter im Sommer sammeln.

Plantago psyllium SCHWARZER FLOHSAME

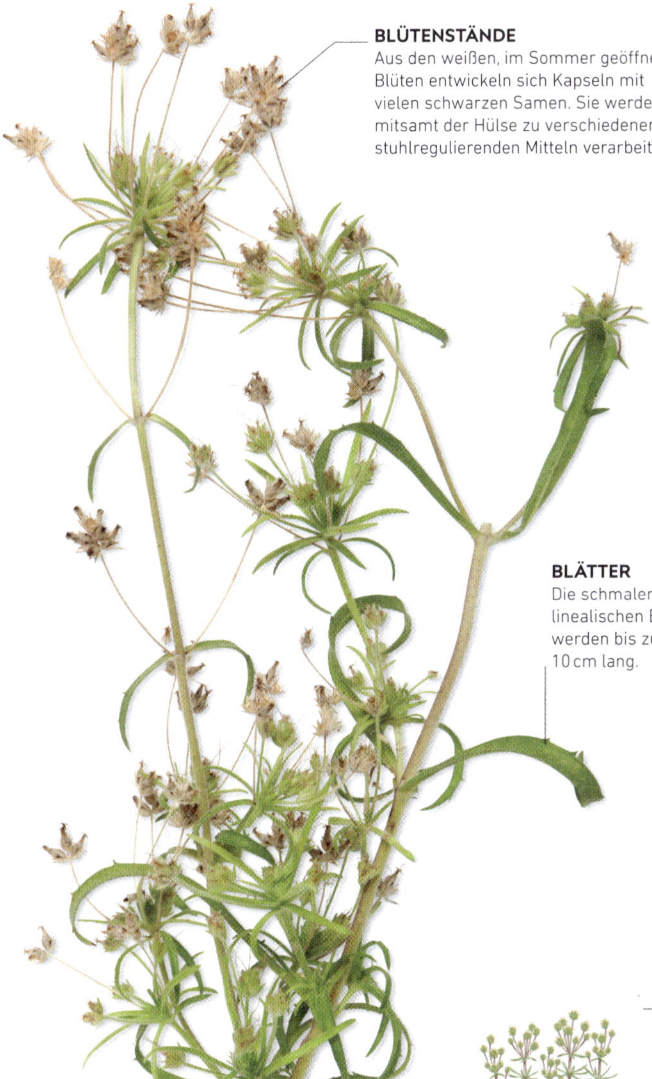

BLÜTENSTÄNDE
Aus den weißen, im Sommer geöffneten Blüten entwickeln sich Kapseln mit vielen schwarzen Samen. Sie werden mitsamt der Hülse zu verschiedenen stuhlregulierenden Mitteln verarbeitet.

BLÄTTER
Die schmalen, linealischen Blätter werden bis zu 10 cm lang.

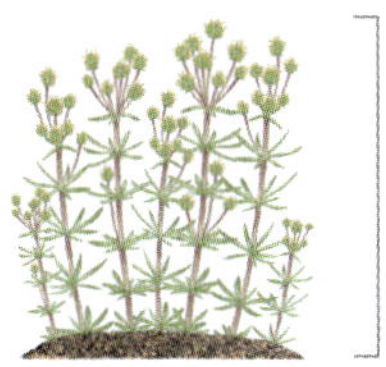

40 cm

WUCHS
Einjährige mit linealischen Blättern und kleinen weißen Blüten. Breite 30 cm.

Nicht nur die Samen von *Plantago psyllium*, sondern auch die Flohsamen des nah verwandten Indischen Flohsamens (*Plantago ovata*) sind in rezeptfreien Arzneimitteln gegen Verstopfung enthalten. Der Schwarze Flohsame stammt aus dem Mittelmeerraum, der Indische ist in Indien und Pakistan beheimatet. Ihre Samen schwellen in Wasser zu einer schleimigen, ballaststoffreichen Masse an.

VERWENDBAR Samen.
INHALTSSTOFFE Schleimstoffe, Fettsäuren (u. a. Linol-, Öl- und Palmitinsäure), Stärke, Vitamine, Mineralien.
EIGENSCHAFTEN Schleimhautschützend, entzündungshemmend. Wirkt gegen Durchfall und als Ballaststoff.

ANWENDUNG

KALTER AUFGUSS 2 gehäufte TL Samen über Nacht in eine Tasse warmes Wasser geben und morgens gegen Verstopfung essen, eventuell gemischt mit Fruchtsaft, Haferbrei oder Joghurt. Danach ein Glas Wasser oder Fruchtsaft trinken.
WICKEL 1 TL Flohsamenschalen mit ½ TL Ulmenrinde mischen, mit etwas Wasser zu einer Paste rühren und bei Verbrennungen oder Abszessen auftragen.
PULVER Die Samenschalen werden meist in Pulverform verkauft: ½ TL in eine Tasse Wasser rühren und 3-mal tgl. bei Durchfall sowie zur Senkung des Cholesterinspiegels trinken.

GEWINNUNG

KULTUR Bevorzugt durchlässige Böden und vollsonnige Plätze. Oberflächenaussaat im Frühjahr in Saatschalen, Keimung in einem Anzuchtkasten bei 15–21 °C und Umpflanzen an den endgültigen Standort im Frühsommer. Blüht rund 60 Tage nach dem Einpflanzen und braucht hohe Temperaturen, um Samen anzusetzen.
SAMMELN Kommt in Südeuropa, Nordafrika und Westasien auf Brachland und trockenem Strauchland vor. Sowohl der Schwarze als auch der Indische Flohsame werden intensiv als Nutzpflanze kultiviert.
ERNTE Reife Samen im Spätsommer oder Frühherbst sammeln.

WARNHINWEIS Immer mit reichlich Wasser einnehmen, angegebene Dosierung nicht überschreiten. Schwarzer Flohsame wird zwar bisweilen bei Reizdarm empfohlen, kann die Symptome aber verschlimmern. Mindestens 1 Std. vor anderen Medikamenten einnehmen.

Platycodon grandiflorus
BALLONBLUME

Das *Shennong Ben Cao Jing* ist Chinas ältestes Kräuterbuch. Sein Verfasser ist mutmaßlich Shennong, der vor rund 5000 Jahren gelebt haben soll. Schon er nennt in seinem Buch die Ballonblume, ein Kraut aus Ostasien. Bis heute wird es in der Traditionellen Chinesischen Medizin bei Atemwegsbeschwerden eingesetzt. Im Westen kennt man es vor allem als Zierpflanze.

KNOSPEN
Die großen Knospen sind ballonartig aufgebläht und öffnen sich zu glockenförmigen Blüten.

BLÜTEN
Neben den üblichen weißen oder blauen Blüten werden gefüllte rosa Sorten als Zierpflanze kultiviert.

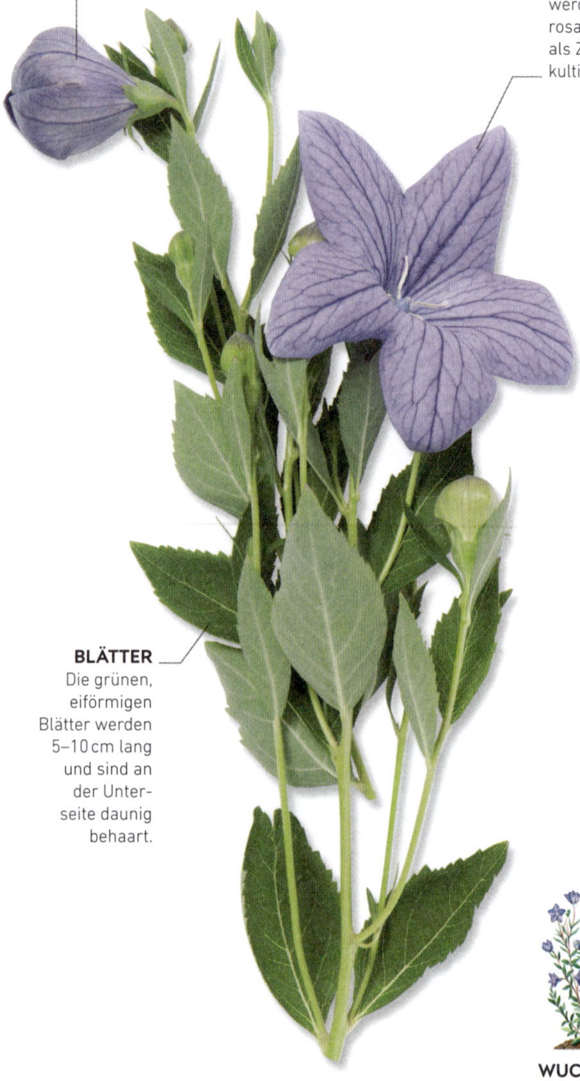

BLÄTTER
Die grünen, eiförmigen Blätter werden 5–10 cm lang und sind an der Unterseite daunig behaart.

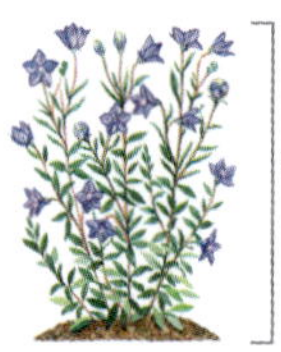

90 cm

WUCHS
Aufrechte, horstbildende Staude. Breite 30 cm.

VERWENDBAR Wurzel.
INHALTSSTOFFE Saponine, Stigmasterin, Inulin, Platycodin.
EIGENSCHAFTEN Antifungal, antibakteriell, schleimlösend, hypoglykämisch, cholesterinsenkend.

ANWENDUNG

ABSUD 1 Tasse Standardabsud (S. 176) der Wurzel 3-mal tgl. gegen schleimigen Husten und Halsschmerzen bei Erkältung.
SIRUP 450 g Zucker oder Honig mit 600 ml abgeseihtem Standardabsud aus der Wurzel mischen, aufkochen und 10 Minuten köcheln lassen. Nach Bedarf in 5–10 ml großen Portionen gegen Bronchitis und anderen schleimigen Husten einnehmen. Falls nach 2–3 Tagen keine Besserung eintritt, ärztliche Hilfe in Anspruch nehmen.
HANDELSÜBLICHE PRÄPARATE Die Ballonblume ist in einer Reihe von Kapseln und Pulvern der Traditionellen Chinesischen Medizin enthalten, darunter *sang ju yin*, einem Absud aus Maulbeerblättern mit Chrysanthemen, der gegen Husten, Bronchitis und frühe Stadien fiebriger Krankheiten eingesetzt wird.
GURGELWASSER 1 Tasse Standardabsud 2- bis 3-mal tgl. zum Gurgeln bei Kehlkopfentzündung und Halsschmerzen.

GEWINNUNG

KULTUR Bevorzugt gut durchlässige Böden in der Sonne oder im Halbschatten. Bildet mit der Zeit ca. 50 cm breite Horste. Aussaat in Saatschalen im Frühjahr oder Frühsommer und Pikieren in 7-cm-Töpfe, sobald die Pflänzchen groß genug dafür sind. Nach einiger Zeit kommen sie an ihren endgültigen Platz im Freiland.
SAMMELN Außerhalb Chinas und Japans kaum in freier Natur anzutreffen, obwohl Kulturpflanzen sich gelegentlich selbst aussäen können.
ERNTE Wurzel älterer Pflanzen im Herbst ausgraben.

WARNHINWEIS Nicht anwenden bei blutigem Auswurf.

Prunella vulgaris
KLEINE BRAUNELLE

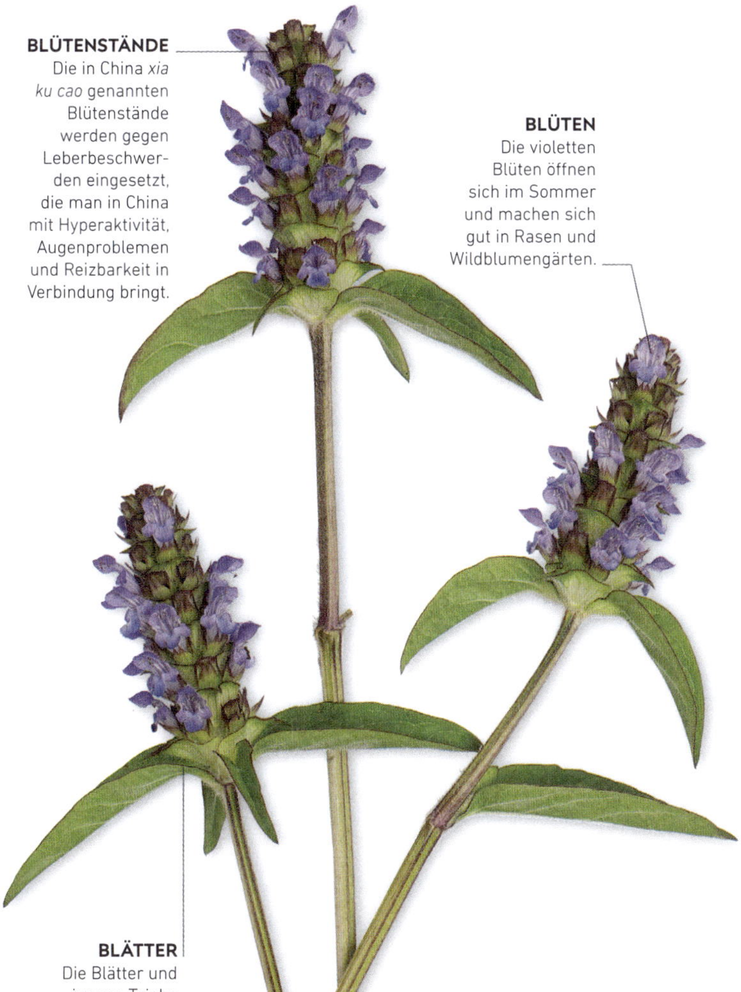
BLÜTENSTÄNDE
Die in China *xia ku cao* genannten Blütenstände werden gegen Leberbeschwerden eingesetzt, die man in China mit Hyperaktivität, Augenproblemen und Reizbarkeit in Verbindung bringt.
BLÜTEN
Die violetten Blüten öffnen sich im Sommer und machen sich gut in Rasen und Wildblumengärten.
BLÄTTER
Die Blätter und jungen Triebe sollten vor der Blüte gesammelt werden, wenn man sie als Wundheilmittel oder zur Linderung starker Monatsblutungen einsetzen möchte.

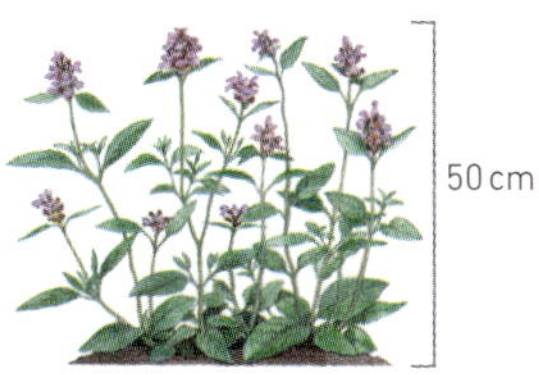
50 cm

WUCHS
Kriechende, meist niedrige Staude.
Breite: unbegrenzt.

Wie bei vielen Pflanzen gibt auch bei der Braunelle der Vulgärname Aufschluss über seine Verwendung: Sie wurde früher gegen »Halsbräune«, Diphtherie, eingesetzt. Mancherorts hieß sie zudem Selbstheil. Tatsächlich wurde sie als Wund- und sogar Allheilmittel geschätzt. In der Traditionellen Chinesischen Medizin kommen die Blüten der in Europa und Asien beheimateten Art bei Leberbeschwerden zum Einsatz.

VERWENDBAR Oberirdische Teile, Blüten.
INHALTSSTOFFE Flavonoide (u. a. Rutin), Vitamin A, B_1, C und K, Fettsäuren, volatiles Öl, Bitterstoffe.
EIGENSCHAFTEN Oberirdische Teile: antibakteriell, blutdrucksenkend, harntreibend, adstringierend, blutstillend, wundheilend. Blütenstände: die Leber anregend, blutdrucksenkend, antibakteriell, fiebersenkend.

ANWENDUNG

TINKTUR Wird am besten aus den frisch gesammelten Blättern und Stängeln angesetzt. 5 ml (1 TL) 3-mal tgl. bei allen Blutungen, auch starken Monatsblutungen oder traumatischen Verletzungen.
MUND-/GURGELWASSER ½ TL getrocknetes Kraut in 1 Tasse kochendes Wasser geben und abkühlen lassen. Bei Zahnfleischbluten und Entzündungen im Mundraum oder zum Gurgeln bei Halsentzündungen.
AUFGUSS Standardaufguss (S. 176) der Blütenstände bei Leberproblemen in Zusammenhang mit Reizbarkeit und Ärger, Übererregbarkeit, Bluthochdruck, Augenproblemen, Kopfschmerzen oder Hyperaktivität bei Kindern (bei der Anwendung bei Kindern einen Naturheilkundler konsultieren). Wird oft mit Chrysanthemenblüten kombiniert, die in der Traditionellen Chinesischen Medizin ebenfalls bei Leberbeschwerden zum Einsatz kommen.
WICKEL Frische Blätter auf saubere Wunde auflegen.
CREME/SALBE Bei blutenden Hämorrhoiden.

GEWINNUNG

KULTUR Bevorzugt feuchte, durchlässige Böden in der Sonne oder im Halbschatten, verträgt jedoch unterschiedlichste Bedingungen. Vermehrung durch Aussaat im Frühbeet im Frühjahr und späteres Umpflanzen oder Wurzelteilung im Frühjahr bzw. Herbst. Sät sich selbst aus und kann invasiv werden.
SAMMELN In Europa und vielen Teilen Asiens sehr verbreitet. Kommt in Grasland, an Straßenrändern und in sonnigen Wiesen vor. Blätter und Triebe im Frühsommer oder Blüten in der zweiten Sommerhälfte sammeln.
ERNTE Im Westen werden die Blätter und jungen Triebe traditionell vor der Blüte geerntet.

Ribes nigrum

SCHWARZE JOHANNISBEERE

Die aus den gemäßigten Regionen Europas und Asiens stammende Schwarze Johannisbeere wird wegen ihres Saftes und als Geschmacksgeber kultiviert. Die Nachfrage nach dem Saft ist so groß, dass man sie in Läden nur selten findet. Daher lohnt es sich, sie selbst zu ziehen. Die Früchte enthalten reichlich Vitamin C, die Blätter kommen vor allem als harntreibendes Mittel zum Einsatz.

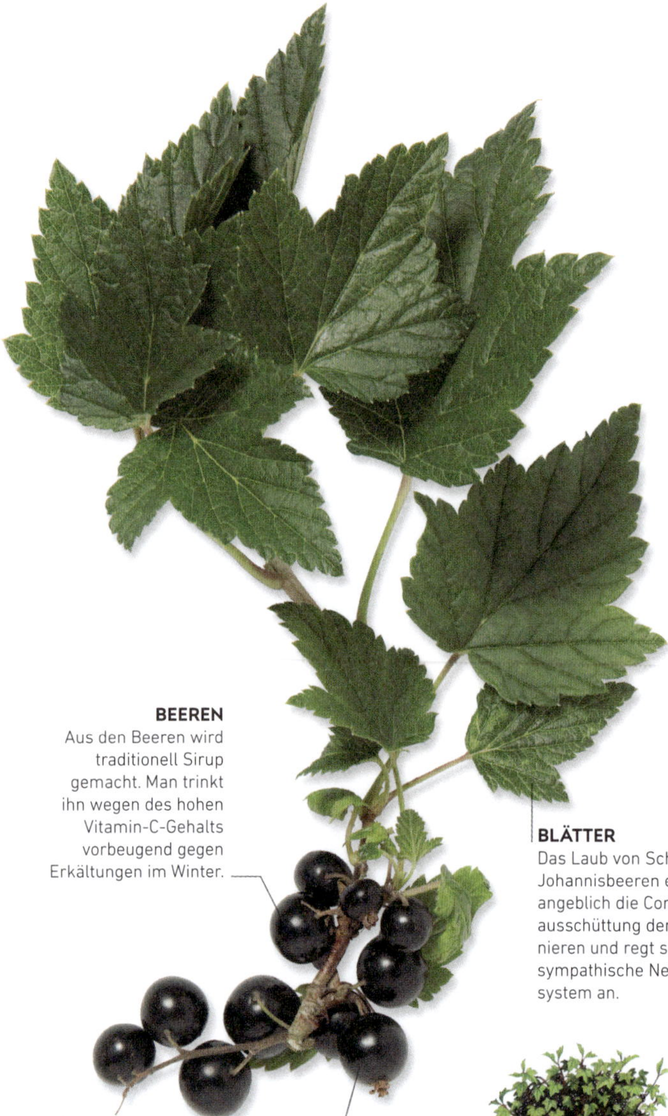
BEEREN
Aus den Beeren wird traditionell Sirup gemacht. Man trinkt ihn wegen des hohen Vitamin-C-Gehalts vorbeugend gegen Erkältungen im Winter.
BLÄTTER
Das Laub von Schwarzen Johannisbeeren erhöht angeblich die Cortisolausschüttung der Nebennieren und regt so das sympathische Nervensystem an.
Ein älterer Busch liefert 5 kg Beeren pro Sommer.

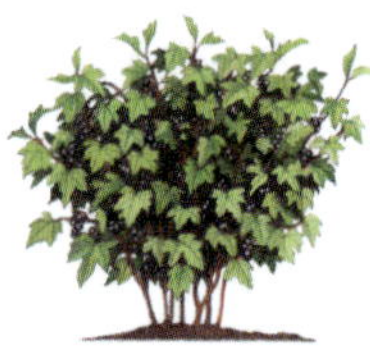
1,5 m

WUCHS
Kleiner laubabwerfender Strauch. Breite etwa 1,5–2 m

VERWENDBAR Blätter, Früchte, Samenöl.
INHALTSSTOFFE Blätter: volatiles Öl, Tannine; Früchte: Flavonoide, Anthocyanoside, Tannine, Vitamin C, Kalium; Samen: essenzielle Fettsäuren einschließlich Gamma-Linolensäure.
EIGENSCHAFTEN Adstringierend, schwach fiebersenkend, harntreibend, antirheumatisch. Die Früchte sind eine gute Vitamin-C-Quelle.

ANWENDUNG

AUFGUSS ½–1 Tasse Standardaufguss (S. 176) der Blätter bei beginnender Erkältung und fiebrigen Infektionen.
SAMENÖL Reich an Gamma-Linolensäure. Das Öl wird im Handel in Kapselform angeboten und ist eine Alternative zu Nachtkerzenöl bei Ekzemen, unregelmäßiger Menstruation, Arthritis usw. Dosierhinweise auf dem Beipackzettel beachten.
SAFT 10 ml (2 TL) 3-mal tgl. – idealerweise frisch gepresst und ungezuckert – bei Durchfall und Verdauungsbeschwerden. Eine gute Vitamin-C-Quelle bei Infektionen wie Grippe oder Lungenentzündung.
GURGEL-/MUNDWASSER 1 Tasse Aufguss aus den Blättern 2- bis 3-mal tgl. bei Halsschmerzen und Mundgeschwüren.
TINKTUR 5 ml (1 TL) Blatttinktur in etwas Wasser gelöst 3-mal tgl. zur Ausscheidung von Flüssigkeit bei Bluthochdruck.

GEWINNUNG

KULTUR Bevorzugt volle Sonne und nährstoffreiche, durchlässige Böden, verträgt aber auch andere Bedingungen. Vermehrung meist durch Steckhölzer im Herbst. Jungpflanze umtopfen, bis sie gut eingewachsen ist, und vom Frühwinter bis Mitte März an den endgültigen Standort setzen. Büsche 5 cm tiefer pflanzen als im Topf, sodass sie Triebe unterhalb der Oberfläche bilden. Regelmäßig wässern und jäten.
SAMMELN In Europa selten wild anzutreffen, kann aber in Hecken wachsen.
ERNTE Beeren im Hochsommer lesen, wenn sie reif sind. Blätter während der gesamten Wachstumssaison abzupfen.

Rosa canina HUNDSROSE

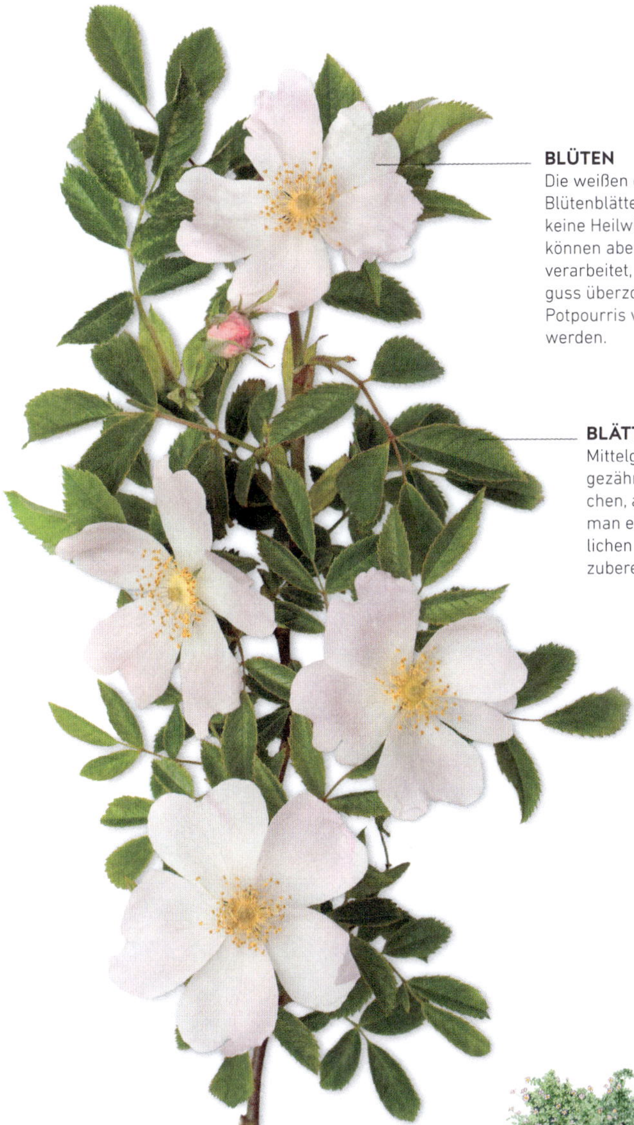

BLÜTEN
Die weißen oder rosa Blütenblätter haben keine Heilwirkung, können aber zu Gelee verarbeitet, mit Zuckerguss überzogen oder in Potpourris verwendet werden.

BLÄTTER
Mittelgrüne, gezähnte Blättchen, aus denen man einen köstlichen Kräutertee zubereiten kann.

TRIEB
Wüchsige überhängende oder kletternde Triebe mit kräftigen, nach unten zeigenden Stacheln

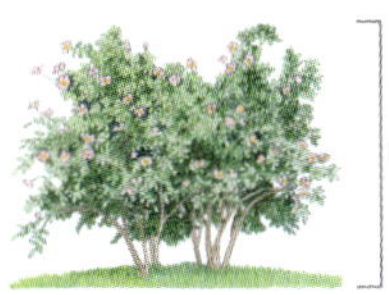

5,5 m

WUCHS
Wüchsiger, sommergrüner Strauch. Breite 3 m.

Ursprünglich kam die Hundsrose nur in Europa, Westasien und Nordwestafrika vor, inzwischen aber ist sie bis nach Nordamerika und Neuseeland ausgewandert, wo sie allerdings als invasives Unkraut gilt. Ihren ungewöhnlichen Namen hat sie bekommen, weil die Römer ihre Wurzel fälschlicherweise für ein Heilmittel gegen Tollwut hielten. Die Hagebutten enthalten viel Vitamin C.

VERWENDBAR Früchte (Hagebutten), Laub.
INHALTSSTOFFE Vitamine (A, B_1, B_2, B_3, C und K), Flavonoide, Tannine, Polyphenole, Karotinoide, volatiles Öl.
EIGENSCHAFTEN Nahrhaft, adstringierend, harntreibend, entzündungshemmend.

ANWENDUNG

SIRUP Beliebte Nahrungsergänzung für Kleinkinder. Wird auch als Geschmacksgeber für weitere Arzneipräparate verwendet und Hustensirup hinzugefügt. 230 g Honig auf 300 ml eines kräftigen Hagebuttenabsuds geben (Standardabsud, S. 176, leicht köcheln lassen, bis die Hälfte verdampft ist, und durch ein feines Sieb oder Tuch sieben, um die Samenhaare zu entfernen). In 5-ml-Portionen (1 TL) einnehmen.
TINKTUR Bis zu 5 ml (1 TL) Hagebuttentinktur 3-mal tgl. bei Durchfall, Gastritis und kolikartigen Schmerzen einnehmen. Schwach harntreibend.
FRISCHE HAGEBUTTEN Die reifen Hagebutten können als Nahrungsergänzung gegessen werden (Samen vorher entfernen). Früher wurden sie für Obstkuchen verwendet oder zu Gelees eingemacht, oft zusammen mit Äpfeln.
AUFGUSS Früher als Ersatz für schwarzen Tee verwendet. Rosenblätter liefern einen wohlschmeckenden Kräutertee.

GEWINNUNG

KULTUR Vermehrung meist durch Stecklinge im Sommer. Sät sich nach dem Einwachsen leicht selbst aus. Von Hobbygärtnern oft als Unkraut betrachtet, weil sie rasch wächst und wuchern kann. Gedeiht in allen durchlässigen, feuchten Böden in der Sonne oder im Halbschatten, verträgt jedoch Küstenbedingungen nicht sonderlich gut. Oft Bestandteil von Mischhecken.
SAMMELN Kommt in Hecken, an Straßenrändern und auf Brachland vor. Hagebutten am besten im Spätherbst sammeln, wenn sie von den Zweigen fallen, da sie vorher zu hart sind und gekocht werden müssen.
ERNTE Leuchtend rote Hagebutten im Herbst, Blätter für Tee während der Saison, Blütenblätter im Sommer für Konfitüre und Gelee sammeln.

Rosa × damascena

PORTLAND-ROSE

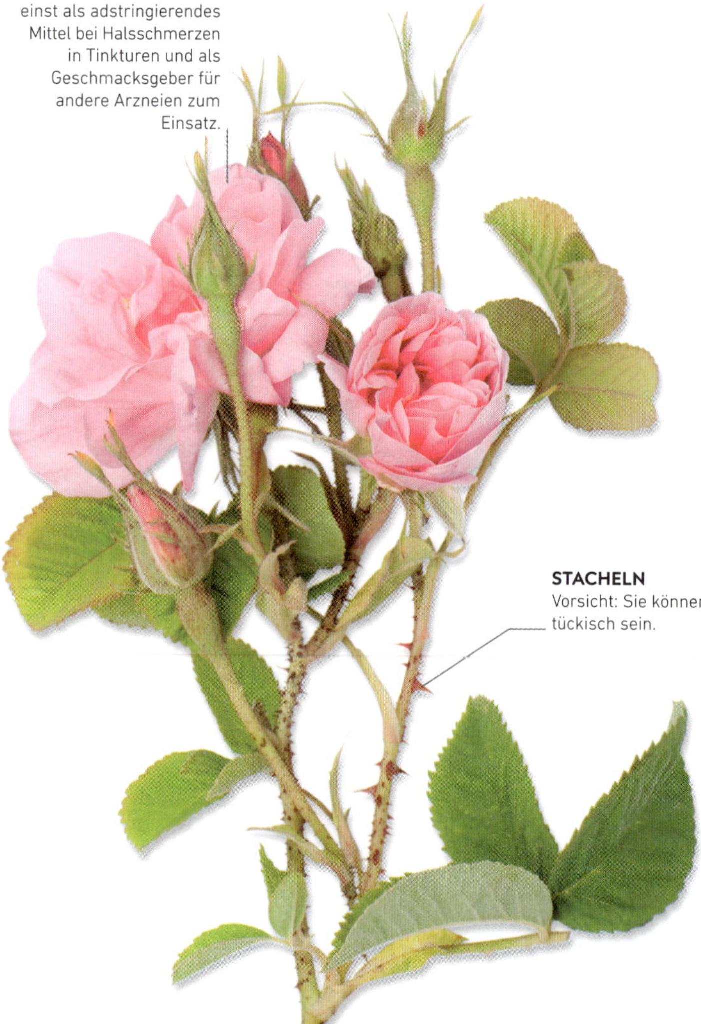

BLÜTEN
Die Blütenblätter kamen einst als adstringierendes Mittel bei Halsschmerzen in Tinkturen und als Geschmacksgeber für andere Arzneien zum Einsatz.

STACHELN
Vorsicht: Sie können tückisch sein.

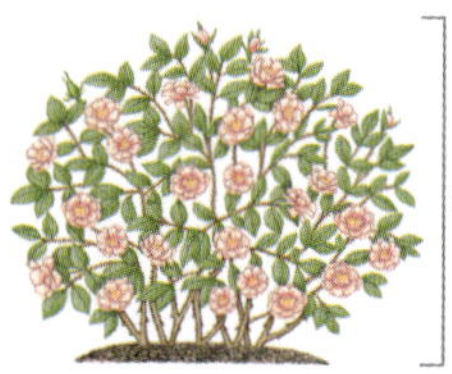

2,2 m

WUCHS
Sommergrüner, ausladender Strauch. Breite 1,5 m.

Portland-Rosen stammen aus dem Nahen Osten und gelangten im 13. Jahrhundert nach Europa. Vermutlich entstanden sie aus der Essig-Rose (*Rosa gallica*) und der Moschus-Rose (*Rosa moschata*). Die Blüten sind rosa bis hellrot. Aus der Pflanze extrahiert man durch Dampfdestillation Rosenöl. Es wird vor allem in Bulgarien und der Türkei hergestellt.

VERWENDBAR Blüten, ätherisches Öl, Rosen-Hydrolat.
INHALTSSTOFFE Geraniol, Nerol, Citronellol, Geraniumsäure (Rosenöl enthält rund 300 chemische Stoffe, von denen bislang erst 100 identifiziert sind).
EIGENSCHAFTEN Beruhigend, antidepressiv, entzündungshemmend, cholesterinsenkend, adstringierend.

ANWENDUNG

MASSAGEÖL 1 Tropfen Rosenöl auf 5 ml (1 TL) Mandelöl bei Stress und Erschöpfung in Schläfen und Nacken einmassieren.
BADEZUSATZ 2 Tropfen Rosenöl bei Niedergeschlagenheit, Sorgen oder Schlaflosigkeit in das Badewasser geben.
CREME Aus den Blütenblättern oder durch Hinzufügen einiger Tropfen Rosenöl zu einer Basiscreme zubereiten. Bei trockener oder entzündeter Haut.
LOTION Rosenwasser – ein Abfallprodukt der Dampfdestillation von Rosen (Hydrolat) – kann als Basis für verschiedene Lotionen verwendet werden: mit 10 % Frauenmanteltinktur gemischt gegen Vaginaljuckreiz oder als 1:1-Mischung mit Zaubernussdestillat als kühlende Lotion bei Pickeln oder Akne.
TINKTUR 1–2 ml (20–40 Tropfen) einer Tinktur aus den Blütenblättern bei nervösen Beschwerden, Verdauungsproblemen oder zur Senkung des Cholesterinspiegels.

GEWINNUNG

KULTUR Bevorzugt nährstoffreiche, feuchte, aber durchlässige Böden und braucht in der Wachstumsphase mindestens 5 Std. Sonne tgl. Verträgt gemäßigtes bis subtropisches Klima. Vermehrung meist durch Steckhölzer im Herbst.
SAMMELN Gelegentlich wild anzutreffen, meist aber Bestandteil von Hecken.
ERNTE Blüten im Sommer sammeln.

WARNHINWEIS Nicht für Schwangere geeignet. Ätherische Öle nicht ohne ärztliche Aufsicht innerlich anwenden. Rosenöl ist oft gepanscht, daher nur aus vertrauenswürdiger Quelle kaufen.

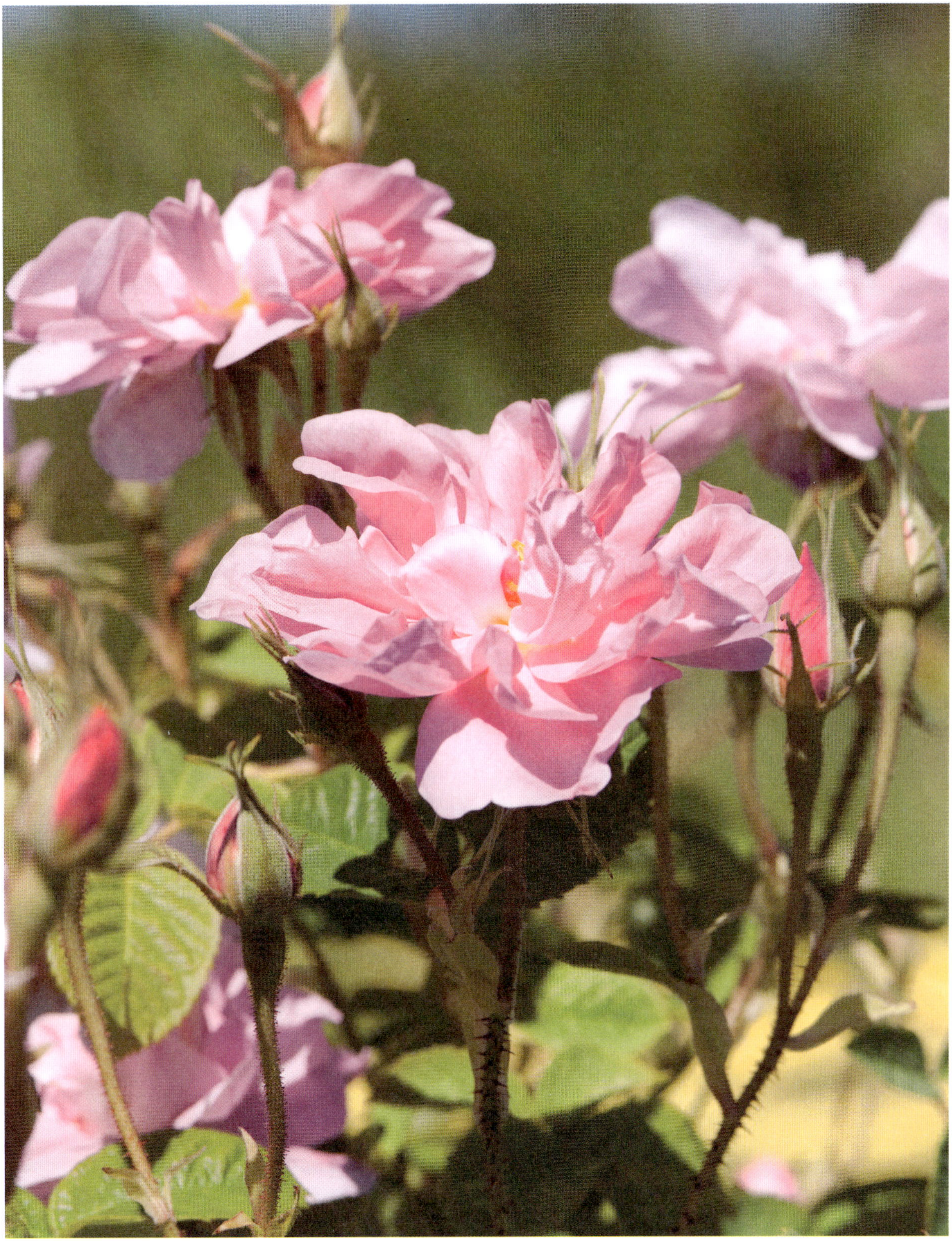

Rosmarinus officinalis
ROSMARIN

Einst kam Rosmarin nur in trockenen Küstenstrichen am Mittelmeer vor, inzwischen aber wird er weltweit kultiviert und als Küchenkraut ebenso geschätzt wie als Quelle ätherischer Öle. In der Heilkunst setzt man ihn in erster Linie als anregendes, kräftigendes, verdauungsförderndes Tonikum ein, während das Öl gegen arthritische Schmerzen und als Duftstoff zum Einsatz kommt.

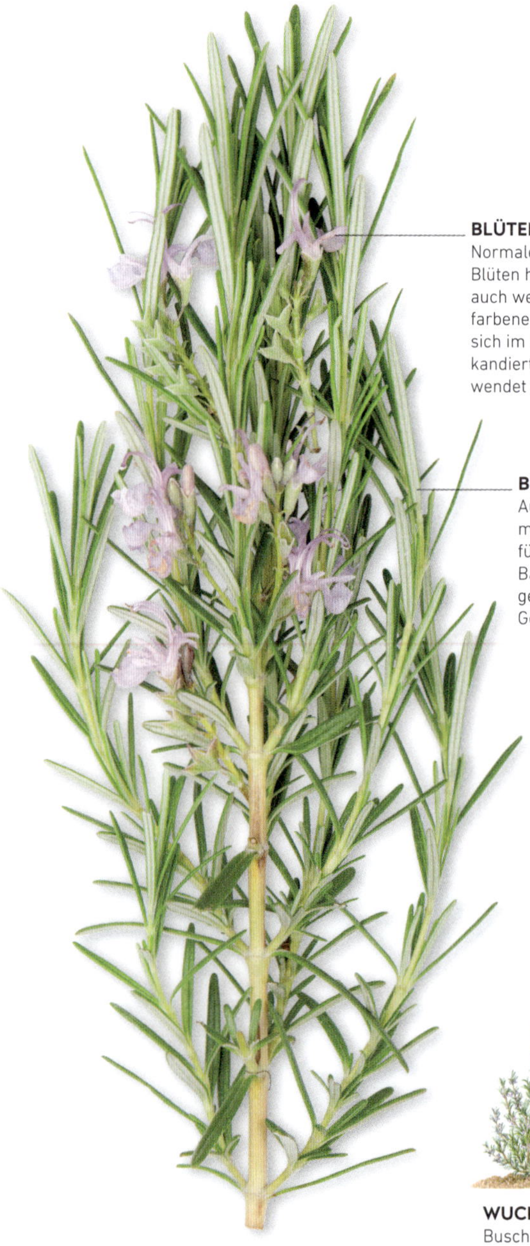

BLÜTEN
Normalerweise sind die Blüten hellblau, doch es gibt auch weiße bis kirschrosafarbene Sorten. Sie öffnen sich im Frühjahr und können kandiert für Kuchen verwendet werden.

BLÄTTER
Aus den Blättern kann man einen Ölauszug für die Küche oder als Basis für eine Salbe gegen schmerzende Gelenke erzeugen.

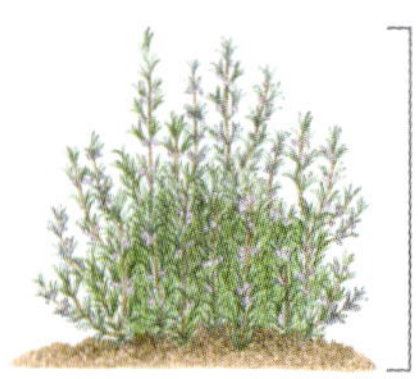

2 m

WUCHS
Buschiger, immergrüner, aufrechter Strauch. Breite 1,5 m.

VERWENDBAR Blätter, Blüten, ätherisches Öl.
INHALTSSTOFFE Volatiles Öl (einschließlich Borneol, Camphen, Cineol), Flavonoide, Rosmarinsäure, Tannine.
EIGENSCHAFTEN Adstringierend, nervenstärkend, karminativ, antiseptisch, schweißtreibend, antidepressiv, kreislaufanregend, krampflösend, galletreibend, harntreibend.
ÄTHERISCHES ÖL Äußerlich hautrötend, schmerzstillend.

ANWENDUNG

AUFGUSS Ein Standardaufguss (S. 176) kann unangenehm schmecken, daher in größerer Verdünnung bereiten. 1 Tasse bei Müdigkeit und Kopfschmerzen oder nach den Mahlzeiten zur Verdauungsförderung.
HAARSPÜLUNG Standardaufguss – geseiht – als Schlussspülung bei Schuppen.
INHALATION 1 Tropfen ätherisches Öl, auf Gewebe geträufelt und inhaliert, regt das Gehirn an und verbessert die Konzentration.
TINKTUR Bis 2,5 ml (50 Tropfen) 3-mal tgl. bei Müdigkeit und nervöser Erschöpfung; mit der gleichen Menge Wildhafer oder Baldriantinktur gegen Depressionen.
MASSAGEÖL ¼ ml (5 Tropfen) ätherisches Öl mit 15 ml (1 EL) Mandelöl mischen und damit schmerzende Gelenke und Muskeln einreiben. Bei Verspannungskopfschmerzen in die Schläfen massieren.
KOMPRESSE 1 Tasse heißer Aufguss für eine Kompresse gegen Verstauchungen. Am besten wirkt sehr heißer Aufguss in 2- bis 3-minütigem Wechsel mit einem Eisbeutel.

GEWINNUNG

KULTUR Vermehrung durch Samen, Sorten müssen aus halb ausgereiften Stecklingen vermehrt werden. Braucht bei uns einen Winterschutz.
SAMMELN Kommt in Gestrüpp und offenen Wäldern am Mittelmeer vor.
ERNTE Im Frühjahr und Sommer.

WARNHINWEIS Keine therapeutischen Dosen bei Schwangeren.

Rubus idaeus
HIMBEERE

Das beliebte Sommerobst stammt aus Europa, Asien und Nordamerika und wächst mindestens schon seit dem 16. Jahrhundert in Küchengärten. Aus den Blättern gießt man einen Tee auf, der den Unterleib für die Geburt stärken soll, während die Früchte zu Essig für Salatdressings oder als Zusatz zu Hustensäften verarbeitet werden.

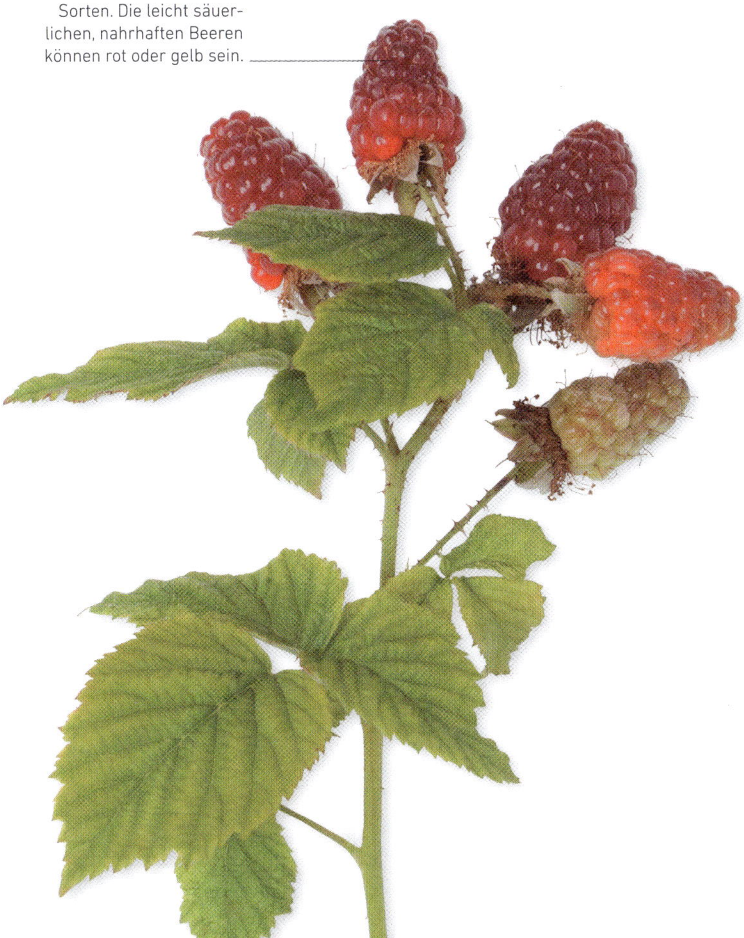

FRÜCHTE
Es gibt im Sommer und im Herbst fruchtende Sorten. Die leicht säuerlichen, nahrhaften Beeren können rot oder gelb sein.

BLÄTTER
Die Blätter helfen gegen menstruelle Krämpfe und stärken den Unterleib für die Geburt. Man sammelt sie im Frühsommer.

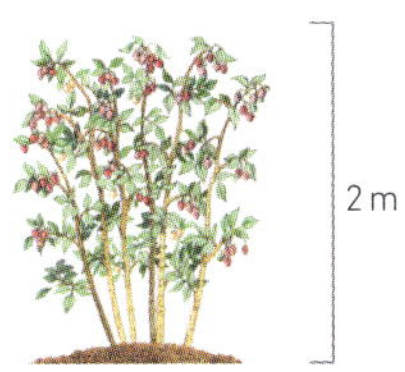

WUCHS
Sommergrüner Strauch mit stacheligen, holzigen Trieben. Breite 1–2 m.

VERWENDBAR Blätter, Früchte.
INHALTSSTOFFE Blätter: Fragarin (kräftigt die Gebärmutter), Tannine, Polypeptide; Beeren: Vitamine A, B, C und E, Zucker, Fruchtsäuren, Pektin.
EIGENSCHAFTEN Adstringierend, anregend, verdauungsfördernd, harntreibend, abführend. Bereitet den Unterleib auf die Geburt vor und erhöht die Urinmenge.

ANWENDUNG

AUFGUSS 1 Tasse Standardaufguss (S. 176) der Blätter tgl. im letzten Schwangerschaftsmonat kräftigt den Unterleib für die Geburt; auch während der Geburt trinken. 1 Tasse 3-mal tgl. bei schmerzhafter oder starker Menstruation.
TINKTUR 3–5 ml (1 TL) Tinktur 3-mal tgl. bei leichtem Durchfall oder 100 ml warmes Wasser hinzufügen und als Wundbad bei Krampfadern oder Hautentzündungen verwenden. 2–5 Tropfen in gekochtem und gekühltem Wasser als Augenbad bei Bindehaut- und anderen Augenentzündungen.
MUND-/GURGELWASSER 1 Tasse Aufguss bei Mundgeschwüren und Halsweh.
SAFT 10 ml (2 TL) Saft aus den zerdrückten Beeren 3- bis 4-mal tgl. als kühlendes Mittel bei schwachem Fieber.

GEWINNUNG

KULTUR Bevorzugt feuchte, leicht saure Böden. Vermehrung durch bewurzelte Ausläufer, Wurzelteilung oder Stecklinge; im Winter oder zeitigen Frühjahr auspflanzen. Ruten nach dem Pflanzen auf 25 cm zurückstutzen. Fruchtruten nach der Ernte komplett abschneiden und junge Ruten für die nächste Ernte auswählen und stützen.
SAMMELN Auf Strauch- und Brachland. Blätter in der ersten Sommerhälfte, Beeren bei Reife sammeln.
ERNTE Beeren im Sommer und Herbst, Blätter im Frühsommer ernten.

WARNHINWEIS Therapeutische Dosen der Blätter nur im letzten Schwangerschaftsmonat nach Rücksprache mit Arzt oder Hebamme anwenden.

Rumex crispus
KRAUSER AMPFER

In ganz Europa und Afrika kann man dem Krausen Ampfer häufig an Wegen und als Gartenunkraut begegnen. Seine angestammten Lebensräume sind strauchiges Brachland und Wiesenränder. Heute wird er vor allem als Detox-Kraut und mild abführendes Mittel eingesetzt. Oft kommt er in Kombination mit anderen Heilpflanzen wie der Großen Klette bei der Behandlung chronischer Hautprobleme zur Anwendung.

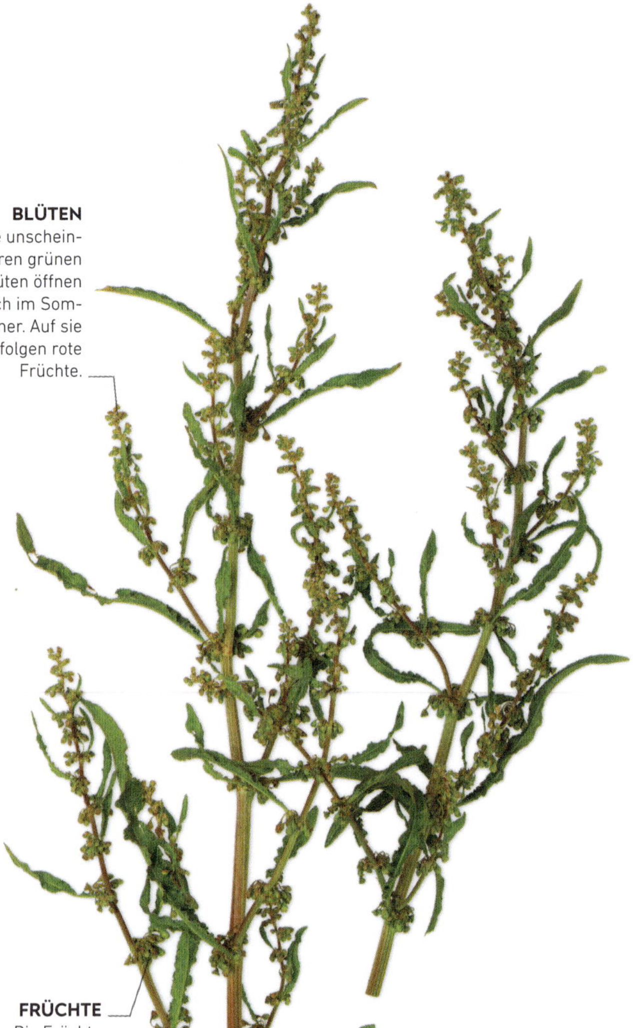

BLÜTEN Die unscheinbaren grünen Blüten öffnen sich im Sommer. Auf sie folgen rote Früchte.

FRÜCHTE Die Früchte wurden früher gegen Durchfall und Magenverstimmungen verabreicht. Davon ist man inzwischen abgekommen.

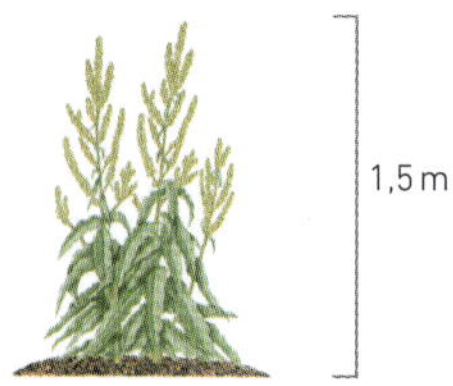

WUCHS Aufrechte Staude mit robustem Wurzelstock. Breite 45–90 cm.

VERWENDBAR Wurzel.
INHALTSSTOFFE Anthrachinone (einschl. Emodin und Chrysophanol), Gerbstoffe, Oxalate, volatiles Öl.
EIGENSCHAFTEN Reinigt das Blut und das lymphatische System, Bittertonikum, stimuliert den Gallenfluss, abführend.

ANWENDUNG

ABSUD ½–1 Tasse eines Absuds aus 15 g Wurzel auf 550 ml Wasser, den man 20 Minuten köcheln lässt, 3-mal tgl. bei leichter Verstopfung oder zur Anregung des Gallenflusses, um die Verdauung zu fördern und Gifte aus dem System zu spülen
TINKTUR 1–2 ml (20–40 Tropfen) Tinktur 3-mal tgl. als Detox-Kur bei juckenden Hautausschlägen und Ekzemen, Furunkeln, Akne, Gürtelrose, Rheuma und Osteoarthritis.
MUNDWASSER ½ Tasse Absud (wie oben angesetzt), mit gleicher Menge warmem Wasser verdünnt, 2- bis 3-mal tgl. bei Mundgeschwüren.
HOMÖOPATHISCHES EXTRAKT In der Homöopathie wird Krauser Ampfer gegen Husten, Halsentzündungen und Heiserkeit, verschlimmert durch kalte Luft und feuchte Witterung, eingesetzt. 1–2 Globuli bis zu 3-mal tgl. einnehmen.

GEWINNUNG

KULTUR Die Staude sät sich sehr stark selbst aus und wird deshalb kaum in Gärten kultiviert. Bei Bedarf kann man das Saatgut im Herbst an Wildhecken sammeln. Krauser Ampfer ist nach dem Einwachsen wegen der hartnäckigen Wurzel nur schwer wieder loszuwerden. Er verträgt alle Böden und Sonne wie Schatten.
SAMMELN Die langen Wurzeln lassen sich manchmal nur schwer ausgraben, falls der Boden vorher nicht gut eingeweicht wurde. Im Herbst sammeln.
ERNTE Wurzeln im Herbst ausgraben, gut waschen, hacken und trocknen.

WARNHINWEIS Nicht für Schwangere und Stillende. Nur bei gelegentlicher Verstopfung, bei chronischer Verstopfung Naturheilkundler konsultieren.

Salix alba

SILBERWEIDE

Die in den gemäßigten oder kalten Regionen der nördlichen Halbkugel beheimatete Silberweide wurde früher als kühlende, befeuchtende Heilpflanze eingestuft, weil sie in Wassernähe wuchs. 1828 isolierte der bayerische Apotheker Johann Buchner (1783–1852) aus ihrer Rinde bittere Kristalle, die er Salicin nannte. Salicin wurde 1899 von Bayer als Aspirin synthetisiert.

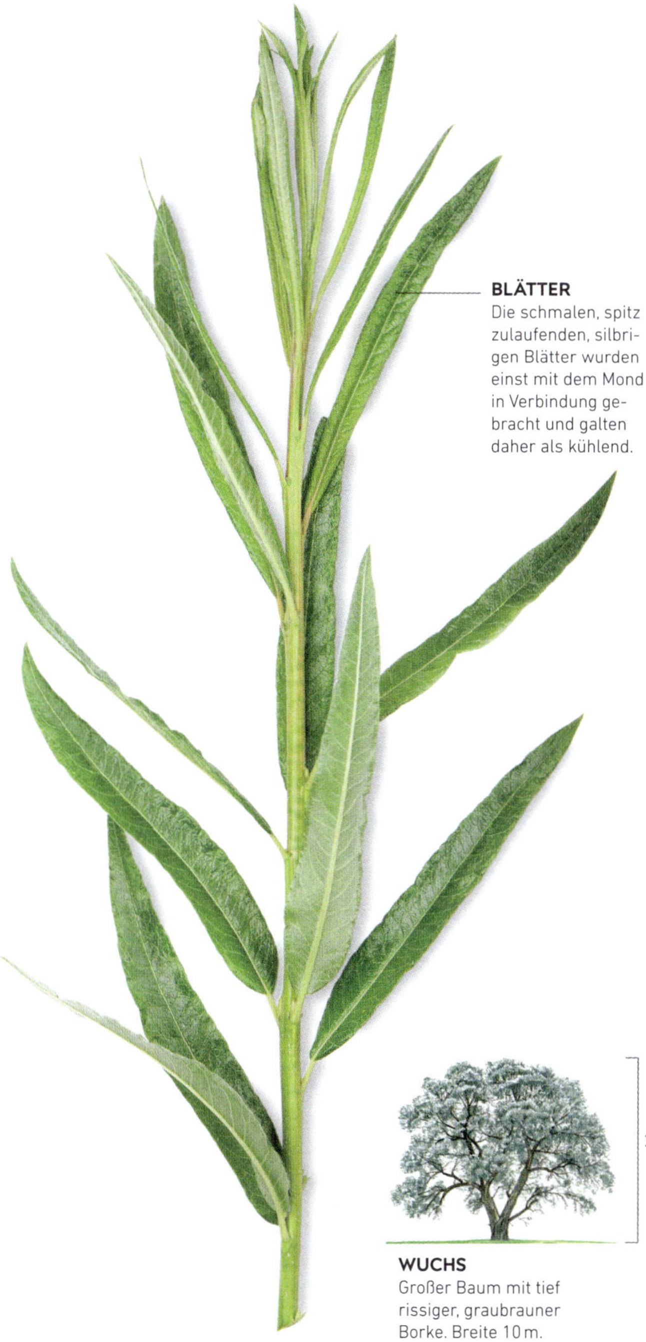

BLÄTTER
Die schmalen, spitz zulaufenden, silbrigen Blätter wurden einst mit dem Mond in Verbindung gebracht und galten daher als kühlend.

WUCHS
Großer Baum mit tief rissiger, graubrauner Borke. Breite 10 m.

VERWENDBAR Rinde, Blätter.
INHALTSSTOFFE Salicin, Salicylsäure, Gerbstoffe, Flavonoide.
EIGENSCHAFTEN Antirheumatisch, entzündungshemmend, fiebersenkend, schweißhemmend, schmerzstillend, antiseptisch, adstringierend, als Bitter verdauungsfördernd.

ANWENDUNG

FLÜSSIGEXTRAKT 1–2 ml (20–40 Tropfen) Rindenextrakt 3-mal tgl. in Wasser bei rheumatischen Beschwerden, Hexenschuss, Ischias und Neuralgien. Mit gleicher Menge Rosmarintinktur bei Kopfschmerz.
TINKTUR 5–10 ml (1–2 TL) Rindentinktur (S. 177) 3-mal tgl. bei Fieber; lässt sich mit anderen Heilpflanzen wie Durchwachsenem Wasserdost (*Eupatorium perfoliatum*) oder Holunderblüten kombinieren. 20–40 Tropfen können Heilmitteln gegen Wechseljahresbeschwerden hinzugefügt werden, um Nachtschweiß und Hitzewallungen zu lindern.
ABSUD 1 Tasse Standardabsud (S. 176) der Rinde 3-mal tgl. bei fiebrigen Erkältungen, Kopfschmerzen oder als Bestandteil einer Behandlung arthritischer Beschwerden mit Kräutern wie Johanniskraut und Schneeball.
AUFGUSS 1 Tasse Standardaufguss (S. 176) der Blätter nach der Mahlzeit gegen Verdauungsbeschwerden.

GEWINNUNG

KULTUR Bevorzugt feuchte, aber durchlässige Böden. Vermehrung durch halbreife Stecklinge im Sommer oder Steckhölzer im Winter, aber auch durch Aussaat.
SAMMELN Wächst oft an den Rändern von Gewässern wie Flüssen und Kanälen. Die Blätter wurden früher im Sommer gesammelt und in Aufgüssen gegen Fieber, bei kolikartigen Schmerzen oder Verdauungsproblemen eingesetzt, werden heute aber nicht mehr gewerblich gewonnen. Von Wildbäumen sollte man keine Rinde abschälen.
ERNTEN Rinde im Frühjahr von 2- bis 5-jährigen Kopfweiden abziehen.

WARNHINWEIS Nicht bei Aspirin- bzw. Salicylatunverträglichkeit. Für Schwangere ungeeignet.

Salvia officinalis

SALBEI

Salvia officinalis hat seinen Ursprung im Mittelmeerraum und ist ein bekanntes Küchen- und Arzneikraut. Zum Einsatz kommt es meist bei Verdauungs- und Wechseljahresbeschwerden, vor allem Hitzewallungen. Zudem gilt es von jeher als lebensverlängerndes Kraut. Tatsächlich haben moderne Studien gezeigt, dass es den Fortschritt der Alzheimer-Krankheit verlangsamen kann.

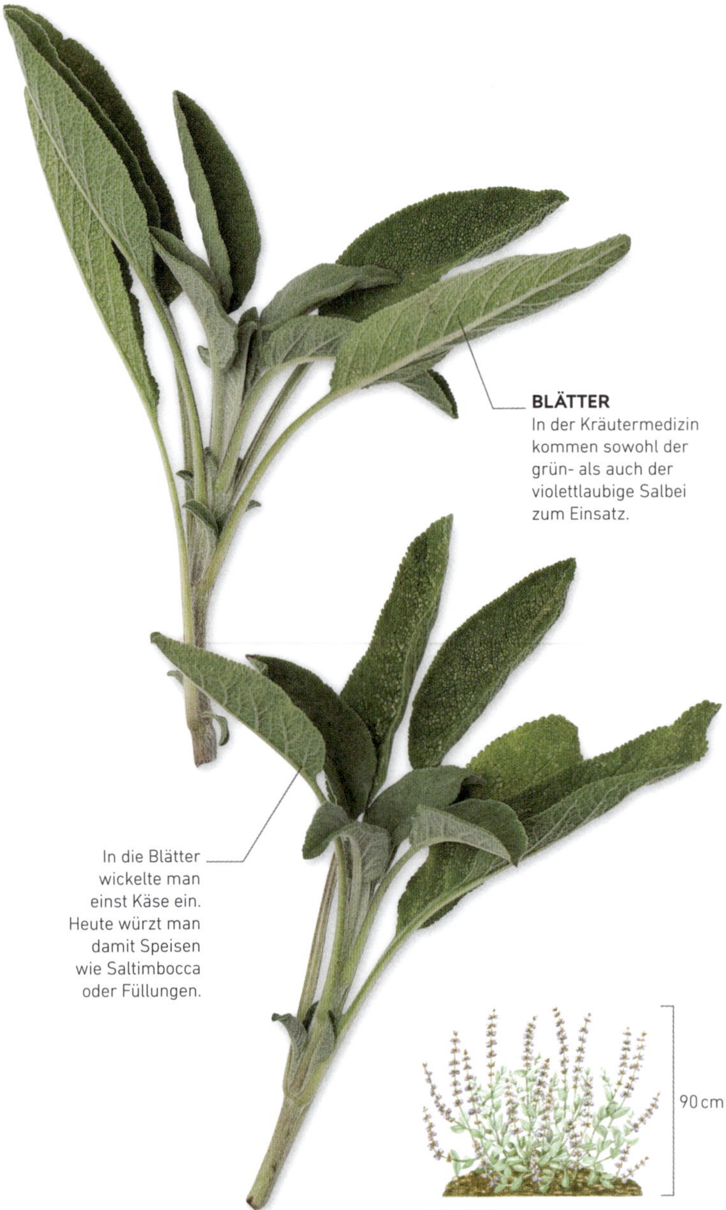

BLÄTTER In der Kräutermedizin kommen sowohl der grün- als auch der violettlaubige Salbei zum Einsatz.

In die Blätter wickelte man einst Käse ein. Heute würzt man damit Speisen wie Saltimbocca oder Füllungen.

WUCHS Strauchige, immergrüne Staude mit meist blauen Blüten im Frühsommer. Breite 1 m.

VERWENDBAR Blätter, ätherisches Öl.
INHALTSSTOFFE Volatiles Öl (einschließlich Thujon, Linalool und Borneol), diterpene Bitterstoffe, Tannine, Flavonoide, östrogene Substanzen.
EIGENSCHAFTEN Karminativ, krampflösend, adstringierend, schweiß-, speichel- und milchreduzierend, antiseptisch. Regt die Gebärmutter und den Gallenfluss an.

ANWENDUNG

AUFGUSS 1 Tasse Standardaufguss (S. 176) der Blätter 3-mal tgl. bei Durchfall, zur Verbesserung der Verdauung bei Schwäche oder zur Linderung von Wechseljahresbeschwerden einschließlich Nachtschweiß. Auch unterstützend beim Abstillen.
GURGEL-/MUNDWASSER 1 Tasse Standardaufguss der Blätter als Gurgelwasser bei Halsschmerzen, Mandelentzündung oder als Mundwasser bei Mundgeschwüren, Zahnfleischentzündung usw.
TINKTUR 1–2 ml (20–40 Tropfen) Tinktur 3-mal tgl. bei Wechseljahresbeschwerden oder zur Kräftigung der Verdauung.
HAARSPÜLUNG 500 ml Standardaufguss als Spülung nach dem Haarewaschen gegen Schuppen oder zur Farbauffrischung bei ergrauendem Haar.
CREME/SALBE/LOTION In vielen Teilen Europas Hausmittel zur Behandlung von Schnittverletzungen und Abschürfungen.

GEWINNUNG

KULTUR Bevorzugt neutrale bis alkalische Böden und Sonne. Aussaat im Frühjahr oder Sommer und Auspflanzung im darauffolgenden Jahr; alternativ Stecklingsvermehrung im Sommer. Vor dem Austrieb und nach der Blüte schneiden. Bei uns ist ein Winterschutz zu empfehlen.
SAMMELN Wächst wild an trockenen, sonnigen Hängen in gemäßigten Regionen.
ERNTE Vor der Blüte im Sommer, Blätter für die Küche ganzjährig ernten.

WARNHINWEIS Sollte wegen des Thujongehalts von Epileptikern nicht hoch dosiert verzehrt werden. Keine therapeutische Dosierung für Schwangere.

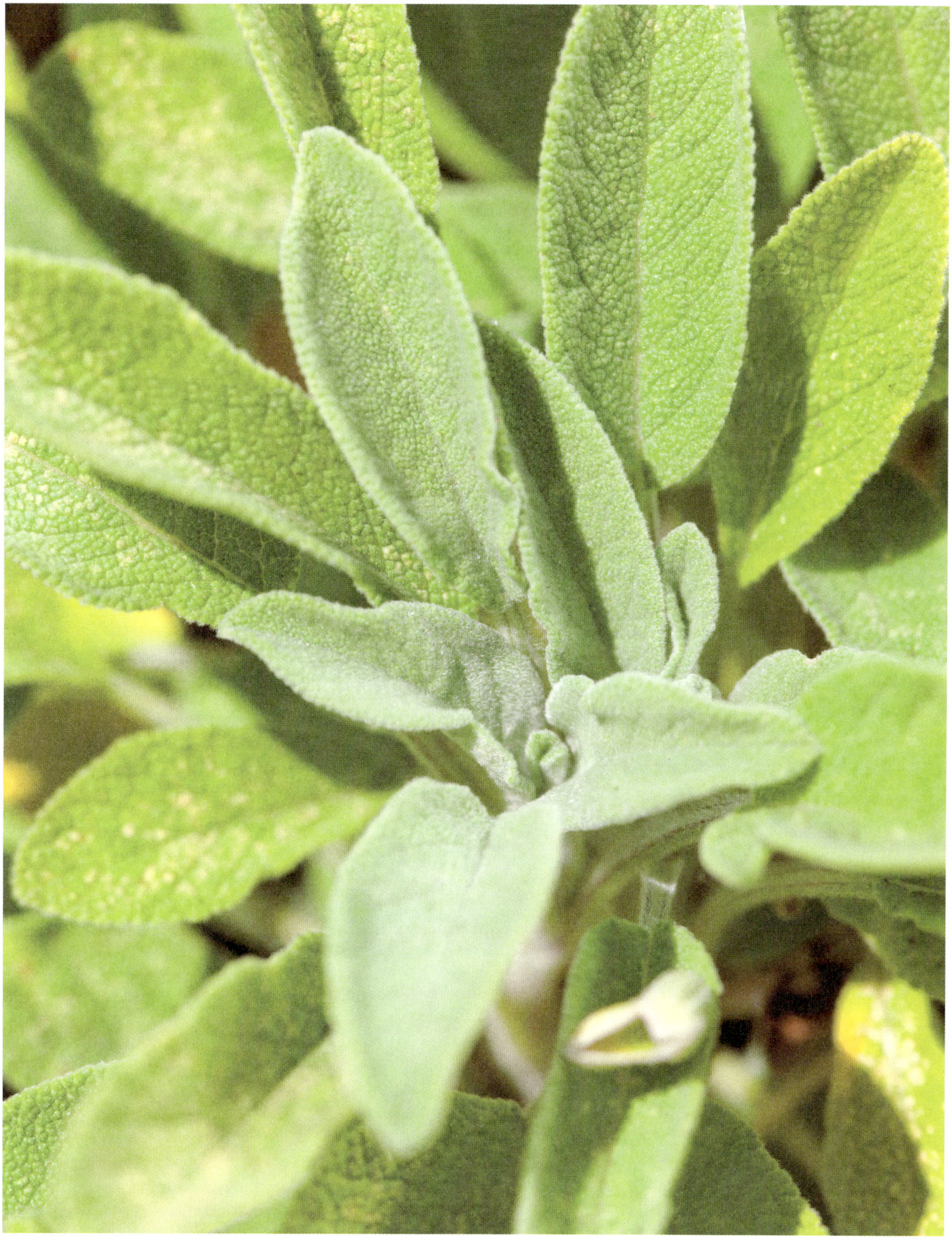

Sambucus nigra

HOLUNDER

Die in Europa, Nordafrika und Südwestasien häufig vorkommende Waldpflanze ersetzte einst ein ganzes Arzneikästchen. Wurzel und Rinde sind stark abführend, die Blätter verarbeitete man zu einer Salbe gegen Abschürfungen und Verstauchungen. Heute finden meist die Blüten Verwendung – etwa als Rohstoff für erfrischenden Holundersirup und heilende Aufgussgetränke.

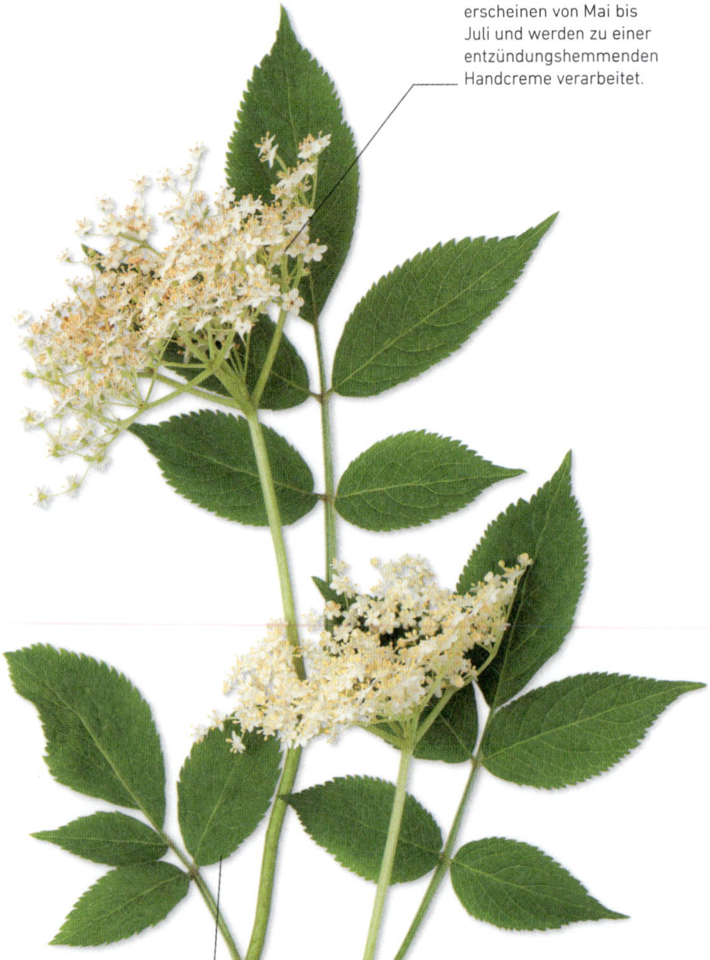

BLÜTEN
Die cremegelben Blüten erscheinen von Mai bis Juli und werden zu einer entzündungshemmenden Handcreme verarbeitet.

BLÄTTER
Aus den unpaarig gefiederten Blättern stellte man früher eine Salbe namens *Unguentum sambuci viride gegen* Blutergüsse und Verstauchungen her.

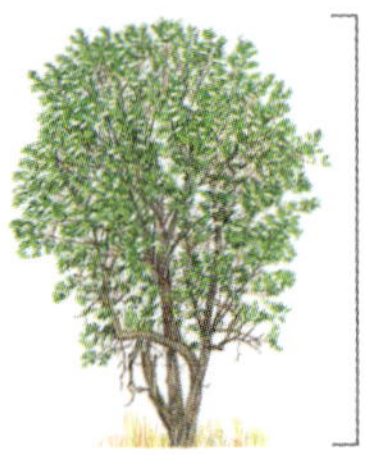

WUCHS
Wüchsiger, sommergrüner Baum oder Strauch. Breite 6 m.

VERWENDBAR Blätter, Blüten, Früchte.
INHALTSSTOFFE Volatiles Öl, Flavonoide, Schleimstoffe, Tannine, cyanogene Glykoside, Viburnumsäure, Phenolsäure, Sterole; Beeren: Vitamine A und C.
EIGENSCHAFTEN Blüten: schleimlösend, antikatarrhalisch, kreislaufanregend, schweißtreibend, antiviral, äußerlich entzündungshemmend; Beeren: schweißtreibend, harntreibend, abführend; Blätter: äußerlich wundheilend.

ANWENDUNG

AUFGUSS 1 Tasse Standardaufguss (S. 176) der Blüten 3-mal tgl. bei fiebrigen und katarrhalischen Zuständen und Husten; mit gleichen Teilen Schafgarbe, Wasserhanf und Pfefferminze kombiniert bei saisonalen Erkältungen trinken.
MUND-/GURGELWASSER 1 Tasse Standardaufguss der Blüten zum Ausspülen und Gurgeln bei Mundgeschwüren, Halsschmerzen und Mandelentzündung.
CREME/SALBE Aus den Blüten zur Linderung entzündeter und rissiger Hände oder aus den Blättern bei Blutergüssen, Verstauchungen, Frostbeulen und Hämorrhoiden.
SIRUP 600 ml Standardabsud (S. 176) der Beeren mit 450 g Honig mischen, in 10-ml-Portionen (je 2 TL) bei Erkältungen und Grippe.
TINKTUR 2–4 ml (40–80 Tropfen) Holunderbeerentinktur 3-mal tgl. bei Erkältungen, Husten und Grippesymptomen. Lässt sich gut mit Purpur-Sonnenhut kombinieren.

GEWINNUNG

KULTUR Verträgt fast alle Böden, bevorzugt aber feuchte, durchlässige Standorte. Vermehrung durch Steckhölzer im Winter oder Aussaat im Frühbeet; sät sich auch bereitwillig selbst aus. Kann wuchern.
SAMMELN In einiger Entfernung von Straßen sammeln.
ERNTE Blüten von Mai bis Juli, Beeren im Frühherbst sammeln. Vor der Verwendung Stiele entfernen.

WARNHINWEIS Zu viele frische Beeren wirken abführend.

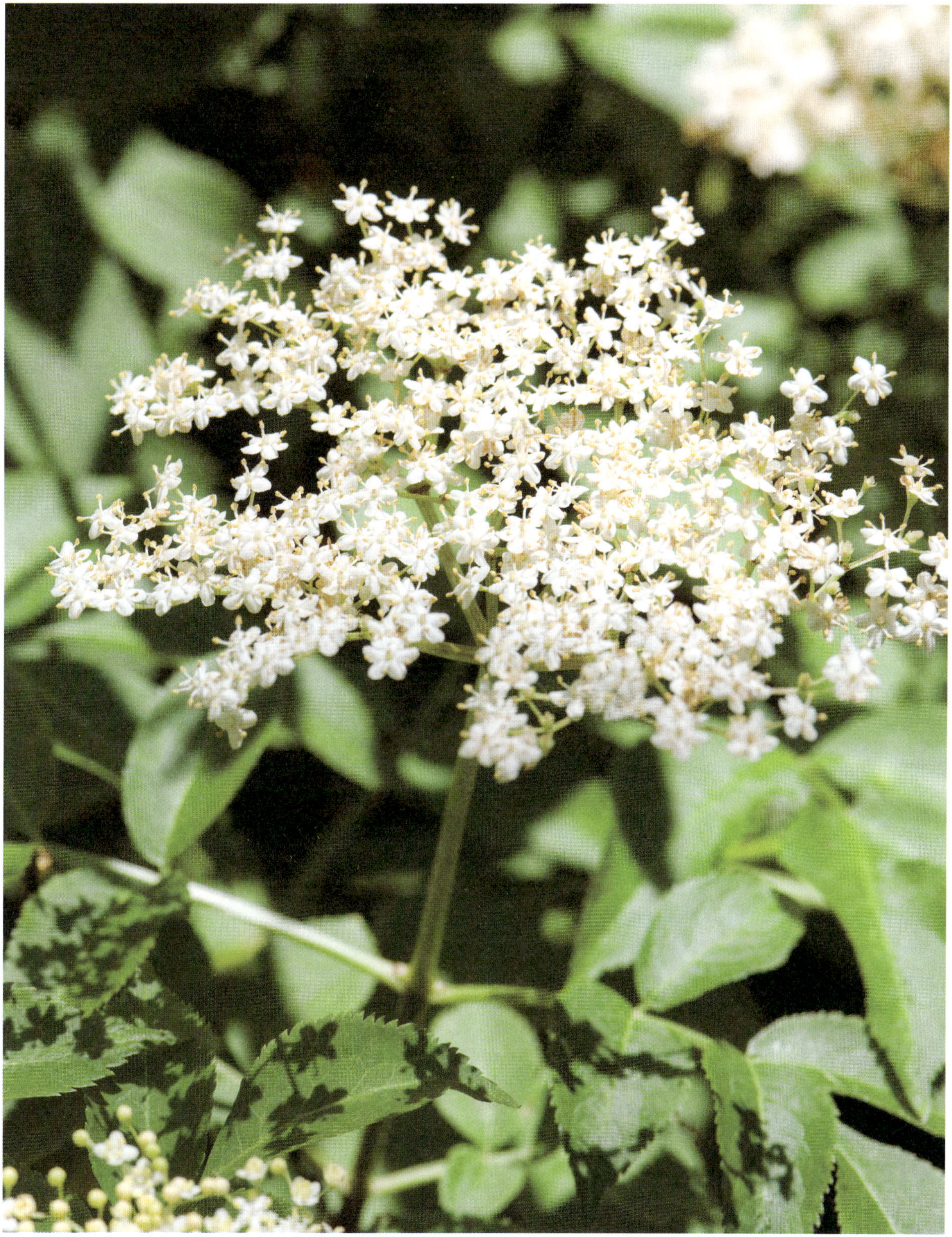

Saussurea costus
KOSTUS

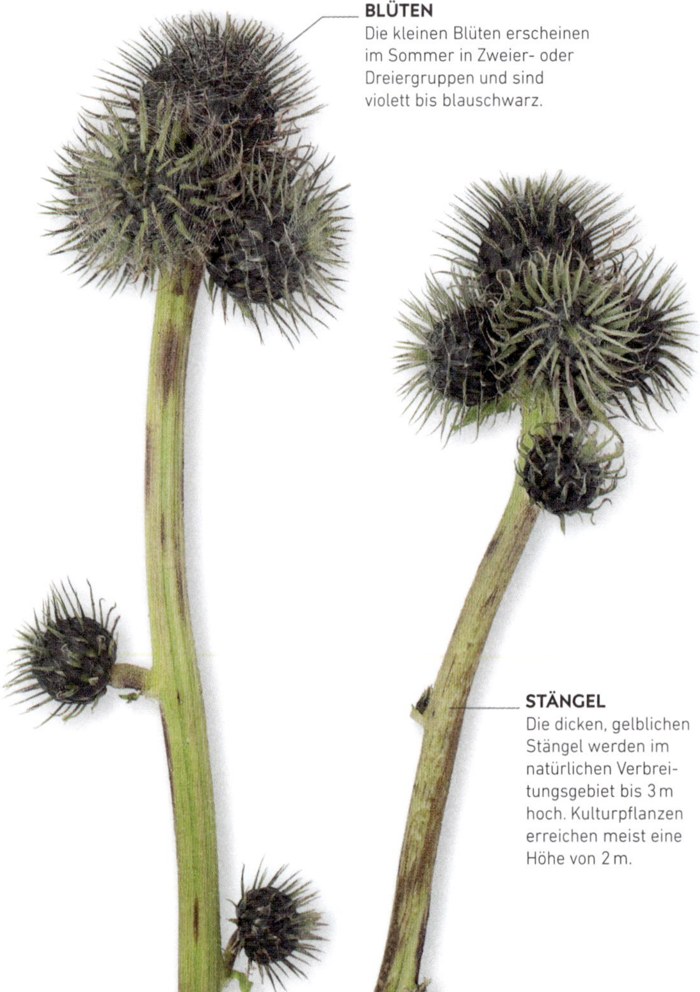

BLÜTEN
Die kleinen Blüten erscheinen im Sommer in Zweier- oder Dreiergruppen und sind violett bis blauschwarz.

STÄNGEL
Die dicken, gelblichen Stängel werden im natürlichen Verbreitungsgebiet bis 3 m hoch. Kulturpflanzen erreichen meist eine Höhe von 2 m.

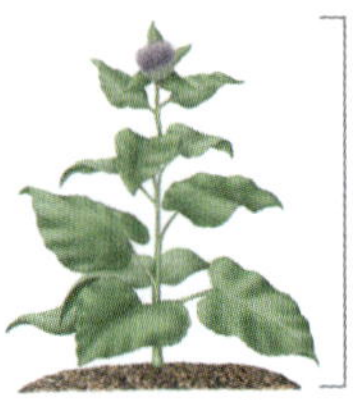

WUCHS
Staude, bis 3 m hoch, mit dicker, spitz zulaufender Wurzel und unregelmäßigen Blättern. Breite 1 m.

Seit mindestens 2500 Jahren wird die Indische Kostuswurzel, kurz Kostus genannt, in der ayurvedischen Tradition (dort als *kuth* bezeichnet) gegen Verdauungs- und Atemwegsprobleme eingesetzt. Sie stammt aus dem östlichen Himalaja, wurde aber bald nach China gebracht, wo die Wurzel als *mu xiang* bekannt ist. Im Nahen Osten ist sie bis heute Bestandteil der Unani-Medizin.

VERWENDBAR Wurzel, ätherisches Öl.
INHALTSSTOFFE Alkaloid (Sausserin), volatile Öle (einschl. Linalool, Terpene und Sesquiterpene), Stigmasterin, Inulin, Gerbstoffe.
EIGENSCHAFTEN Krampflösend, schmerzstillend, aphrodisierend, adstringierend, weitet die Bronchien, windstillend, anregend, magenberuhigend, kräftigend.

ANWENDUNG

ABSUD Wird in der Chinesischen Medizin meist in Kombination mit anderen Heilpflanzen wie Malabar-Kardamom (*Elettaria cardamomum*) oder den Schalen der Mandarine (*Citrus reticulata*) zur Linderung von Völlegefühl und Schmerzen, aber auch bei Appetitmangel, Übelkeit und Erbrechen angewendet. Gängige Dosierung: 1–5 g (½–1 TL) Wurzel, meist in den letzten 5 Minuten des Erhitzens hinzugefügt.
PRÄPARATE AUS DEM HANDEL Ist oft in Kapseln und Pulver chinesischer Arzneimittelhersteller enthalten, etwa in *mu xiang shun qi wan* und *mu xiang bing lang wan* gegen Verdauungsprobleme. Übliche Dosierung: 8 kleine Pillen 3-mal tgl.
SALBE Kuth-Öl ist in der ayurvedischen Medizin in Wundsalben sowie Salben gegen Geschwüre und Hautkrankheiten enthalten.
HAARSPÜLUNG 1 Tasse Absud (S. 176) aus ½–1 TL getrockneter Wurzel in 600 ml Wasser.

GEWINNUNG

KULTUR In feuchten Böden in der Sonne oder im Halbschatten. Aussaat im Frühbeet. Umpflanzen, sobald die Sämlinge groß genug sind. Wurzelteilung im Frühjahr.
SAMMELN Außerhalb des Verbreitungsgebiets kaum anzutreffen. Ist in Anhang I, CITES, als »stark gefährdet« gelistet und darf nicht gesammelt werden.
ERNTE Wurzeln älterer Pflanzen im Frühjahr oder Herbst.

WARNHINWEIS Nicht für Schwangere. Vor Einnahme chinesischer Präparate fachlichen Rat einholen. Wegen der Seltenheit werden Ersatzstoffe verwendet. Nur Pflanzen aus nachhaltiger Quelle verwenden.

Schisandra chinensis SPALTKÖRBCHEN

BLÄTTER
Die grünen, zugespitzten, eiförmigen Blätter werden bis zu 15 cm lang.

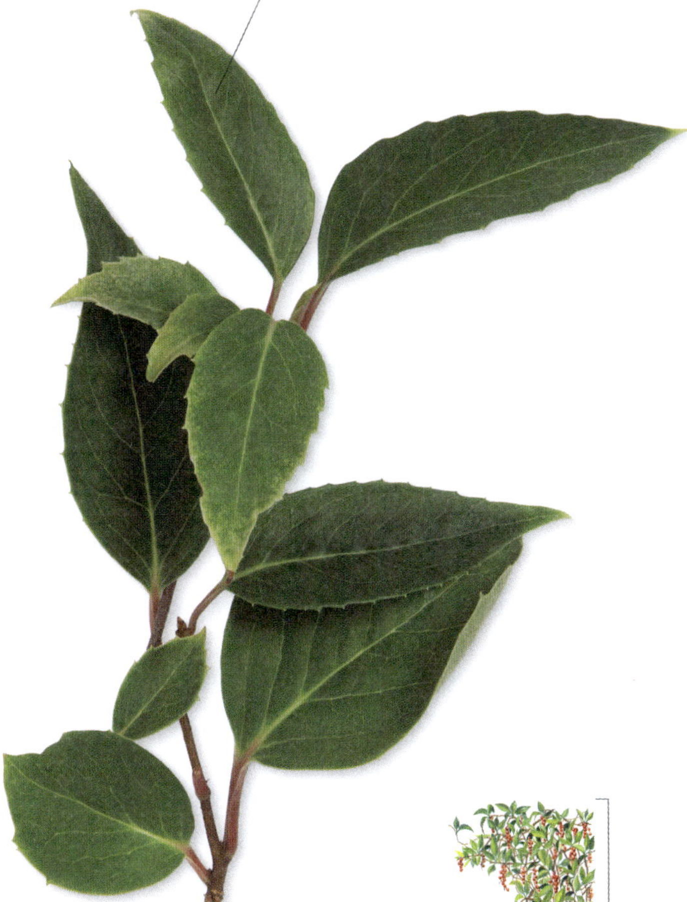

TRIEB
Die Triebe verströmen, wenn man sie aufkratzt, einen aromatischen Limonenduft.

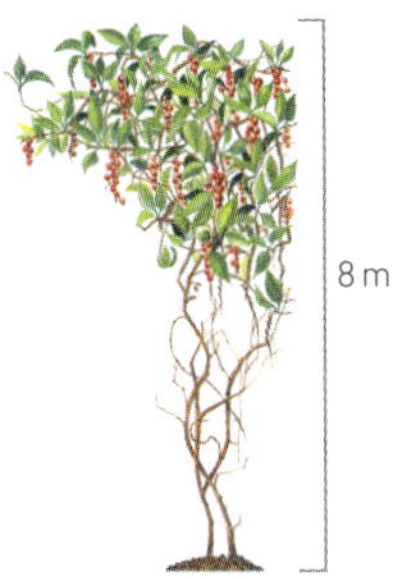

WUCHS
Sommergrüner, zweihäusiger Kletterstrauch. Blüht im späten Frühjahr.

Das Chinesische Spaltkörbchen findet man in Nordostchina und Japan. Es wird als Aphrodisiakum geschätzt, aber auch gegen Husten, Durchfall, Schlaflosigkeit und Hautausschläge eingesetzt. Die Beeren heißen auf Mandarin *wu wei zi*, was so viel bedeutet wie »Fünf-Geschmacks-Samen«, denn Fleisch, Haut und Samen vereinen in sich die fünf Geschmacksrichtungen der Traditionellen Chinesischen Medizin.

VERWENDBAR Früchte.
INHALTSSTOFFE Phytosterine (u. a. Sigmasterol und Beta-Sitosterol), Lignane, volatiles Öl, Vitamin C und E.
EIGENSCHAFTEN Antibakteriell, adstringierend, kräftigend, aphrodisierend, den Kreislauf anregend, verdauungsfördernd, schleimlösend, blutdrucksenkend, beruhigend, die Gebärmutter anregend.

ANWENDUNG

LOTION 30 ml Tinktur mit 300 ml Wasser verdünnen und juckende Hautausschläge damit waschen.
BEEREN Traditionell werden ein paar Beeren 100 Tage lang tgl. zur Kräftigung gekaut.
ABSUD 1 Tasse Standardabsud (S. 176) mit einer Prise Ingwerpulver 3-mal tgl. gegen Husten und Pfeifatmung einnehmen. Bei Schlaflosigkeit ½–1 Tasse ohne den Ingwer vor dem Schlafengehen trinken.
TINKTUR 5 ml (1 TL) in Wasser 3-mal tgl. bei schwacher Leberfunktion, Nachtschweiß, Hitzewallungen und schmerzhafter oder starker Monatsblutung.
KRÄFTIGENDER WEIN 115 g Beeren in eine Flasche geben und 600 ml Reiswein darübergießen. Verschließen und 1 Monat kühl stellen, gelegentlich schütteln, dann abseihen und tgl. eine sherryglasgroße Portion zur Kräftigung oder Erhöhung der Libido trinken.

GEWINNUNG

KULTUR In reichen, durchlässigen, feuchten Böden vor einer geschützten, schattigen Wand. Aussaat im Herbst im Frühbeet, bei Aussaat im Frühjahr Samen vorher einweichen. Lässt man an einer Mauer oder einem Zaun hochwachsen. Unerwünschte Triebe im Spätwinter entfernen. Damit sich Beeren bilden, ist eine männliche und weibliche Pflanze nötig.
SAMMELN Kommt nur in seiner Heimat wild vor, wird gelegentlich aber als Gartenpflanze kultiviert.
ERNTE Früchte nach dem ersten Frost sammeln und in der Sonne trocknen.

WARNHINWEIS Nicht für Schwangere geeignet. Keine Anwendung bei fiebrigen Erkrankungen. Kann in hoher Dosierung Sodbrennen verursachen.

Scutellaria lateriflora HELMKRAUT

Die gebürtige Nordamerikanerin hieß einst »Verrückter-Hund-Kraut«, weil man fälschlicherweise annahm, dass sie Tollwut heilen könne. Heute nutzt man sie vor allem zur Beruhigung. Ihre europäische Verwandte, das Sumpf-Helmkraut (*Scutellaria galericulata*), hat ähnliche Eigenschaften, während man die Wurzel des Chinesischen Helmkrauts (*Scutellaria baicalensis*) bei Fieber anwendet.

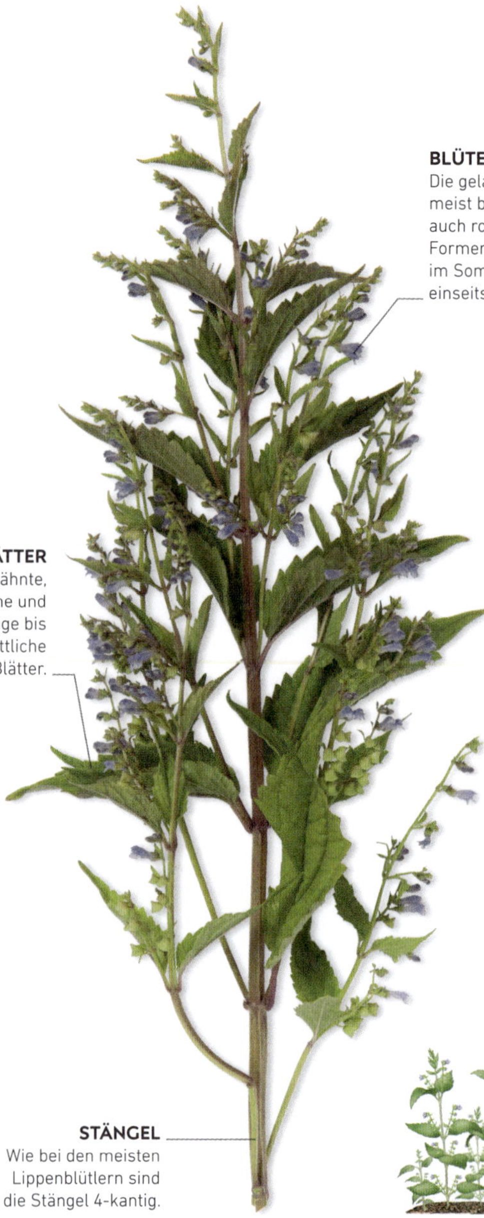
BLÜTEN
Die gelappten Blüten sind meist blau, doch gibt es auch rosa oder weiße Formen. Sie erscheinen im Sommer in einer einseitswendigen Traube.
BLÄTTER
Gezähnte, grüne und eiförmige bis lanzettliche Blätter.
STÄNGEL
Wie bei den meisten Lippenblütlern sind die Stängel 4-kantig.

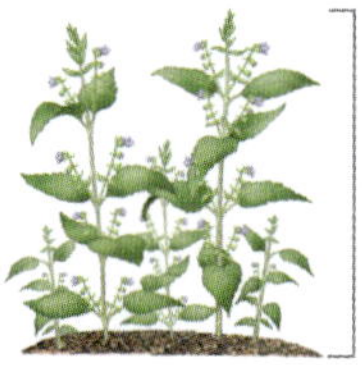
60 cm

WUCHS
Krautige Staude, oft mit blauen Blüten. Breite bis 45 cm.

VERWENDBAR Oberirdische Teile.
INHALTSSTOFFE Flavonoide, Tannine, Iridoide, volatiles Öl, Mineralien.
EIGENSCHAFTEN Entspannend und nervenregenerierend, beruhigend, krampflösend, leicht bitter.

ANWENDUNG

AUFGUSS ½–1 Tasse Aufguss (S. 176) 3-mal tgl. bei nervöser Erschöpfung, Erregbarkeit, Angstzuständen und Stress.
TEE 1 TL getrocknetes Kraut pro Tasse oder 3–4 ganze Zweiglein in einer kleinen Teekanne als beruhigenden Tee zur Lösung von Spannungen am Ende eines Arbeitstags oder zur Beruhigung bei PMS. 1 Tasse vor dem Schlafengehen hilft gegen Schlafstörungen.
TINKTUR 1–2 ml (20–40 Tropfen) in etwas Wasser 3-mal tgl. bei nervöser Spannung, Stress, Angstzuständen oder damit zusammenhängenden Kopfschmerzen.
TABLETTEN/KAPSELN Präparate sind, oft in Kombination mit Passionsblume, im Handel erhältlich. Dosierhinweise auf dem Beipackzettel beachten und gegen Angstzustände und Stress einnehmen.

GEWINNUNG

KULTUR Bevorzugt feuchte, durchlässige Böden an sonnigen bis halbschattigen Plätzen. Im Herbst oder Frühjahr in Saatschalen säen und in 7-cm-Töpfe umpflanzen, sobald die Sämlinge groß genug sind. Nach dem Einwachsen an den endgültigen Standort umsetzen. Vermehrung durch Teilung ebenfalls möglich. Sät sich sehr stark selbst aus und kann wuchern.
SAMMELN Kommt in Hecken und an Flussufern in den USA und in Kanada vor, aber auch andernorts an Grashängen und in Hecken in isolierten Gruppen, die durch Selbstaussaat von Gartenpflanzen entstanden sind. Das Sumpf-Helmkraut (*Scutellaria galericulata*) wird ähnlich verwendet. Man findet es überwiegend an Flussufern und in Mooren.
ERNTE Während der Blüte ernten und sofort trocknen.

Senna alexandrina

ALEXANDRINISCHE SENNA

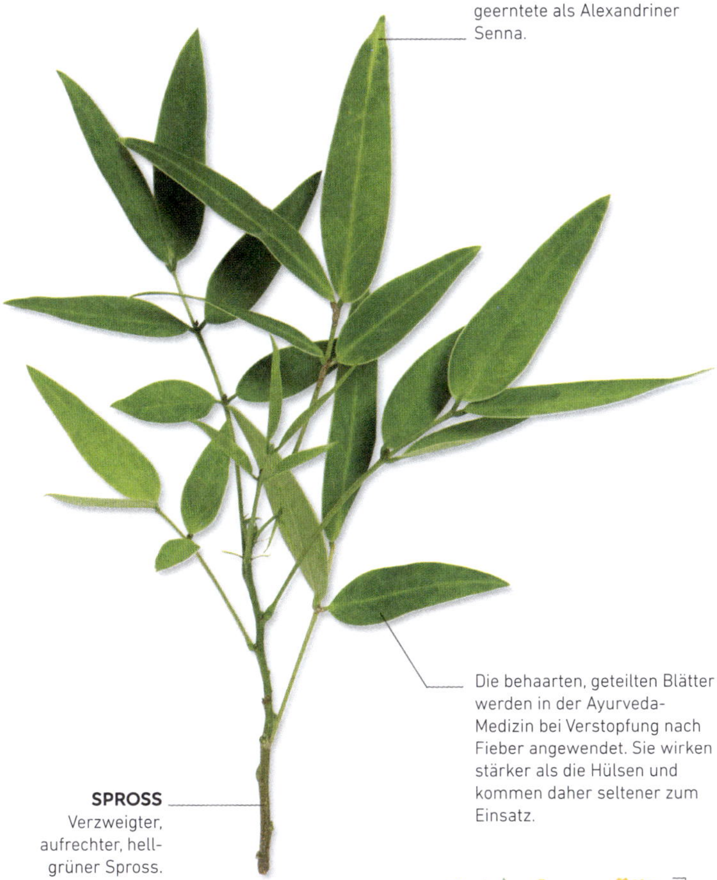
BLÄTTER
Handgesammelte Sennablätter werden als Tinnevelly-Senna bezeichnet, maschinell geerntete als Alexandriner Senna.
Die behaarten, geteilten Blätter werden in der Ayurveda-Medizin bei Verstopfung nach Fieber angewendet. Sie wirken stärker als die Hülsen und kommen daher seltener zum Einsatz.
SPROSS
Verzweigter, aufrechter, hellgrüner Spross.

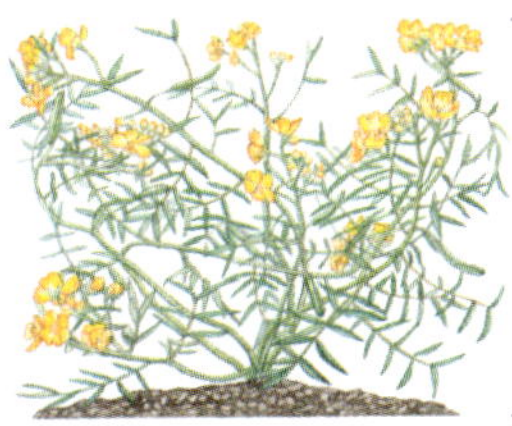
90 cm

WUCHS
Niedrig verzweigte, strauchige Staude mit kleinen gelben Blüten im Frühjahr. Breite 50–60 cm.

Senna ist in Ägypten, dem Sudan, Somalia und Arabien beheimatet. Das Kraut wurde schon im 9. Jahrhundert von arabischen Ärzten als stark abführendes Mittel eingesetzt – Hülsen und Laub kommen noch heute als Laxativum zur Anwendung. Die Blätter sind in der Traditionellen Chinesischen Medizin als *fan xie ye* bekannt, ihr indischer Name *rajavriksha* bedeutet »König der Bäume«.

VERWENDBAR Blätter, Hülsen.
INHALTSSTOFFE Anthrachinonglykoside (einschließlich Sennoside, dianthrone Diglykoside), Polysaccharide, Schleimstoffe, Flavonoide (u. a. Kaempferol), Salicylsäure.
EIGENSCHAFTEN Abführend, antibakteriell, wurmtötend, kühlend.

ANWENDUNG

AUFGUSS Bei Verstopfung 3–6 Hülsen (15–30 mg) in 1 Tasse warmem Wasser einweichen und vor dem Schlafengehen trinken. Eine Scheibe frische Ingwerwurzel oder 1 TL Fenchelsamen gegen Schmerzen bei erhöhtem Stuhldrang. Halbe Dosierung für Kinder über 10 Jahren.
FLÜSSIGEXTRAKT ¼–½ ml (5–10 Tropfen) Sennablätterextrakt in etwas Wasser vor dem Schlafengehen bei Verstopfung.
TINKTUR Bei Verstopfung ½–1½ ml (10–30 Tropfen) in Wasser vor dem Schlafengehen.
TABLETTEN/PULVER 1–2 TL Granulat oder 2–4 Tabletten nachts bei gelegentlicher Verstopfung.

GEWINNUNG

KULTUR Bevorzugt nährstoffreiche, sandige Böden in voller Sonne. Braucht mindestens 5 °C, kann aber im Topf gezogen werden. Vermehrung durch Aussaat im Frühjahr und Umsetzen in den Topf oder durch halb ausgereifte Stecklinge im Frühjahr. Muss bei uns im Haus überwintern.
SAMMELN Kommt außerhalb seines angestammten Habitats kaum wild vor.
ERNTE Laub vor und während der Blüte, Hülsen im Herbst bei Reife sammeln.

WARNHINWEIS Kann Bauchkrämpfe verursachen. Nicht anwenden bei Schwangeren, Stillenden und Menschen mit entzündlichen Darmerkrankungen wie Morbus Crohn oder Colitis ulcerosa. Übermäßige Verwendung kann zu Durchfall führen und den Darm schädigen. Blätterextrakte und Aufgüsse nicht länger als 7 Tage am Stück trinken und zwischen den Behandlungen mindestens 2 Wochen Pause lassen.

Serenoa repens
SÄGEPALME

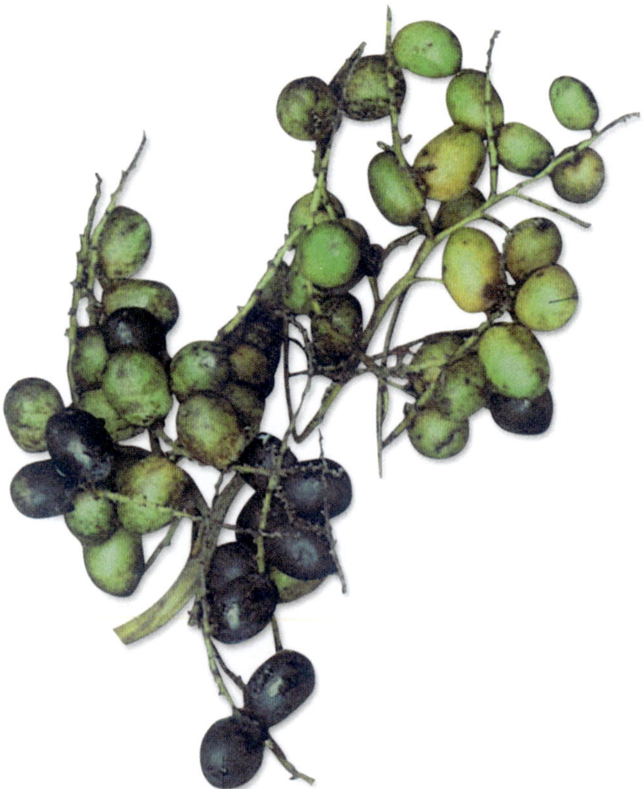

BEEREN
Mit den frischen Beeren werden Harnwegsprobleme behandelt. Sie schmecken ein bisschen wie Blauschimmelkäse.

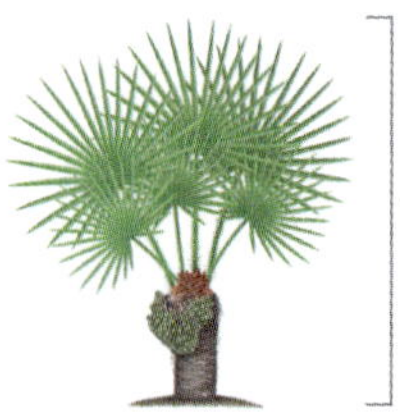

WUCHS
Wächserne, immergrüne, flache Palmwedel mit gezähntem Stiel. Kriechender Stamm. Breite 1,5 m.

Die amerikanischen Ureinwohner behandeln mit der Sägepalme seit Jahrhunderten unterschiedlichste Beschwerden, angefangen von Verdauungsproblemen über Erkältungen, Haarausfall und benigner Prostatahyperplasie (BPH) bis hin zu geringer Libido. Zudem setzte man sie früher gegen Harnwegsinfekte ein. Jüngste Studien deuten darauf hin, dass sie bei polyzystischen Ovarien und Hirsutismus wirkt, da sie den dafür verantwortlichen Androgenspiegel senkt.

VERWENDBAR Früchte.
INHALTSSTOFFE Volatiles Öl, Steroide und nichtflüchtige Öle (im Harz der Samen), Dextrose, Enzyme.
EIGENSCHAFTEN Entzündungshemmend, antiprostatisch, harntreibend, kräftigend (Männer), antiseptisch auf den Harntrakt wirkend, krampflösend.

ANWENDUNG

FRISCHE BEEREN 4–5 Beeren roh wie Oliven verzehren (Vorsicht: Sie haben Kerne).
ABSUD 1–3 g (½–1 TL) getrocknete Früchte in 600 ml Wasser 15 Minuten köcheln lassen (S. 176) und ½–1 Tasse 2- bis 3-mal tgl. gegen Harnwegsentzündungen.
TINKTUR 2–5 ml (40 Tropfen bzw. 1 TL) 2-mal tgl. zur Verbesserung von BPH-Symptomen und Entzündungen des Urogenitaltrakts wie Zystitis.
KAPSELN 300–500 mg eines liposterolen 10:1-Sägepalmenextrakts für 4–6 Wochen 1–2-mal tgl. bei häufigem Wasserlassen und Prostatavergrößerung.

GEWINNUNG

KULTUR Die Samen brauchen sandige Böden, keimen mitunter aber erst nach Jahren. Sie können von Bränden aktiviert werden und wachsen für gewöhnlich bevorzugt in brandgefährdeten Lebensräumen. Wurzelschnittlinge, die in durchlässige Böden in der Sonne oder im Halbschatten gepflanzt werden, wachsen leichter ein. Sägepalmen bleiben niedrig und legen nur 2–3 cm jährlich zu.
SAMMELN Die Pflanzen kommen im südöstlichen Nordamerika, vor allem in South Carolina und in Florida, in unterschiedlichsten Habitaten vor, etwa Sümpfen, Prärien und Sanddünen. Sie ohne Genehmigung des Grundbesitzers zu sammeln ist verboten.
ERNTE Früchte halb getrocknet von August bis Januar ernten. Handschuhe tragen, da die Blätter rasiermesserscharf sind. Beeren in Behälter schütteln.

WARNHINWEIS Wechselwirkung mit Blutverdünnern möglich, daher vor Anwendung Arzt konsultieren.

Silybum marianum MARIENDISTEL

BLÜTENSTÄNDE
Die Blütenstände kann man kochen und als Gemüse essen. Sie wurden früher bei Schwermut verabreicht, einer Stimmung, die man in der traditionellen europäischen Heilkunst mit »schwarzer Galle« in Verbindung brachte.

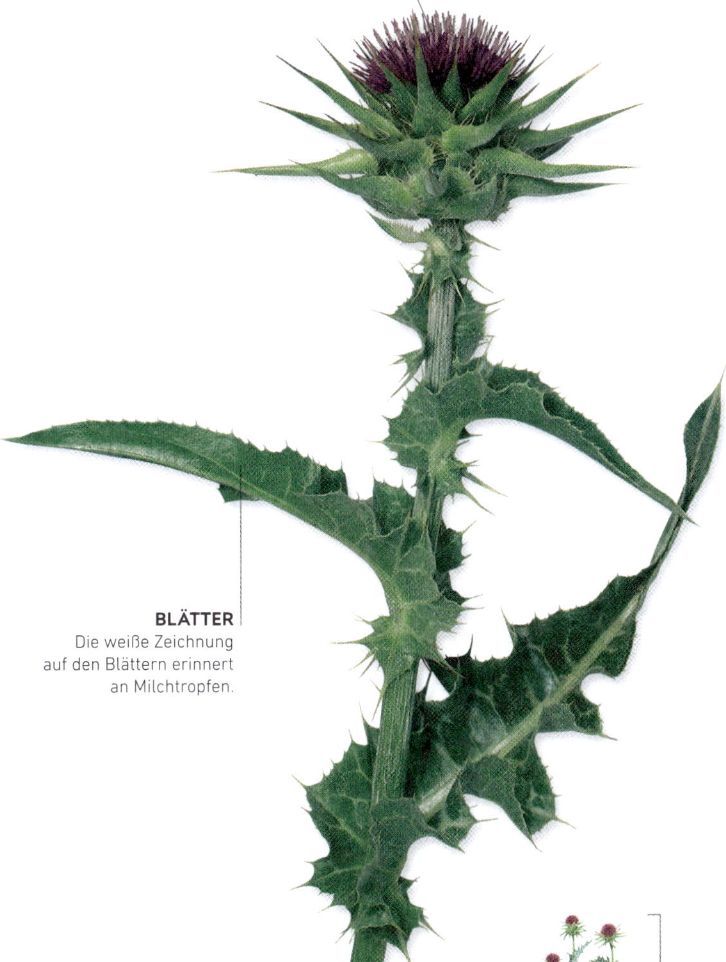

BLÄTTER
Die weiße Zeichnung auf den Blättern erinnert an Milchtropfen.

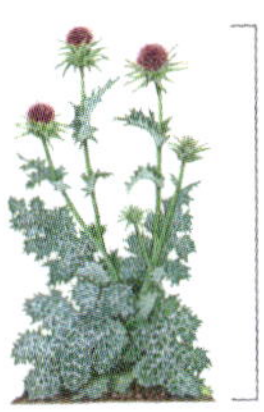

WUCHS
Zweijährige mit stacheligen, grünen, weiß marmorierten Blättern. Breite 60–90 cm.

Steinige Flächen im Mittelmeerraum und in Südwestasien sind der angestammte Lebensraum der Mariendistel. Ihren Namen hat sie von den weißen Adern bekommen, die angeblich entstanden, als die Muttergottes das Christuskind stillte und Milch auf die Blätter tropfte. Die Distel fördert zwar den Milchfluss, ist aber eher für ihre leberschützenden Eigenschaften bekannt.

VERWENDBAR Samen, Blätter, Blütenstände.
INHALTSSTOFFE Flavolignane (einschließlich Silymarin), Bitterstoffe, Polyacetylene.
EIGENSCHAFTEN Galletreibend, antiviral, gallefördernd, antidepressiv, milchbildend, leberschützend. Bittertonikum. Antioxidans.

ANWENDUNG

TINKTUR 20–50 Tropfen der Samentinktur mit etwas Wasser 3-mal tgl. bei Leber- und Gallenproblemen oder zur Anregung der Verdauung einnehmen. Bis zu 5 ml tgl. in Wasser vorbeugend, falls in der Vergangenheit bereits eine Erkrankung im Zusammenhang mit Gallensteinen oder Leberproblemen bestand. Gallensteine müssen vom Arzt behandelt werden.
KAPSELN Regelmäßige Einnahme von Mariendistelkapseln kann die Behandlung von Lebererkrankungen unterstützen.
AUFGUSS 1–2 Tassen Aufguss (S. 176) tgl. zur Anregung der Milchproduktion bei Stillenden oder bei träger Verdauung.
ABSUD ½ Tasse Standardabsud (S. 176) der gemahlenen Samen tgl. bei Leberproblemen einschließlich Infektionen.

GEWINNUNG

KULTUR Bevorzugt volle Sonne und magere bis mäßig nährstoffreiche, durchlässige und neutrale bis alkalische Böden. Aussaat am endgültigen Standort im Frühjahr bei einjähriger Kultur oder im Spätsommer bzw. Frühherbst, wenn die Distel im darauffolgenden Jahr blühen soll. Auf mindestens 45 cm ausdünnen.
SAMMELN Kommt in vielen Teilen Europas, Nord- und Ostafrikas und Westasiens in Hecken und auf Brachland vor. Die Blütenstände können ähnlich wie bei Artischocken gekocht und als Gemüse gegessen werden. Die Jungblätter werden auch als Spinatersatz genutzt und die Wurzeln schmecken ähnlich wie Schwarzwurzel.
ERNTE Samen im Spätsommer, die übrigen Pflanzenteile für die Verwendung in der Küche im Sommer sammeln.

Stellaria media
VOGEL-STERNMIERE

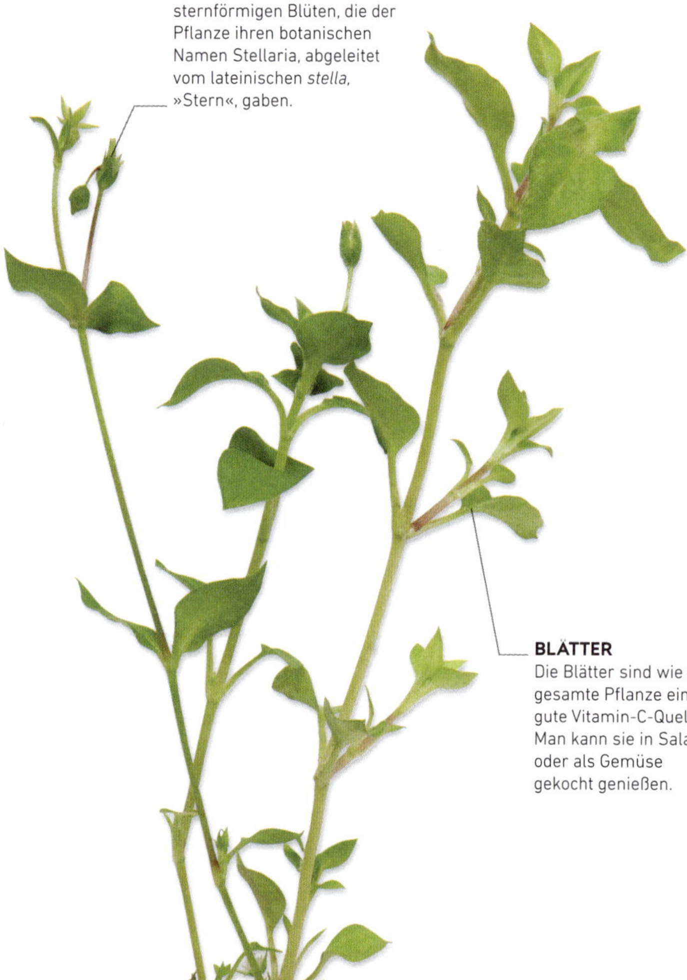

BLÜTENKNOSPEN
Die Knospen öffnen sich zu sternförmigen Blüten, die der Pflanze ihren botanischen Namen Stellaria, abgeleitet vom lateinischen *stella*, »Stern«, gaben.

BLÄTTER
Die Blätter sind wie die gesamte Pflanze eine gute Vitamin-C-Quelle. Man kann sie in Salaten oder als Gemüse gekocht genießen.

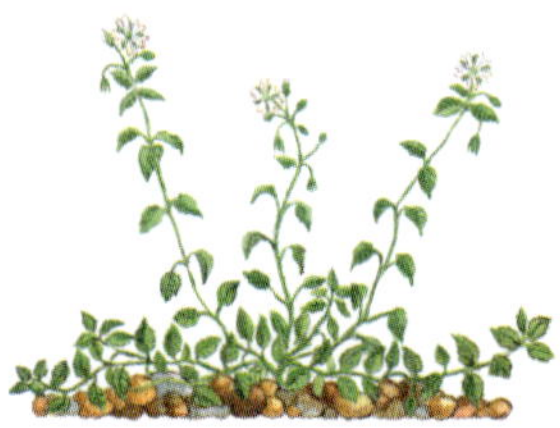

WUCHS
Breitwüchsige Einjährige mit kleinen, weißen, sternförmigen Blüten. Breite bis 40 cm.

Die in Europa und Asien vorkommende Vogel-Sternmiere dient seit Jahrhunderten der Linderung von Hautproblemen und als Wundkraut. Viele tun sie als Unkraut ab, doch Hühner und – wie der Name schon andeutet – kleine Wildvögel schätzen sie als Leckerbissen. Im 16. Jahrhundert wurden mit der Vogel-Sternmiere in Käfigen gehaltene Hänflinge gefüttert.

VERWENDBAR Oberirdische Teile.
INHALTSSTOFFE Schleimstoffe, Saponine, Kumarine, Mineralien, Vitamine A, B und C.
EIGENSCHAFTEN Adstringierend, antirheumatisch, wundheilend, schleimlösend, schwach abführend.

ANWENDUNG

ÖLAUFGUSS Behälter mit frischer Vogel-Sternmiere füllen und komplett mit Sonnenblumenöl bedecken; 2 Wochen stehen lassen, dann abseihen und auf Ekzeme und Hautausschläge auftragen oder 25 ml (5 TL) dem Badewasser hinzufügen.
CREME/SALBE Regelmäßig auf juckende Hautausschläge und Ekzeme auftragen. Gut auch zur Linderung bei leichten Verbrennungen und zum Ziehen von Dornen und Splittern. Dazu etwas auf den Splitter in der Haut träufeln, Pflaster darüberkleben und über Nacht dort lassen; am nächsten Morgen klebt der Splitter meist am Pflaster.
AUFGUSS 1 Tasse Standardaufguss (S. 176) 3-mal tgl. bei Muskelrheumatismus, Harnwegsentzündungen und allen Problemen, bei denen ein kühlendes, reinigendes Mittel gebraucht wird.
WICKEL Zermahlene frische Pflanze auf Mull o. Ä. auftragen und auf Verbrennungen, Abszesse sowie Hautausschläge und bei Gicht auflegen.

GEWINNUNG

KULTUR Bevorzugt feuchte Böden und pralle Sonne, verträgt aber die verschiedensten Bedingungen. Aussaat direkt ins Freiland zu jeder Zeit. Gilt meist als Unkraut, doch lohnt sich der Anbau als Futterpflanze für Hühner.
SAMMELN Meist in Hecken, an Wasserläufen, auf Brachland oder Wiesen. Oberirdische Teile bei Bedarf sammeln. Kann wie Spinat gekocht und mit Butter serviert werden.
ERNTE Während der Wachstumssaison ernten und frisch oder getrocknet nutzen.

WARNHINWEIS Bei übermäßigem Genuss eventuell Übelkeit und Erbrechen.

Symphytum officinale BEINWELL

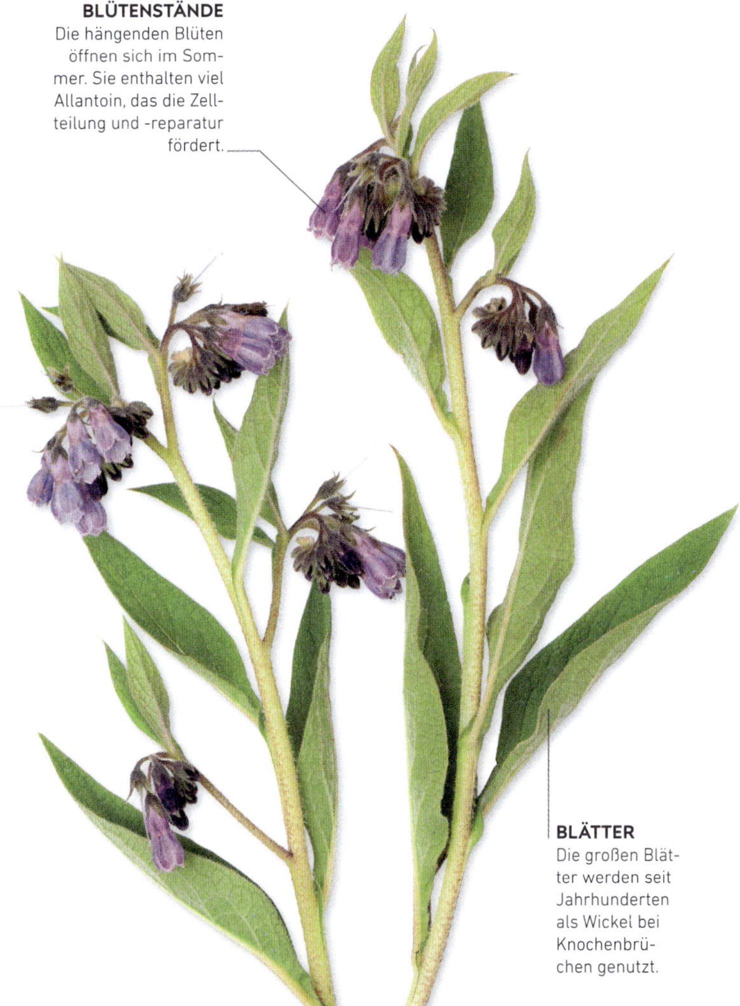

BLÜTENSTÄNDE
Die hängenden Blüten öffnen sich im Sommer. Sie enthalten viel Allantoin, das die Zellteilung und -reparatur fördert.

BLÄTTER
Die großen Blätter werden seit Jahrhunderten als Wickel bei Knochenbrüchen genutzt.

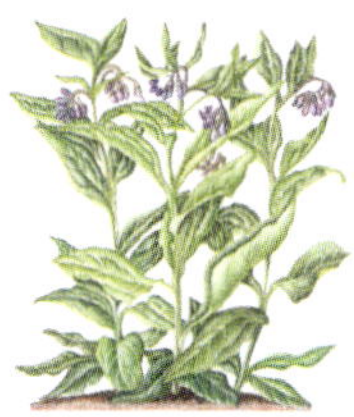

WUCHS
Wüchsige Rhizomstaude. Breite mehr als 2 m.

Beinwell wächst in ganz Europa und wird schon seit der Antike bei der Behandlung von Knochenbrüchen eingesetzt. In den 1970er-Jahren wurde das Kraut innerlich angewendet als Mittel gegen Arthritis beliebt, bis umfangreiche Tierversuche ergaben, dass die in ihm enthaltenen Alkaloide Leberkrebs auslösen können. Seither ist es in einigen Ländern verboten.

VERWENDBAR Oberirdische Teile, Wurzeln.
INHALTSSTOFFE Schleimstoffe, Steroidsaponin (Wurzel), Allantoin, Vitamin B_{12}, Gerbstoff, Pyrrolizidinalkaloide, Rosmarinsäure.
EIGENSCHAFTEN Beschleunigt das Zellwachstum, adstringierend, reizlindernd, entzündungshemmend, schleimlösend, wundheilend.

ANWENDUNG

ÖLAUSZUG Nachts und morgens zum Massieren arthritischer Gelenke, zum Auftragen auf Verstauchungen, Prellungen und andere traumatische Verletzungen.
SALBE Auf saubere Schnitte und Abschürfungen oder Hautausschläge wie Windeldermatitis auftragen. Gut auch bei Furunkeln, Akne und Schuppenflechte.
WICKEL Die pürierten Blätter bei kleinen Brüchen (z. B. von Zehen), die normalerweise nicht gegipst werden, auftragen. Paste aus der pulverisierten Wurzel und etwas Wasser mischen und bei offenen Beinen, nicht heilenden Wunden oder blutenden Hämorrhoiden auftragen.
KOMPRESSE Einen mit einem Standardabsud (S. 176) der Wurzel getränkten Tupfer auf Schürfwunden und Verstauchungen auflegen.

GEWINNUNG

KULTUR Bevorzugt feuchte Böden in der Sonne oder im Halbschatten. Kann im Herbst oder Frühjahr ausgesät werden. Möglich ist zudem Vermehrung durch Wurzelteilung im Frühjahr oder Wurzelschnittlinge im Winter. Verträgt keine trockenen Winter. Ist nach dem Einwachsen oft nur noch schwer loszuwerden.
SAMMELN Kommt in feuchten Feldrabatten oder Hecken vor. Kann, wenn er nicht blüht, mit Fingerhut verwechselt werden.
ERNTE Blätter und Blütenstände im Sommer, Wurzeln im Herbst ernten.

WARNHINWEIS Nicht für Schwangere. Beinwell nicht innerlich anwenden, da er krebserregende Stoffe enthält. Nicht auf schmutzige Wunden auftragen, da durch die schnelle Heilung Eiter und Schmutz einwachsen.

Tabebuia impetiginosa

LAPACHO

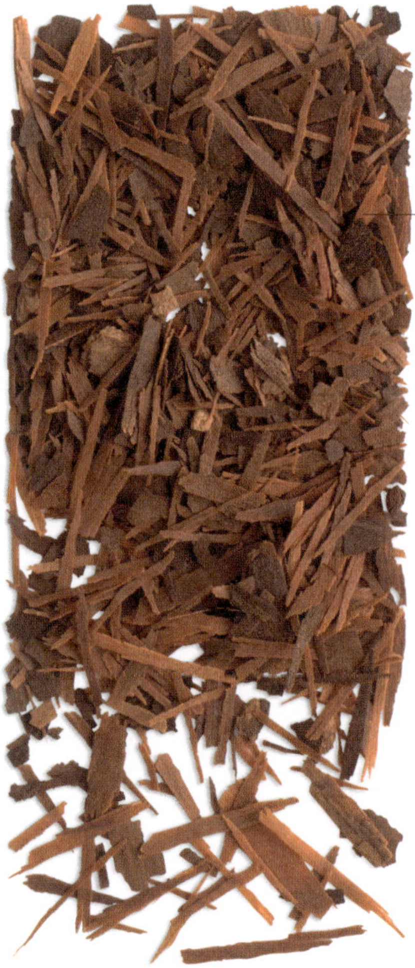

RINDE
Die braunrosa innere Rinde des Baums wird in Streifen vom Holz geschält. Sie duftet nach Kakao.

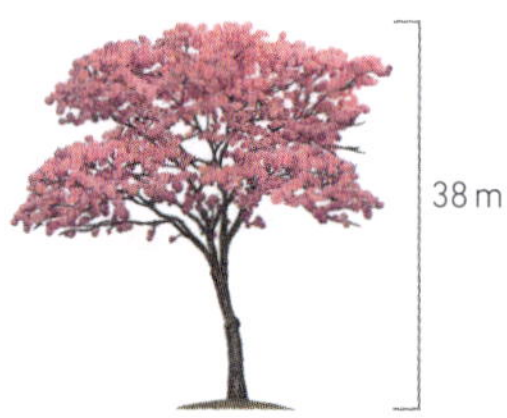

WUCHS
Gehölz mit violetten Blüten. Breite 15 m.

Der in der traditionellen südamerikanischen Kräutermedizin seit über 1000 Jahren bekannte Lapacho wird heute in den tropischen Regionen des Kontinents verbreitet angebaut. Er ist für seine antibiotischen und pilzhemmenden Eigenschaften bekannt. Man behandelt mit ihm Candidose-Infektionen (u. a. Soor und Fußpilz), Arthritis und Rheuma. Außerdem lässt sich mit Lapacho ein geschwächtes Immunsystem auf Trab bringen.

VERWENDBAR Innere Rinde, Blätter.
INHALTSSTOFFE Quinone, Flavonoide (u. a. Quercetin), Steroidsaponine, Alkaloide.
EIGENSCHAFTEN Antiparasitisch, entzündungshemmend, antifungal, das Immunsystem anregend, antimikrobiell, antitumorös, antiviral.

ANWENDUNG

ABSUD ½–1 Tasse Absud (S. 176) durch Erhitzen von 15 g Rinde in 600 ml Wasser gewinnen und 3-mal tgl. bei Fieber und geschwächtem Immunsystem trinken.
TINKTUR 2–5 ml (40 Tropfen oder 1 TL) 3-mal tgl. gegen Hautinfektionen oder Pilzkrankheiten mit etwas heißem Wasser trinken.
WICKEL Mull oder einen anderen Stoff mit dem Absud tränken, um Hautkrankheiten wie Ekzeme, Schuppenflechte oder Entzündungen damit zu behandeln.
GURGEL-/MUNDWASSER 1 Tasse Standardabsud 2- bis 3-mal tgl. als Gurgelwasser bei Mund-, Zahnfleisch- und Rachenentzündungen.
TABLETTEN/KAPSELN 2–4 × 500 mg Tabletten bzw. Kapseln 1- bis 2-mal tgl. zur Linderung der Symptome von Arthritis und Candidose.

GEWINNUNG

KULTUR Die Samen treiben in den Tropen in durchlässigen Böden bei 25–28 °C aus. Feucht halten. Pflanzen später an einen sonnigen bis halbschattigen Platz umsetzen.
SAMMELN Wird in den Tropen oft auf gewerblichen Plantagen angebaut. Sammeln in freier Natur ist nicht ratsam, da die Nutzung des Baums bereits zu einem starken Rückgang der Bestände geführt hat.
ERNTE Die innere Rinde wird ganzjährig gewonnen.

WARNHINWEIS Kann bei hoher Dosierung Magen-Darm-Probleme und Übelkeit verursachen.

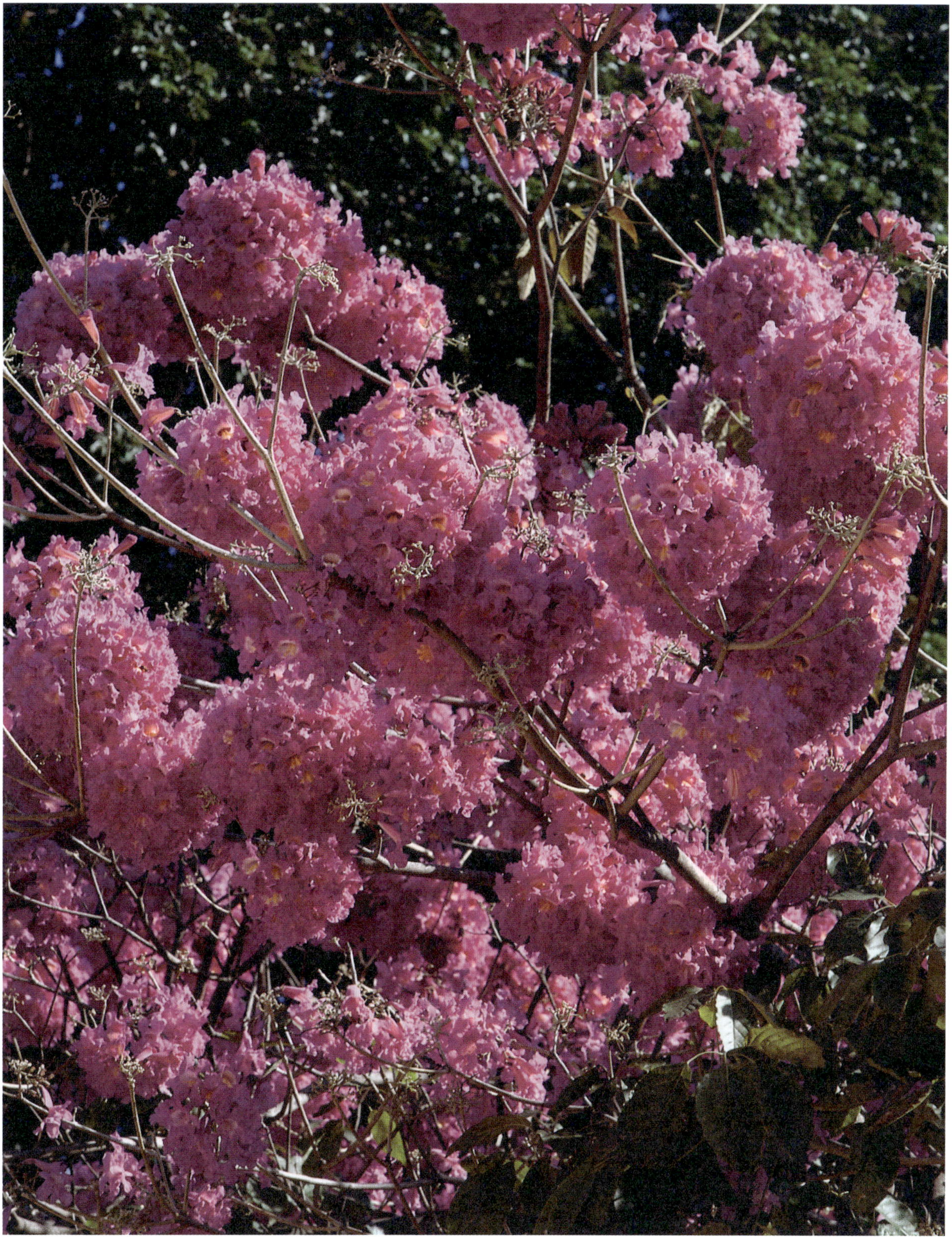

Tanacetum parthenium
MUTTERKRAUT

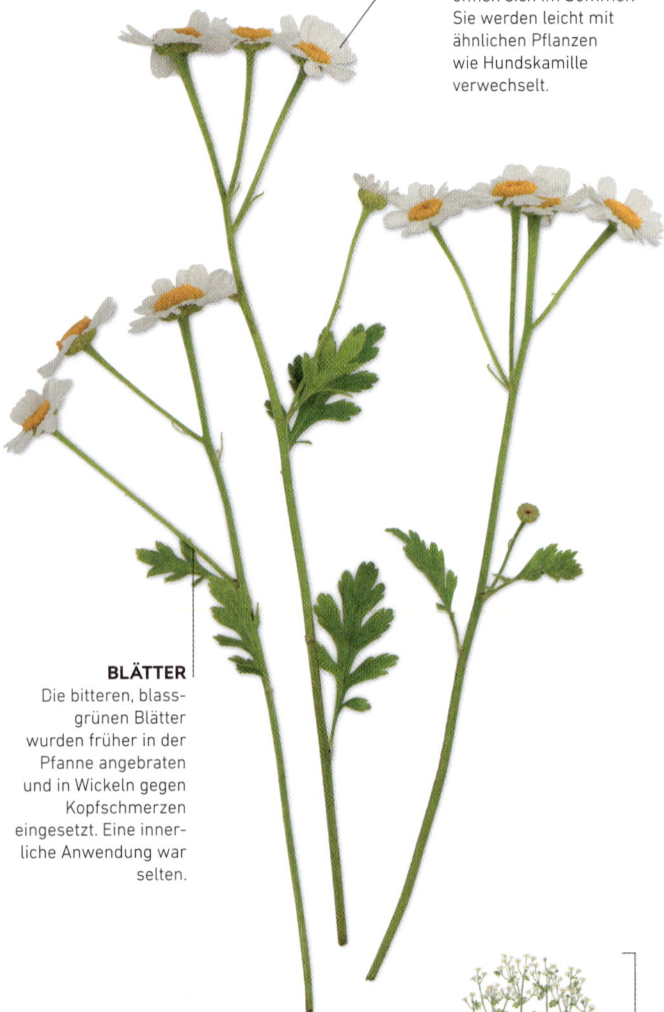

BLÜTEN
Die Körbchenblüten öffnen sich im Sommer. Sie werden leicht mit ähnlichen Pflanzen wie Hundskamille verwechselt.

BLÄTTER
Die bitteren, blassgrünen Blätter wurden früher in der Pfanne angebraten und in Wickeln gegen Kopfschmerzen eingesetzt. Eine innerliche Anwendung war selten.

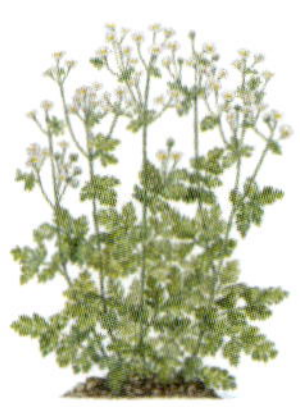

60 cm

WUCHS
Kurzlebige, buschige Staude mit fiederteiligen Blättern. Breite 60 cm.

Das in allen gemäßigten nördlichen Regionen anzutreffende Mutterkraut ist heute ein gängiges Mittel gegen Migräne. Frühe Naturheilkundler empfahlen es zur »allgemeinen Kräftigung des weiblichen Schoßes« (Nicholas Culpeper, 1653). Traditionell kommt es bei Arthritis und Rheuma zur Anwendung. Inzwischen wurden etliche Ziersorten gezüchtet.

VERWENDBAR Oberirdische Teile.
INHALTSSTOFFE Sesquiterpenlactone (Parthenolide), volatiles Öl, Pyrethrin, Gerbstoffe, Kampfer.
EIGENSCHAFTEN Entzündungshemmend, gefäßerweiternd, die Muskeln entspannend, die Verdauung anregend, menstruationsfördernd, wurmtötend, bitter.

ANWENDUNG

TINKTUR Jeweils 5–10 Tropfen in 30-minütigen Abständen bei den ersten Anzeichen von Migräne einnehmen. Ist am wirksamsten zur Vorbeugung und Behandlung von Migräne mit Vasokonstriktion, die man durch Auflegen eines heißen Tuchs auf die Stirn lindert. Bei akuten Phasen rheumatoider Arthritis bis zu 2 ml (40 Tropfen) 3-mal tgl. zu Heilpflanzen wie Selleriesamen, Silberweide oder Teufelskralle (*Harpagophytum procumbens*) hinzufügen.
WICKEL Eine Handvoll Blätter in etwas Öl anbraten und als Wickel bei kolikartigen Schmerzen auf den Bauchraum auflegen.
AUFGUSS 1–2 Tassen eines schwachen Aufgusses aus 15 g der oberirdischen Teile in 600 ml Wasser nach der Geburt trinken, um den Körper zu entgiften und die Gebärmutter zu kräftigen. 1 Tasse 3-mal tgl. bei Menstruationsschmerzen in Zusammenhang mit trägem Blutfluss und -stau.

GEWINNUNG

KULTUR Bevorzugt vollsonnige, durchlässige Standorte, verträgt aber unterschiedlichste Bedingungen. Aussaat in einem Anzuchtkasten bei 10–18 °C im Spätwinter oder zeitigen Frühjahr oder Stecklingsvermehrung im Frühsommer. Sät sich stark selbst aus und kann invasiv werden.
SAMMELN Kommt oft in Hecken und auf Brachland vor. Wird leicht mit anderen Korbblütlern verwechselt, ist aber erkennbar an den typischen Blättern, die zudem einen sehr bitteren Geschmack haben.
ERNTE Blätter nach Bedarf während der Saison, die ganze Pflanze im Sommer während der Blüte.

WARNHINWEIS Nach Verzehr frischer Blätter können sich Mundgeschwüre bilden. Nicht mit Blutgerinnungsmitteln einnehmen. Nicht für Schwangere.

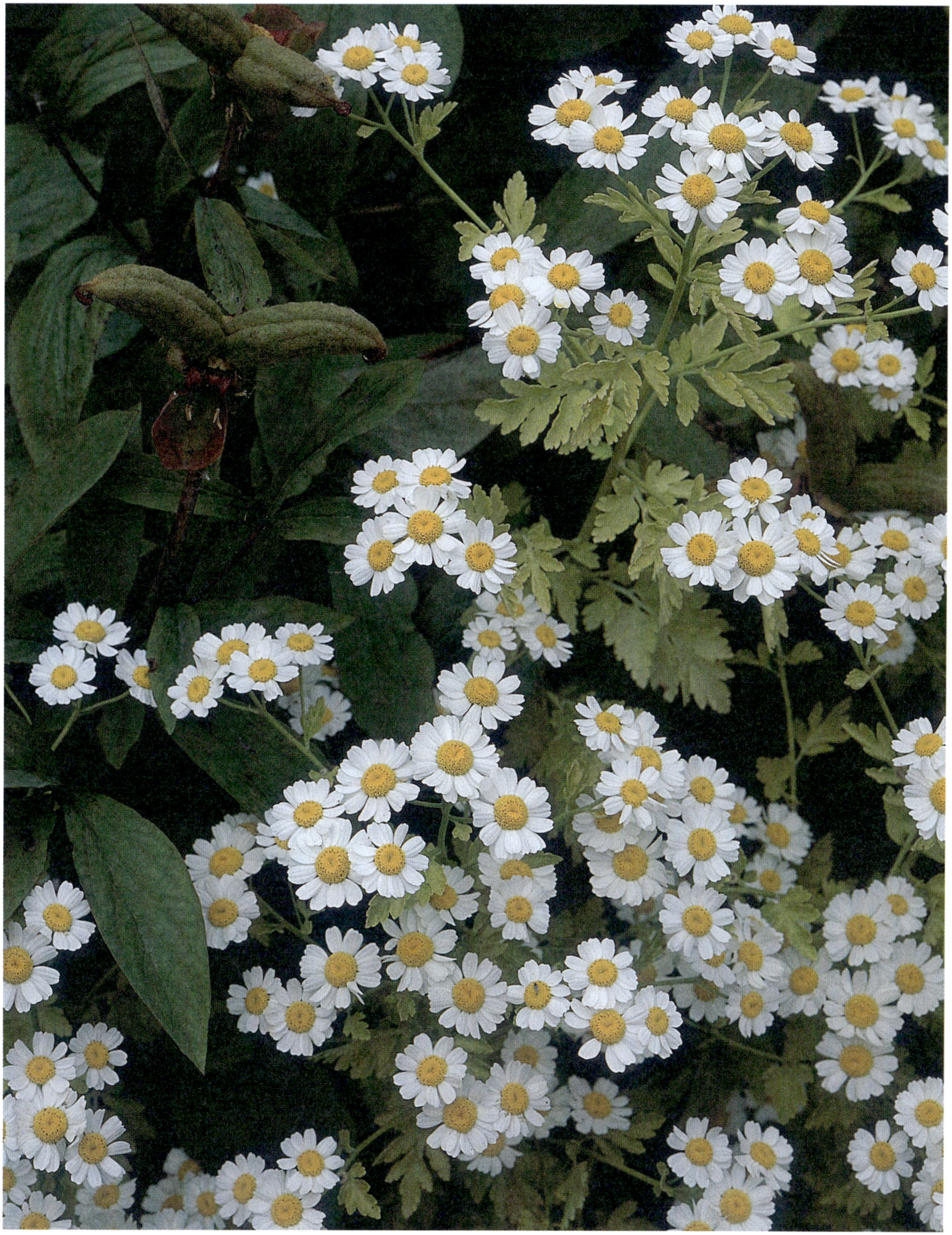

Taraxacum sect. Ruderalia
LÖWENZAHN

In den gemäßigten Regionen Europas, Asiens und Südamerikas sind mehrere Löwenzahn-Arten zu Hause. Die Staude ist ein relativer Newcomer in der Welt der Heilpflanzen und wurde erstmals im 11. Jahrhundert in arabischen Kräuterbüchern als harntreibendes Mittel genannt. Ihre Wurzel kam als Lebertonikum sogar erst wesentlich später in Gebrauch.

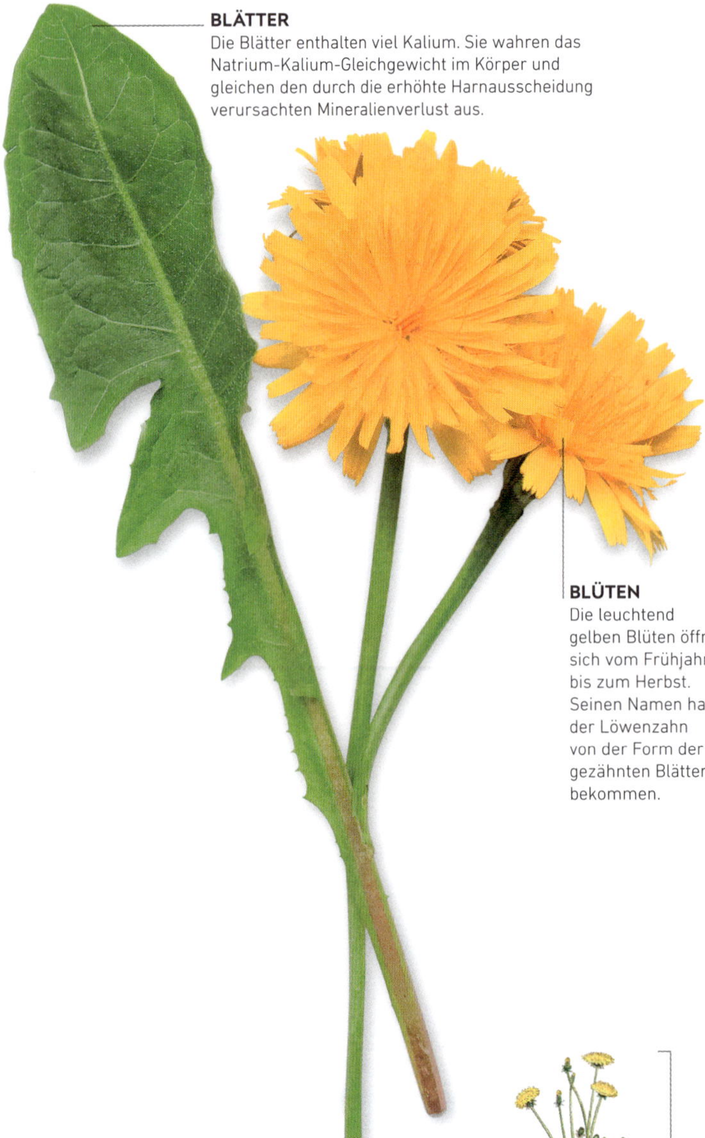
BLÄTTER
Die Blätter enthalten viel Kalium. Sie wahren das Natrium-Kalium-Gleichgewicht im Körper und gleichen den durch die erhöhte Harnausscheidung verursachten Mineralienverlust aus.
BLÜTEN
Die leuchtend gelben Blüten öffnen sich vom Frühjahr bis zum Herbst. Seinen Namen hat der Löwenzahn von der Form der gezähnten Blätter bekommen.

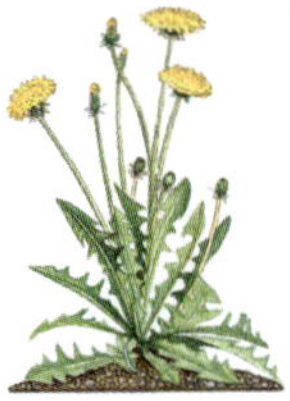
30 cm

WUCHS
Staude mit Pfahlwurzel. Breite 45 cm.

VERWENDBAR Blätter, Wurzeln.
INHALTSSTOFFE Sesquiterpenlaktone, Vitamine A, B, C und D, Cholin, Mineralien (u. a. Kalium). Nur Blätter: Kumarine, Karotinoide, Kalium. Nur Wurzel: Taraxacosid, Phenolsäuren, Eisen.
EIGENSCHAFTEN Harntreibend, galletreibend, schwach abführend (Wurzel). Kräftigt die Leber und den Verdauungsapparat. Regt die Bauchspeicheldrüse und Galle an.

ANWENDUNG

ABSUD 1 Tasse Standardabsud (S. 176) der Wurzel 3-mal tgl. bei allen Problemen, bei denen die Anregung der Leber und eine Entgiftung von Vorteil ist, etwa Osteoarthritis, Gicht, Rheumatismus, Akne, Schuppenflechte und Ekzeme.
AUFGUSS 1 Tasse Standardaufguss (S. 176) der Blätter 3-mal tgl. als harntreibendes Mittel bei Blasenentzündung, Retention und Bluthochdruck.
SAFT Blätter in einem Entsafter auspressen und bis zu 20 ml (4 TL) 3-mal tgl. als stärker wirkende Alternative zum Aufguss.
TINKTUR 2–5 ml (1 TL) kombinierte Wurzel- und Blatttinktur 3-mal tgl. zur Anregung des Gallenflusses, als schwach abführendes Mittel und zur Unterstützung bei der Auflösung kleiner Gallensteine.

GEWINNUNG

KULTUR Verträgt die verschiedensten Böden und wächst in voller Sonne oder im Halbschatten. Aussaat im Frühjahr. Sät sich stark selbst aus. Die Blätter werden in Teilen Europas auch als Salat genutzt.
SAMMELN Kommt in Hecken, an Feldrändern, auf Brachland und sogar in den Ritzen städtischer Pflasterflächen vor. Nicht an verkehrsreichen Standorten sammeln.
ERNTE Jungblätter für Salate im Frühjahr, größere Blätter im Sommer für die Anwendung als Arzneipflanze. Im Herbst die 2-jährigen Wurzeln sammeln.

WARNHINWEIS Bei Gallensteinen nur die Wurzel und auch sie nur unter ärztlicher Aufsicht verwenden.

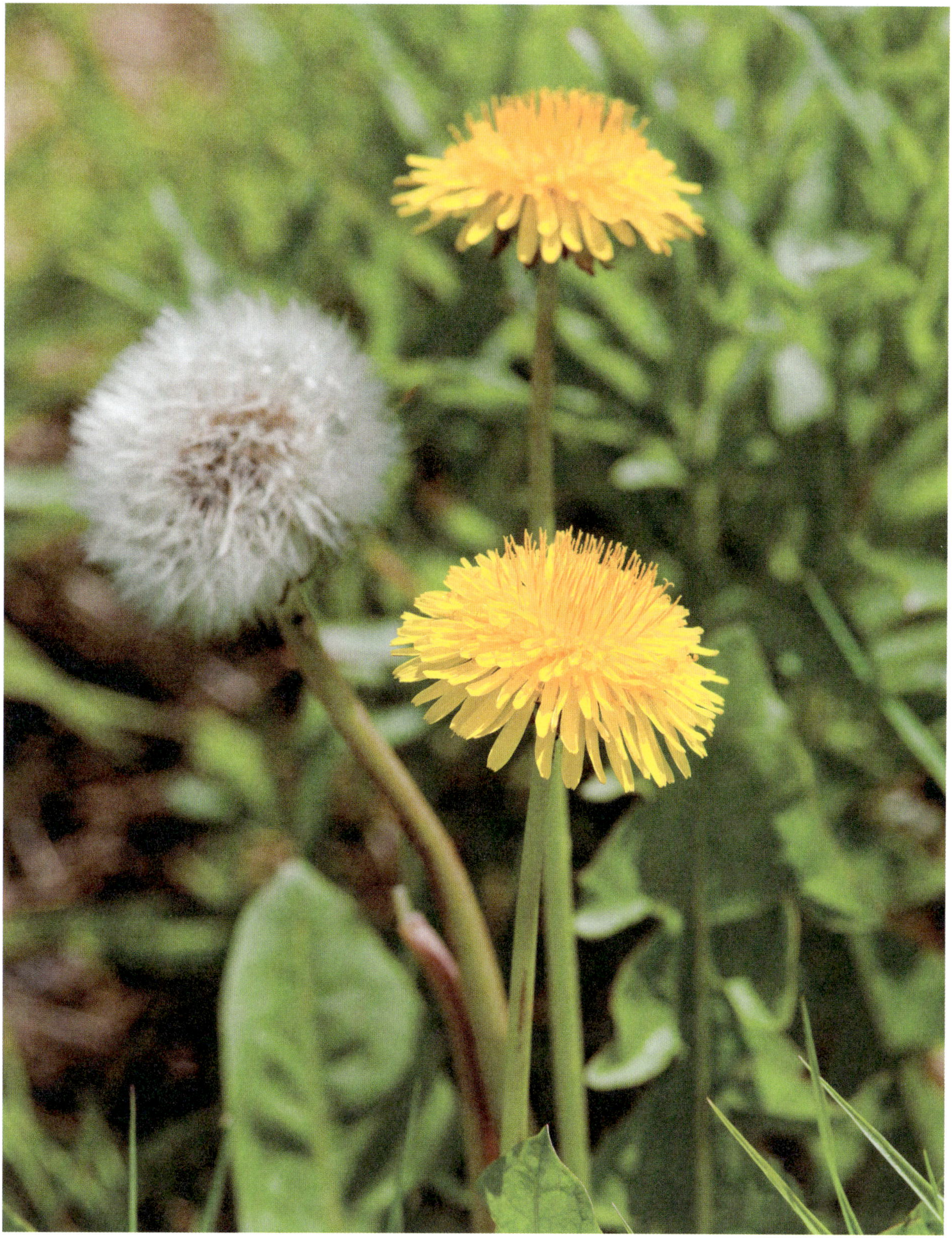

Thymus vulgaris

THYMIAN

BLÜTEN
Blätter und Blüten erntet man im Sommer und verwendet sie gemeinsam.

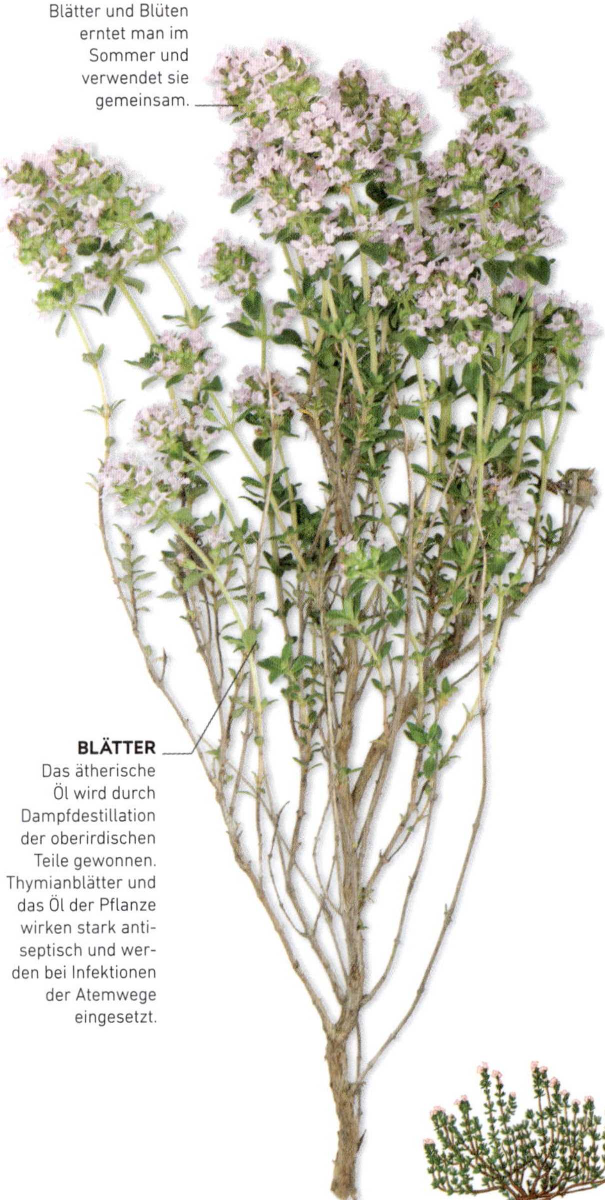

BLÄTTER
Das ätherische Öl wird durch Dampfdestillation der oberirdischen Teile gewonnen. Thymianblätter und das Öl der Pflanze wirken stark antiseptisch und werden bei Infektionen der Atemwege eingesetzt.

25 cm

WUCHS
Niedrige, immergrüne, am Ansatz verholzende Staude. Breite 40 cm.

Thymian stammt aus dem trockenen Grasland Südeuropas, wird mittlerweile jedoch auf der ganzen Welt kultiviert. Man verwendet ihn als Küchenkraut und schleimlösende, antiseptische Heilpflanze bei Husten und Infektionen. Sein ätherisches Öl kommt in der Aromatherapie zum Einsatz. Zudem scheint er antioxidative, den Alterungsprozess verzögernde Eigenschaften zu haben.

VERWENDBAR Oberirdische Teile, ätherisches Öl.
INHALTSSTOFFE Volatiles Öl (einschließlich Thymol, Cineol und Borneol), Flavonoide, Bitterstoffe, Tannine, Saponine.
EIGENSCHAFTEN Schleimlösend, krampflösend, antiseptisch, adstringierend, antimikrobiell, harntreibend, hustenreizlindernd, antibiotisch, wundheilend, oberflächlich durchblutend.

ANWENDUNG

AUFGUSS 1 Tasse Aufguss (S. 176) 3-mal tgl. bei saisonalen Erkältungen, Atemwegsinfekten, leichtem Asthma, Heuschnupfen, Magenverstimmung und Reizmagen.
SIRUP 450 g Honig mit 600 ml abgeseihtem Aufguss zu einem Sirup gegen Husten und Atemwegsinfekte mischen und in 5-ml-Portionen (1 TL) einnehmen.
MUND-/GURGELWASSER 1 Tasse Aufguss morgens und abends bei Zahnfleischerkrankungen und wundem Hals.
BRUSTSALBE/MASSAGEÖL 10 Tropfen Thymianöl mit 25 ml (5 TL) Mandelöl zu einer Brustsalbe gegen Bronchitis und Infekte mischen. Mit der gleichen Menge Lavendelöl bei rheumatischen Schmerzen und überanstrengten Muskeln.
LOTION 1 ml (20 Tropfen) Thymianöl in 60 ml Wasser geben und auf Insektenstiche sowie infizierte Wunden auftragen.

GEWINNUNG

KULTUR Bevorzugt trockene, alkalische Böden in der vollen Sonne. Aussaat im Gewächshaus oder Frühbeet im Frühjahr, Umpflanzen in 7-cm-Töpfe und Auspflanzen nach dem Einwachsen. Alternativ Vermehrung durch Stecklinge im Sommer.
SAMMELN Kommt auf strauchigem, felsigem Brachland und trockenem Grasland in Europa und Asien vor.
ERNTE In der zweiten Sommerhälfte. Für die Küche während der Saison ernten.

WARNHINWEIS Keine therapeutische Dosierung bei Schwangeren. Ätherisches Öl nicht innerlich anwenden.

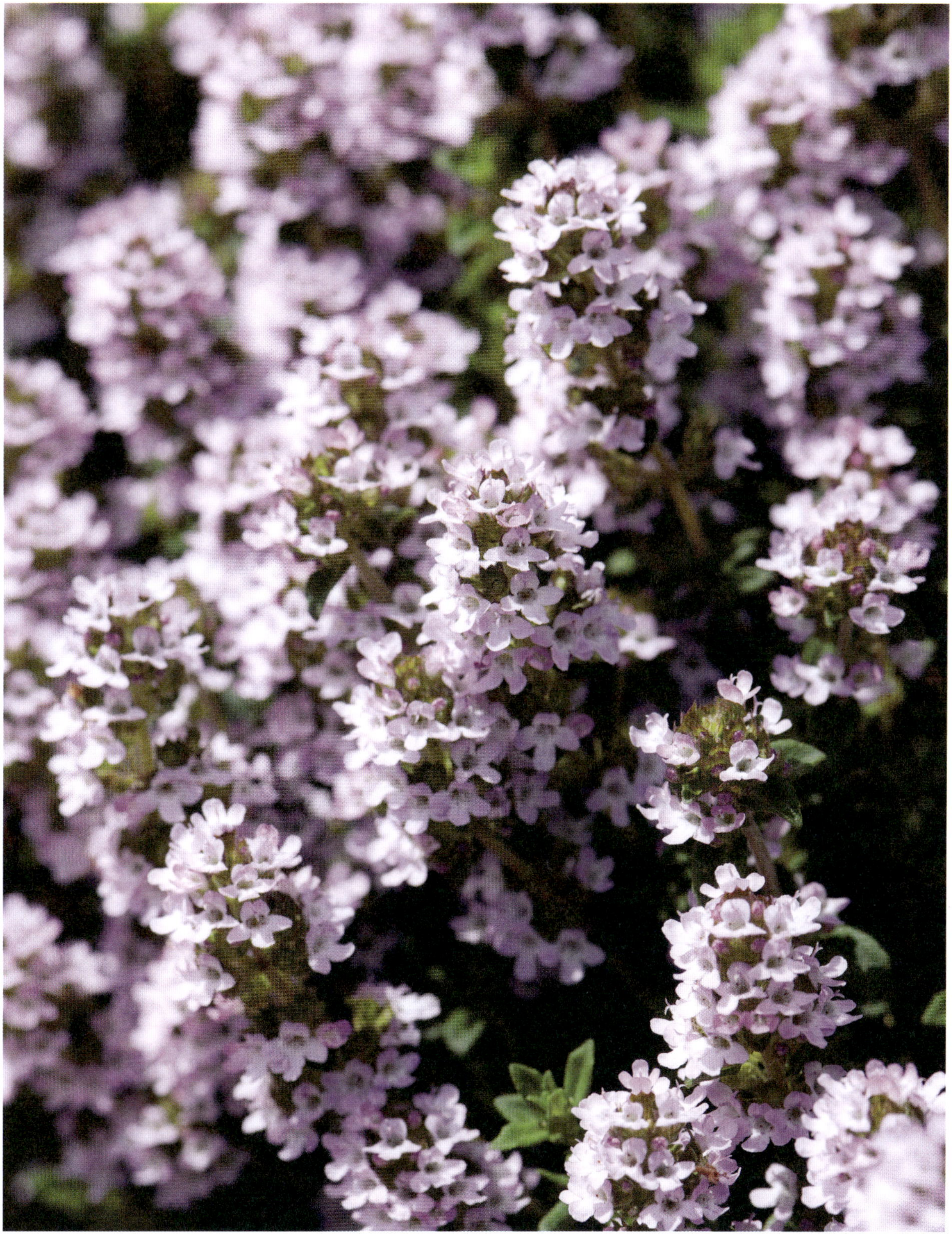

Tilia cordata
WINTERLINDE

Die in Mittel- und Osteuropa beheimatete Winterlinde ist in vielen Ländern ein beliebter städtischer Alleebaum – das wohl bekannteste Defilee findet sich an der Berliner Prachtchaussee Unter den Linden am Brandenburger Tor. Die Blüten kommen überwiegend in beruhigenden Mischungen zur Anwendung, doch kann man auch lindernde Lotionen daraus bereiten.

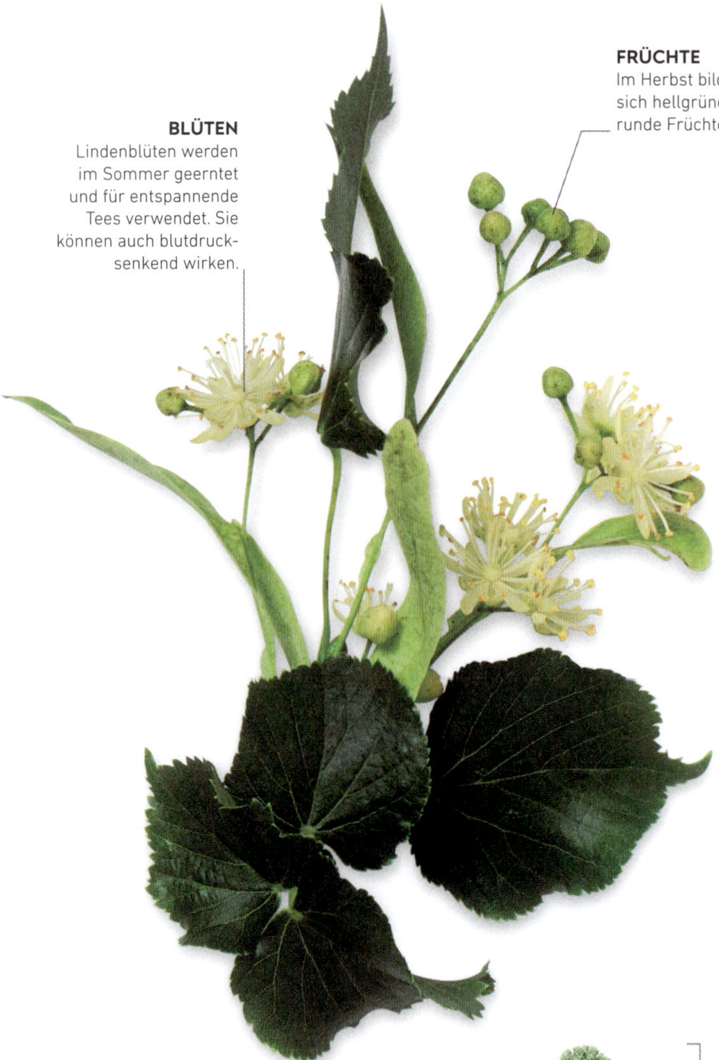

BLÜTEN Lindenblüten werden im Sommer geerntet und für entspannende Tees verwendet. Sie können auch blutdrucksenkend wirken.

FRÜCHTE Im Herbst bilden sich hellgrüne, runde Früchte.

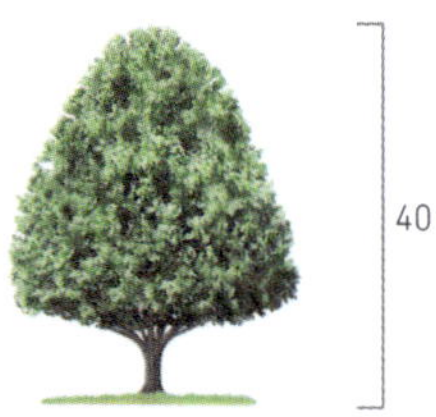

WUCHS Mittelhoher bis hoher, säulenförmiger Baum. Breite 10–30 m.

VERWENDBAR Blüten.
INHALTSSTOFFE Flavonoide (einschließlich Quercetin und Kaempferol), Kaffeesäure, Schleimstoffe, Tannine, volatiles Öl.
EIGENSCHAFTEN Krampflösend, schweißtreibend, harntreibend, beruhigend, blutdrucksenkend, gerinnungshemmend.

ANWENDUNG

AUFGUSS 1 Tasse Standardaufguss (S. 176) bis zu 3-mal tgl. bei Spannungen, Stress und nervösen Kopfschmerzen oder zur Linderung von Erkältungen, Grippe und Katarrh. In handelsüblichen Teebeuteln wird Linde oft mit Kamille kombiniert. Eine Trockenmischung aus Lindenblüten, Kamille und Melisse in 1 Tasse kochendem Wasser ergibt einen entspannenden, beruhigenden Tee.
TINKTUR 5 ml Tinktur (S. 177) 3-mal tgl. bei Bluthochdruck in Verbindung mit Stress und Angstzuständen oder Arteriosklerose, am besten in Wasser einnehmen. Meist mit Kräutern wie Baldrian oder Weißdorn kombiniert.
SALBE/LOTION Nach Bedarf bei juckenden Hautausschlägen oder Insektenstichen.
KINDERTEE Lindernder Tee für Kleinkinder bei Infekten wie Grippe, Erkältungen oder Windpocken. Zur Dosierung einen Naturheilkundler konsultieren.

GEWINNUNG

KULTUR Bevorzugt nährstoffreiche, feuchte, aber durchlässige, neutrale bis alkalische Böden. Samen müssen im Winter stratifiziert und im Frühjahr in ein Saatbeet im Freiland gepflanzt werden, keimen aber nur langsam. Großer Baum, daher nicht für Kleingärten.
SAMMELN Linden kommen in ganz Europa und in vielen gemäßigten Breiten vor. Sie werden oft als Allee- bzw. Straßenbäume genutzt. Blüten in der ersten Sommerhälfte sammeln, aber nicht an stark befahrenen Straßen.
ERNTE Blüten im Hochsommer sammeln. Sie können abgezupft und nach dem Trocknen zerrieben werden.

WARNHINWEIS Nicht für Schwangere. Vor Anwendung zur Blutdrucksenkung ärztlichen Rat einholen.

Trifolium pratense
ROTKLEE

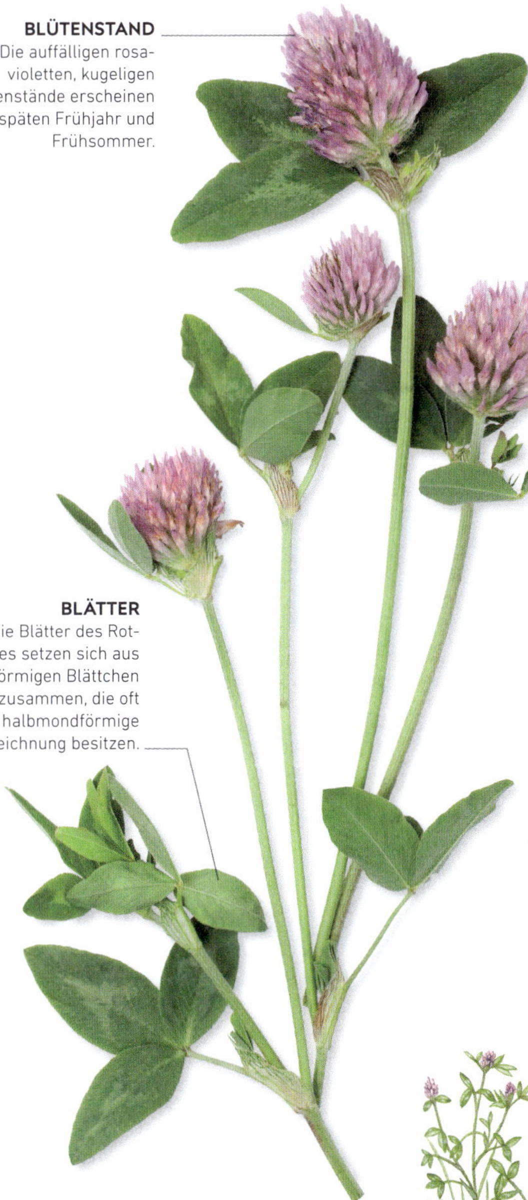

BLÜTENSTAND Die auffälligen rosavioletten, kugeligen Blütenstände erscheinen im späten Frühjahr und Frühsommer.

BLÄTTER Die Blätter des Rotklees setzen sich aus 3 eiförmigen Blättchen zusammen, die oft eine halbmondförmige Zeichnung besitzen.

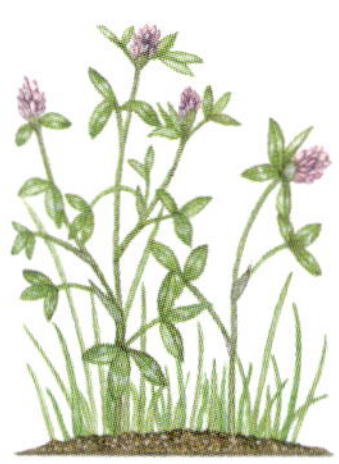

WUCHS Zweijährige oder Staude. Breite 45 cm.

Zwar sind die gemäßigten Regionen Europas und Asiens die Heimat des Rotklees, doch hat er sich inzwischen auch schon in Nordamerika und Australien eingeschlichen. Früher saugten Kinder gern den süßen Saft aus den Stängeln. Um 1930 wurde die Pflanze zur Behandlung von Brustkrebs eingesetzt, heute lindert man mit ihr Husten, Hautprobleme und Wechseljahresbeschwerden.

VERWENDBAR Blütenstände.
INHALTSSTOFFE Flavonoide, Salicylate, Kumarine, Phenolglykoside, cyanogene Glykoside, volatiles Öl (einschließlich Methylsalicylat und Benzylalkohol), Sitosterol.
EIGENSCHAFTEN Krampflösend, harntreibend, schleimlösend. Reinigt die Lymphdrüsen und hat möglicherweise östrogene Wirkung.

ANWENDUNG

AUFGUSS 1 Tasse Standardaufguss (S. 176) 3-mal tgl. bei Husten, Wechseljahresbeschwerden oder im Rahmen einer reinigenden Kur bei Hautproblemen.
SIRUP 600 mg Standardaufguss mit 450 g Honig zu Sirup mischen und in 5-ml-Portionen bei hartnäckigem Husten, vor allem Keuchhusten und Bronchitis, einnehmen.
MUND-/GURGELWASSER Zum Spülen 1 Tasse Standardaufguss bei Mundgeschwüren und Halsschmerzen.
TINKTUR 5–10 ml (1–2 TL) 3-mal tgl. bei Ekzemen, Schuppenflechte und alten, schlecht heilenden Quetschungen. Bei kindlichen Ekzemen gut mit Wildem Stiefmütterchen kombinierbar.
CREME/SALBE Häufig bei lymphatischen Schwellungen auftragen.
FRISCHES KRAUT Zerdrückte Blüten direkt auf Insektenstiche auftragen.

GEWINNUNG

KULTUR Bevorzugt mäßige Sommertemperaturen und ausreichend Feuchtigkeit während der Wachstumsperiode. Samen im Spätwinter oder zeitigen Frühjahr direkt am endgültigen Standort aussäen und dünn mit Erde bedecken.
SAMMELN Häufige Futterpflanze und Bestandteil von Fruchtfolgen. In vielen Teilen der Welt zu finden. Man hält in Hecken und Wiesen nach Rotklee Ausschau und sammelt die Blütenstände frisch geöffnet.
ERNTE Den ganzen Sommer über die frisch geöffneten Blütenstände ernten.

WARNHINWEIS Nicht für Schwangere.

Tropaeolum majus

KAPUZINERKRESSE

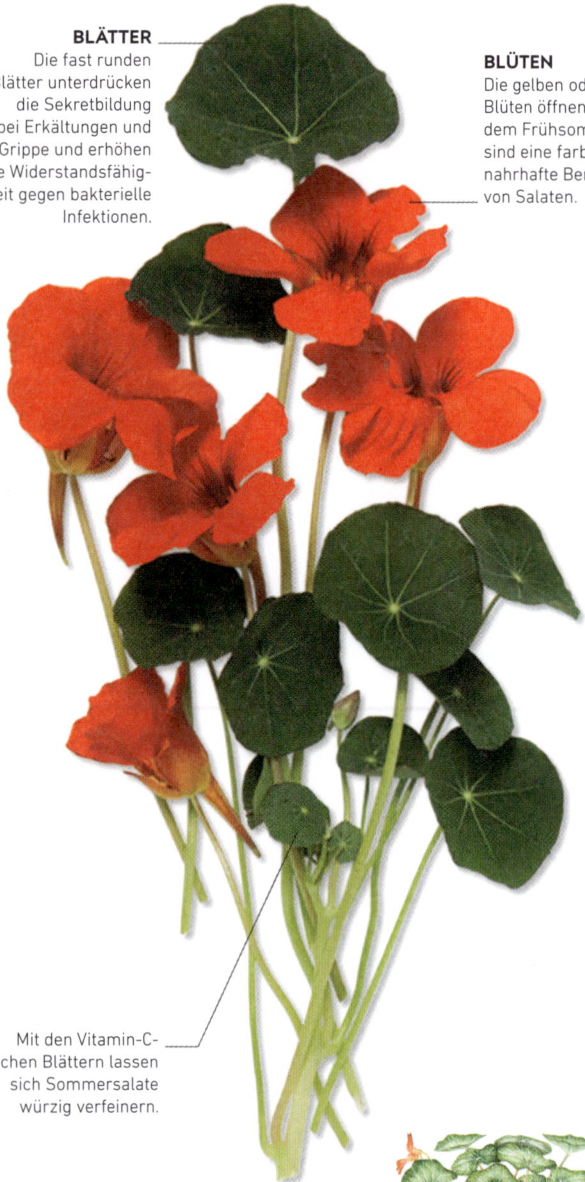

BLÄTTER Die fast runden Blätter unterdrücken die Sekretbildung bei Erkältungen und Grippe und erhöhen die Widerstandsfähigkeit gegen bakterielle Infektionen.

BLÜTEN Die gelben oder roten Blüten öffnen sich ab dem Frühsommer. Sie sind eine farbenfrohe, nahrhafte Bereicherung von Salaten.

Mit den Vitamin-C-reichen Blättern lassen sich Sommersalate würzig verfeinern.

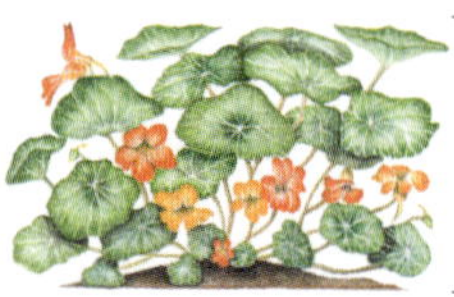

WUCHS Wüchsige, kriechende Einjährige. Breite 1,5–2 m.

Eigentlich stammt sie aus den Anden von Bolivien bis Kolumbien, inzwischen aber hat die Kapuzinerkresse die ganze Welt als beliebte, unkomplizierte Gartenpflanze erobert. Sie verwildert leicht und gilt in Neuseeland und anderen Ländern daher als invasives Kraut. Blüten und Samen wirken antiseptisch und helfen bei Atemwegsproblemen, kommen aber auch in der Küche zum Einsatz.

VERWENDBAR Blüten, Blätter, Samen.
INHALTSSTOFFE Glukocyanate, Spilanthol, Myrosin, Mineralsalze (einschließlich Jod, Eisen und Phosphat), Oxalsäure, Vitamin C.
EIGENSCHAFTEN Antibiotisch, hustenreizlindernd, harntreibend, schleimlösend.

ANWENDUNG

AUFGUSS 1 Tasse Standardaufguss (S. 176) der Blätter 3-mal tgl. zur Erhöhung der Widerstandskraft gegen bakterielle Infektionen; auch wirksam als Schleimlöser bei Erkältungen und Grippe.
TINKTUR 5–10 ml (1–2 TL) Blatttinktur (S. 177) 3-mal tgl. bei Erkältungen, Grippe und trockenem Husten.
SAFT Ganze Pflanze in einem Küchenmixer oder einer Saftpresse zu einem Brei verarbeiten und 20 ml 3-mal tgl. in etwas Milch bei chronischen Lungenbeschwerden wie Emphysemen trinken. Regt, in die Kopfhaut massiert, das Haarwachstum an.
LOTION 1 Tasse Standardaufguss der Blätter als antiseptische Waschlotion bei Schnitten und Schürfwunden.
FRISCHE BLÄTTER UND BLÜTEN Können zu Salaten gegeben werden; Blätter schmecken würzig und enthalten viel Vitamin C.

GEWINNUNG

KULTUR Kapuzinerkresse wächst fast überall, bevorzugt aber durchlässige Böden und sonnige Standorte. Nährstoffreiche Böden fördern das Laubwachstum auf Kosten der Blüte. Aussaat am endgültigen Standort im Frühsommer oder Pflanzung in Schalen im Mai bei 13–16 °C und Auspflanzen, sobald keine Fröste mehr zu erwarten sind.
SAMMELN Gilt in einigen Ländern als invasives Unkraut. In gemäßigten Zonen sind selbst ausgesäte Exemplare auch außerhalb von Stadtgärten anzutreffen. Blüten nach Bedarf schneiden, die ganze Pflanze im Spätsommer für Tinkturen sammeln.
ERNTE Blätter und Blüten frisch für Salate, im Sommer die Pflanze zum Trocknen als Ganzes ernten.

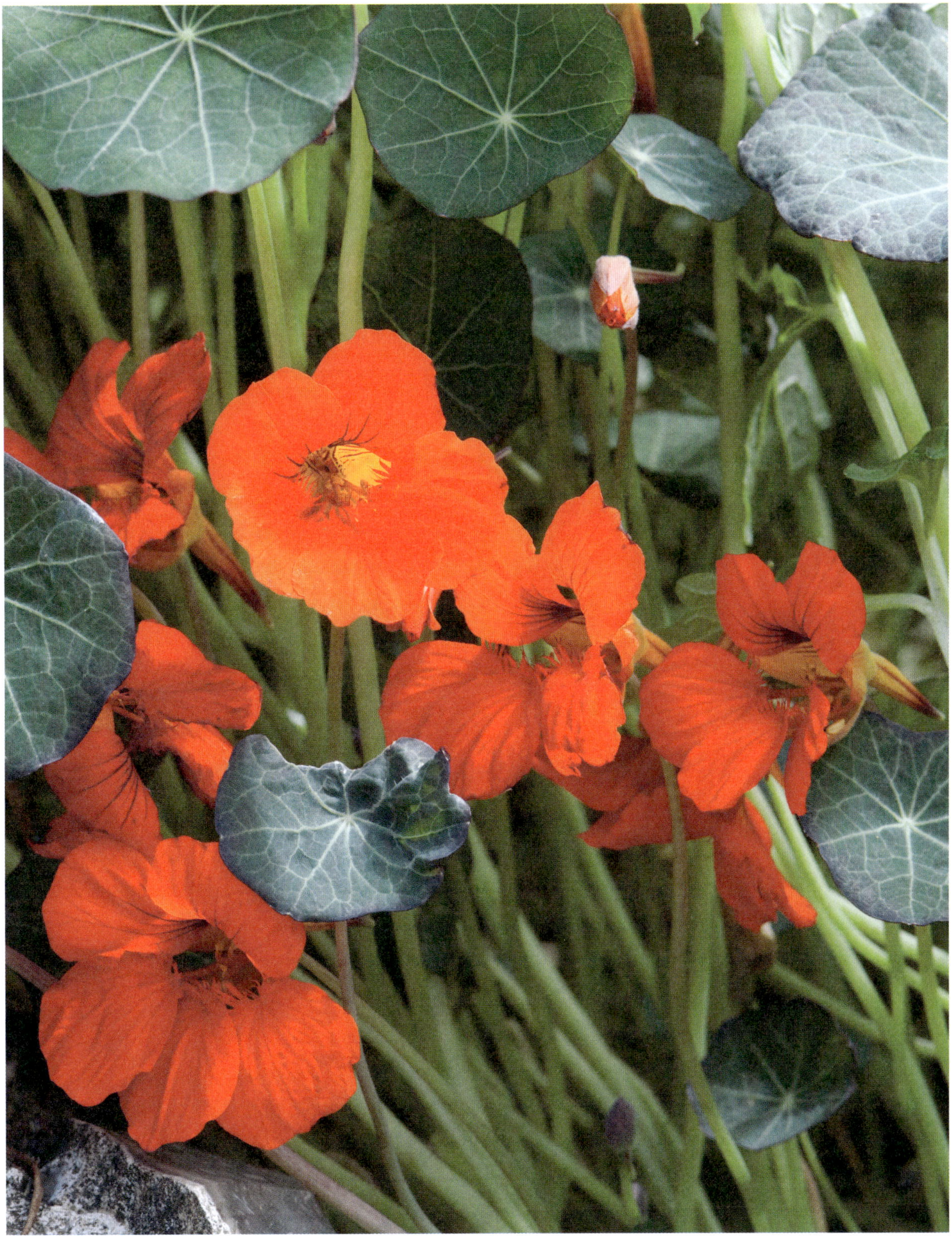

Turnera diffusa

DAMIANA

Die Maya in Mittelamerika schätzten Damiana jahrtausendelang. Es ist vor allem für seine aphrodisierende und kräftigende Wirkung bekannt. Überdies wird das sehr aromatische Kraut in Drinks, als Gewürz, Tee und Spirituose verwendet. Männer wie Frauen können mit ihm die Fruchtbarkeit, das sexuelle Verlangen und das Wohlbefinden generell verbessern. Beheimatet ist Damiana in Süd- und Mittelamerika, Mexiko und auf den karibischen Inseln.

VERWENDBAR Getrocknete Blätter und Stängel.
INHALTSSTOFFE Volatile Öle, Arbutin, cyanogene Glycoside, Harze, Stärke, Flavonoide, Vitamine, Mineralien, Gerbstoffe.
EIGENSCHAFTEN Antidepressiv, aphrodisierend, mild harntreibend, mild abführend.

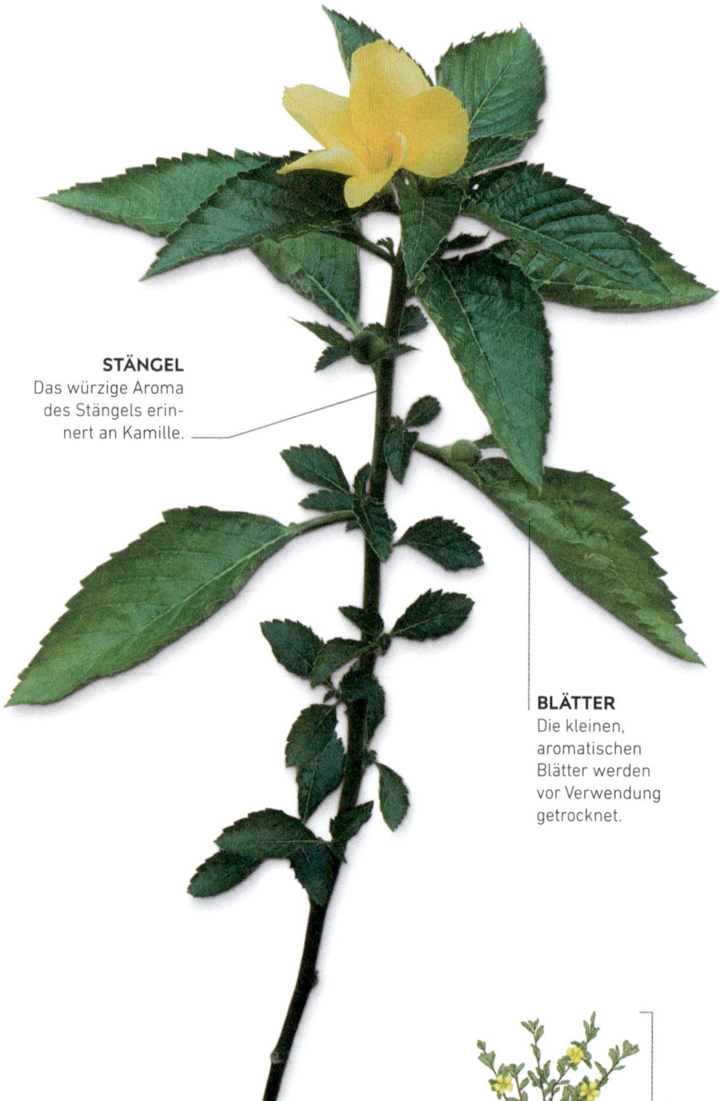
STÄNGEL
Das würzige Aroma des Stängels erinnert an Kamille.
BLÄTTER
Die kleinen, aromatischen Blätter werden vor Verwendung getrocknet.

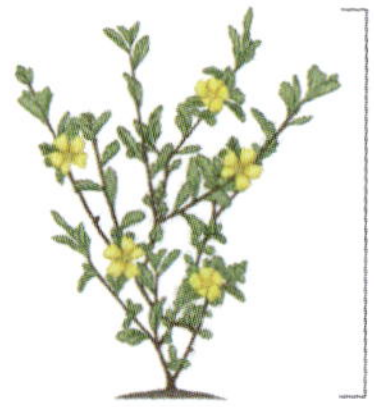
60 cm

WUCHS Aromatische Staude. Blüht im Spätsommer.

ANWENDUNG

AUFGUSS 2–4 g (1–1½ TL) in eine Tasse mit heißem Wasser geben und zur Kräftigung des Harntrakts und Nervensystems trinken.
TINKTUR 1–3 ml (20–60 Tropfen) in etwas heißem Wasser (S. 177) 3-mal tgl. gegen Angstzustände und Depression, zur Verbesserung der Libido und gegen Verstopfung.

GEWINNUNG

KULTUR Aussaat im Frühjahr oder Sommer in Töpfen. Die Pflanze muss nicht gedüngt werden. Sie verträgt saure und alkalische Böden gleichermaßen.
SAMMELN Wächst wild an Felshängen in Mexiko und Südtexas.
ERNTE Blätter im Sommer sammeln und trocknen.

WARNHINWEIS Kann die Eisenaufnahme hemmen.

Ulmus rubra
ROTULME

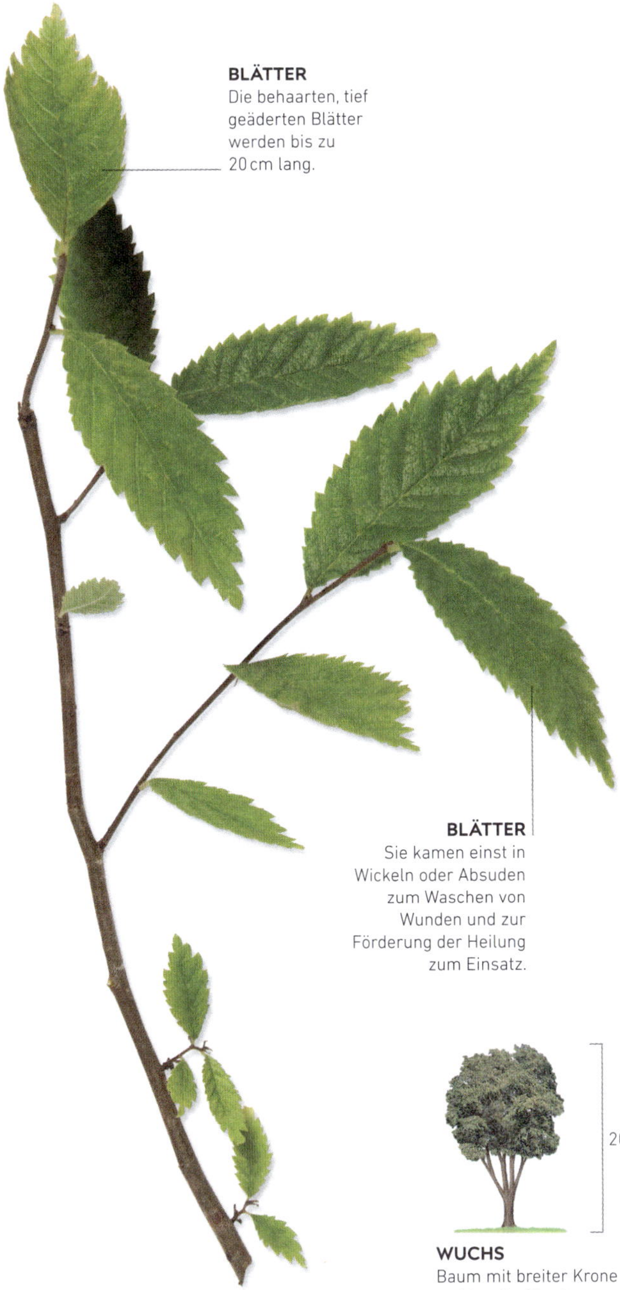
BLÄTTER
Die behaarten, tief geäderten Blätter werden bis zu 20 cm lang.
BLÄTTER
Sie kamen einst in Wickeln oder Absuden zum Waschen von Wunden und zur Förderung der Heilung zum Einsatz.
20 m

WUCHS Baum mit breiter Krone und tropfenförmigen Blättern. Breite 18 m.

Sie gehört zu den am häufigsten verwendeten Heilkräutern in Übersee: Die Rotulme aus dem östlichen Nordamerika zwischen Quebec und Mexiko wird zur Heilung von verletztem Gewebe – sowohl äußerlich bei Wunden als auch innerlich bei Schleimhäuten – verwendet und ist überaus nahrhaft, weshalb man sie obendrein zur Stärkung und Regeneration einsetzt.

VERWENDBAR Innere Borke.
INHALTSSTOFFE Schleimstoffe, Stärke, Tannine.
EIGENSCHAFTEN Schleimhautschützend, lindernd, abführend, schleimlösend, hustenreizlindernd, nahrhaft.

ANWENDUNG

NAHRUNGSERGÄNZUNG Zur Stärkung oder als Nahrungsergänzung für Kinder: ¼–1 gestrichenen TL Pulver mit etwas Wasser zu einem Brei rühren und unter ständigem Umrühren in kochendes Wasser oder heiße Milch geben bzw. Pulver auf Haferschleim und Müsli streuen.
SALBE Zieht Eiter, Dornen oder Splitter aus der Haut; oft in Kombination mit Eibischpulver.
WICKEL 1 TL Pulver mit etwas Wasser oder Ringelblumenaufguss zu einer Paste mischen, auf Mull auftragen und auf Verbrennungen, Abszesse, verschiedene Geschwüre oder eiternde Wunden legen.
KAPSELN/TABLETTEN 200 mg 3-mal tgl. bei Entzündungen und Geschwüren des Magens oder der Speiseröhre und bei chronischen Verdauungsstörungen. 1 Tablette oder Kapsel vor Reisen zur Linderung der Reisekrankheit.

GEWINNUNG

KULTUR Bevorzugt tiefgründige, feuchte Böden in voller Sonne. Vermehrung meist durch Aussaat im Herbst, Ausläufer oder halb ausgereifte Stecklinge im Sommer. Nur selten in Gärten kultiviert. Anfällig für Schädlinge, Pilzkrankheiten und das Ulmensterben.
SAMMELN In Teilen der USA ein Straßenbaum, andernorts nur selten kultiviert. Bestände wurden in den letzten Jahren vom Ulmenblattkäfer und dem Ulmensterben dezimiert, daher beim Sammeln der Borke weitere Schädigungen vermeiden.
ERNTE Im Frühjahr innere Borke von Stamm und Ästen reifer Bäume ablösen.

HINWEIS Verfügbarkeit der Borke in manchen Ländern beschränkt.

Urtica dioica
GROSSE BRENNNESSEL

Jeder in den gemäßigten Regionen Europas und Asiens hat schon einmal unangenehme Bekanntschaft mit dem brennenden Kraut gemacht, das in nährstoffreichen Böden gedeiht. Für das Brennen sorgen Haare, die Histamin und Ameisensäure enthalten. Brennnesseln entziehen dem Boden angeblich Mineralien und Vitamine und speichern sie in den Blättern, sind also sehr nahrhaft.

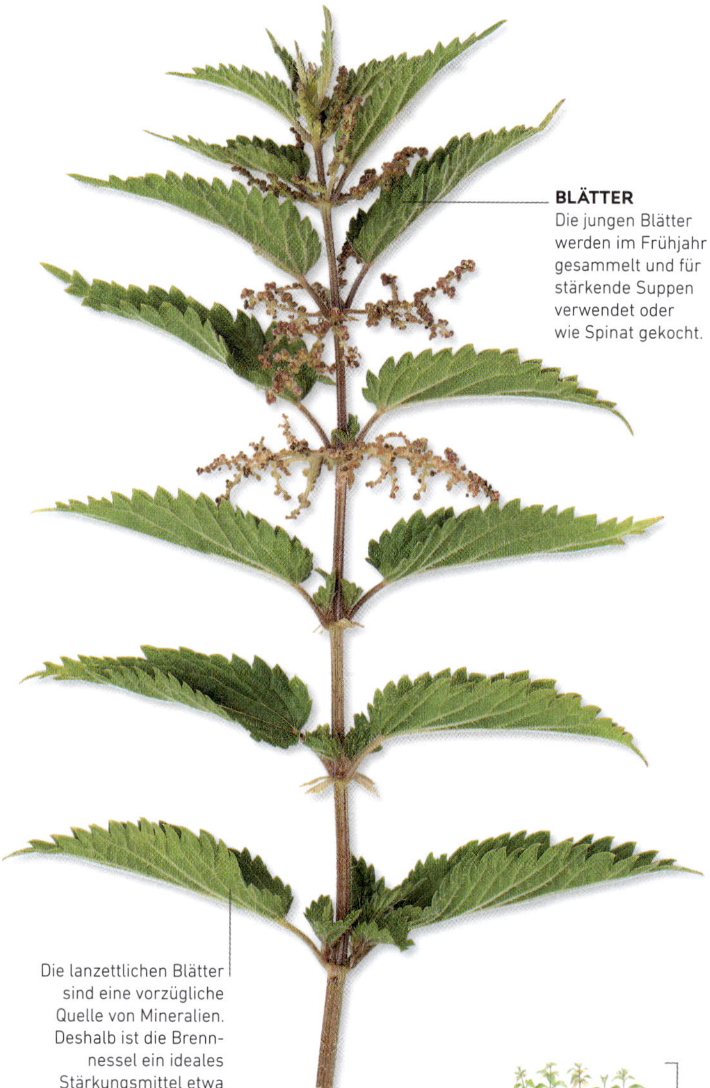

BLÄTTER Die jungen Blätter werden im Frühjahr gesammelt und für stärkende Suppen verwendet oder wie Spinat gekocht.

Die lanzettlichen Blätter sind eine vorzügliche Quelle von Mineralien. Deshalb ist die Brennnessel ein ideales Stärkungsmittel etwa bei Eisenmangel.

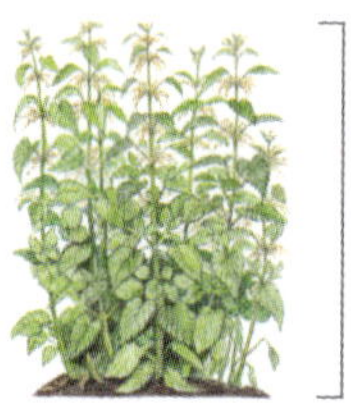

WUCHS Kriechende Staude. Breite unbestimmt.

VERWENDBAR Oberirdische Teile, Wurzel.
INHALTSSTOFFE Amine (Histamin, Acetylcholin, Cholin, Serotonin), Flavonoide, Ameisensäure, Glukochinon, Mineralien (u. a. Kieselerde und Eisen), Vitamine A, B und C, Tannine.
EIGENSCHAFTEN Adstringierend, harntreibend, kräftigend, nahrhaft, blutstillend, kreislaufanregend, milchbildend, blutdrucksenkend, antiskorbutisch, antiallergen.

ANWENDUNG

SAFT Ganze Pflanze zu Pulver oder Brei verarbeiten, um Saft zu gewinnen. 10 ml (2 TL) 3-mal tgl. zur Kräftigung bei Schwäche und Blutarmut.
AUFGUSS 1 Tasse Aufguss (S. 176) der Blätter 3-mal tgl. zur innerlichen Reinigung bei Arthritis, Rheuma, Gicht und Ekzemen oder als Haarspülung bei Schuppen.
CREME/SALBE Bei kleinen Schnitten und Schürfwunden, Hautausschlägen einschließlich Ekzemen oder bei Hämorrhoiden.
FRISCHE BLÄTTER UND TRIEBE Das Peitschen von Gelenken ist eine schmerzhafte traditionelle Heilmethode bei Arthritis, deren Wirksamkeit jüngste Studien aber bestätigt haben.
KOMPRESSE Eine mit kräftigem Aufguss oder verdünnter Blatttinktur getränkte Mullbinde zur Linderung der Schmerzen bei Arthritis, Gicht, Neuralgien, Verstauchungen, Sehnenscheidenentzündung und Ischiasproblemen auflegen.
TINKTUR 2–4 ml (40–80 Tropfen) der Blatttinktur 3-mal tgl. bei allergischen Hautreizungen und Heuschnupfen. 2–4 ml (40–80 Tropfen) der Wurzeltinktur 3-mal tgl. bei gutartiger Prostatavergrößerung.

GEWINNUNG

KULTUR Kultur unnötig, da weitverbreitet.
SAMMELN Kommt in Hecken, auf Brachland und in Gestrüpp vor.
ERNTE Wurzeln im Herbst, junge Blätter im Frühjahr ernten.

WARNHINWEIS Beim Ernten Gummihandschuhe tragen.

Vaccinium myrtillus
HEIDELBEERE

Die in den gemäßigten Regionen Europas und Asiens beheimatete Heidelbeere hat ein eng verwandtes amerikanisches Pendant. Sie gilt dank der antioxidativen Proanthocyanidine in den Früchten als »Superfood«, also als besonders gesundes Nahrungsmittel. Im Zweiten Weltkrieg aßen Kampfpiloten Heidelbeermarmelade, weil sie dadurch nachts angeblich besser sehen konnten.

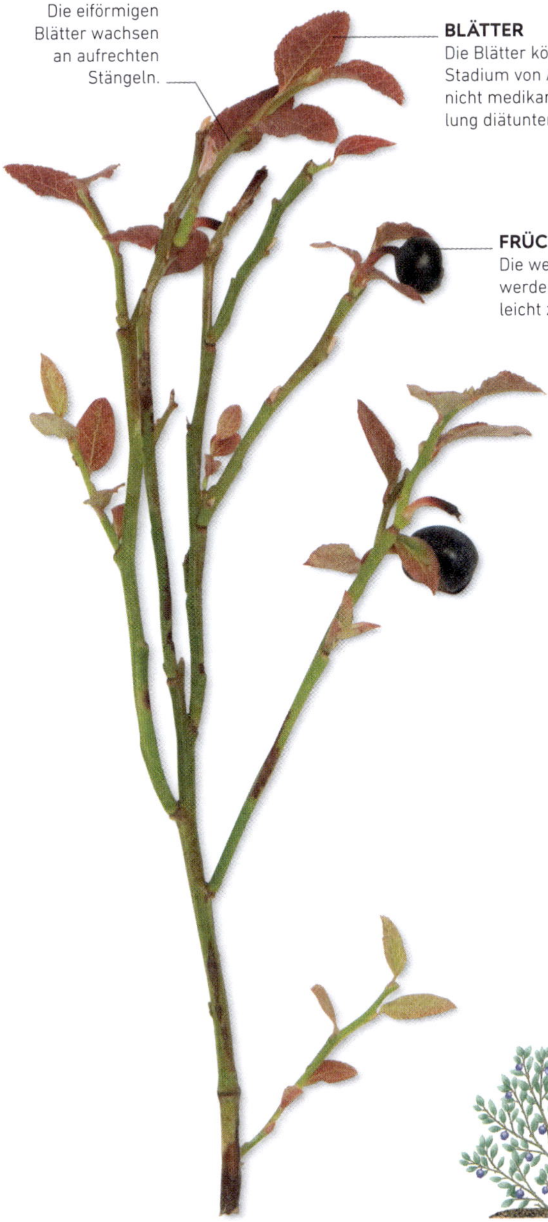

Die eiförmigen Blätter wachsen an aufrechten Stängeln.

BLÄTTER
Die Blätter können im frühen Stadium von Altersdiabetes bei nicht medikamentöser Behandlung diätunterstützend wirken.

FRÜCHTE
Die weichen Beeren werden beim Transport leicht zerdrückt.

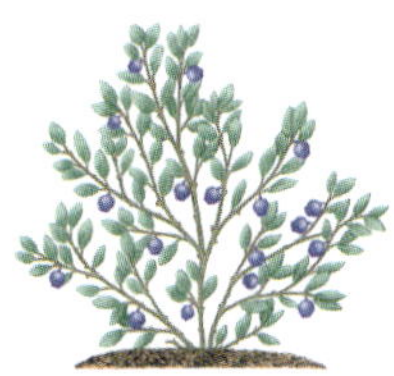

60 cm

WUCHS
Sommergrüner Strauch mit kriechenden Rhizomen. Breite rund 60 cm.

VERWENDBAR Früchte, Blätter.
INHALTSSTOFFE Tannine, Zucker, Fruchtsäuren, Anthocyanoside, Glukochinone, Glykoside, Vitamin A.
EIGENSCHAFTEN Adstringierend, blutzuckersenkend, kräftigend, antiseptisch, entzündungshemmend, harntreibend, venenstärkend. Unterdrückt Brechreiz.

ANWENDUNG

MUNDWASSER 1 Tasse Standardaufguss (S. 176) der Blätter als Gurgel- oder Mundwasser bei Mundgeschwüren und Halsentzündungen. Alternativ 10 ml (2 TL) des frischen Beerensafts in 120 ml Wasser verdünnt.
LOTION 30 ml ungesüßter Saft mit 30 ml Zaubernussdestillat mischen und als kühlende Lotion auf Sonnenbrand und Hautentzündungen auftragen.
ABSUD 1 Tasse Absud (S. 176) der getrockneten Beeren tgl. bei chronischer Verstopfung.
FRISCHE BEEREN 1 große Schale frischer Beeren mit Zucker und Milch oder Sahne bei Verstopfung.
AUFGUSS 1 Tasse Standardaufguss (S. 176) der Blätter 3-mal tgl. zur Unterstützung von Diäten bei Altersdiabetes ohne Insulinzufuhr.

GEWINNUNG

KULTUR Bevorzugt feuchte, saure Böden (pH-Wert höchstens 5,5) in der Sonne oder im Halbschatten. Flachwurzler. Aussaat im Frühbeet im Herbst. Vermehrung durch halb ausgereifte Stecklinge im Sommer ebenfalls möglich. Für buschigen Wuchs im Frühjahr stutzen. Braucht geschützte Standorte und wird in Gegenden mit alkalischen Böden am besten im Topf kultiviert.
SAMMELN Wächst in sauren, kargen Böden wie Torfmooren und Nadelwäldern.
ERNTE Blätter im Frühjahr, Früchte bei Reife im Spätsommer ernten.

WARNHINWEIS Diabetiker mit Insulintherapie sollten Tee aus Heidelbeerblättern nicht ohne ärztliche Aufsicht trinken. Nicht länger als 4 Wochen anwenden.

Valeriana officinalis
ARZNEI-BALDRIAN

Der als natürliches Beruhigungsmittel verbreitete Baldrian stammt aus den gemäßigten Breiten Europas und Japans. Er war in den letzten Jahren Gegenstand intensiver Forschungen. Die in Extrakten und der getrockneten Pflanze enthaltenen Valepotriate wirken vermutlich beruhigend auf das Nervensystem. Frische Pflanzen haben eine stärker sedierende Wirkung.

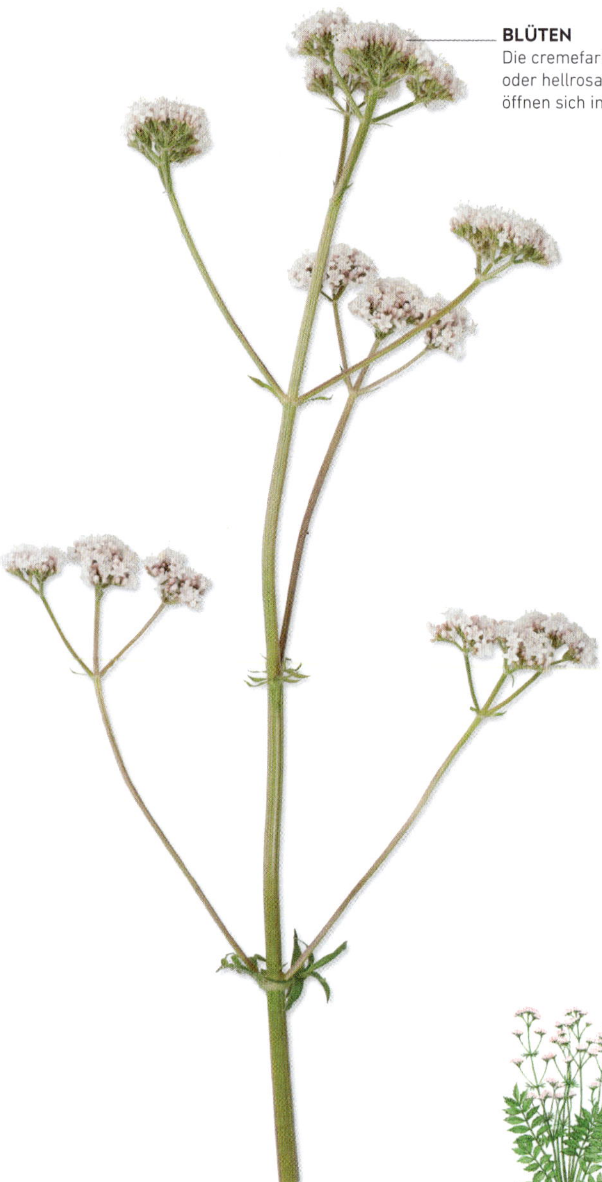

BLÜTEN Die cremefarbenen oder hellrosa Blüten öffnen sich im Sommer.

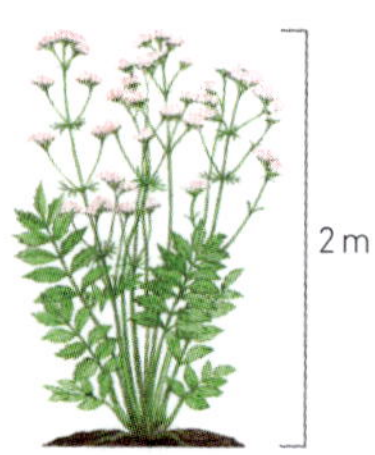

WUCHS Horstbildende Rhizomstaude.

VERWENDBAR Wurzel und Rhizom.
INHALTSSTOFFE Volatiles Öl (einschließlich Isovaleriansäure, Borneol), Valepotriate, Alkaloide.
EIGENSCHAFTEN Beruhigend, krampflösend, schleimlösend, harntreibend, blutdrucksenkend, karminativ, schwach schmerzstillend.

ANWENDUNG

KALTER AUFGUSS Bei Baldrianwurzeln ist ein kalter Aufguss einem heißen Absud vorzuziehen. 25 g gehackte, möglichst frische Wurzeln 8–10 Std. in 600 ml kaltes Wasser legen. 1 Tasse bis 3-mal tgl. bei Angstzuständen, nervöser Spannung oder bei Bluthochdruck infolge von Stress. 1 Tasse vor dem Zubettgehen bei Schlaflosigkeit.
KAPSELN Die gemahlene Wurzel ist im Handel in Kapselform erhältlich.
TINKTUR 1–5 ml (20 Tropfen–1 TL) bis 3-mal tgl. bei nervösen Störungen. Nötige Dosierung individuell sehr unterschiedlich; höhere Dosierung kann Kopfschmerzen verursachen, daher niedrig beginnen.
KOMPRESSE Kompresse in 1 Tasse kalten Aufguss oder verdünnte Tinktur legen und bei Muskelkrämpfen anwenden oder auf den Bauchraum bei Menstruationsschmerzen bzw. Koliken auflegen.

GEWINNUNG

KULTUR Bevorzugt feuchte Böden an sonnigen bis halbschattigen Standorten. Im Frühjahr in ein Frühbeet säen, Sämlinge in Töpfe umsiedeln und nach dem Einwachsen auspflanzen. Auch Vermehrung durch Wurzelteilung im Frühjahr und Herbst möglich.
SAMMELN Kommt an Waldrändern und in Feuchtwiesen vor. Nicht mit Roter Spornblume verwechseln (*Centranthus ruber*).
ERNTE Wurzeln und Rhizome mindestens 2-jähriger Pflanzen im Herbst ausgraben.

WARNHINWEIS Verstärkt die Wirkung von Schlafmitteln, daher nicht zusammen einnehmen.

Verbascum thapsus

KLEINBLÜTIGE KÖNIGSKERZE

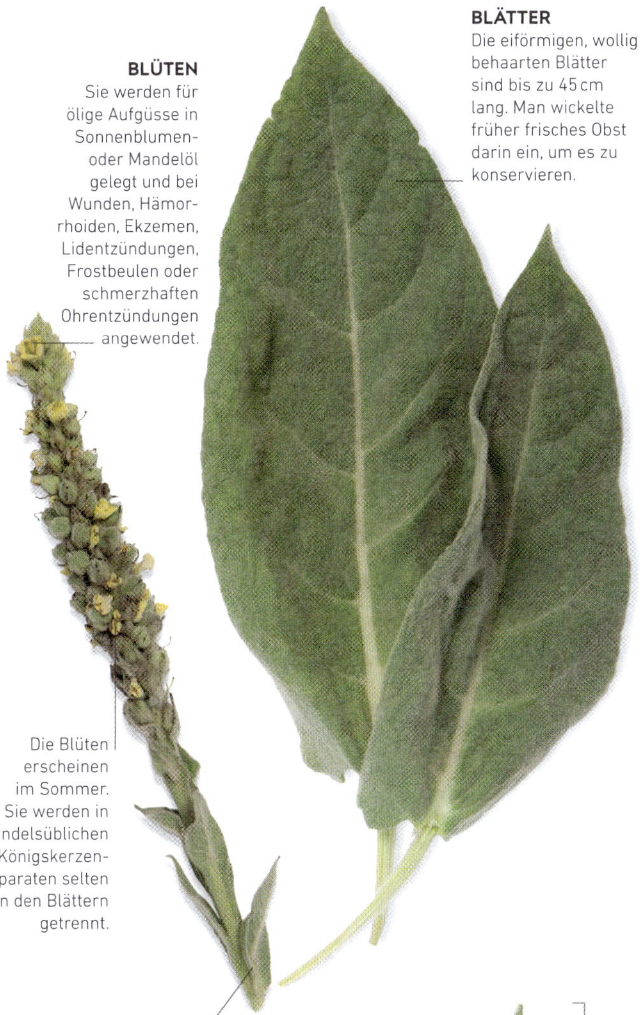

BLÄTTER
Die eiförmigen, wollig behaarten Blätter sind bis zu 45 cm lang. Man wickelte früher frisches Obst darin ein, um es zu konservieren.

BLÜTEN
Sie werden für ölige Aufgüsse in Sonnenblumen- oder Mandelöl gelegt und bei Wunden, Hämorrhoiden, Ekzemen, Lidentzündungen, Frostbeulen oder schmerzhaften Ohrentzündungen angewendet.

Die Blüten erscheinen im Sommer. Sie werden in handelsüblichen Königskerzenpräparaten selten von den Blättern getrennt.

STÄNGEL
Die hohen Stängel wurden früher bei Beerdigungsprozessionen als Kerze verbrannt, um böse Geister abzuwehren.

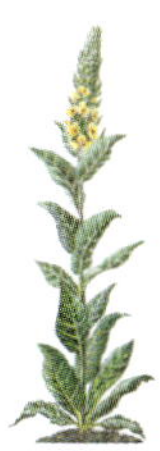

1,8 m

WUCHS
Hohe Zweijährige mit weichen, graugrünen Blättern. Breite 1 m.

Mit der von Europa bis Westchina verbreiteten Kleinblütigen Königskerze glaubte man einst böse Geister abwehren zu können und Krankheiten wie Tuberkulose zu heilen, von der man annahm, sie werde von dunklen Mächten hervorgerufen. Schon das Mitführen der Pflanze galt als wirksam. Heute nutzt man die Königskerze meist als Kraut gegen Husten und Atemwegsprobleme.

VERWENDBAR Blüten, Blätter.
INHALTSSTOFFE Schleimstoffe, Saponine, volatiles Öl, Bitterstoffe, Flavonoide (einschließlich Rutin), Glykoside (u. a. Aucubin).
EIGENSCHAFTEN Schleimlösend, schleimhautschützend, schwach abführend, beruhigend, wundheilend, adstringierend, entzündungshemmend.

ANWENDUNG

SIRUP 600 ml Standardaufguss (S. 176) der frischen Blüten mit 450 g Honig oder Zuckersirup mischen, aufkochen und 10–15 Min. köcheln lassen. Teelöffelweise einnehmen.
ÖLAUFGUSS Frische Blüten 2 Wochen lang in Sonnenblumenöl einlegen, abseihen und bei Ohrenschmerzen (2 Tropfen auf Watte träufeln und in den äußeren Gehörgang stecken) oder Wunden, Hautgeschwüren, Hämorrhoiden, Ekzemen, Frostbeulen, Lidentzündung bzw. zum Einreiben der Brust bei Atemwegsbeschwerden anwenden.
AUFGUSS Aufguss aus getrockneten Blättern oder anderen oberirdischen Teilen; dazu 30 g des Krautes in 600 ml kochendes Wasser geben und bei chronischem Husten und Halsentzündungen bzw. fiebrigen Erkältungen mit starkem Husten trinken.
TINKTUR 5–10 ml (1–2 TL) Tinktur (S. 177) der Blätter bzw. oberirdischen Teile 3-mal tgl. bei chronischen Atemwegsproblemen.

GEWINNUNG

KULTUR Bevorzugt durchlässige bis trockene Böden an vollsonnigen Standorten. Aussaat im Herbst oder Frühjahr im Frühbeet und Umpflanzen in 7-cm-Töpfe, sobald die Sämlinge groß genug dafür sind. Nach dem Einwachsen kommen sie an ihren endgültigen Standort. Sät sich unter Idealbedingungen stark selbst aus.
SAMMELN Kommt in Hecken, an Straßenrändern und auf offenen, nicht kultivierten Arealen vor und ist im Sommer an ihrem statuesken Wuchs leicht zu erkennen. Optimale Wirkung erzielt man, wenn man die einzelnen Bestandteile separat sammelt.
ERNTE Gelbe Blüten und andere oberirdische Teile während der Blüte ernten, Blätter getrennt sammeln.

Verbena officinalis
EISENKRAUT

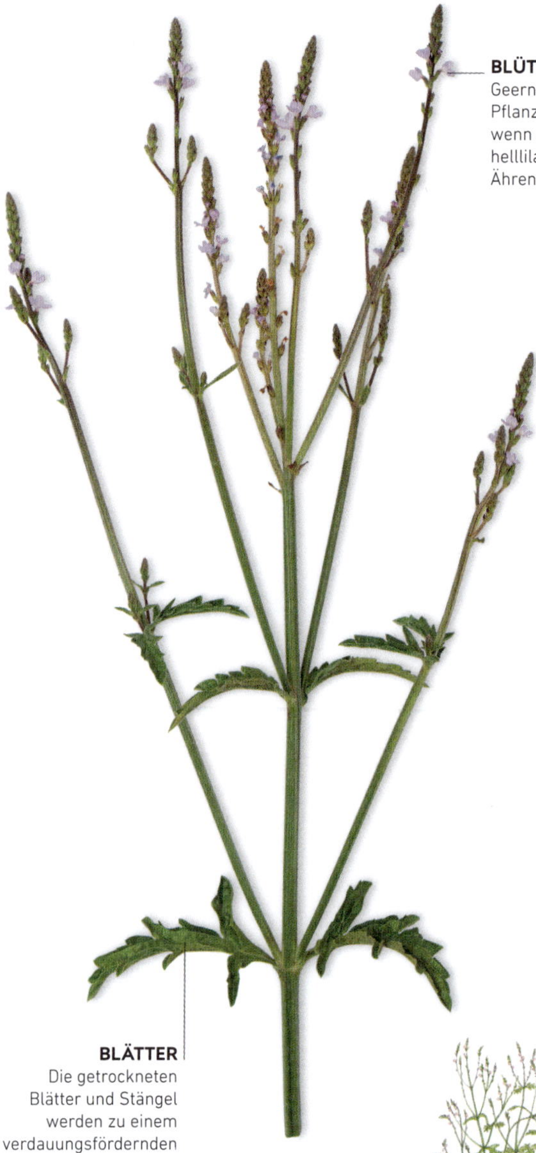

BLÜTEN
Geerntet wird die Pflanze im Sommer, wenn sich die winzigen, helllila Blüten an hohen Ähren öffnen.

BLÄTTER
Die getrockneten Blätter und Stängel werden zu einem verdauungsfördernden Tee aufgegossen.

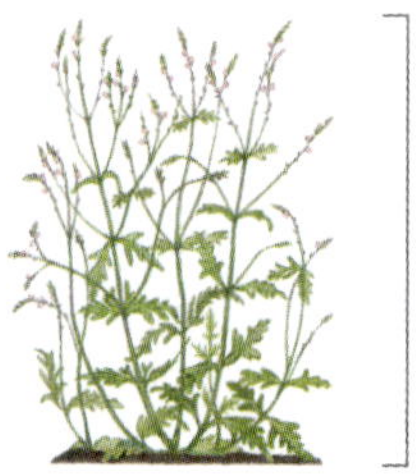

WUCHS
Aufrechte Staude mit eiförmigen Blättern und langen Blütenstängeln. Breite 60 cm.

Das einst als Allheilmittel betrachtete Kraut galt den alten Griechen und Römern sowie den Druiden als heilig. Es kommt in Europa, Asien und Nordafrika vor und hat im Volksglauben einen hohen Stellenwert – sogar bei Weissagungen wurde es eingesetzt. Heute trinkt man es als Tee zur Verdauungsförderung, aber auch bei Kopfschmerzen, nervöser Spannung und Depressionen.

VERWENDBAR Oberirdischer Wuchs.
INHALTSSTOFFE Volatiles Öl (einschließlich Citral), bittere Iridoide (u. a. Verbenin und Verbenalin), Alkaloide, Tannine.
EIGENSCHAFTEN Entspannend und kräftigend, milchbildend, schweißtreibend, nervenberuhigend, krampflösend, abführend, gebärmutteranregend, galletreibend. Regeneriert die Leber.

ANWENDUNG

TINKTUR 2–4 ml (40–80 Tropfen) 3-mal tgl. bei nervöser Erschöpfung, Stress, Angstzuständen oder Depression. Zur Anregung der Leber bei träger Verdauung, toxischen Zuständen oder Gelbsucht. Mit anderen Kräutern bei Steinen und übermäßiger Harnsäure.
AUFGUSS 1 Tasse Aufguss (S. 176) der oberirdischen Teile 3-mal tgl. zur Anregung der Verdauung oder bei Fieber. 1 Tasse vor dem Schlafengehen bei Schlaflosigkeit.
CREME/SALBE Auf Ekzeme, Wunden und nässende Hautstellen oder bei schmerzhaften Neuralgien auftragen.
LÖSUNG 2 Tropfen in 10 ml (2 TL) Wasser verdünnen, in ein Tropffläschchen geben und tropfenweise bei mentalem Stress, Überarbeitung mit damit zusammenhängenden Schlafstörungen und Unfähigkeit zur Entspannung einnehmen.

GEWINNUNG

KULTUR Bevorzugt Sonne und durchlässige Böden, verträgt aber auch andere Bedingungen. Aussaat im Frühjahr oder Herbst in ein Saatbeet; nach dem Einwachsen umpflanzen (60 cm Abstand). Auch Vermehrung durch Teilung im späten Frühjahr ist möglich. Sät sich unter geeigneten Bedingungen selbst aus.
SAMMELN Unauffällige Pflanze, die man leicht übersieht. Kommt vorwiegend in Hecken und Trockenwiesen vor. Oberirdische Teile im Sommer sammeln.
ERNTE Wird traditionell während der Blüte geerntet.

WARNHINWEIS Nicht für Schwangere geeignet. Kann Übelkeit verursachen.

Viburnum opulus
SCHNEEBALL

Der Schneeball wird bei der Behandlung von Krämpfen und krampfartigen Schmerzen der glatten und Skelettmuskulatur eingesetzt. So hat er sich beispielsweise als nützliches Kraut bei Koliken und Beinkrämpfen erwiesen. Gleichzeitig leistet der in Europa, Nordasien und Nordamerika beheimatete Strauch auch als dekorative Zierpflanze in Gärten gute Dienste.

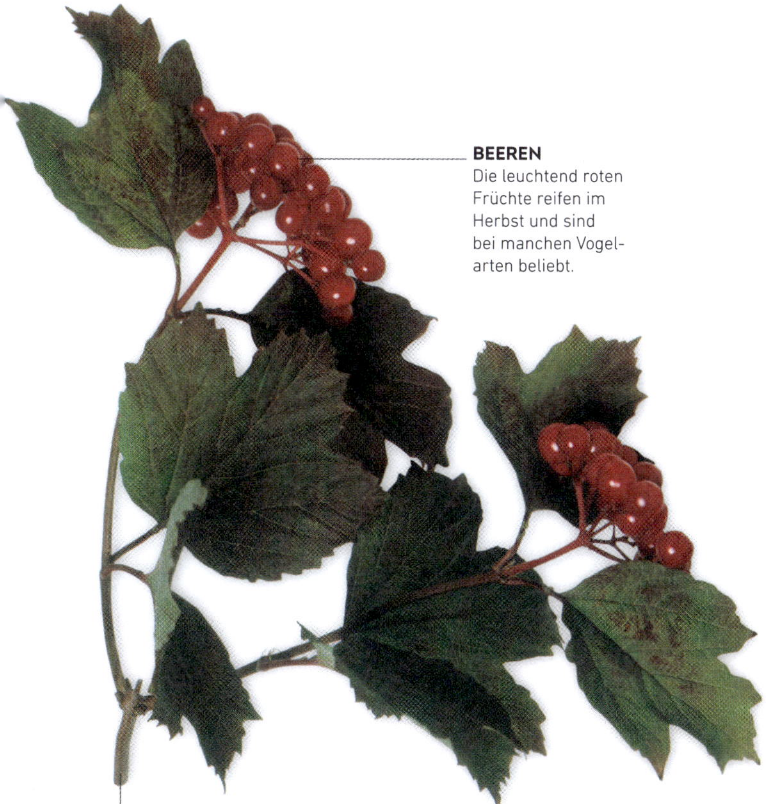

BEEREN
Die leuchtend roten Früchte reifen im Herbst und sind bei manchen Vogelarten beliebt.

BORKE
Sie wird im Frühjahr und Sommer von den Zweigen genommen und kann innerlich wie äußerlich zur Linderung von Muskelkrämpfen angewendet werden.

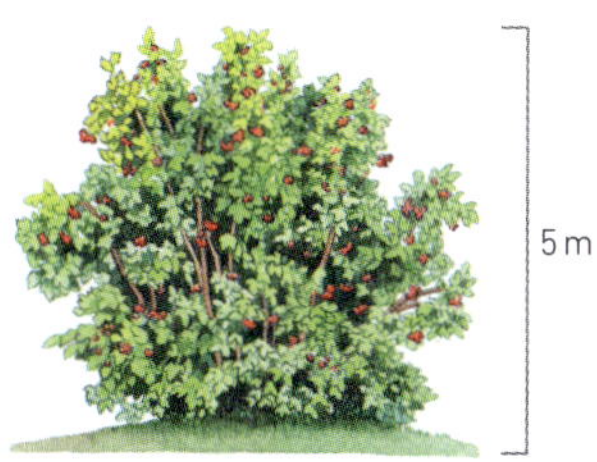

WUCHS
Wüchsiger, buschiger Strauch mit weißen Blütenständen im Frühjahr. Breite 4 m.

VERWENDBAR Borke.
INHALTSSTOFFE Bitterstoffe (Viburnin), Valeriansäure, Tannin, Kumarine, Saponine.
EIGENSCHAFTEN Krampflösend, beruhigend, adstringierend, muskelentspannend, herzkräftigend, entzündungshemmend.

ANWENDUNG

TINKTUR 5 ml 3-mal tgl. als Relaxans bei nervöser und Muskelspannung oder bei kolikartigen Schmerzen des Verdauungstrakts und der Harnwege. 1 ml (20 Tropfen) bei Reizdarm oder zusammen mit Rhabarberwurzel bei Verstopfung.
ABSUD ½–1 Tasse Standardabsud (S. 176) alle 3–4 Std. bei Menstruationsschmerzen und Koliken. Kann mit anderen Arzneien bei übermäßiger Monatsblutung in Zusammenhang mit den Wechseljahren verabreicht werden.
CREME/LOTION Regelmäßig bei Muskelkrämpfen, auch nachts, oder bei Verspannungen im Schulterbereich auftragen.
MASSAGEÖL Ölauszug als Grundlage für Massageöle bei Muskelschmerzen im Zusammenhang mit Krämpfen. 10 Tropfen Lavendel-, Thymian- und Rosmarinöl zu 5 ml des Ölauszugs hinzugeben.

GEWINNUNG

KULTUR Bevorzugt feuchte, aber durchlässige Böden in der Sonne oder im lichten Schatten. Gut als Heckenstrauch oder in Gehölzgruppen. Vermehrung durch Stecklinge im Sommer oder Aussaat der reifen Samen und Überwintern im Frühbeet oder Kalthaus.
SAMMELN Kommt in Wäldern in Europa und Nordamerika vor. Wie immer beim Sammeln von Borke sollte der Strauch dadurch nicht geschädigt werden. Von jedem Strauch daher nur eine kleine Menge nehmen.
ERNTE Borke der Zweige im Frühjahr und Sommer während der Blüte ernten.

WARNHINWEIS Bei Schwangeren nur unter ärztlicher Aufsicht anwenden.

Viola tricolor

WILDES STIEFMÜTTERCHEN

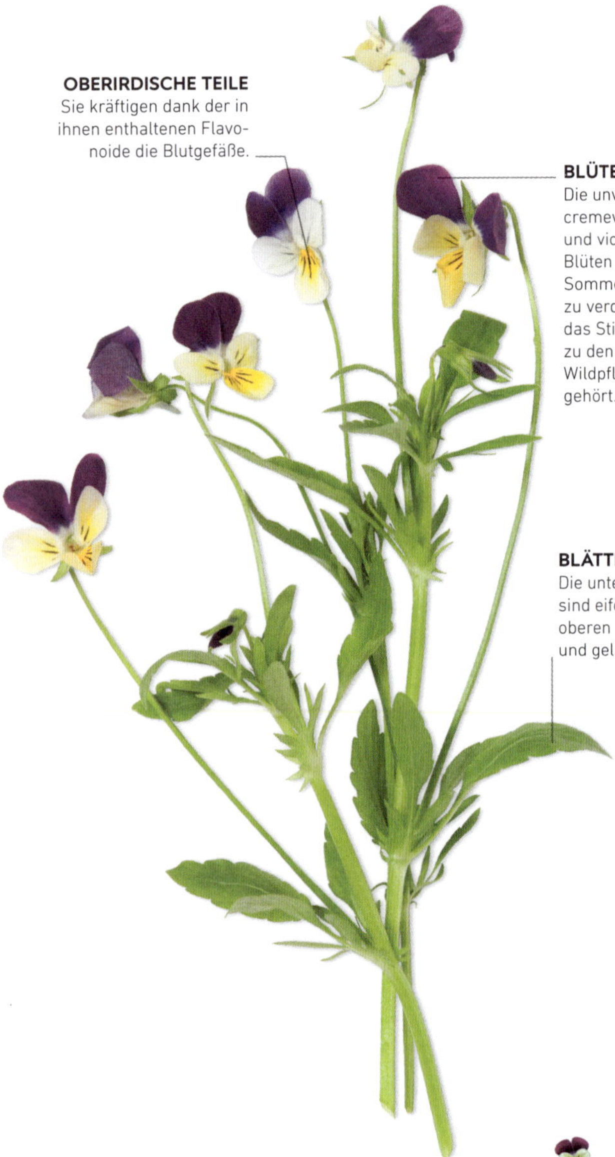

OBERIRDISCHE TEILE
Sie kräftigen dank der in ihnen enthaltenen Flavonoide die Blutgefäße.

BLÜTEN
Die unverwechselbar cremeweiß, weiß und violett gefärbten Blüten öffnen sich im Sommer. Ihnen ist es zu verdanken, dass das Stiefmütterchen zu den beliebtesten Wildpflanzen Europas gehört.

BLÄTTER
Die unteren Blätter sind eiförmig, die oberen lanzettlich und gelappt.

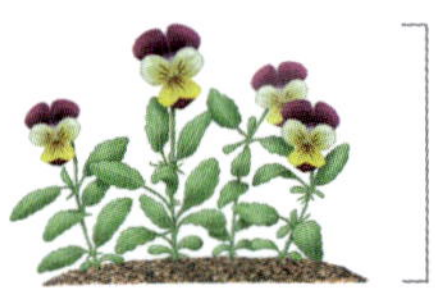

WUCHS
Büschelige Ein- oder Zweijährige bzw. kurzlebige Staude. Breite 40 cm.

Mancherorts wird das Wilde Stiefmütterchen auch Gedenkemein genannt, weil es früher in Liebestränken enthalten war. Es stammt aus Europa, Nordafrika und den gemäßigten Breiten Asiens. Heute wird es vor allem bei Hautbeschwerden und Husten eingesetzt, doch dient es auch zum Garnieren von Gerichten.

VERWENDBAR Oberirdische Teile.
INHALTSSTOFFE Saponin, Salicylate, Flavonoide (einschließlich Rutin), volatiles Öl, Schleimstoffe.
EIGENSCHAFTEN Schleimlösend, entzündungshemmend, harntreibend, antirheumatisch, abführend. Stabilisiert die Kapillarmembranen.

ANWENDUNG

CREME/SALBE Regelmäßig bei – auch nässenden – Hautausschlägen, Ekzemen, Windeldermatitis und Milchschorf.
AUFGUSS 1 Tasse Standardaufguss (S. 176) 3-mal tgl. zur Reinigung bei toxischen Beschwerden oder als mild den Kreislauf und das Immunsystem anregendes Mittel bei rheumatischen Beschwerden, chronischen Hautproblemen, Harnwegsentzündungen und chronischen Infekten.
WASCHLÖSUNG 1 Tasse gut durchgeseihter Standardaufguss (S. 176) als Waschlösung bei Windeldermatitis, Milchschorf, nässendem Ausschlag, verschiedenen Geschwüren oder eitrigen Insektenstichen.
SIRUP 450 g Honig oder Zucker in 600 ml durchgeseihtem Aufguss lösen, aufkochen und 5–10 Min. köcheln lassen, sodass ein Sirup entsteht. In 5-ml-Dosierung (1 TL) zur Linderung von Bronchitis und Asthma.
TINKTUR 5 ml (1 TL) in etwas Wasser 3-mal tgl. bei Kapillarfragilität, Harnwegsbeschwerden oder Hautproblemen.

GEWINNUNG

KULTUR Bevorzugt feuchte, aber durchlässige Böden in der vollen Sonne oder im Streuschatten. Vermehrung durch Aussaat in Saatschalen in einem Frühbeet im Sommer und Frühjahr. Grundstecklinge im Frühjahr oder Teilung im Herbst.
SAMMELN Auf Wiesen und Brachland zu finden. Im Sommer während der Blüte sammeln. Blüten essbar.
ERNTE Oberirdische Teile im Sommer ernten.

WARNHINWEIS Kann in sehr hohen Mengen Übelkeit verursachen.

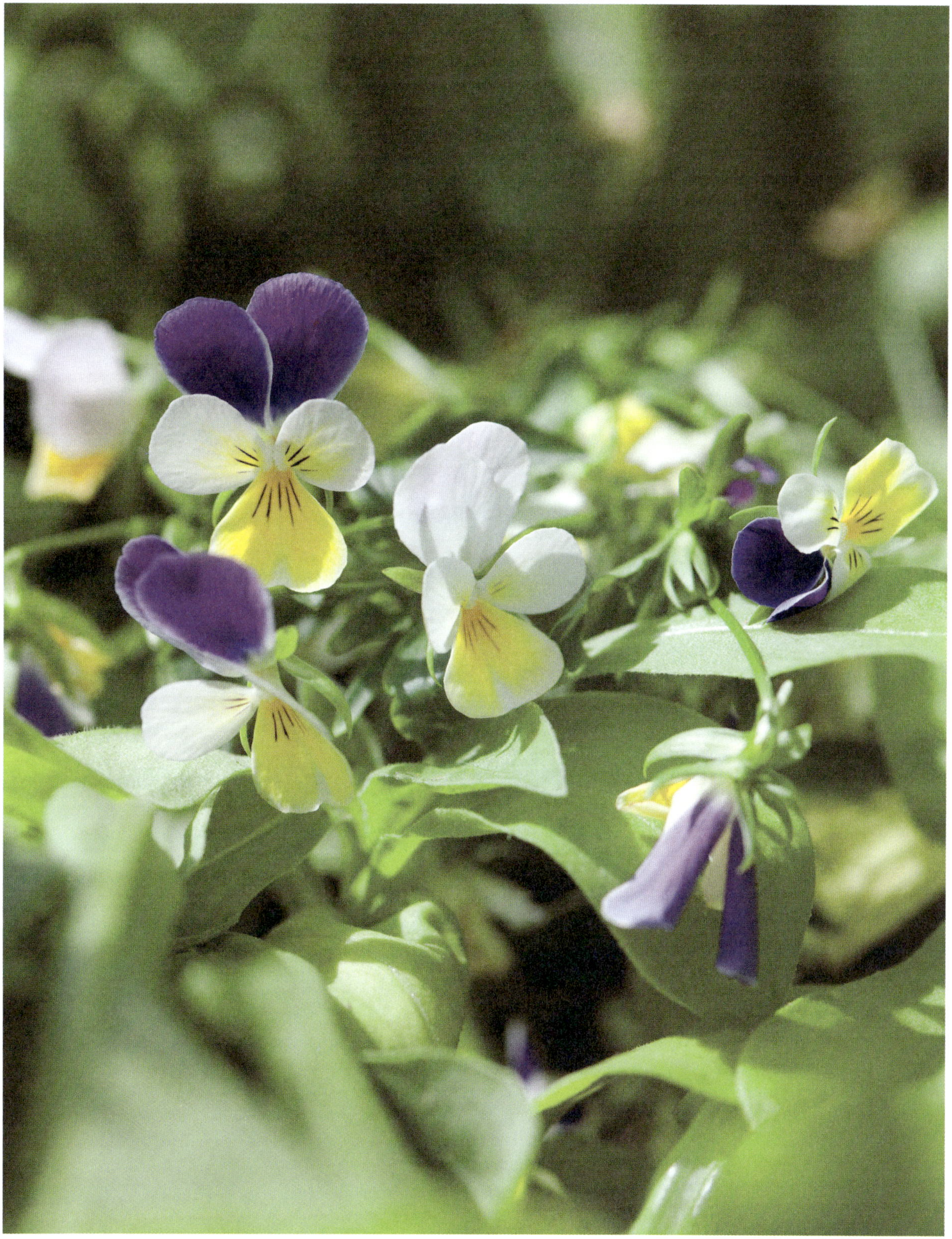

Viscum album
MISTEL

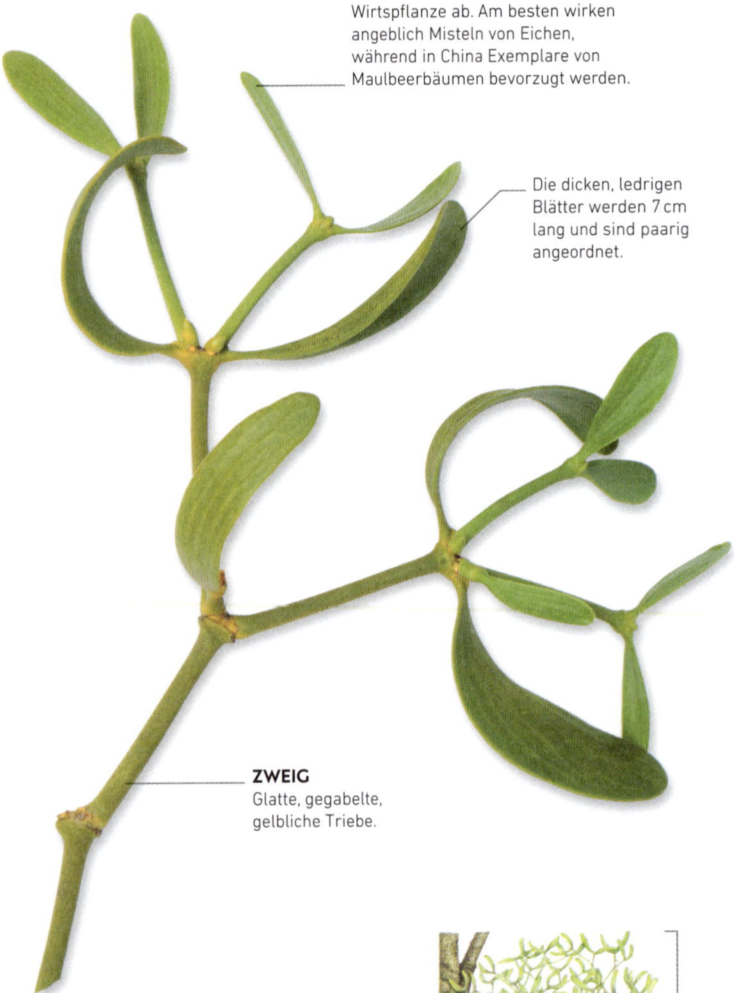
BLÄTTER
Die Wirkstoffe in den Blättern hängen auch von der jeweiligen Wirtspflanze ab. Am besten wirken angeblich Misteln von Eichen, während in China Exemplare von Maulbeerbäumen bevorzugt werden.
Die dicken, ledrigen Blätter werden 7 cm lang und sind paarig angeordnet.
ZWEIG
Glatte, gegabelte, gelbliche Triebe.

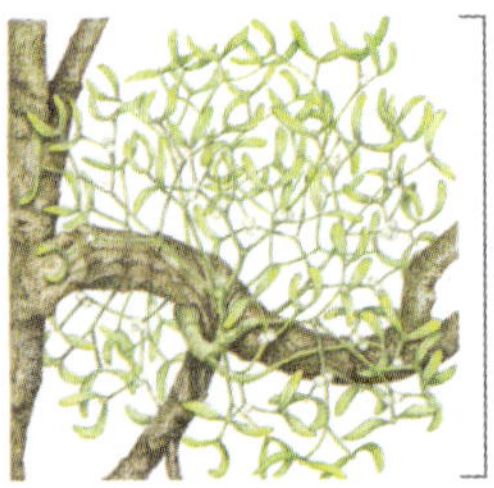
70 cm

WUCHS
Buschige, parasitäre Pflanze, die auf Bäumen wächst. Blüht im Herbst, fruchtet im Winter.

Das traditionell mit Fruchtbarkeitsriten in Verbindung gebrachte Kraut war in der nordischen Sagenwelt die einzige Pflanze, die den Gott Baldur töten konnte. Schon die Druiden behandelten mit Misteln Krebs. Moderne Studien bestätigen ihre tumorhemmende Wirkung, wenngleich sie heute vor allem bei der Senkung von Bluthochdruck eingesetzt wird.

VERWENDBAR Blätter, Zweige, Beeren.
INHALTSSTOFFE Alkaloide, Glykoproteine, Viscotoxin, Flavonoide, Acetylcholin, Polysaccharide (Beeren).
EIGENSCHAFTEN Blutdrucksenkend, beruhigend, entzündungshemmend, harntreibend. Stärkt das Immunsystem.

ANWENDUNG

Hinweis: Nur unter ärztlicher Aufsicht verwenden.
AUFGUSS ½–1 Tasse Standardaufguss (S. 176) aus den Blättern 3-mal tgl. bei Bluthochdruck, Epilepsie oder unterstützend während eines Entzugs bei Benzodiazepin-Abhängigkeit. Mit Helmkraut, Baldrian oder Heilziest (*Stachys officinalis*) bei nervösen Beschwerden kombinieren. ½ Tasse eines 1:1 verdünnten Aufgusses 3-mal tgl. bei panikartigen Attacken oder Kopfschmerzen.
TINKTUR Wird am besten aus der frischen Pflanze bereitet. 10 Tropfen 3-mal tgl. zur Senkung von Bluthochdruck.
FLÜSSIGEXTRAKT Bei Anwendung zur Kräftigung des Immunsystems bei Krebsbehandlungen – auch nach Operationen und Strahlentherapie – Naturheilkundler konsultieren.
BEERENEXTRAKT Wird in der anthroposophischen Medizin bei Krebs angewendet.

GEWINNUNG

KULTUR Rinde von Gartenbäumen anritzen und frische Beeren in den Schnitt reiben. Die Beeren reifen im Spätwinter/zeitigen Frühjahr. Man sammelt nur Beeren von derselben Baumart (Beeren von Misteln auf Eichen etwa wurzeln nur auf Eichen ein).
SAMMELN Wächst oft hoch oben auf sommergrünen Bäumen und ist im Winter gut sichtbar. Mit einer Teleskopschere kann man sie eventuell erreichen.
ERNTE Blätter und Zweige im Spätherbst, reife Beeren im Spätwinter ernten.

WARNHINWEIS Nicht für Schwangere geeignet. Kann toxisch wirken. Nur unter ärztlicher Aufsicht anwenden.

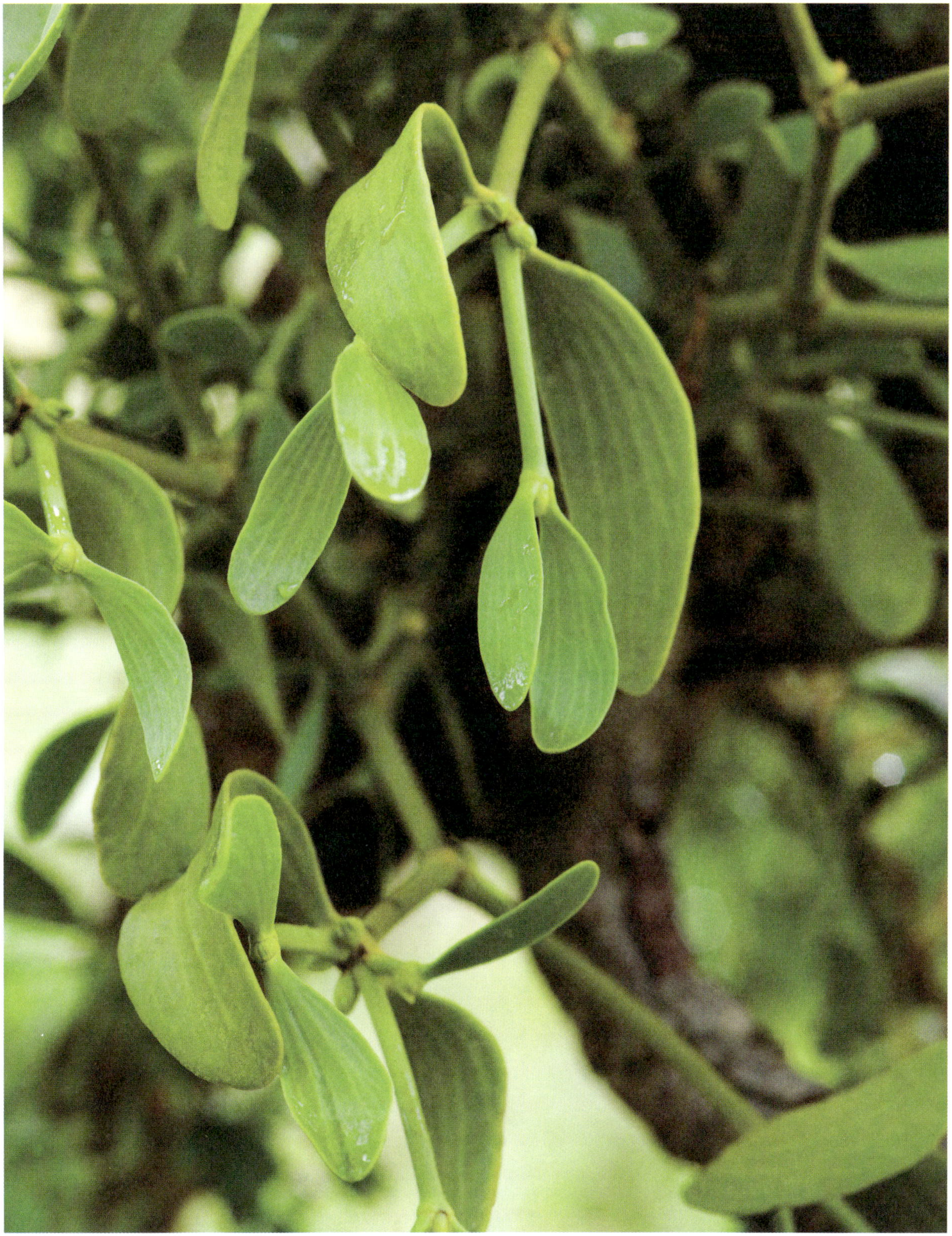

Vitex agnus-castus
MÖNCHSPFEFFER

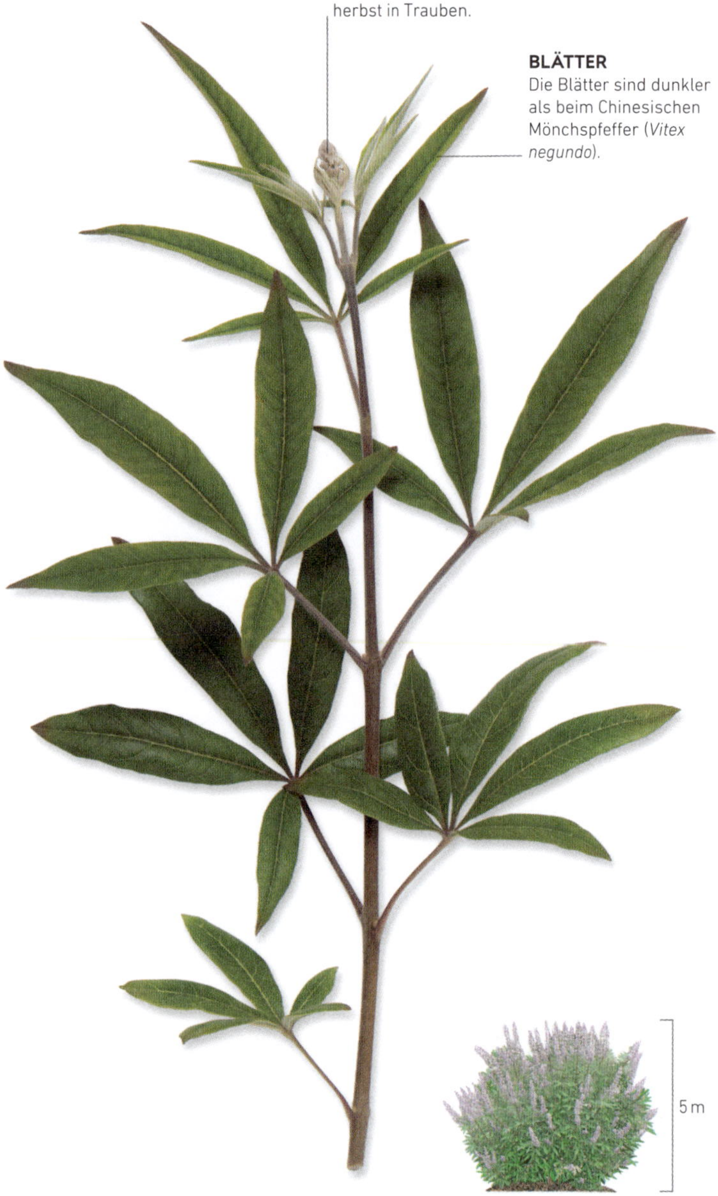

BLÜTEN
Die lila bis dunkelblauen Blüten erscheinen im Frühherbst in Trauben.

BLÄTTER
Die Blätter sind dunkler als beim Chinesischen Mönchspfeffer (*Vitex negundo*).

WUCHS
Breitwüchsiger Strauch oder kleiner Baum mit lila Blüten im Frühherbst. Breite 2–8 m.

Die aus dem Mittelmeerraum stammende Pflanze erhielt ihren Namen, weil sie einst von enthaltsam lebenden Klosterbrüdern als Mittel zur Dämpfung des Geschlechtstriebs verwendet wurde. Auf Frauen hingegen hat das Kraut positive Wirkung: Es regt die Produktion von weiblichen Hormonen an und kommt bei einer ganzen Reihe von Frauenbeschwerden zum Einsatz.

VERWENDBAR Früchte.
INHALTSSTOFFE Iridoidglykoside (einschließlich Aucubin und Agnusid), volatiles Öl (u. a. Cineol), Flavonoide, Alkaloide (einschließlich Viticin), Bitterstoffe, Fettsäuren.
EIGENSCHAFTEN Hormonregulierend, progesterogen, milchbildend.

ANWENDUNG

TINKTUR Bis zu 2 ml (40 Tropfen) morgens vor dem Frühstück in der zweiten Hälfte des Menstruationszyklus zur Anregung der Hormonproduktion bei unregelmäßigem Zyklus oder PMS. Überdosierung leicht möglich, daher mit niedriger Dosierung beginnen und – wenn keine Nebenwirkungen auftreten – allmählich erhöhen. Lindert auch Migräne oder Akne im Zusammenhang mit dem Zyklus.
TABLETTEN/KAPSELN Im Handel erhältlich. Dosierhinweise auf dem Beipackzettel beachten und bei PMS einnehmen.

GEWINNUNG

KULTUR Bevorzugt durchlässige Böden an vollsonnigen, warmen Standorten. Aussaat im Herbst oder Frühjahr im Frühbeet und Umpflanzen in 10-cm-Töpfe, sobald die Sämlinge groß genug sind. Vermehrung durch halb ausgereifte Stecklinge im Sommer ebenfalls möglich. Sind die Pflanzen eingewachsen, können sie an ihren endgültigen Platz umgesiedelt werden. Vor kalten, trockenen Winden, harten Frösten und Winternässe schützen. Im Frühjahr während der Ruhephase schneiden.
SAMMELN Verbreitet in Kultur, kommt aber auch wild in Südeuropa vor und ist in subtropischen Regionen ausgewildert. Setzt in kühleren Breiten nicht immer Beeren an.
ERNTE Reife Beeren im Herbst sammeln.

WARNHINWEIS Überdosierung kann Hautkribbeln verursachen. Nicht zusammen mit Progesteronpräparaten einnehmen. Einnahme bei Schwangerschaft ausschließlich unter ärztlicher Aufsicht.

Withania somnifera SCHLAFBEERE

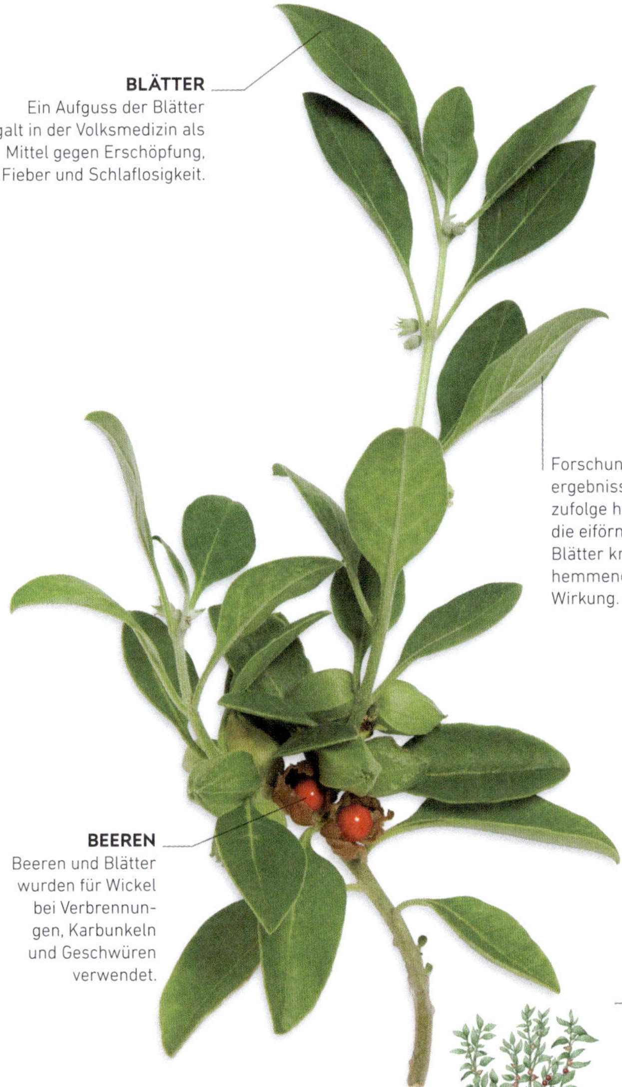

BLÄTTER Ein Aufguss der Blätter galt in der Volksmedizin als Mittel gegen Erschöpfung, Fieber und Schlaflosigkeit.

Forschungsergebnissen zufolge haben die eiförmigen Blätter krebshemmende Wirkung.

BEEREN Beeren und Blätter wurden für Wickel bei Verbrennungen, Karbunkeln und Geschwüren verwendet.

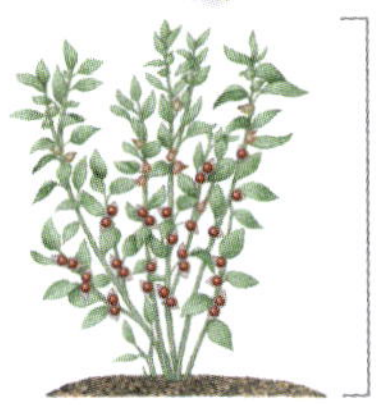

WUCHS Aufrechter, immergrüner Strauch mit unscheinbaren gelben Blüten. Breite 1 m.

Die Schlafbeere, auch Indisches Ginseng oder *ashwagandha* genannt, kommt in den trockeneren Regionen Indiens und des Nahen Ostens vor. Ihr indischer Name bedeutet »die nach Pferd Riechende«. Sie wurde früher mit der Kraft und sexuellen Energie eines Hengstes in Verbindung gebracht. Modernen Untersuchungen zufolge hat sie beträchtliche tumorhemmende Wirkung.

VERWENDBAR Wurzel, Blätter.
INHALTSSTOFFE Alkaloide (einschließlich Anaferin und Isopelletierin), Steroidlaktone (u. a. Withanolide und Withaferine), Saponine, Eisen.
EIGENSCHAFTEN Kräftigend, nervenstärkend, beruhigend, adaptogen, entzündungshemmend, tumorhemmend.

ANWENDUNG

PULVER/KAPSELN 250 mg bis 1 g pulverisierte Wurzel oder ähnliche Menge in Kapseln 3-mal tgl. zur Kräftigung bei Überarbeitung, Erschöpfung, Schlafproblemen und Schwäche infolge chronischer Krankheiten. Regelmäßige Einnahme kann bei degenerativen Beschwerden wie Arthritis helfen.
FLÜSSIGEXTRAKT 2–4 ml (40–80 Tropfen) 3-mal tgl. in Wasser zur Stärkung, zur Beruhigung bei Schlafstörungen, zur Kräftigung des Blutes bei Blutarmut oder bei Stress bzw. allgemeiner Schwäche.
ABSUD ½–1 Tasse eines Absuds aus 1 TL getrockneter Wurzel, 15 Min. in 120 ml Milch oder Wasser gekocht, bei Stress oder Erschöpfung.

GEWINNUNG

KULTUR Bevorzugt trockene, steinige Böden an vollsonnigen Standorten. Aussaat im Frühjahr in Saatschalen; Umpflanzen der Sämlinge in 7-cm-Töpfe, sobald sie groß genug sind. Alternativ Vermehrung durch halb ausgereifte Risslinge im späten Frühjahr. Wird im Westen nur selten kultiviert.
SAMMELN Außerhalb seines Herkunftsgebiets kaum wild anzutreffen.
ERNTE Blätter im Frühjahr ernten, Wurzel im Herbst ausgraben.

WARNHINWEIS Nicht für Schwangere.

Zea mays
MAIS

Seit 4000 Jahren wird Mais als Nahrungsmittel und Viehfutter geschätzt. Die Azteken und Maya in Süd- und Mittelamerika waren die ersten Völker, die ihn nutzten. Heute ist Mais die meistangebaute Ackerfrucht des Kontinents. Medizinisch genutzt wird der Bart, also die braunen Haare an der Spitze der Kolben, die eigentlich die Griffel der weiblichen Blüten sind. Sie kommen vorwiegend bei Harntraktproblemen zur Anwendung.

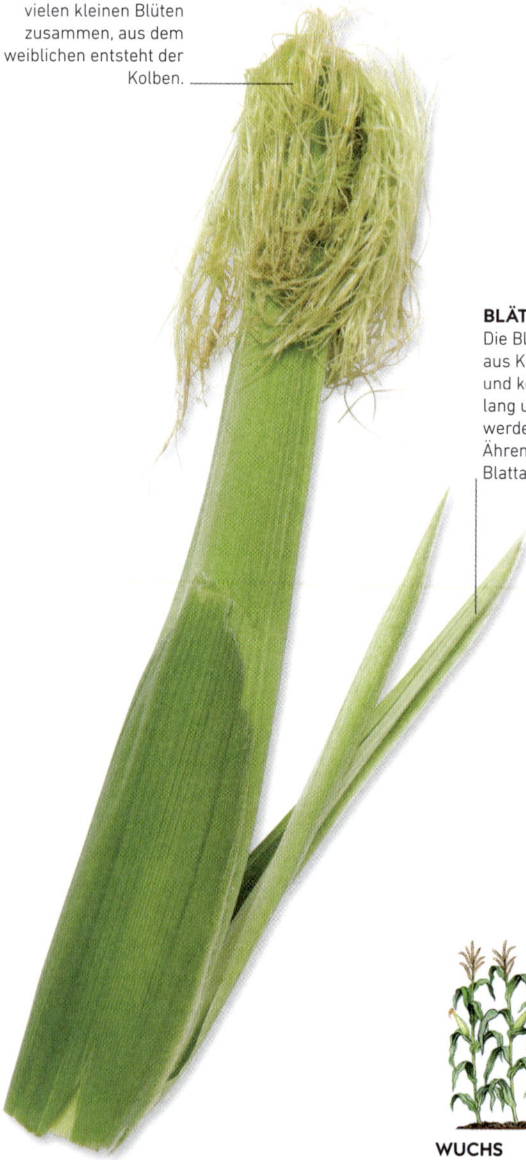

BLÜTE
Der männliche Blütenstand von Mais wird Quaste genannt und setzt sich aus vielen kleinen Blüten zusammen, aus dem weiblichen entsteht der Kolben.

BLÄTTER
Die Blätter bilden sich aus Knoten am Halm und können bis zu 1 m lang und 10 cm breit werden. Die weiblichen Ähren sitzen in den Blattachseln.

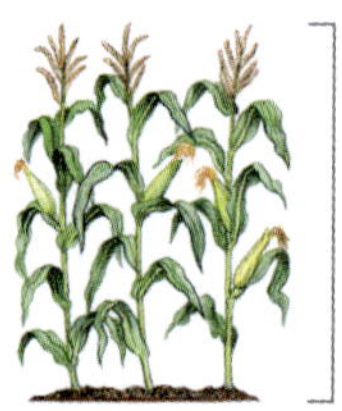

WUCHS
Einjähriges Getreide. Die einzelnen Pflanzen werden 45–60 cm breit.

VERWENDBAR Griffel (Maisbart), Maismehl.
INHALTSSTOFFE Allantoin, Saponine, Flavonoide, Schleimstoffe, volatiles Öl, Vitamin C und K, Kalium.
EIGENSCHAFTEN Harntreibend, lindert Schmerzen und Entzündungen des Harntrakts, mild anregend.

ANWENDUNG

AUFGUSS Vermutlich wirksamer als die Tinktur. 1 Tasse Standardaufguss (S. 176) bis zu 6-mal tgl. bei Blasen- und Harnwegsentzündung, gutartiger Prostatavergrößerung, Harnverhalten und Harngrieß.
TEE Je 1 TL getrockneten Maisbart und Odermennig in 1 Tasse kochendes Wasser geben, 15 Minuten ziehen lassen und abseihen. Bei Kindern gegen Bettnässen; zur Dosierung einen Naturheilkundler konsultieren.
TINKTUR 5–10 ml (1–2 TL) 3-mal tgl. bei akuter oder chronischer Entzündung der Harnwege.
WICKEL 2 TL Maisschrotpulver mit etwas Wasser zu einem Brei rühren, auf Mull streichen und als Wickel bei Geschwüren und Furunkeln auftragen.

GEWINNUNG

KULTUR Bevorzugt feuchte, aber durchlässige Böden in voller Sonne. Aussaat im Frühjahr direkt ins Freiland, wenn der Boden nicht zu nass ist. Kann in Küchengärten und Schrebergärten kultiviert werden, wenn man die reifen Kolben in der Küche verwerten möchte.
SAMMELN Mais wird weltweit angebaut. Man kann den braunen Maisbart kurz vor der Ernte mit einer Schere von den Kolben schneiden, falls die Landwirte nichts dagegen haben.
ERNTE Der Maisbart kann auch zusammen mit den reifen Kolben im Sommer geerntet und anschließend abgeschnitten und getrocknet werden.

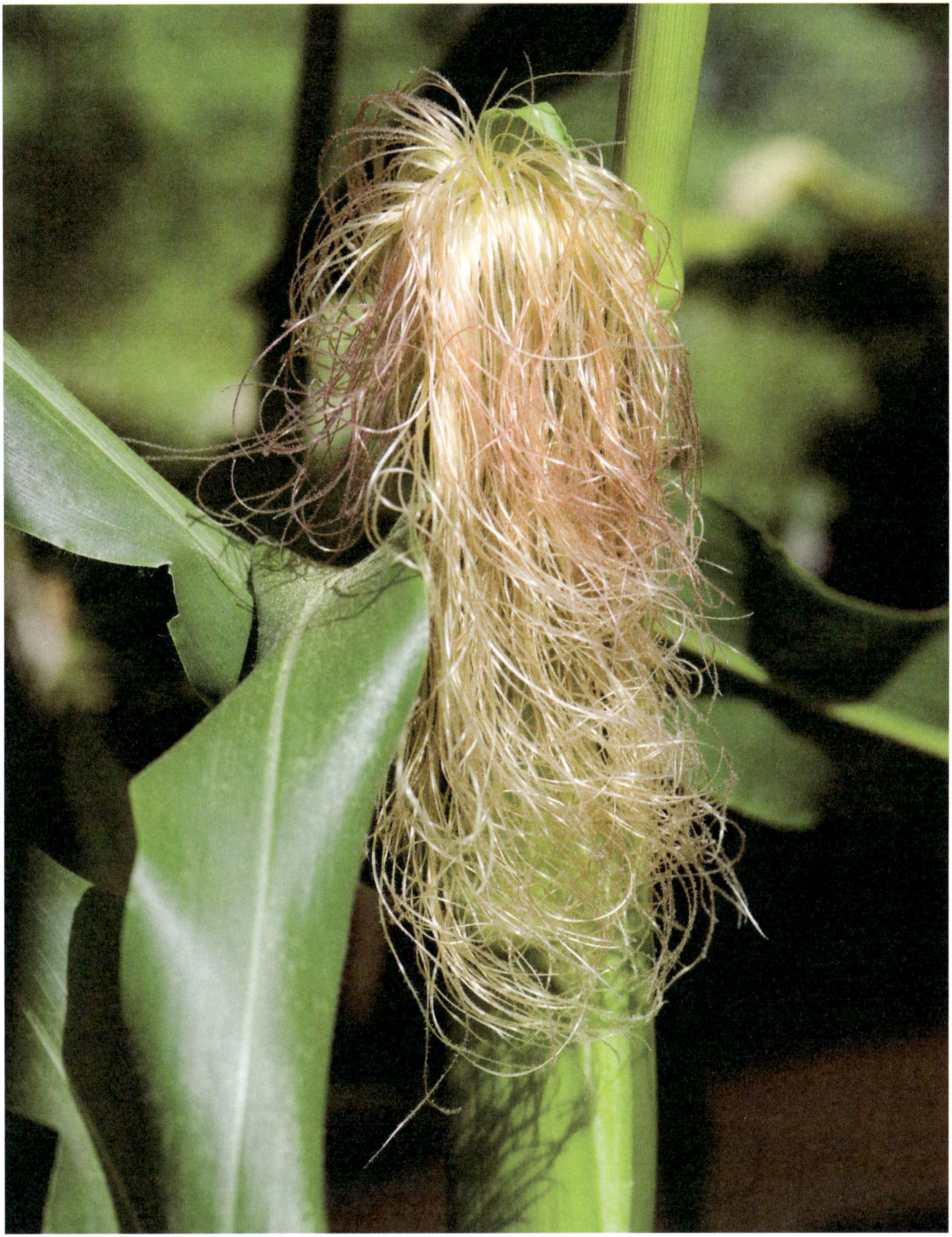

Zingiber officinale
INGWER

Der Ingwer gehört zur selben Familie wie Kardamom und Kurkuma und wird seit langer Zeit als Arzneipflanze und Gewürz geschätzt. Vor rund 2000 Jahren fand er in China zum ersten Mal in medizinischen Texten Erwähnung. Heute ist die vielseitige Pflanze in ganz Indien, Afrika und Europa in Gebrauch. Oft werden mit ihr Verdauungsprobleme und entzündliche Krankheiten behandelt.

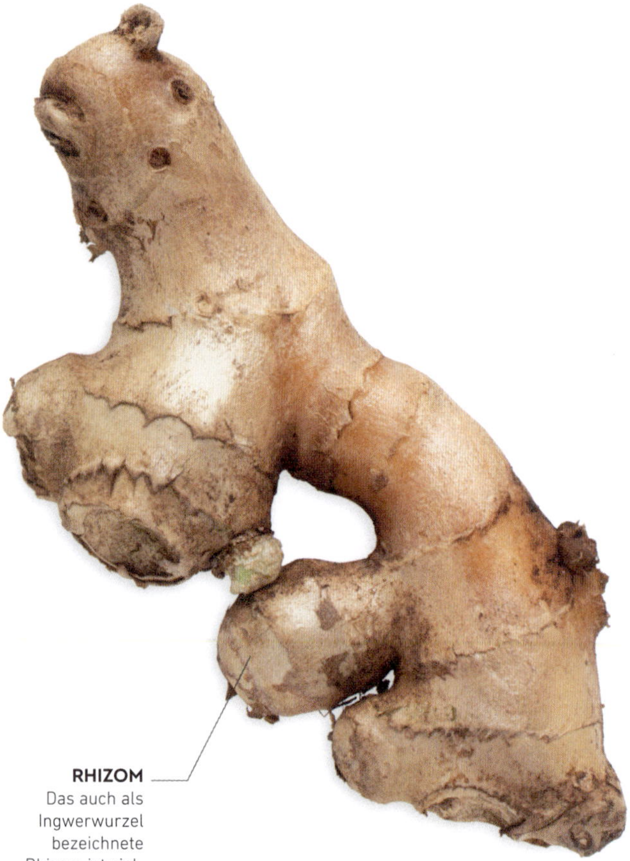

RHIZOM Das auch als Ingwerwurzel bezeichnete Rhizom ist vielseitig einsetzbar: als Heilpflanze ebenso wie in der Küche.

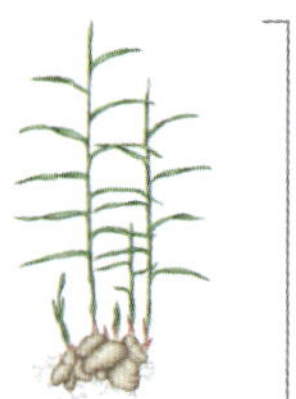

WUCHS Blütenpflanze mit langen, dünnen Blättern und gelbgrünen Blüten.

VERWENDBAR Rhizom (Wurzel).
INHALTSSTOFFE Volatile Öle, Phenole, Saponine, Harze, ferner Salicylate, Vitamine und Mineralien als Spurenelemente.
EIGENSCHAFTEN Dämpft Brechreiz, antiseptisch, windtreibend, krampflösend, regt den peripheren Blutkreislauf an, entzündungshemmend, schweißtreibend.

ANWENDUNG

AUFGUSS Ein 3–5 cm langes Stück der frisch geschälten Wurzel reiben oder hacken und in heißes Wasser geben. 1 Tasse 3-mal tgl. zur Linderung fiebriger Zustände bei Erkältungen und Grippe.
ABSUD 1 Tasse Standardabsud der Wurzel (S. 176) 2- bis 3-mal tgl. bei Entzündungen, kalten Gliedmaßen, Menstruationsschmerzen oder Verdauungsproblemen wie Übelkeit nach dem Essen.
TINKTUR 2–4 ml (20–40 Tropfen) in etwas heißes Wasser geben und 3-mal tgl. bei Entzündungen und zur Anregung des Kreislaufs trinken.
PULVER 1–3 g (½– 1½ TL) 2- bis 3-mal tgl. ins Essen geben. Zu Beginn der Zubereitung zu Zwiebeln und Knoblauch hinzufügen.
FRISCH GERIEBENER INGWER 3–4 g (1½–2 TL) tgl. in Gerichte geben, um Verdauungsproblemen vorzubeugen.

GEWINNUNG

KULTUR Vermehrung drinnen durch Einpflanzen eines Rhizomstücks in einen Topf mit feuchter, nährstoffreicher, durchlässiger Erde; das Auge muss aus dem Boden ragen. Nach 8–10 Monaten sollte die Pflanze ausgewachsen sein.
SAMMELN Kommt in Europa nicht in freier Natur vor.
ERNTE Wurzel im Herbst ausgraben.

WARNHINWEIS Nicht mit Blutverdünnern kombinieren. Nicht anwenden bei Magengeschwüren und Gallensteinen

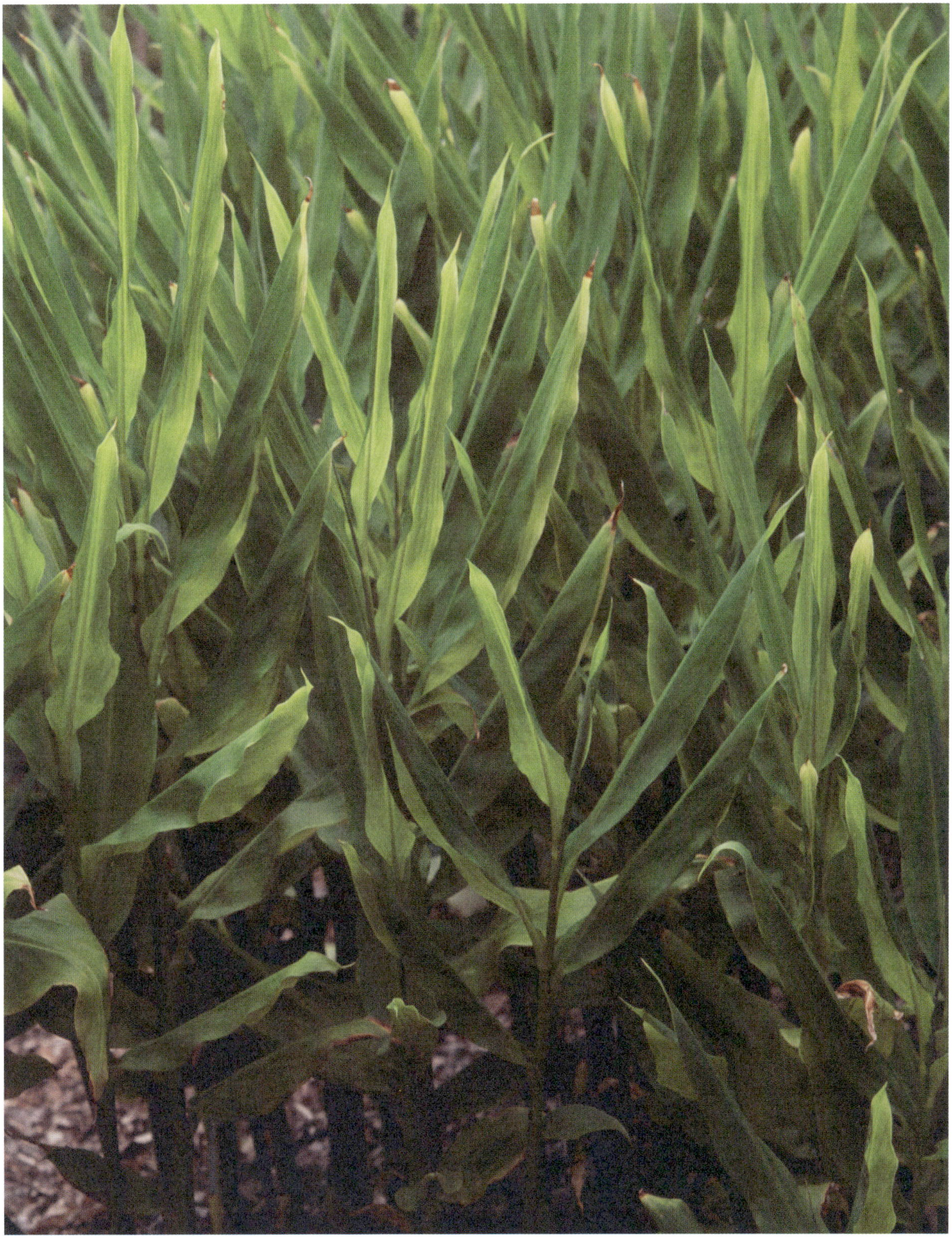

ANWENDUNG

Dieses Kapitel enthält mehr als 140 Rezepte, mit denen Sie wirksame pflanzliche Heilmittel für die innerliche und äußerliche Anwendung selbst herstellen können.

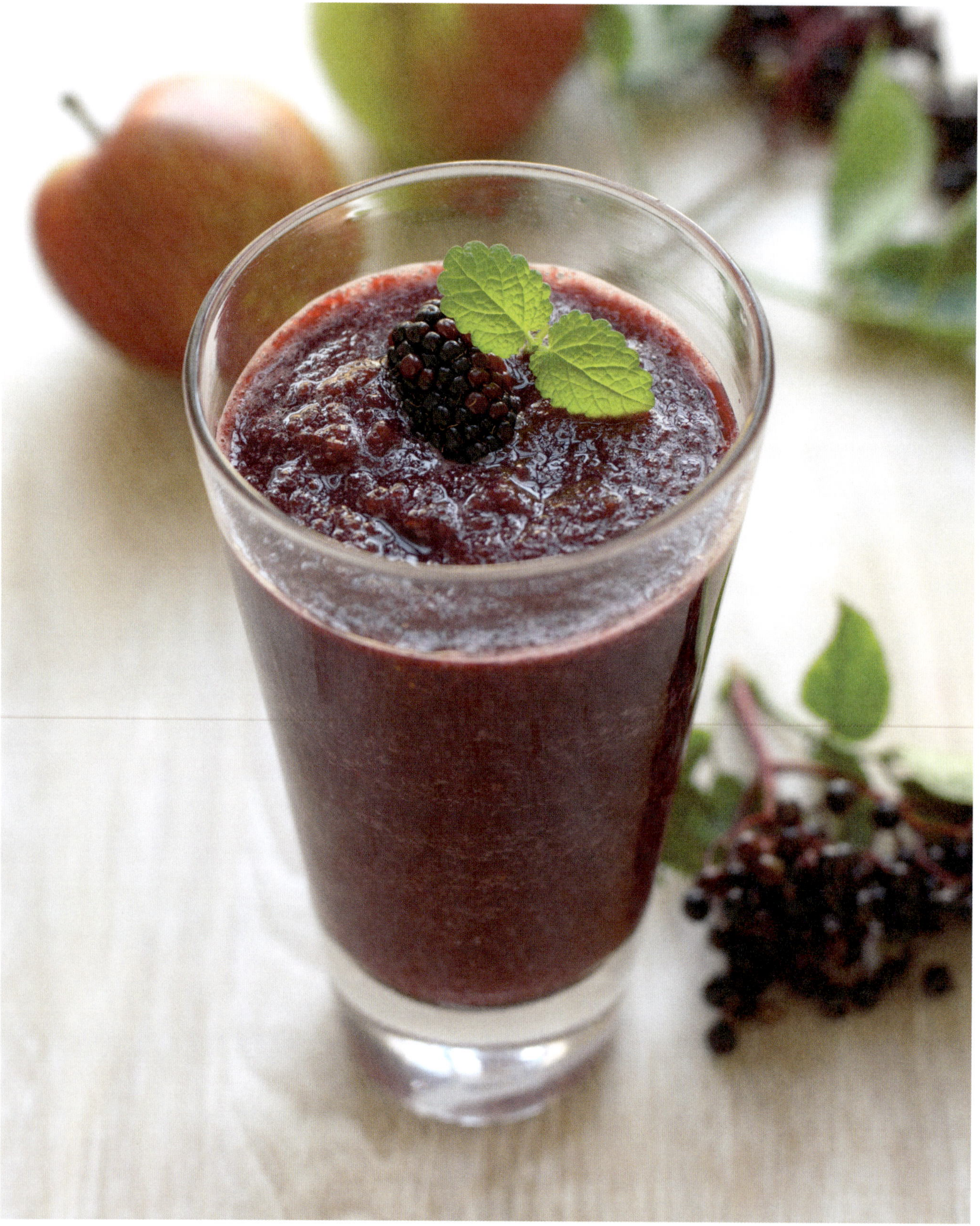

INNERLICHE ANWENDUNG

KRÄUTER-BASICS

AUFGUSS

ZUTATEN
- 1 gehäufter TL getrocknetes oder 2 TL gehacktes frisches Kraut
- 175 ml kochendes Wasser

Mit einem Aufguss kann man aus den zarteren, grünen Pflanzenteilen und Blüten am besten ihre Wirkstoffe gewinnen. Als Faustregel für die Bereitung gilt: 1 gehäufter TL eines einzelnen getrockneten Krautes oder 2 TL einer getrockneten Mischung (bei frischen Kräutern Mengen verdoppeln) auf 175 ml kochendes Wasser. Für genaue Dosierangaben siehe A–Z der Kräuter (S.34–171).

ANLEITUNG

1 Gehackte Kräuter in eine Tasse oder Teekanne geben und mit dem kochend heißen Wasser übergießen.
2 Möglichst zugedeckt 10 Minuten ziehen lassen, damit die ätherischen Öle nicht verdampfen. Vor der Verwendung abseihen.

ABSUD

ZUTATEN
- 15 g getrocknetes oder 30 g frisches Kraut (nach Belieben auch eine Mischung)
- 750 ml kaltes Wasser

Aus eher zähen, holzigen Pflanzenteilen bereitet man einen Absud. Als Faustregel gilt: 1 TL getrocknetes oder 2 TL frisches Kraut auf 175 ml kochendes Wasser. Für genaue Dosierangaben siehe A–Z der Kräuter (S. 34–171). Möglichst einen Edelstahl- oder Emailtopf verwenden, da Aluminium nicht geschmacksneutral ist. Dieses Rezept ergibt 3 große Tassen.

ANLEITUNG

1 Gehackte Kräuter in einen Topf füllen, Wasser dazugießen.
2 Den Topf verschließen. Einmal aufkochen und dann 15–20 Minuten leise köcheln lassen.
3 Den Absud abseihen und, verteilt auf 3 Portionen, am selben Tag trinken.

ÖLAUSZUG

ZUTATEN
- 100 g getrocknete oder 300 g fein gehackte frische Kräuter
- 500 ml Pflanzenöl, zum Beispiel Sonnenblumen- oder Olivenöl aus biologischem Anbau

Mit dem hier angegebenen Rezept lässt sich einfach und schnell ein Ölauszug bereiten. Erhöhen oder verringern Sie die nachfolgend genannten Mengen, um mehr oder weniger Ölauszug zu erhalten. Die Kräuter müssen in der Schüssel komplett von Öl bedeckt sein.

ANLEITUNG

1 Fein gehackte Kräuter in eine hitzebeständige Schüssel füllen. Mit Öl übergießen, sodass sie vollständig bedeckt sind.
2 Schüssel über einem Topf mit kochendem Wasser platzieren. Schüsselinhalt 2 Stunden zugedeckt auf kleiner Stufe köcheln lassen, dabei nach Bedarf weiteres Wasser in den Topf gießen.
3 Mischung abseihen. Frische Kräuter hineingeben und erneut 1 Stunde simmern lassen.
4 Das Öl abseihen. In eine sterilisierte (S. 210) dunkle Glasflasche füllen. Sorgfältig beschriften (Zutaten und Abfülldatum).
5 Bei Verwendung frischer Kräuter das abgeseihte Öl einige Stunden ruhen lassen. Öl in die Flasche füllen, Wasser weggießen. Auszug kühl aufbewahren und binnen 3 Monaten aufbrauchen.

TINKTUR

ZUTATEN

200 g getrocknete Kräuter (frische Kräuter unbedingt zunächst trocknen, damit die Tinktur nicht verwässert)
1 l Wodka (37,5 Vol.-%)

Mittels Alkohol lassen sich die medizinischen Wirkstoffe aus Pflanzen herausziehen. Der Alkohol fungiert zugleich als Konservierungsmittel – eine Tinktur hält sich bis zu 12 Monate. So kann man die wohltuenden Effekte von Kräutern auch dann genießen, wenn sie keine Saison haben.

Da Tinkturen viel stärker konzentriert sind als Aufgüsse, Absude oder Ölauszüge, werden sie in kleineren Mengen verwendet. Bei gekauften fertigen Tinkturen stets die Dosierangaben befolgen, da die Stärke variiert (auf der Packung steht etwa 1:3 oder 1:5). Die Angaben unter den Einzeleinträgen im A–Z der Kräuter (S. 34–171) beziehen sich, sofern nicht anderweitig angegeben, auf 1:5-Tinkturen. Folgendes Rezept ergibt ebenfalls ungefähr eine 1:5-Tinktur.

ANLEITUNG

1 Kräuter fein hacken. In ein sterilisiertes (S. 210) großes, fest verschließbares Glas füllen.
2 Die Kräuter vollständig mit dem Alkohol bedecken.
3 Das Glas verschließen. Für 2 Wochen an einen vor Sonnenlicht geschützten Platz stellen. Gelegentlich schütteln.
4 Die Mischung erst durch ein Mulltuch und danach durch einen ungebleichten Kaffeefilter seihen.
5 In eine sterilisierte (S. 210) dunkle Glasflasche füllen und beschriften (Kraut, Datum der Herstellung). Kühl und dunkel lagern.

SICHERHEITSHINWEISE

KRÄUTER

Kräuter und Kräuterpräparate müssen umsichtig verwendet werden. Unter den jeweiligen Einträgen im A–Z der Kräuter (S. 34–171) finden sich zu den meisten Heilpflanzen Warnhinweise. Beachten Sie die Zubereitungs-, Dosier- und Anwendungsanleitungen.

ÄTHERISCHE ÖLE

Ätherische Öle enthalten die aktiven Inhaltsstoffe einer Pflanze in konzentrierter Form und müssen vorsichtig eingesetzt werden. Vor der Anwendung verdünnt man sie stets mit pflanzlichem Basisöl. Eine typische Mischung für ein Massageöl enthält 2 Prozent kombinierte essenzielle Öle auf 98 Prozent Basisöl. Essenzielle Öle müssen auch verdünnt werden, bevor man sie in ein Bad gibt, z. B. 5 Tropfen auf 15 ml (1 EL) Pflanzenöl oder Milch. Innerlich wendet man sie nur unter ärztlicher Aufsicht an. Kinder unter 2 Jahren dürfen nicht mit ihnen behandelt werden. Manche Öle, etwa Basilikum- oder Salbeiöl, sind nicht für Schwangere geeignet.

SEIFEN

Bei Seifen ist ein genaues Abmessen der Zutaten unbedingt nötig, da die Präparate nicht ungefährlich sein können. Die in diesem Buch beschriebenen Seifen dürfen nicht von Kindern zubereitet werden. Kaufen Sie 100-prozentiges Ätznatron und tragen Sie bei der Herstellung von Seifen stets Gummihandschuhe sowie eine Schutzbrille. Wegen des Ätznatrons sind Seifen frisch nach der Zubereitung extrem alkalisch und haben einen sehr hohen pH-Wert, der erst nach mehreren Wochen sinkt, wenn die Seife trocknet. Testen Sie ihren pH-Wert (im Handel gibt es dazu Testsätze) nach einer gewissen Zeit, um zu sehen, ob die Seife bereits verwendet werden kann. Der pH-Wert sinkt schließlich auf einen Wert von 10–10,5, was für Seifen normal ist, empfindliche Haut aber trotzdem noch reizen kann.

SÄFTE UND SMOOTHIES

Die hier vorgestellten Säfte entgiften und beleben den Körper. Dagegen liefern die köstlichen Smoothies, zubereitet aus Früchten, Samen, Nüssen und Getreide, wichtige Vitamine, Mineralien, Phytonährstoffe (aus den Früchten), essenzielle Fettsäuren und Proteine (aus den Samen).

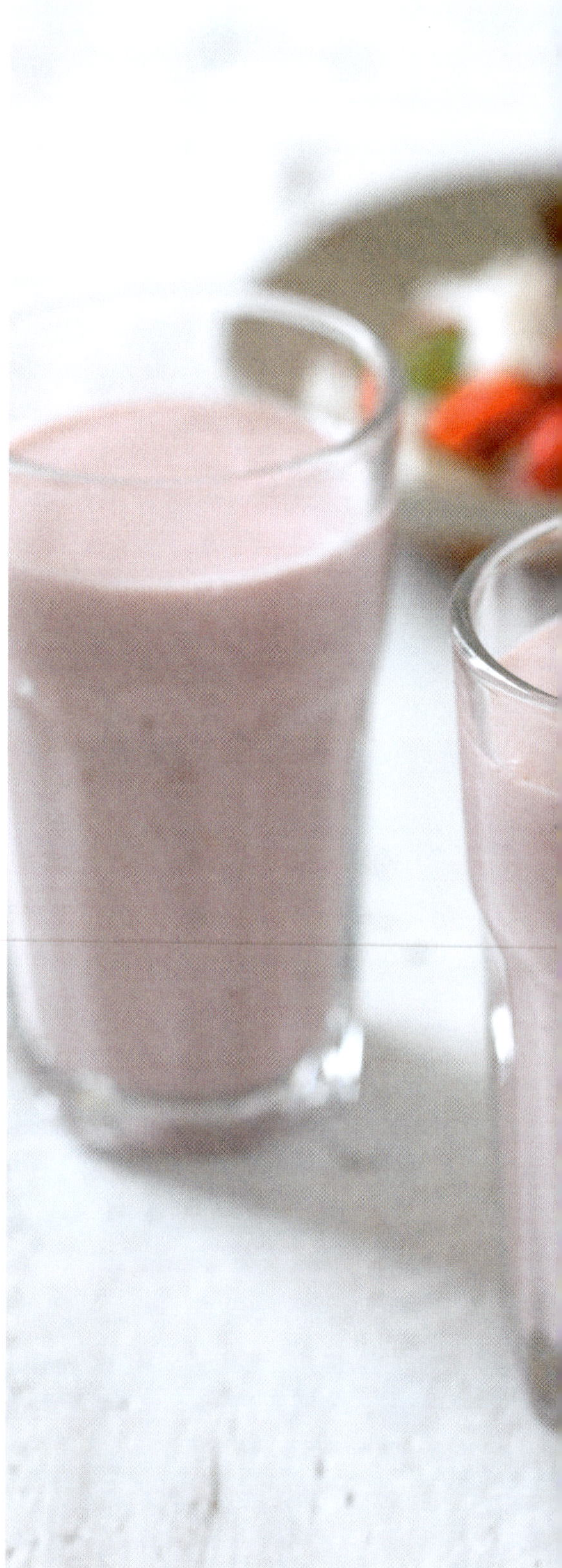

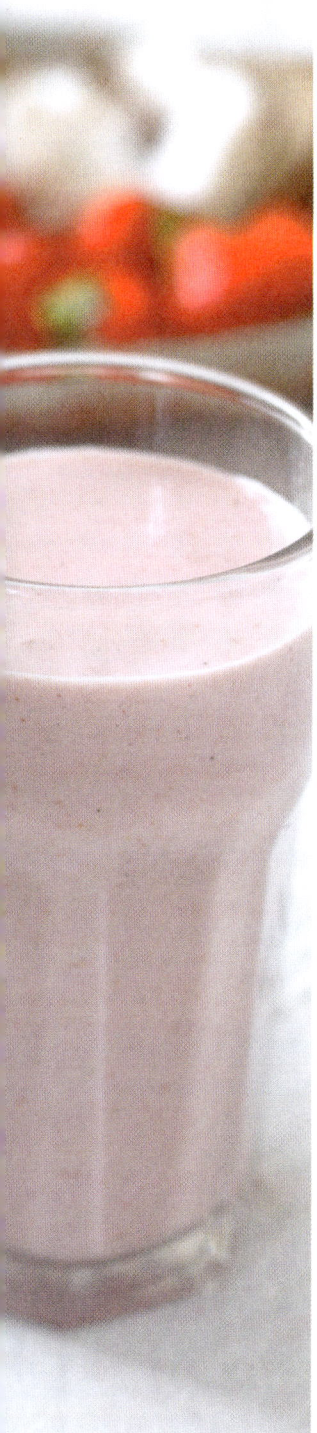

ERDBEER-MACADAMIA-SMOOTHIE

STÄRKT DEN MANN

ZUTATEN

½ Vanilleschote
50 g rohe Macadamianusskerne
Fruchtfleisch von 1 jungen mittelgroßen Kokosnuss
250 g frische Erdbeeren
Etwas Kokoswasser (nach Belieben)

ERGIBT 4 PORTIONEN

Bei dieser Variante des Erdbeer-Smoothies kommt statt Sahne eine exotische Kombination aus Kokosfruchtfleisch und Macadamianüssen zur Verwendung. Letztere sind reich an angeblich cholesterinsenkenden, einfach ungesättigten Fettsäuren, während Kokosnuss im Sommer den Körper kühlt, den Durst löscht und die männliche Potenz steigert.

ANLEITUNG

1 Vanilleschote mit einem scharfen Messer längs aufschlitzen und das Mark herausschaben.

2 Macadamianusskerne und Kokosfruchtfleisch in den Mixer oder die Küchenmaschine geben.

3 Erdbeeren mit dem Vanillemark hinzufügen und die Zutaten glatt pürieren. Falls die Mischung zu dickflüssig ist, nach Belieben Kokoswasser untermixen. In 4 Gläser gießen und servieren.

SMOOTHIE MIT GOJI-BEEREN UND PINIENKERNEN

HAUTREINIGEND

HARNTREIBEND ♂

HARNTREIBEND ♀

ZUTATEN

50 g rohe Mandelkerne
50 g Goji-Beeren, frisch oder getrocknet
20 g Pinienkerne
2–3 frische Pfefferminzblätter
1 TL Leinöl
350–400 ml Mineralwasser (zunächst nur einen Teil verwenden und dann mehr ergänzen, bis die gewünschte Konsistenz erreicht ist)

ERGIBT 2 PORTIONEN

Goji- bzw. Bocksdornbeeren liefern viele Aminosäuren und Spurenelemente, allen voran Germanium, das vor Krebs schützen soll. Ihren Ruf als »Superfrüchte« rechtfertigen sie außerdem durch einen hohen Gehalt an Karotinoiden, darunter Zeaxanthin (wichtig für das Sehvermögen), sowie an den Vitaminen C und E sowie Vitaminen der B-Gruppe.

ANLEITUNG

1 Mandeln ½ Stunde in kaltem Wasser einweichen, danach in einem Sieb abbrausen. In einer großen Schüssel mit Wasser bedecken und über Nacht ruhen lassen. Enthäuten und in einer frischen Schüssel mit Mineralwasser übergießen. Für bis zu 24 Stunden in den Kühlschrank stellen. Die gekeimten Mandeln abseihen.
2 Goji-Beeren waschen. Getrocknete Beeren, falls verwendet, in einer ausreichend großen Schüssel mit etwa 150 ml Mineralwasser übergießen, einige Stunden quellen lassen (sie müssen stets mit Wasser bedeckt sein) und zuletzt abseihen.
3 Alle festen Zutaten mit dem Leinöl und so viel Mineralwasser im Mixer pürieren, dass sich eine glatte, cremige Mischung ergibt. Nach Bedarf mit etwas mehr Wasser verdünnen.

POWER-SMOOTHIE MIT JOHANNISBEEREN

ENTZÜNDUNGSHEMMEND

SCHÜTZT DAS GEHIRN

ZUTATEN

50 g Schwarze Johannisbeeren, frisch oder getrocknet und eingeweicht
50 g geröstete Gerste
4 TL Agavensirup
4 TL Kokosöl
250 ml Reismilch (ungesüßt)
Etwas Mineralwasser

ERGIBT 2 PORTIONEN

Schwarze Johannisbeeren sind reich an Vitamin C, Rutin und anderen Flavonoiden. Dank ihres hohen Gehalts an essenziellen Fettsäuren wirken sie entzündungshemmend, schmerzstillend, kreislaufregulierend und immunstärkend. Mit warmer Reismilch, etwas gerösteter Gerste und einigen Nüssen wird aus dem Smoothie ein nahrhaftes Winterfrühstück.

ANLEITUNG

Alle Zutaten außer dem Mineralwasser in den Mixer oder die Küchenmaschine geben. Glatt pürieren und so viel Mineralwasser untermixen, dass sich ein dickflüssiger Smoothie ergibt.

SAUERKIRSCHEN-KAKAO-SMOOTHIE

SCHLAFREGULIEREND

ZUTATEN
50 g Sauerkirschen, frisch und entsteint oder getrocknet
300 ml Reis- oder Mandelmilch
4 TL rohes oder handelsübliches Kakaopulver
4 TL Hanfsamen, geschält
4 TL Leinöl

ERGIBT 2 PORTIONEN

Vor oder nach dem Training und auch für Langstreckenläufer ist dieser Smoothie ideal. Denn Kirschen fördern mit ihren entzündungshemmenden Eigenschaften die Erholung der Muskeln und lassen Schmerzen schneller abklingen. Zudem findet sich in Sauerkirschen Melatonin, das stark antioxidativ, immunregulierend und, bei regelmäßigem Verzehr der Früchte, schlaffördernd wirkt.

ANLEITUNG

1 Getrocknete Sauerkirschen, falls verwendet, einige Stunden in 150 ml Mineralwasser einweichen.

2 Die Hälfte der Reis- oder Mandelmilch mit den übrigen Zutaten im Mixer oder der Küchenmaschine zu einer glatten, dickflüssigen Mischung verarbeiten. Nach Bedarf in kleinen Mengen weitere Milch untermixen, bis die gewünschte Konsistenz erreicht ist.

MANDEL-ROSEN-SMOOTHIE

AUSGLEICHEND

SPENDET HAUT FEUCHTIGKEIT

ZUTATEN
50 g Mandelkerne
300–400 ml Mineralwasser
2½ EL Rosensirup
4 TL Mandelöl
1 Tropfen ätherisches Rosenöl (nach Belieben)
8 Portland-Rosen-Blütenblätter (nach Belieben)

ERGIBT 2 PORTIONEN

Mandeln stärken das Herz und die Gefäße. Zu ihren wertvollen Inhaltsstoffen zählen Magnesium, Kalium, Kupfer, Selen, Mangan und das für seine antioxidative Wirkung bekannte Vitamin E. Zudem sollen sie den Cholesterinspiegel senken, während die Rose für ein wohlig entspanntes Gefühl sorgt.

ANLEITUNG

1 Mandeln ½ Stunde in kaltem Wasser einweichen, danach in einem Sieb abbrausen. In einer großen Schüssel mit Wasser bedecken und über Nacht ruhen lassen. Am nächsten Tag die Mandeln enthäuten und in einer frischen Schüssel mit gefiltertem Wasser oder Mineralwasser übergießen. Dann für bis zu 24 Stunden in den Kühlschrank stellen. Die gekeimten Mandeln abseihen.

2 Die Hälfte des Mineralwassers mit allen übrigen Zutaten im Mixer oder in der Küchenmaschine zu einer glatten, dickflüssigen Mischung verarbeiten. Nach Bedarf in kleinen Mengen weiteres Mineralwasser untermixen, bis die gewünschte Konsistenz erreicht ist.

PISTAZIEN-AVOCADO-SMOOTHIE

REICH AN OMEGA-FETTSÄUREN

KRÄFTIGEND

ZUTATEN

50 g Pistazienkerne, dazu einige fein gehackte Pistazien zum Garnieren
1 kleine Avocado, entkernt, geschält und geviertelt
1 TL Hanföl
2 TL Leinöl
Saft von ½ Zitrone
Frischer Saft von 6 Selleriestangen
Frisch gemahlener schwarzer Pfeffer
1 Prise Salz
3–4 frische Basilikumblätter
Etwas Mineralwasser

ERGIBT 2 PORTIONEN

Von jeher schreiben der Ayurveda wie auch die Heilkunde des Nahen Ostens den Pistazien eine stärkende Wirkung auf den gesamten Körper zu. In der Traditionellen Chinesischen Medizin glaubt man an ihren wohltuenden Einfluss auf die Leber und, mehr noch, auf die Nieren. Avocado sowie Hanf- und Leinöl steuern eine Fülle von Omega-Fettsäuren zu diesem Smoothie bei.

ANLEITUNG

1 Alle Zutaten außer dem Mineralwasser in den Mixer oder die Küchenmaschine geben. Glatt pürieren und so viel Mineralwasser untermixen, dass sich ein dickflüssiger Smoothie ergibt.
2 In einzelne Gläser gießen und vor dem Servieren mit fein gehackten Pistazien bestreuen.

MACA-MANGO-SMOOTHIE

KRÄFTIGEND

ZUTATEN

2 große, reife Mangos
2 TL Maca-Wurzel-Pulver
2 TL Hanfsamen, geschält
2 TL Kokosöl
Saft von 1 Zitrone
4 frische Pfefferminzblätter
Etwas Mineralwasser (nach Belieben)

ERGIBT 2 PORTIONEN

Die Wurzel der südamerikanischen Maca (*Lepidium meyenii*) schmeckt zwar nicht besonders aufregend, doch sie soll den Körper und die sexuelle Ausdauer stärken. In Peru schwört man auf ihre Kräfte. Kokosöl und Hanfsamen liefern essenzielle Fettsäuren, während frische, reife Mangos dem Smoothie Substanz und ein köstliches Aroma verleihen.

ANLEITUNG

Alle Zutaten im Mixer oder in der Küchenmaschine zu einer glatten, cremigen Mischung verarbeiten. Nach Bedarf mit etwas Mineralwasser verdünnen.

PFLAUMEN-FENCHEL-SMOOTHIE

ENTGIFTEND

ZUTATEN

9–10 große dunkle Pflaumen, entsteint
½ TL Fenchelsamen
250 ml Mineralwasser
2 EL Leinsamen, eingeweicht
2 EL geschälte Hanfsamen, eingeweicht

ERGIBT 2 PORTIONEN

Alle hier verwendeten Zutaten wirken abführend. Daher ist dieser Smoothie nicht nur als akute Hilfe bei Verstopfung zu empfehlen, sondern auch als begleitendes Getränk während einer Entgiftungskur. Eine ganz samtige Konsistenz ergibt sich, wenn man je 1 TL Lein- und Hanföl anstatt der eingeweichten Samen verwendet.

ANLEITUNG

1 Pflaumen mit 250 ml Mineralwasser und Fenchelsamen in einen Topf geben. Einmal aufkochen und dann zugedeckt auf kleiner Stufe 10–12 Minuten köcheln lassen. Abkühlen lassen.
2 Topfinhalt mit den Lein- und Hanfsamen (oder den Ölen, falls verwendet) in den Mixer oder die Küchenmaschine geben. Alles zu einer glatten, cremigen Mischung verarbeiten.

ENERGIE-SMOOTHIE MIT BEEREN

NÄHRT DAS BLUT

VERJÜNGEND, REVITALISIEREND

ZUTATEN

2 EL frische Himbeeren
2 EL frische Brombeeren
2 EL frische Heidelbeeren
2 EL frische Schwarze Johannisbeeren
2 TL Acai-Beeren-Pulver
800 ml Zitronengrasaufguss, kalt (S. 176)
Etwas Mineralwasser (nach Belieben)
1 Spritzer Ahornsirup oder 1 Prise Stevia-Pulver (nach Belieben)

ERGIBT 2 PORTIONEN

Die aromatisch süßen und zugleich fein säuerlichen frischen Beeren enthalten in hoher Konzentration Phytonährstoffe mit antioxidativen, antimikrobiellen und krebsvorbeugenden Eigenschaften. Das Öl ihrer Samen ist reich an Vitamin E und A sowie Omega-3- und Omega-6-Fettsäuren. Außerdem schützen sie das Herz und unterstützen die Leber.

ANLEITUNG

1 Frische Beeren und Acai-Beeren-Pulver mit dem Zitronengrasaufguss in den Mixer oder die Küchenmaschine geben. Pürieren, bis eine glatte, cremige Mischung entsteht. Die Beerensamen sollten weitgehend zerkleinert sein, sodass sie ihre wertvollen Öle freisetzen.
2 Nach Belieben mit etwas Mineralwasser verdünnen und mit Ahornsirup oder Stevia-Pulver süßen.

FRÜHHERBSTLICHER VITAMINGENUSS

SCHÜTZT VOR GRIPPE UND ERKÄLTUNG

ZUTATEN

3½ Äpfel, geschält, vom Kerngehäuse befreit, gehackt

⅓ Birne, geschält, vom Kerngehäuse befreit, gehackt

12 reife Holunderbeeren, gewaschen, sorgfältig entstielt

20 reife Brombeeren, gewaschen

ERGIBT 2 PORTIONEN

Nutzen Sie die vielen in frischen Holunder- und Brombeeren enthaltenen Antioxidantien, um freie Radikale im Körper zu bekämpfen und Ihr Immunsystem zu stärken. Dank zahlreicher phenolischer Verbindungen halten Brombeeren Viren und Bakterien in Schach und stärken die Gesundheit, während Holunderbeeren neben Kalium die Vitamine C und E liefern.

ANLEITUNG

1 Alle Zutaten in die Küchenmaschine oder den Mixer geben und glatt pürieren.

2 Auf 2 Gläser verteilen. Mit einem zusätzlichen Schuss Sirup von Holunderbeeren und -blüten (S. 204) schützt der Smoothie noch wirksamer vor Virusattacken.

Hinweis: Unreife Holunderbeeren sind in diesem Smoothie ebenso tabu wie verholzte Stiele oder Rindenstücke.

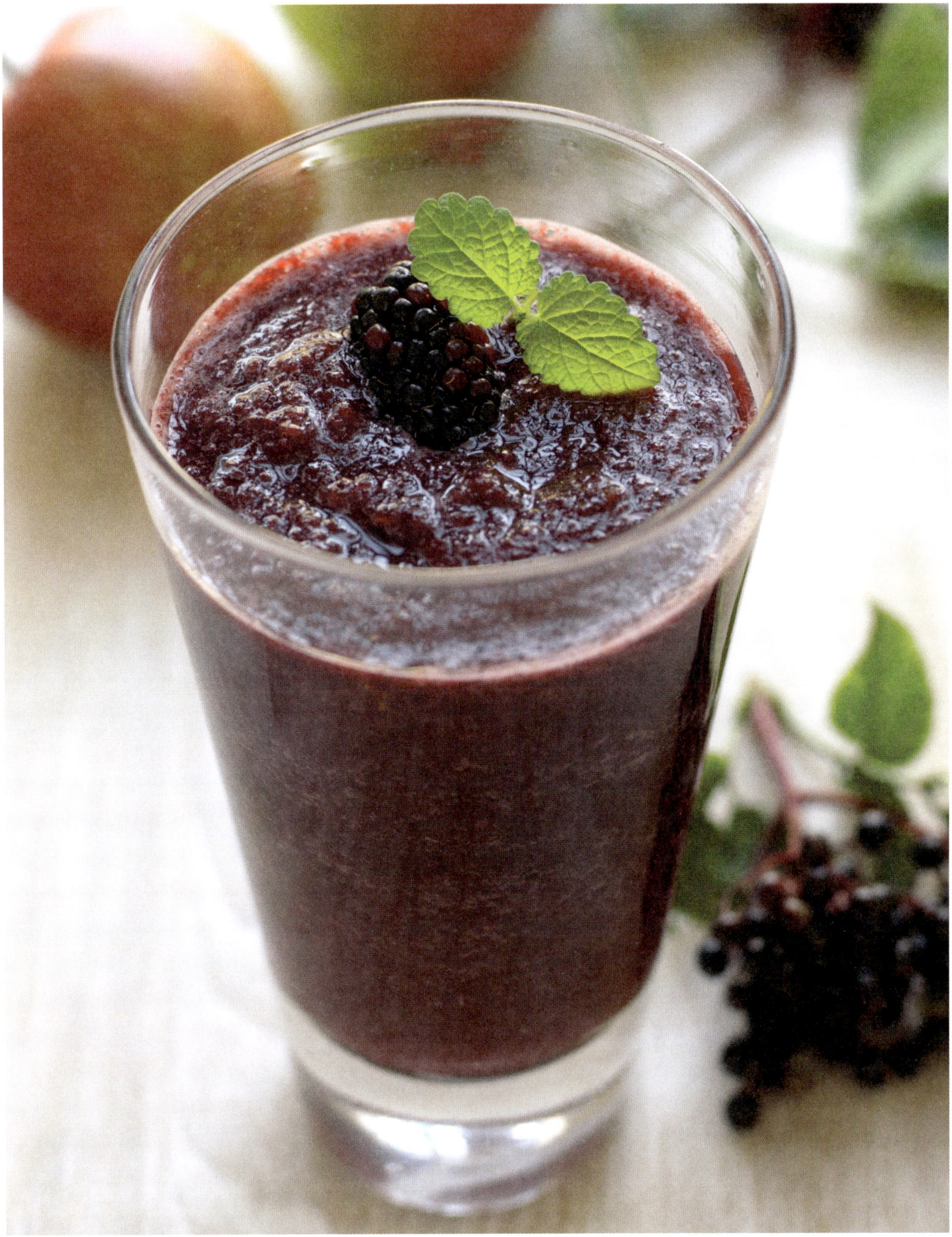

GRÜNER GARTENCOCKTAIL

ENTGIFTEND

ZUTATEN

2 Handvoll Grünkohlblätter
2 Mangoldblätter
1 große Handvoll Spinatblätter
½ Salatgurke
1 kleine grüne Zucchini
3 Selleriestangen
2 große Löwenzahnblätter
2 frische Majoranzweiglein
1 Spritzer Zitronensaft (nach Belieben)

ERGIBT 2 PORTIONEN

Falls Sie einen Gemüsegarten besitzen, können Sie eventuelle Überschüsse gut zu frischen, entgiftenden Säften verarbeiten. Zucchini, Gurke und Stangensellerie ergeben eine milde Grundmischung, hier ergänzt durch aromatischen Grünkohl sowie säuerlichen Mangold und Spinat. Majoran unterstützt die Verdauung und hilft gegen Blähungen.

ANLEITUNG

Das gesamte Gemüse und den Majoran waschen und entsaften. Säfte gründlich vermischen, nach Belieben mit Zitronensaft aromatisieren. Für eine kräftigere Zitrusnote ein Achtel einer Zitrone (vorzugsweise aus Bioanbau) zum Cocktail geben und diesen durchmixen, bis die Zitrone püriert ist.

SAFT VON ROTER PAPRIKA UND SPROSSEN

VERDAUUNGSFÖRDERND

KREISLAUFANREGEND

ZUTATEN

1 rote Paprika, Samen und Scheidewände entfernt, geviertelt
20 g gekeimte Alfalfasamen
20 g gekeimte Rotkleesamen
10 g gekeimte Brokkolisamen
½ Salatgurke
2–3 frische Minzeblätter
½ kleine frische rote Chilischote, Samen entfernt

ERGIBT 2 PORTIONEN

Mit diesem pikanten, würzigen Saft starten Sie schwungvoll in den Tag. Chili regt den Organismus und insbesondere den Kreislauf an, stärkt den Verdauungsapparat und spendet dem Körper neben Kraft auch Wärme, die gerade im Winter guttut. Andererseits sorgt er bei Hitze für Linderung, indem er das Schwitzen und damit die Abkühlung des Körpers fördert.

ANLEITUNG

Alle Zutaten entsaften. Gründlich vermischen.

INGWER-FENCHEL-SAFT

LINDERT HAUTREIZUNGEN

VERDAUUNGSFÖRDERND

ZUTATEN

1 große Fenchelknolle
1 cm frische Ingwerwurzel, geschält
2 Selleriestangen
½ kleine Salatgurke
½ kleine grüne Zucchini
1 frischer Basilikumstängel

ERGIBT 2 PORTIONEN

Fenchel, Sellerie, Gurke und Zucchini haben eine kühlende, entzündungshemmende Wirkung auf den Körper und lindern Entzündungen des Magens, der Lunge, des Halses, der Haut und der Vagina. Zugleich entwässern sie, reinigen die Haut und befeuchten die Lunge. Ingwer und Basilikum schmecken gut, beseitigen aber auch Völlegefühl und fördern die Verdauung.

ANLEITUNG

Alle Zutaten entsaften. Gründlich vermischen und den Saft gleich trinken

SAFT VON FENCHEL UND BROKKOLISPROSSEN

ENTSÄUERND

VERDAUUNGSFÖRDERND

ZUTATEN

1 große Fenchelknolle
45 g gekeimte Brokkolisamen
45 g gekeimte Alfalfasamen
1 große Möhre
2 Selleriestangen
2–3 frische Minzeblätter
1 Spritzer Zitronensaft (nach Belieben)

ERGIBT 2 PORTIONEN

Dieser Saft befreit den Körper von Altlasten, indem er die Harnausscheidung ankurbelt und den Darm von Fäulnisbakterien reinigt. Brokkolisprossen können darüber hinaus Augenentzündungen günstig beeinflussen, während Möhren, Fenchel und Alfalfasamen basenbildend wirken: Das heißt, sie entsäuern den Körper und lindern damit rheumatische Beschwerden.

ANLEITUNG

Alle Zutaten entsaften. Zitronensaft nach Geschmack hinzufügen und alles gründlich vermischen.

SAFT MIT BUCHWEIZENGRÜN UND ERBSENSPROSSEN

GEFÄSSSTÄRKEND

ZUTATEN

2 EL junges Buchweizengrün, fein gehackt
4 EL frische Erbsensprossen
2 Zucchini
1 Salatgurke
2 EL frische Majoranblättchen
200 ml Mineralwasser
1 Spritzer Zitronensaft (nach Belieben)

ERGIBT 2 PORTIONEN

Erbsensprossen und Buchweizengrün sind exzellente Quellen von Enzymen, Vitaminen und Chlorophyll. Buchweizen enthält außerdem 4–6 Prozent Rutin, das die Kapillargefäße stärkt. Rutin gehört zu den Bioflavonoiden, einer Gruppe sekundärer Pflanzenstoffe, die wirksam freie Radikale bekämpfen. Buchweizen kann auch zur Rückbildung von Krampfadern und Hämorrhoiden beitragen.

ANLEITUNG

Alle Zutaten entsaften. Mineralwasser und Zitronensaft nach Geschmack hinzufügen. Alles gründlich vermischen.

TOMATENSALSA-SAFT

VERDAUUNGSFÖRDERND

STÄRKT WOHLBEFINDEN UND INNERE KRAFT

ZUTATEN

5 reife Tomaten
½ Salatgurke
2 Selleriestangen
1 kleine Knoblauchzehe
½ frische rote Chilischote, Samen entfernt
1 frischer Basilikumstängel
1 TL natives Olivenöl extra
Salz nach Geschmack
1 rote Paprika, Samen und Scheidewände entfernt (nach Belieben)

ERGIBT 2 PORTIONEN

Wenn Sie keine Zeit zum Kochen haben, aber etwas Herzhaftes und Gehaltvolles brauchen – dieses Rezept ist die Lösung. Basilikum weckt, wie es heißt, die Lebensgeister, belebt das Gehirn und schenkt uns Heiterkeit und Mut. Darüber hinaus regt es die Verdauung an, befreit die Atemwege von Schleim und hellt die Seele auf.

ANLEITUNG

Gemüse, Knoblauch, Chili und Basilikum entsaften. Olivenöl dazugeben, nach Geschmack etwas salzen und gut durchmixen. Für einen verlockend roten Farbeffekt 1 rote Paprika mit entsaften.

ARTISCHOCKENBLÄTTER-FENCHEL-SAFT

ENTGIFTEND

VERTREIBT NEGATIVE GEFÜHLE

ZUTATEN

1 TL fein gehackte Blätter von Artischocken
1 mittelgroße Fenchelknolle
4 frische Löwenzahnblätter
4 Selleriestangen
½ Zucchini
Etwas Mineralwasser (nach Belieben)

ERGIBT 2 PORTIONEN

Ab und zu braucht die Leber bei der Reinigung des Körpers Hilfe. Artischockenblätter regen mit dem in ihnen enthaltenen sehr bitter schmeckenden Cynarin das Organ zum Abbau giftiger Substanzen an und verbessern insgesamt die Leberfunktion. Fenchel, Löwenzahn, Sellerie und Zucchini fördern ihrerseits die Ausscheidung von Giftstoffen über die Nieren.

ANLEITUNG

Alle Zutaten entsaften. Gründlich vermischen und sogleich trinken oder, wenn Ihnen der Geschmack zu bitter erscheint, zunächst noch etwas Mineralwasser nach Geschmack untermixen.

SONNENBLUMEN-WEIZENGRAS-SAFT

ENTGIFTEND

VERJÜNGEND, REVITALISIEREND

ZUTATEN

100 g Sonnenblumensprossen
100 g frisches Weizengras
300 ml oder mehr Mineralwasser zum Verdünnen (nach Geschmack)

ERGIBT 2 PORTIONEN

Ein Saft aus Weizengras und den Sprossen von Sonnenblumen unterstützt den Körper auf natürliche Weise bei degenerativen Erkrankungen, verlangsamt die Zellalterung und lindert Entzündungen. Zudem bewirkt der hohe Chlorophyllgehalt eine Entgiftung der Leber. Der Körper wird gereinigt und bekommt neue Energie.

ANLEITUNG

Sonnenblumensprossen und Weizengras entsaften. Gründlich vermischen und nach Belieben Mineralwasser hinzufügen, um die herbe Note zu mildern.

TEES

Die folgenden Rezepte laden ein, die Aromawelt der Kräutertees und zugleich ihre stärkenden oder heilenden Wirkungen zu erkunden. Alle genannten Pflanzen können frisch oder getrocknet verwendet werden. Vielleicht bekommen Sie ja Lust, die eine oder andere im Garten oder auf dem Balkon selbst zu ziehen.

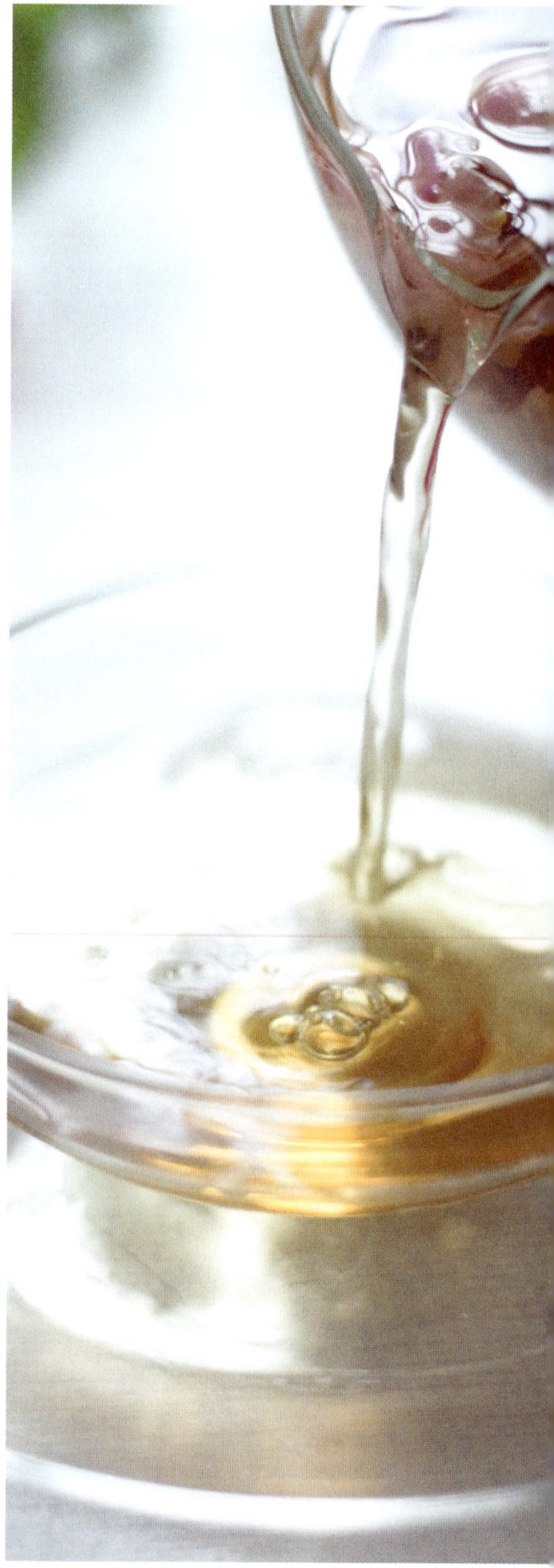

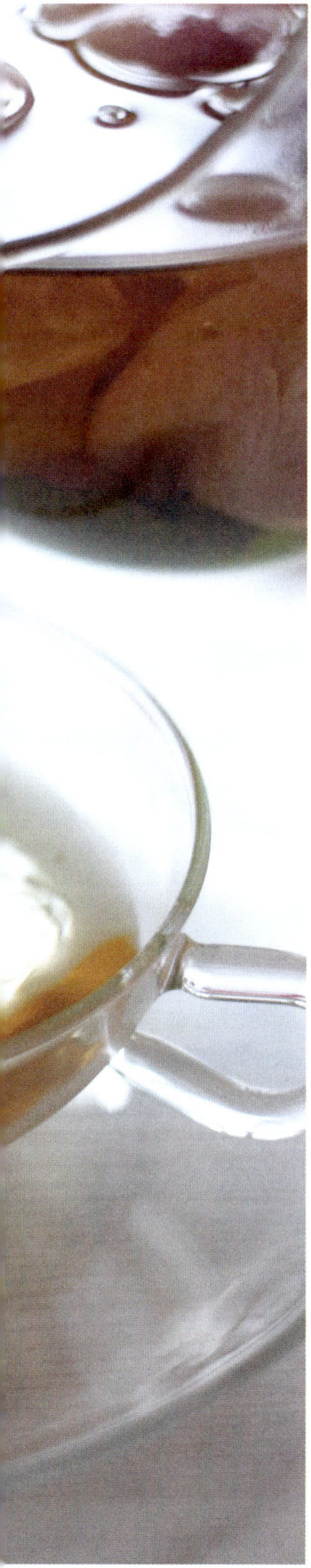

MELISSEN-ROSEN-TEE

STIMMUNGSAUFHELLEND

ZUTATEN

16 frische Melissenblätter (auch die zarten Blütenspitzen sind geeignet) oder 1 EL getrocknete Melisse

2 Rosenblüten, die Blütenblätter abgezupft, oder 2 EL getrocknete Rosenblütenblätter

ERGIBT 2–3 PORTIONEN

Nervenstärkende, beruhigende Melisse und Rosenblüten, die die Sinne anregen und die Laune heben, ergeben einen herrlich belebenden Sommertee. Mit frisch gepflückter Melisse und Blütenblättern der Portland-Rose (*Rosa × damascena*) oder Essig-Rose (*Rosa gallica*) gelingt der Tee am besten. Nach Belieben heiß oder kalt, möglichst jedoch ungesüßt genießen.

ANLEITUNG

1 Melissen- und Rosenblütenblätter in eine große Teekanne füllen.

2 500 ml Wasser einmal aufkochen und dann 5 Minuten abkühlen lassen. Die Mischung in der Teekanne damit übergießen, 5 Minuten ziehen lassen und servieren. Den Tee nach Belieben ein zweites Mal aufgießen.

JASMIN-ZITRONENGRAS-TEE

VERTREIBT ÄNGSTE

WECKT DIE LEIDENSCHAFT ♂

WECKT DIE LEIDENSCHAFT ♀

ZUTATEN

1 Zitronengrasstängel, gehackt

1 EL Jasminblüten

ERGIBT 2 PORTIONEN

Dieser Tee schmeckt köstlich zu Gerichten des Orients, wo er auch als Liebestrank bekannt ist. Jasminblüten lassen ebenso wie Zitronengras den Geist entspannen, vertreiben Sorgen, machen gesellig und beleben die Leidenschaft. Am besten schmeckt frisches Zitronengras. Man findet es im Asia-Laden und bei gut sortierten Gemüsehändlern.

ANLEITUNG

1 Zitronengras und Jasminblüten in eine Teekanne füllen.

2 200 ml kochendes Wasser mit 100 ml kaltem Wasser vermischen – die Temperatur sollte nun etwa 70 °C betragen.

3 Das Wasser in die Teekanne gießen. Wenn sich die Aromen entfaltet haben, den Tee servieren. An heißen Tagen schmeckt er auch eiskalt vorzüglich.

TEE VON GOJI-BEEREN UND DAMIANA

LUSTANREGEND ♂

LUSTANREGEND ♀

ZUTATEN

1 EL Goji-Beeren, frisch oder getrocknet

1 TL Damiana (*Turnera diffusa*)

½ TL Süßholzwurzelpulver

ERGIBT 2 PORTIONEN

Damiana hat einen unverwechselbaren Duft und Geschmack. Das Kraut wirkt stimmungsaufhellend, befreit von Sorgen und Erschöpfung und regt den Geschlechtstrieb an. Goji- bzw. Bocksdornbeeren steigern die Fruchtbarkeit, wirken positiv auf das Herz und die Immunabwehr und lindern Wechseljahresbeschwerden. Süßholz stärkt die Nebennieren und vertreibt Müdigkeit.

ANLEITUNG

Alle Zutaten in eine Teekanne geben. Mit 300 ml kochendem Wasser übergießen, 10–15 Minuten ziehen lassen und servieren. Den Tee nach Belieben auch kalt genießen.

Warnhinweis: Dieser Tee ist für Schwangere nicht geeignet.

HAGEBUTTEN-HEIDELBEER-TEE

VERJÜNGEND

ZUTATEN

1 EL Hagebuttenschalen
1 EL Heidelbeeren
1 TL abgeriebene Schale von 1 Bio-Orange
1 TL Goji-Beeren

ERGIBT 2 PORTIONEN

Hagebutten schützen die Haut vor Kollagenverlust. Dagegen sorgen Heidelbeeren für eine gut durchblutete, rosige und straffe Haut. Wie Goji-Beeren wirken sie außerdem gegen Entzündungen. Diese Früchte machen sich darüber hinaus als Antioxidantien äußerst nützlich, während Orangenschale den Verdauungstrakt harmonisiert und die Nährstoffaufnahme verbessert.

ANLEITUNG

Alle Zutaten in eine Teekanne geben. Mit 300 ml kochendem Wasser übergießen und nach 10–15 Minuten abseihen. Den Tee heiß oder – ebenfalls sehr lecker – kalt genießen. (Die Rückstände im Sieb kann man noch gut in ein Müsli mischen.)

CHRYSANTHEMEN-HOLUNDER-TEE

SCHUTZ VOR HEUSCHNUPFEN, ERKÄLTUNG UND GRIPPE

ZUTATEN

½ EL Blüten der Gartenchrysantheme (*Chrysanthemum × grandiflorum*)
½ EL Holunderblüten
½ EL Pfefferminze
½ EL Brennnesselblätter

ERGIBT 2 PORTIONEN

Dieser Tee unterstützt den Körper bei Heuschnupfen und der Abwehr von Erkältungskrankheiten. Alle Zutaten vermindern das Schwitzen, schützen gegen Krankheitsauslöser, entfalten eine antiallergene Wirkung und verringern allergische Reaktionen – insbesondere auf Pollen und Staub. Die Chrysantheme kühlt zudem den Körper, neutralisiert Gifte und beugt Leberschäden vor.

ANLEITUNG

Alle Zutaten in eine Teekanne geben. Mit 300 ml kochendem Wasser übergießen, ziehen lassen und servieren. Während der Heuschnupfenzeit 3–4 Tassen täglich trinken.

KAMILLE-FENCHEL-TEE

VERDAUUNGSFÖRDERND

ZUTATEN

1 TL Kamillenblüten
1 TL Fenchelsamen
1 TL Mädesüß
1 TL Eibischwurzel, fein gehackt
1 TL Schafgarbe

ERGIBT 3 PORTIONEN

Hier sind Kräuter beteiligt, die bei gereiztem, geblähtem oder übersäuertem Darm als bewährte Helfer gelten. Der entspannend und entzündungshemmend wirkende Tee unterstützt die Nahrungsverwertung und reguliert die Darmtätigkeit sowie überhöhte Säurewerte.

ANLEITUNG

1 Die Kräuter in eine große Teekanne füllen.
2 500 ml Wasser zum Kochen bringen und in die Kanne gießen. Den Tee 5 Minuten ziehen lassen und dann servieren. Zu empfehlen sind 2–3 Becher des Tees pro Tag.

Warnhinweis: Dieser Tee ist für Schwangere nicht geeignet.

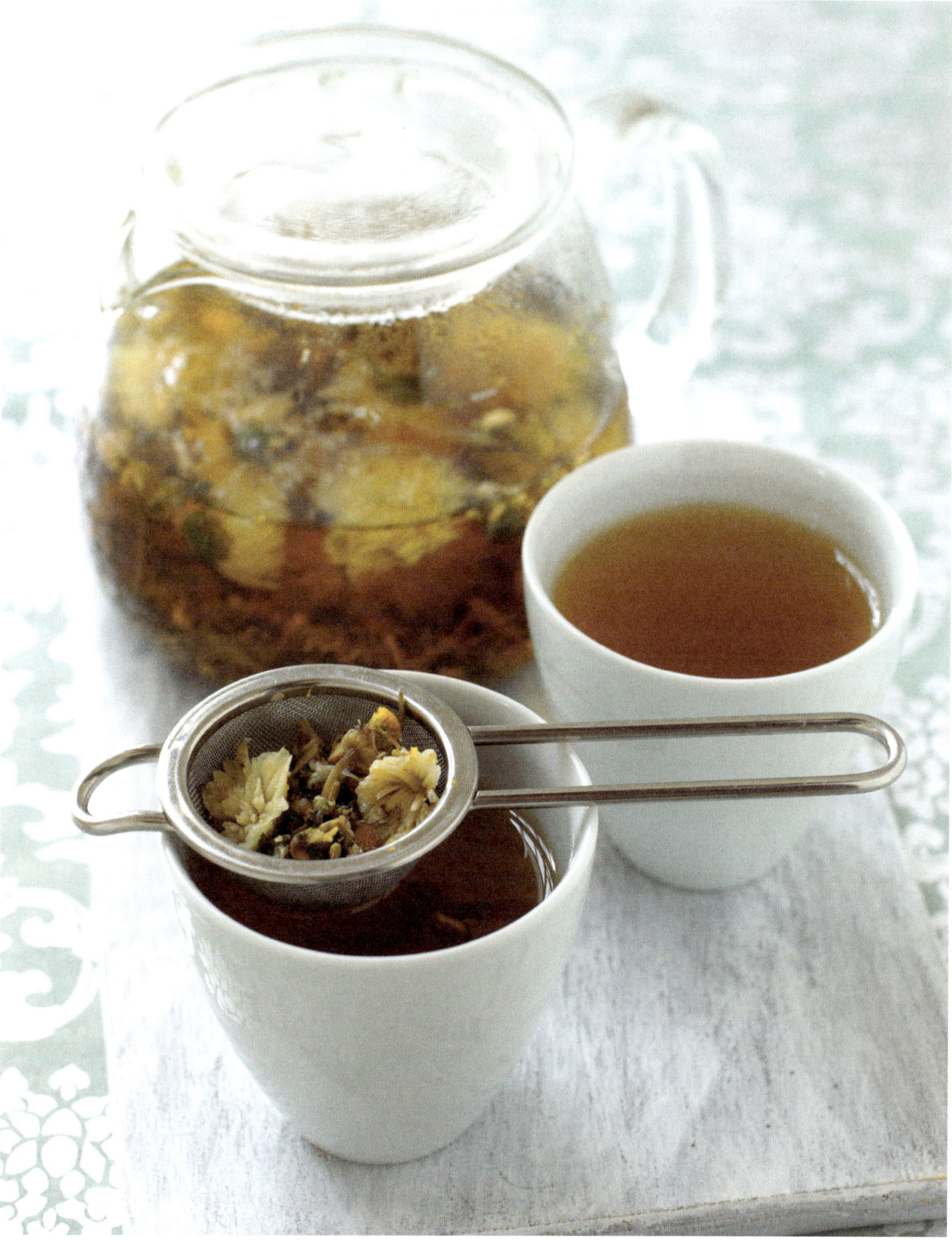

LÖWENZAHN-KLETTEN-TEE

BERUHIGT ENTZÜNDETE HAUT

REGT LEBER UND NIEREN AN

ZUTATEN

1 TL Löwenzahnblätter
1 TL Blätter der Großen Klette
1 TL Klettenlabkraut
1 TL Rotkleeblüten

ERGIBT 3–4 PORTIONEN

Diese klassische Kräutermischung reduziert Hautunreinheiten. Sie hilft bei Ekzemen und Akne, indem sie Leber und Nieren sanft dazu anregt, Giftstoffe auszuscheiden, während ihre entzündungshemmenden Eigenschaften Hautausschläge an Kopf, Hals und Oberkörper mindern. Generell ist sie für Entgiftungskuren zu empfehlen.

ANLEITUNG

Alle Zutaten in eine Teekanne geben. Mit 500 ml kochendem Wasser übergießen und 10–15 Minuten ziehen lassen. Den Tee heiß oder kalt den ganzen Tag über trinken.

Warnhinweis: Dieser Tee ist für Schwangere nicht geeignet.

SCHAFGARBE-RINGELBLUMEN-TEE

HILFT GEGEN PMS

AUSGLEICHEND

DURCHBLUTUNGSFÖRDERND

ZUTATEN

1 TL Schafgarbe
1 TL Ringelblumenblüten
1 TL Frauenmantel
1 TL Eisenkraut
1 TL Himbeerblätter

ERGIBT 3–4 PORTIONEN

Alle hier verwendeten Kräuter tun dem weiblichen Körper gut: Schafgarbe und Ringelblume wirken gegen Blut- und Energiestaus im Bauchraum und mehren den Blutfluss zur Gebärmutter; Eisenkraut stärkt die Leber und entspannt Körper und Geist; Frauenmantel ist ein adstringierendes und folglich harntreibendes Kraut; Himbeerblätter lindern Menstruationsschmerzen.

ANLEITUNG

Alle Zutaten in eine Teekanne geben. Mit 500 ml kochendem Wasser übergießen und 10–15 Minuten ziehen lassen. Heiß oder kalt den ganzen Tag über trinken. Wenn Schmerzen einsetzen, 2–4 Tassen trinken. Bei Anhalten der Beschwerden einen Arzt oder Heilpraktiker aufsuchen.

Warnhinweis: Dieser Tee ist für Schwangere nicht geeignet.

HELMKRAUT-ORANGENBLÜTEN-TEE

STIMMUNGSAUFHELLEND

ZUTATEN
1 TL Helmkraut
1 TL Orangenblüten
1 TL Tüpfeljohanniskraut
1 TL Ziest
1 TL Melisse

ERGIBT 3–4 PORTIONEN

Kräutertees wie dieser helfen zu relaxen und die Dinge ins rechte Licht zu rücken – vor allem, wenn gerade alles eher düster erscheint. Helmkraut, Tüpfeljohanniskraut, Ziest, Melisse und Orangenblüten sind allesamt bekannt dafür, dass sie Körper und Geist entspannen und für eine positive Stimmung sorgen.

ANLEITUNG

Alle Zutaten in eine Teekanne füllen. Mit 500 ml kochendem Wasser übergießen und 10–15 Minuten ziehen lassen. Den Tee heiß oder kalt den ganzen Tag über trinken.

Warnhinweis: Dieser Tee ist für Schwangere nicht geeignet.

BROMBEER-WALDERDBEER-TEE

ENTGIFTEND

ZUTATEN
2 TL Brombeerblätter
1 TL Walderdbeerblätter
1 TL Himbeerblätter
1 TL Blätter der Schwarzen Johannisbeere

ERGIBT 3–4 PORTIONEN

Es ist bekannt, dass die Blätter dieser Früchte nicht nur eine heilende, sondern auch eine kräftigende und verjüngende Wirkung entfalten. Ihre Fähigkeit, den Körper von Altlasten aus dem Winter zu befreien, ist bemerkenswert. Nutzen Sie das frische Laub für eine Frühjahrskur und trocknen Sie einen Teil der Ernte auch für die Wintermonate.

ANLEITUNG

Alle Zutaten in eine Teekanne geben. Mit 500 ml kochendem Wasser übergießen und 10–15 Minuten ziehen lassen. Den Tee heiß oder kalt den ganzen Tag über trinken.

Warnhinweis: Dieser Tee ist für Schwangere nicht geeignet.

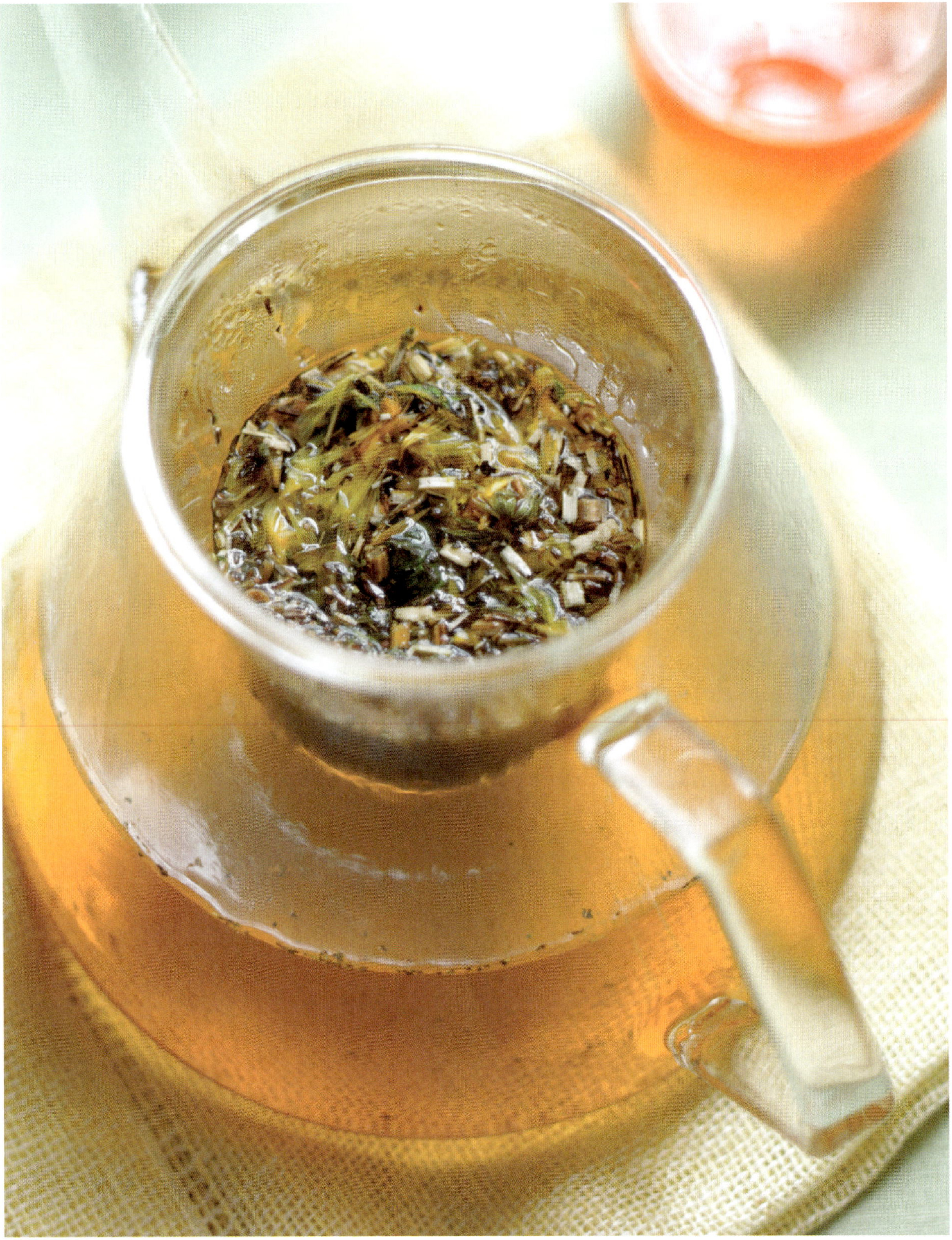

PFEFFERMINZ-RINGELBLUMEN-TEE

HILFT BEI ZYKLUS-STÖRUNGEN

ENTSPANNEND

ZUTATEN

1 TL Pfefferminzblätter
1 TL Ringelblumenblüten
1 TL Herzgespann
1 TL Eisenkraut
Rosenblütensirup (S. 210) zum Süßen

ERGIBT 4 PORTIONEN

Dieser Tee hat sich bei Monatsbeschwerden bewährt. Pfefferminze entspannt, Wolfskraut und Eisenkraut werden bei menstruellen Unregelmäßigkeiten eingesetzt, fördern die innere Gelassenheit, mildern Spannungen und Schmerzen. Ringelblumen unterstützen die anderen Kräuter bei der Versorgung der Gebärmutter, und Rosen machen ihren heilenden Einfluss geltend.

ANLEITUNG

1 Die Kräuter in eine große Teekanne füllen.
2 Mit 600 ml kochendem Wasser übergießen und 20 Minuten ziehen lassen, danach abseihen. Zwei- bis dreimal täglich 1 Becher des Tees, nach Belieben heiß oder raumtemperiert, genießen. Nach Belieben mit Rosenblütensirup süßen.

Warnhinweis: Dieser Tee ist für Schwangere nicht geeignet.

»OB AUS FRISCHEN ODER GETROCKNETEN KRÄUTERN ZUBEREITET, WIRKT DIESE TEE-MISCHUNG GLEICHERMAẞEN ZUVERLÄSSIG. AM BESTEN WIRD SIE NUR WENIG GESÜSST.«

WEISSDORNBLÜTEN-LAVENDEL-TEE

STÄRKT DAS HERZ, ENTSPANNT DIE GEFÄSSE

LINDERT TRAURIGKEIT

ZUTATEN

1 TL Weißdornblüten
1 TL Lavendel
1 TL Rosenknospen
1 TL Orangenblüten
1 TL Jasmin

ERGIBT 3–4 PORTIONEN

Bei überwältigenden Gefühlen wie Trauer um einen Verlust oder bei tiefen Selbstzweifeln können sanft-aromatische Kräuter die Seele erhellen. Weißdorn »erleichtert das Herz«, Lavendel entspannt den Geist, die Rose lindert Herzschmerz, Orangenblüten und Jasmin machen Mut, neu in eine bessere Zukunft zu starten.

ANLEITUNG

Alle Zutaten in eine Teekanne geben. Mit 500 ml kochendem Wasser übergießen und 10–15 Minuten ziehen lassen. Den Tee heiß oder kalt den ganzen Tag über trinken.

BRENNNESSEL-KLETTEN-LABKRAUT-TEE

ENTGIFTEND

ZUTATEN

2 TL Brennnesselblätter
2 TL Klettenlabkraut

ERGIBT 2 PORTIONEN

Zu jeder Jahreszeit beweist dieser Tee eine sanft reinigende Wirkung. Im Frühjahr frisch geerntet, bringen Brennnesseln und Klettenlabkraut den Organismus auf Trab. Klettenlabkraut wirkt gegen Flüssigkeitseinlagerungen in der Haut, vermindert Augenschwellungen und sorgt für einen schönen Teint. Die Brennnessel gilt als blutbildend und reinigt durch vermehrte Harnausscheidung.

ANLEITUNG

Alle Zutaten in eine Teekanne geben. Mit 300 ml kochendem Wasser übergießen und 10–15 Minuten ziehen lassen. Heiß oder kalt den ganzen Tag über trinken.

KÖNIGSKERZEN-EIBISCH-TEE

LINDERT TROCKENEN HUSTEN

ZUTATEN
1 TL Königskerzenblätter
1 TL Eibischblätter
1 TL Spitzwegerich

ERGIBT 2 PORTIONEN

Laub und Blüten der Königskerze lindern ebenso wie die Blätter, Blüten und Wurzeln des Eibischs durch ihre schleimfördernde Wirkung Entzündungen der Atem- und Harnwege. Zugleich wirkt dieser Tee gegen trockenen und nervösen Husten, befeuchtet die Lunge und bekämpft bronchiale Entzündungen. Auch Spitzwegerich ist für seine entzündungshemmende Wirkung bekannt.

ANLEITUNG

Alle Zutaten in eine Teekanne geben. Mit 300 ml kochendem Wasser übergießen und 10–15 Minuten ziehen lassen. Heiß oder kalt den ganzen Tag über trinken.

ZINNKRAUT-MAISBART-TEE

HARNTREIBEND ♂

HARNTREIBEND ♀

ZUTATEN
2 TL Zinnkraut
2 TL Maisbart
2 TL Löwenzahnblätter
2 TL Klettenlabkraut
2 TL Spitzwegerich-Blätter

ERGIBT 5–6 PORTIONEN

Dieser erfrischende und reinigende Tee ist besonders bei gelegentlich auftretenden, auf unspezifische Erreger zurückgehenden Entzündungen im Harntrakt wie etwa Blasenentzündung angezeigt. Die beteiligten Kräuter regen nicht nur die Harnausscheidung an, sondern kühlen zugleich den gereizten Bereich und lindern die Entzündung. Außerdem enthalten sie Kalium.

ANLEITUNG

Alle Zutaten in eine Teekanne geben. Mit 600 ml kochendem Wasser übergießen und 10–15 Minuten ziehen lassen. Heiß oder kalt den ganzen Tag über trinken.

SIRUP

Fruchtsirupe sind Energiespender und nähren den Körper. Die wertvollen Eigenschaften der in den folgenden Rezepten verwendeten Pflanzen werden durch den Zusatz von Zucker oder Honig unterstützt, die trockenen Husten, Halsschmerzen und generell Reizungen der Atemwege lindern.

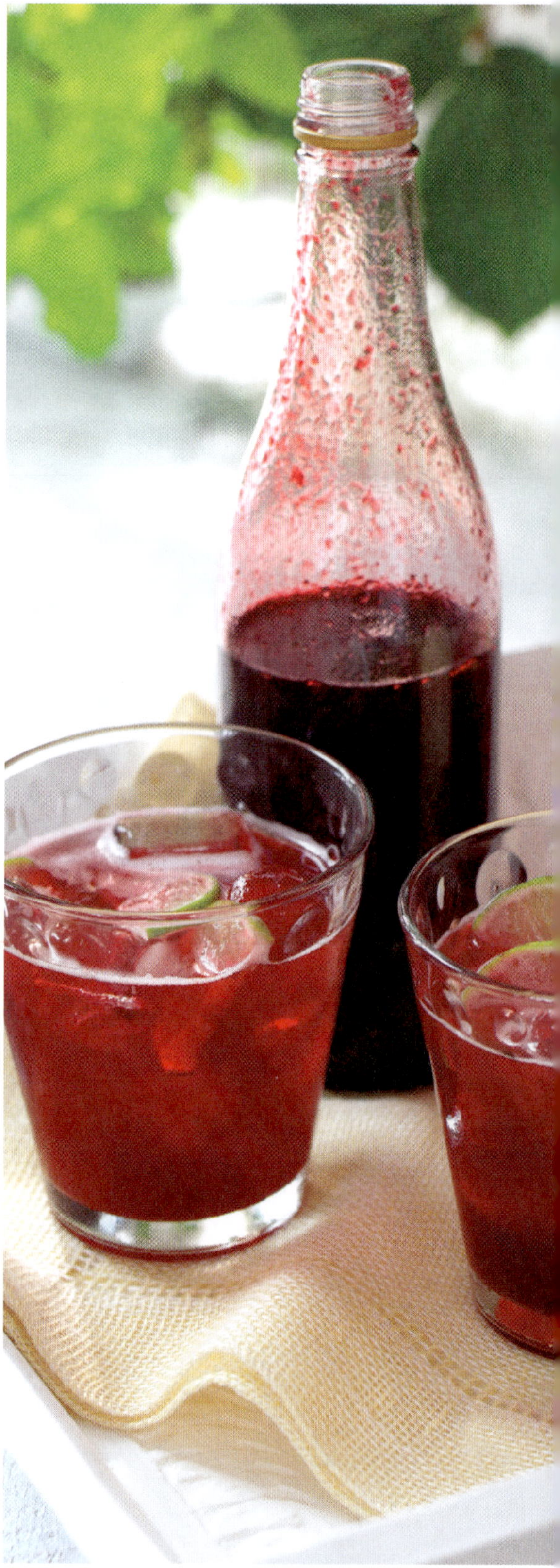

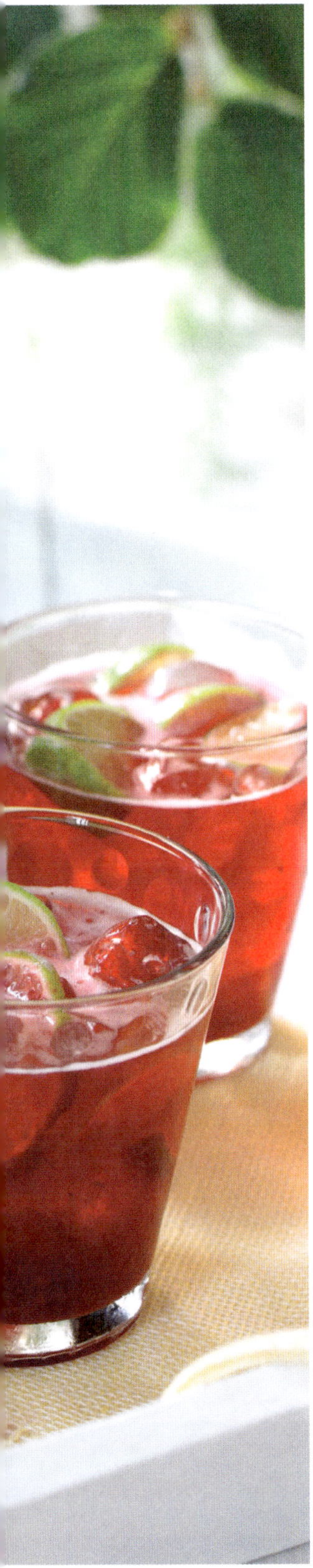

BROMBEER-LIMETTEN-SIRUP

LINDERT HALSSCHMERZEN

VERJÜNGEND

ZUTATEN
1 kg frische Brombeeren
Saft von 4 Limetten
350 g Zucker

ERGIBT 500 ML

Brombeeren stecken voller Antioxidantien. Sie werden in vielen Hausmitteln gegen Erkältung und Halsschmerzen verwendet. Hier steuern Limetten eine antiseptische und entgiftende Wirkung bei, während ihr frischer Geschmack den Körper kühlt.

ANLEITUNG

1 Brombeeren und Limettensaft mit 600 ml Wasser in einen Topf geben. Auf kleiner Stufe etwa 15 Minuten köcheln lassen.

2 Vom Herd nehmen und etwa 10 Minuten abkühlen lassen. Die Mischung durch ein Sieb streichen, die Siebrückstände wegwerfen. Den Saft mit dem Zucker in einen sauberen Topf füllen. Auf kleiner Stufe erhitzen und rühren, bis der Zucker gelöst ist. Die Mischung anschließend in etwa 5 Minuten zu einem Sirup einköcheln lassen.

3 In sterilisierte Flaschen füllen (S. 210) und fest verschließen. Im Kühlschrank aufbewahren und binnen einiger Tage verbrauchen. Für ein erfrischendes Getränk Sirup nach Geschmack mit sprudelndem oder stillem Mineralwasser mischen und noch etwas Minze oder einige Limettenscheiben dazugeben.

SIRUP VON HOLUNDERBEEREN UND -BLÜTEN

EINE WINTERLICHE ENERGIESPRITZE

ZUTATEN

50 g Holunderblüten, frisch oder getrocknet
100 g Holunderbeeren, frisch oder getrocknet und in Wasser eingeweicht
1 kleine Zimtstange
1 TL Anissamen
1 EL geriebene frische Ingwerwurzel
400 g Zucker
Saft von ½ Zitrone

ERGIBT 500 ML

Unterstützung in der kalten Jahreszeit: Holunderblüten und -beeren wie auch frischer Ingwer mobilisieren die Abwehrkräfte gegen Erkältung und Grippe, Anis klärt sanft die Lunge, und der Zimt erwärmt ebenso wie Ingwer den Körper. Zucker befeuchtet die Atemwege und mildert den trockenen Husten, der sich oft infolge von Heizungswärme einstellt.

ANLEITUNG

1 Alle Zutaten außer Zucker und Zitronensaft mit 1 l Wasser in einen Topf geben. Zugedeckt auf kleiner Stufe 25–30 Minuten köcheln lassen.

2 Die Flüssigkeit durch ein Sieb in einen Messbecher seihen und 600 ml davon in einen Topf gießen (etwaigen Rest als Tee genießen).

3 Zucker in den Topf geben und auf kleiner Stufe langsam rühren, bis er sich vollständig aufgelöst hat. Zitronensaft hinzufügen und die Mischung 10–15 Minuten ohne Deckel leise köcheln lassen. Anschließend auf höherer Stufe 2–3 Minuten kochen lassen, danach vom Herd nehmen.

4 Heißen Sirup in eine sterilisierte 600-ml-Glasflasche füllen (S. 210). Fest verschließen und beschriften – neben den Zutaten das Datum nicht vergessen. Im Kühlschrank aufbewahren und innerhalb von 3–4 Wochen verbrauchen.

5 Jeweils 1 EL des Sirups in eine Tasse kaltes oder heißes Wasser geben. Nach Belieben auch auf Pfannkuchen oder über Cornflakes & Co. träufeln.

VEILCHEN-INGWER-HONIG

ENTZÜNDUNGSHEMMEND

ZUTATEN

- 20 g frische Veilchenblätter und -blüten (ersatzweise eignet sich auch Stiefmütterchen)
- 30 g frische Ingwerwurzel
- 20 g frische Spitzwegerich-Blätter
- 30 g frische Houttuynia-Blätter
- 500 g flüssiger Honig

ERGIBT 400–500 G

Im Frühjahr, wenn Veilchen, Ingwer, Spitzwegerich und Houttuynia im Garten sprießen, ist die richtige Zeit, um dieses Elixier zuzubereiten. Veilchen, Wegerich und Houttuynia fördern den Auswurf und bekämpfen wirksam Entzündungen, Ingwer wirkt schweißtreibend. Sein Aroma harmoniert wunderbar mit der Orangennote der Houttuynia.

ANLEITUNG

1 Die Blätter und Blüten behutsam pflücken. Waschen und an der Luft trocknen.

2 Fein hacken, in ein sauberes Glas füllen und vollständig mit Honig bedecken. Gründlich durchmischen, bis alle Stückchen von Honig überzogen sind. Nach Bedarf weiteren Honig dazugeben.

3 Für 5 Tage an einen warmen Platz stellen. Danach den Honig durch ein sauberes Mulltuch abtropfen lassen, die Rückstände anschließend wegwerfen. Den Honig in ein kleineres sterilisiertes Glas (S. 210) füllen.

4 Fest verschließen und beschriften – neben den Zutaten das Datum nicht vergessen.

5 In kaltes oder heißes Wasser gerührt, ergibt der Honig ein vorzügliches Getränk. Er ist nur einige Wochen haltbar.

ZITRONENMELISSE-HONIG-MUS

ENTSPANNEND

ZUTATEN

20 g frische Zitronenmelisse-Blätter

100 g flüssiger Honig

Saft von ½ Zitrone

ERGIBT 125 G

Am besten bereitet man das Mus im Spätfrühjahr zu, denn dann sind die Blätter der Melisse noch zart und herrlich saftig. Es eignet sich gut zum Süßen von Kräutertees oder sommerlichen Cocktails, ergibt aber auch ein leckeres Getränk: einfach 1–2 TL des grünen Muses in ein Glas mit ganz heißem oder eiskaltem Wasser rühren.

ANLEITUNG

1 Die Blätter in den Mixer oder die Küchenmaschine füllen. Honig und Zitronensaft hinzufügen. Alles zu einem glatten Mus verarbeiten.

2 In Wasser einrühren und trinken. Im Kühlschrank hält sich das Mus 1–2 Wochen.

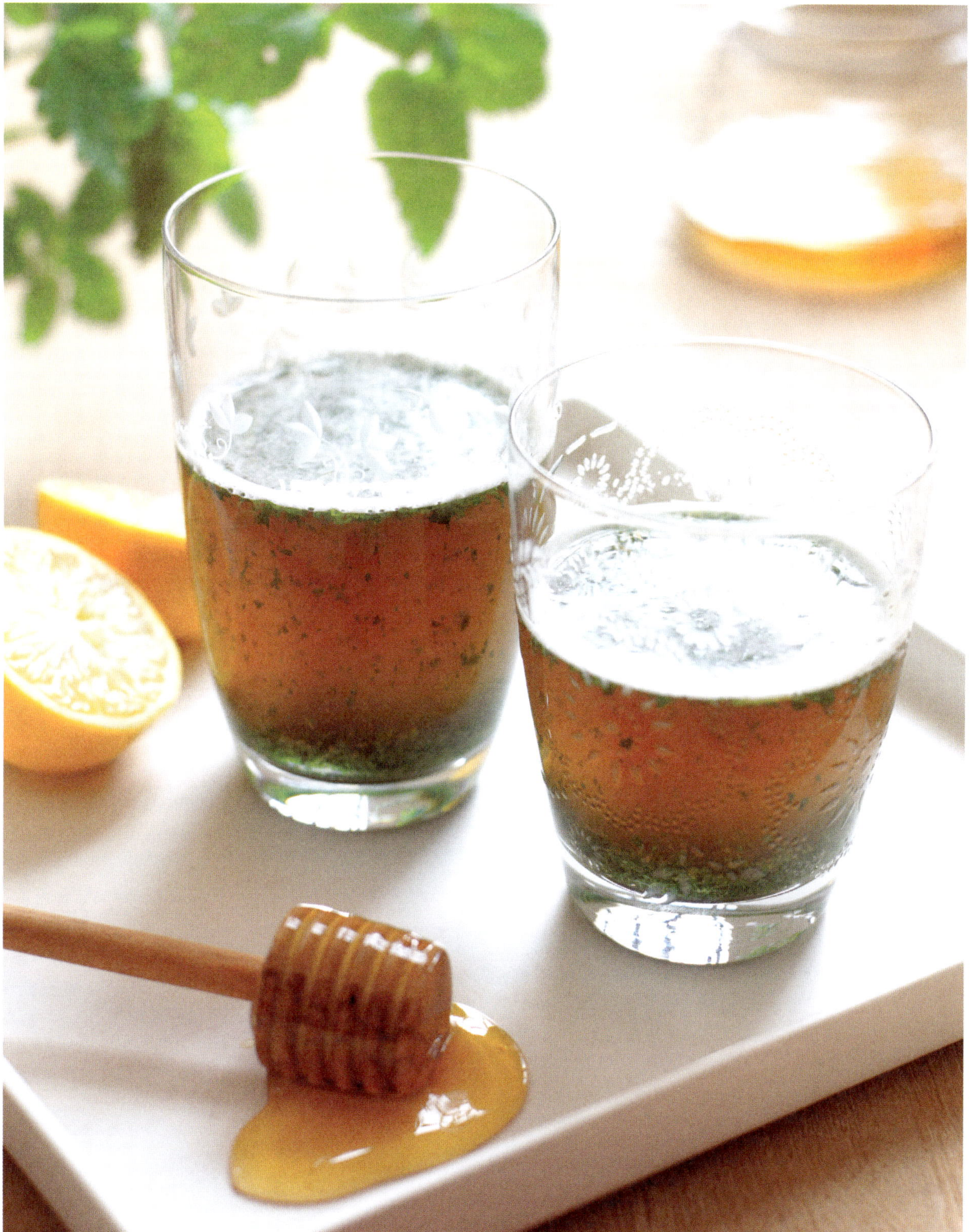

HAGEBUTTENSIRUP

UNTERSTÜTZT DIE GELENKE

NÄHRT DIE HAUT

ZUTATEN
500 g frische Hagebutten
400 g Zucker

ERGIBT 700 ML

Dieser Sirup sorgt für schöne Haut und gesunde Gelenke. Hagebutten enthalten die Vitamine A, B_1 und B_2 sowie viel Vitamin C. Mit ihren antientzündlichen Eigenschaften helfen sie bei steifen Muskeln und Gelenken sowie bei arthritischen Schmerzen. Zudem bekämpfen sie Skorbut, wirken blutstillend und entwässernd, regenerieren die Haut und tragen zum Erhalt des Kollagens bei.

ANLEITUNG

1 Traditionell werden Hagebutten nach den ersten Herbstfrösten gepflückt.

2 Die Früchte halbieren und die behaarten Samen mit einem kleinen Löffel sorgfältig herausholen. (Da die Härchen empfindliche Haut reizen können, empfiehlt sich bei dieser Arbeit das Tragen von Handschuhen.) Die gesäuberten Hälften unter fließendem Wasser abspülen, um möglichst alle Härchen zu entfernen.

3 Hagebutten mit 600 ml Wasser in einen Topf geben. Ohne Deckel auf kleiner Stufe 20–30 Minuten köcheln lassen, bis die Früchte weich sind und ein Teil des Wassers verdampft ist.

4 Über einem sauberen Topf durch ein Sieb abtropfen lassen, die Siebrückstände danach wegwerfen. Den Zucker zum Hagebuttensaft geben und auf kleiner Stufe unter ständigem Rühren vollständig auflösen.

5 Die Temperatur erhöhen und den Sirup 2–3 Minuten kochen lassen. In eine sterilisierte Flasche (S. 210) füllen. Fest verschließen und beschriften (Datum nicht vergessen). Im Kühlschrank aufbewahren und innerhalb von 6 Wochen verbrauchen.

KÖNIGSKERZEN-ANIS-SIRUP

SCHLEIMLÖSEND

ZUTATEN

4 TL Tinktur von Königskerzenblättern
4 TL Eibischwurzeltinktur
1 EL Anistinktur
1 EL Thymiantinktur
4 TL Spitzwegerich-Tinktur
2 TL Süßholzwurzeltinktur
100 g Manuka-Honig

ERGIBT 200 ML

Tinkturen von Königskerze, Eibisch, Thymian und Anis verschaffen mit Spitzwegerich und Süßholz, die beide entzündungshemmend wirken, Erleichterung bei Husten und lassen Entzündungen abklingen. Manuka-Honig befeuchtet und beruhigt gereizte Atemwege, auch mildert er den Geschmack der Tinkturen. Nach diesem Rezept kann man auch schnell andere Sirupe herstellen.

ANLEITUNG

Alle Tinkturen gründlich in den Honig einrühren. In eine sterilisierte 250-ml-Flasche (S. 210) aus braunem Glas füllen. Fest verschließen und beschriften – neben den Zutaten das Datum nicht vergessen. Der Sirup hält sich 3–4 Monate.

Warnhinweis: Dieser Sirup ist für Schwangere nicht geeignet. Wenn ein Husten nicht abklingen will, unbedingt einen Arzt oder Heilpraktiker aufsuchen.

ROSENBLÜTENSIRUP

ENTSPANNT

LINDERT REGELSCHMERZEN

ZUTATEN

225 g Zucker

Saft von 1 Zitrone, durchgeseiht

Saft von 1 Orange, durchgeseiht

100 g getrocknete Rosenblütenblätter oder 10 frische Rosenblüten

ERGIBT ETWA 500 ML

Man kann diesen aromatischen Sirup zum Süßen von Kräutertees verwenden, ihn über Pfannkuchen und Eiscreme träufeln oder ihn für ein Getränk in Wasser einrühren. Die dunklen, duftintensiven Blütenblätter der Portland-Rose (*Rosa × damascena*) oder Essig-Rose (*Rosa gallica*) eignen sich am besten für die Zubereitung. Wichtig ist es, die Hitze gering zu halten.

ANLEITUNG

1 In einem kleinen Topf den Zucker in 300 ml Wasser unter Rühren auf kleiner Stufe auflösen – die Mischung darf nicht aufkochen, sonst wird sie trüb. Zitronen- und Orangensaft einrühren. Weiterhin auf kleiner Stufe 5 Minuten köcheln lassen.

2 Nun esslöffelweise die Rosenblütenblätter hinzufügen und jeweils vor der nächsten Zugabe gründlich rühren – insgesamt dauert dies etwa 15 Minuten. Den Sirup vom Herd nehmen, abkühlen lassen und durch ein Sieb seihen. In eine sterilisierte Glasflasche füllen, fest verschließen und beschriften. Im Kühlschrank aufbewahren und innerhalb von 6 Wochen verbrauchen.

Hinweis: Zum Sterilisieren von Glasgefäßen diese mitsamt dem Verschluss in heißem Wasser ausspülen. Kopfüber abtropfen lassen und dann für 15 Minuten in den auf 140 °C vorgeheizten Backofen stellen.

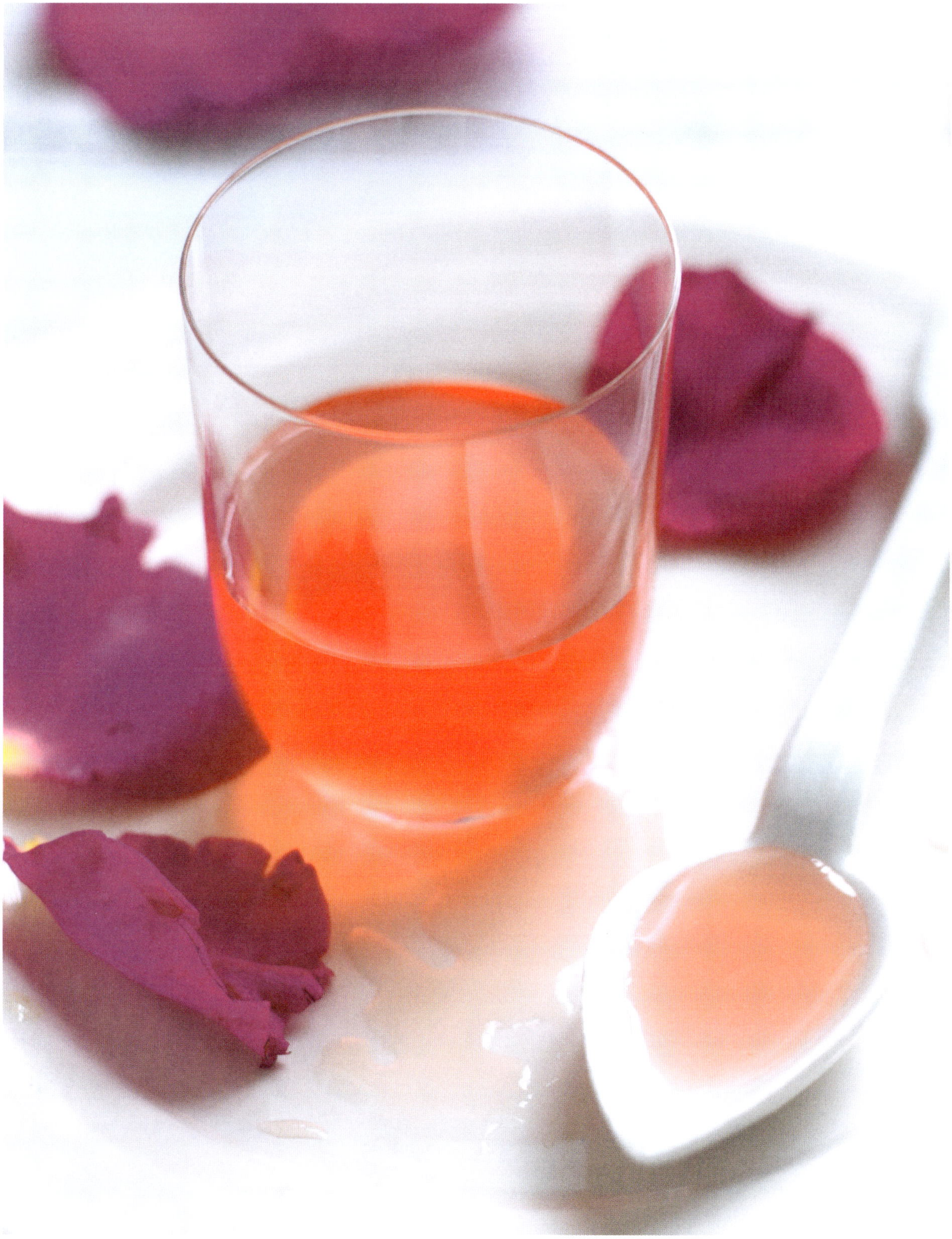

SAUERKIRSCHSIRUP

BESCHLEUNIGT DIE MUSKELREGENERATION

SCHLAFREGULIEREND

ZUTATEN

400 ml Sauerkirschsaft, frisch gepresst
250 g Zucker

ERGIBT ETWA 600 ML

Langstreckenläufer trinken vor und nach dem Lauf Kirschsaftkonzentrat, denn infolge der entzündungshemmenden Wirkstoffe der Früchte erholen sich die Muskeln schneller und Muskelkater klingt früher ab. Sauerkirschen unterstützen auch ein jugendliches Aussehen, regen die Leberfunktion an und regulieren den Schlaf. Etwa 650 g Kirschen ergeben 400 ml Saft.

ANLEITUNG

1 Saft in einen Topf gießen. Zucker dazugeben und bei sanfter Hitze unter ständigem Rühren auflösen. Anschließend die Mischung auf kleiner Stufe 20 Minuten köcheln lassen.
2 Den Sirup durch ein Sieb seihen. In eine sterilisierte Glasflasche (S. 210) füllen, fest verschließen und im Kühlschrank aufbewahren. Innerhalb einiger Wochen verbrauchen.
3 In kaltes oder heißes Mineralwasser mischen.

SONNENHUT-THYMIAN-SIRUP

STÄRKT DIE ABWEHRKRÄFTE

ZUTATEN

- 20 g frischer Thymian
- 20 g frische Spitzwegerichblätter
- 20 g frische Wurzeln, Sprosse und junge Blätter von Sonnenhut
- 10 g frische Wurzeln von Echtem Alant
- 10 g frische Ingwerwurzel, gerieben
- 10 g frischer Knoblauch, geschält und zerdrückt
- 1 ganze frische rote Chilischote, Samen entfernt, fein gehackt
- 400 ml guter Wodka
- 100 g Manuka-Honig

ERGIBT 500 ML

Regelmäßig verwendet, hilft dieser Sirup dem Körper ganzjährig im Kampf gegen Viren und andere Krankheitserreger. Gleich beim ersten Anzeichen einer Erkältung eingenommen, wirkt er wie ein wärmender Schutzschild. Bereiten Sie ihn im späten Frühjahr zu, wenn Spitzwegerich und Thymian kräftig sprießen und auch Sonnenhut sowie Alant geerntet werden können.

ANLEITUNG

1 Die frisch geernteten Bestandteile der Kräuter waschen, trocknen lassen und fein hacken.

2 Alle Zutaten außer Honig und Wodka in ein großes Glas mit fest schließendem Deckel füllen. Wodka hinzufügen, Glas verschließen und mehrmals schütteln. Beschriften – neben den Zutaten das Datum nicht vergessen – und in einen dunklen Schrank stellen. Während der nächsten 3 Wochen mindestens einmal tgl. schütteln.

3 Glasinhalt durch ein Mulltuch in einen Messbecher seihen. Honig in eine Schüssel füllen. Langsam die Tinktur dazugießen und dabei ständig mit einem Schneebesen rühren, um die Zutaten gleichmäßig zu vermischen. Den Sirup in eine sterilisierte 500-ml-Flasche (S. 210) aus braunem Glas füllen. Fest verschließen und beschriften, dabei das ursprüngliche Datum beibehalten. Zwei- bis dreimal tgl. 1 TL beziehungsweise, wenn sich eine Erkältung anbahnt, bis zu 6 TL täglich einnehmen. Der Sirup hält sich bis zu 9 Monaten.

Warnhinweis: Dieser Sirup ist für Schwangere nicht geeignet.

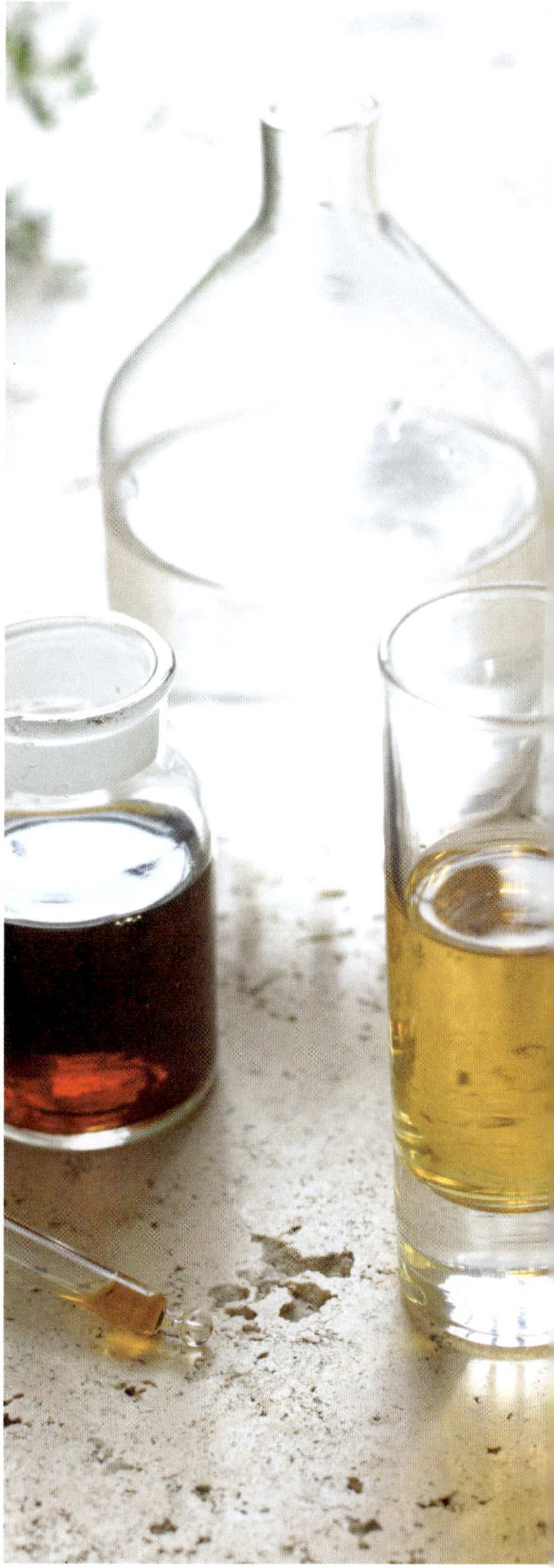

TINKTUREN

Mittels Alkohol zieht man aus pflanzlichen Substanzen die Wirkstoffe heraus und erhält so Konzentrate, die sich nebenbei auch länger halten als Kräutertees. Entdecken Sie mit den folgenden einfachen Zubereitungen noch mehr wohltuende Effekte von Heilkräutern.

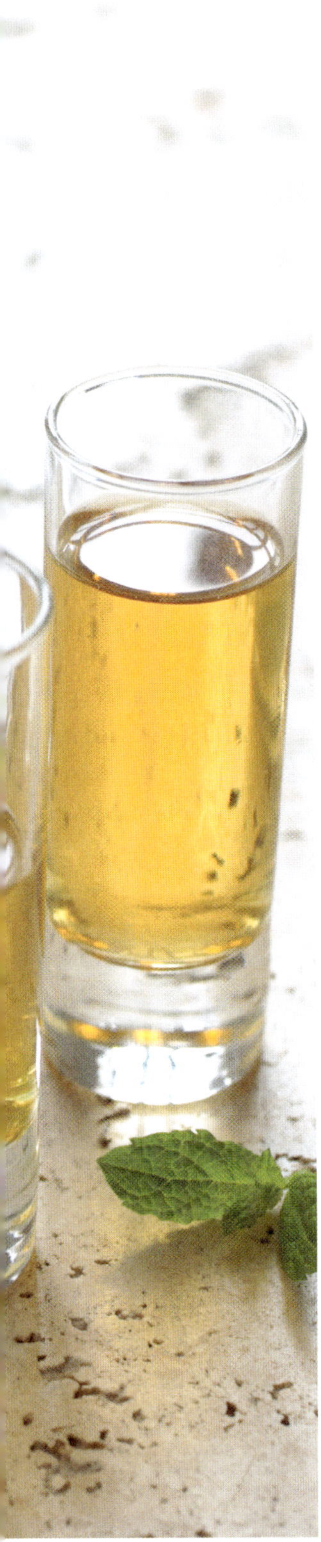

MAGENFREUNDLICH

ZUTATEN
25 g Pfefferminze
15 g Thymian
25 g Kamille
20 g Schafgarbe
15 g Süßholzwurzel
500 ml guter Wodka

PFEFFERMINZ-THYMIAN-TINKTUR

ERGIBT ETWA 500 ML

Dank ihres guten Geschmacks hat diese Tinktur das Zeug zum Aperitif. Sie hilft beim Verdauen, aktiviert den Dickdarm, vertreibt Winde und beruhigt den nervösen Magen. Sie ist 6 Monate haltbar.

ANLEITUNG

1 Alle Zutaten außer dem Wodka in ein großes Glas füllen.
2 Mit dem Wodka übergießen und umrühren – sämtliche Zutaten müssen gut bedeckt sein. Das Glas fest verschließen und in einen dunklen Schrank stellen. Während der nächsten 3 Wochen jeden Tag einige Male kräftig schütteln.
3 Glasinhalt durch ein mit einem Mulltuch ausgelegtes Sieb in eine Schüssel seihen, die Siebrückstände wegwerfen. Die Tinktur in eine sterilisierte braune Glasflasche (S. 210) füllen. Beschriften und dabei neben den Zutaten das Datum nicht vergessen. Vor oder nach dem Essen 1 TL in einem Glas warmem oder kaltem Wasser verrühren und schluckweise trinken.

Warnhinweis: Diese Tinktur ist für Schwangere nicht geeignet.

HOLUNDER-SÜSSHOLZ-TINKTUR

EIN TONIKUM FÜR DIE KALTE JAHRESZEIT

ZUTATEN

25 g Holunderbeeren
25 g Sonnenhutwurzel
10 g Süßholzwurzel
10 g frische Ingwerwurzel, gerieben
10 g Zimtstange, in kleine Stücke gebrochen
20 g Pfefferminze
400 ml guter Wodka

ERGIBT 300–350 ML

Ab Herbst und bis ins zeitige Frühjahr brauchen die meisten von uns ein Mittel, das uns gegen die grassierenden Krankheitserreger schützt, das Blut tonisiert, den Körper wärmt und uns insgesamt bei Kräften hält. All dies bewirken die hier verwendeten Pflanzen. Die Mischung kann auch eingenommen werden, damit ein grippaler Infekt schneller abklingt.

ANLEITUNG

1 Getrocknete Zutaten nach Bedarf fein hacken, aber nicht pulverisieren.
2 Alle Zutaten außer dem Wodka in ein großes Glas mit fest schließendem Deckel füllen. Wodka dazugießen. Glas verschließen und einige Male schütteln.
3 Beschriften – neben den Zutaten das Datum nicht vergessen – und in einen dunklen Schrank stellen. Während der nächsten 3 Wochen mindestens einmal täglich schütteln.
4 Glasinhalt durch ein mit einem Mulltuch ausgelegtes Sieb in einen Messbecher seihen. Die Tinktur in eine sterilisierte braune Glasflasche (S. 210) passender Größe (350–400 ml) gießen. Fest verschließen.
5 Genau beschriften, dabei das Anfangsdatum der Zubereitung eintragen. Zunächst einige Tropfen täglich einnehmen, nach und nach die Dosis auf 1 TL zwei- bis dreimal täglich erhöhen. Binnen 6 Monaten aufbrauchen.

Warnhinweis: Diese Tinktur ist für Schwangere nicht geeignet.

LINDENBLÜTEN-WEISSDORNBEEREN-TINKTUR

LINDERT STRESSSYMPTOME

HERZSTÄRKEND

ZUTATEN
20 g Lindenblüten
20 g Weißdornbeeren
20 g Schafgarbe
20 g Melisse
20 g Schneeballrinde
400 ml guter Wodka

ERGIBT 300–350 ML

Nervöses Herzklopfen und andere Symptome von Stress und Sorgen gehen dank dieses Tonikums zurück. Weißdorn und Melisse stärken und nähren das Herz, während die Lindenblüten in Verbindung mit Melisse die innere Ruhe und einen guten Schlaf fördern. Schafgarbe und Schneeballrinde mehren durch ihre Wirkung auf die Gefäße die Blutzufuhr zum Herzen und senken den Blutdruck.

ANLEITUNG

1 Getrocknete Zutaten nach Bedarf fein hacken, aber nicht pulverisieren.
2 Alle Zutaten außer dem Wodka in ein großes Glas mit fest schließendem Deckel füllen. Wodka dazugießen. Glas verschließen und einige Male schütteln.
3 Beschriften – neben den Zutaten das Datum nicht vergessen – und in einen dunklen Schrank stellen. Während der nächsten 3 Wochen mindestens einmal täglich schütteln.
4 Glasinhalt durch ein mit einem Mulltuch ausgelegtes Sieb in einen Messbecher seihen. Die Tinktur in eine sterilisierte braune Glasflasche (S. 210) passender Größe (350–400 ml) gießen. Fest verschließen.
5 Genau beschriften, dabei das ursprüngliche Datum beibehalten. Anfangs einige Tropfen täglich einnehmen, nach und nach die Dosis auf 1 TL zwei- bis dreimal täglich erhöhen. Innerhalb von 6 Monaten aufbrauchen.

Warnhinweis: Diese Tinktur ist für Schwangere und bei Einnahme bestimmter Medikamente nicht geeignet.

PASSIONSBLUME-KAMILLE-TINKTUR

SCHLAFFÖRDERND

ZUTATEN
20 g Passionsblume
20 g Kamille
20 g Baldrianwurzel
30 g Sauerkirschen, frisch oder getrocknet
400 ml guter Wodka

ERGIBT 300–350 ML

Jede der hier verwendeten pflanzlichen Zutaten fördert auf andere Weise den Schlaf, und dank ihres Zusammenspiels entfaltet die Tinktur eine großartige Wirkung. Baldrian wirkt beruhigend, während Sauerkirschen den natürlichen Schlaf-Wach-Rhythmus regulieren sollen, für einen tiefen Schlaf sorgen und auch bewirken, dass sich der Schlaf schneller einstellt.

ANLEITUNG

1 Getrocknete Zutaten nach Bedarf fein hacken, aber nicht pulverisieren.
2 Alle Zutaten außer dem Wodka in ein großes Glas mit fest verschließbarem Deckel füllen. Wodka dazugießen. Glas verschließen und einige Male schütteln.
3 Beschriften – neben den Zutaten das Datum nicht vergessen – und in einen dunklen Schrank stellen. Während der nächsten 3 Wochen mindestens einmal täglich schütteln.
4 Glasinhalt durch ein mit einem Mulltuch ausgelegtes Sieb in einen Messbecher seihen. Die Tinktur in eine sterilisierte braune Glasflasche (S. 210) passender Größe (350–400 ml) gießen. Fest verschließen.
5 Genau beschriften, dabei das ursprüngliche Datum beibehalten. Anfangs einige Tropfen täglich einnehmen, nach und nach die Dosis auf je 1 TL am späten Nachmittag und vor dem Schlafengehen erhöhen. Binnen 6 Monaten aufbrauchen.

Hinweis: Längst ist der Spruch »Viel hilft viel« widerlegt. Bei dieser Tinktur ist es ratsam, für sich die geringste Menge herauszufinden, mit der sich die gewünschte Wirkung einstellt, und dann bei dieser Dosis zu bleiben.

TINKTUR MIT MÖNCHSPFEFFER UND DANG GUI

LINDERT REGELSCHMERZEN

AUSGLEICHEND

ZUTATEN

20 g Mönchspfeffer (auch Agnus Castus genannt)
20 g Dang Gui (*Angelica sinensis*)
20 g Wolfskraut
20 g Rinde des Kirschblättrigen Schneeballs (*Viburnum prunifolium*)
20 g Kamille
400 ml guter Wodka

ERGIBT 300–350 ML

Diese Rezeptur hilft bei PMS und Regelschmerzen. Dang Gui fördert den Blutfluss und sorgt zusammen mit Mönchspfeffer für hormonelle Balance. Die Kräuter wirken gegen Blut- und Flüssigkeitsstaus im Beckenraum und lindern so Schmerzen. Sie bringen den Verstand und die Gefühle in Einklang und mildern Gereiztheit wie auch leichte Depressionen infolge von Hormonschwankungen.

ANLEITUNG

1 Getrocknete Zutaten nach Bedarf fein hacken, aber nicht pulverisieren.
2 Alle Zutaten außer dem Wodka in ein großes Glas mit fest schließendem Deckel füllen. Wodka dazugießen. Glas verschließen und einige Male schütteln.
3 Beschriften – neben den Zutaten das Datum nicht vergessen – und in einen dunklen Schrank stellen. Während der nächsten 3 Wochen mindestens einmal täglich schütteln.
4 Glasinhalt durch ein mit einem Mulltuch ausgelegtes Sieb in einen Messbecher seihen. Die Tinktur in eine sterilisierte braune Glasflasche (S. 210) passender Größe (350–400 ml) gießen. Fest verschließen.
5 Genau beschriften, dabei das Datum des Beginns der Zubereitung eintragen. Anfangs einige Tropfen täglich einnehmen, nach und nach die Dosis auf 1 TL zwei- bis dreimal täglich erhöhen. Binnen 6 Monaten aufbrauchen.

Warnhinweis: Diese Tinktur ist für Schwangere nicht geeignet.

TINKTUR MIT GOJI-BEEREN UND STACHELPANAX

ENERGIESPENDEND

ZUTATEN

25 g Goji-Beeren
25 g Stachelpanax (*Eleutherococcus senticosus*)
25 g frischer grüner Hafer oder kernige Haferflocken
20 g Schisandra-Beeren (*Schisandra chinensis*)
5 g Süßholzwurzel
400 ml guter Wodka

ERGIBT 300–350 ML

Diese Tinktur spendet dem Körper, vor allem der Leber sowie dem Nerven-, Hormon- und Immunsystem, Energie. Die Folge sind eine Verbesserung der Abwehrkraft, Konzentration, körperlichen Ausdauer und des Wohlbefindens insgesamt. Falls Sie keinen frischen grünen Hafer (Sprossspitzen der Pflanze) bekommen, nehmen Sie normale Haferflocken.

ANLEITUNG

1 Getrocknete Zutaten nach Bedarf fein hacken, aber nicht pulverisieren.
2 Alle Zutaten außer dem Wodka in ein großes Glas mit fest schließendem Deckel füllen. Wodka dazugießen. Glas verschließen und einige Male schütteln.
3 Beschriften – neben den Zutaten das Datum nicht vergessen – und in einen dunklen Schrank stellen. Während der nächsten 3 Wochen mindestens einmal täglich schütteln.
4 Glasinhalt durch ein mit einem Mulltuch ausgelegtes Sieb in einen Messbecher seihen. Die Tinktur in eine sterilisierte (S. 210) braune Glasflasche passender Größe (350–400 ml) gießen. Fest verschließen.
5 Genau beschriften, dabei das Anfangsdatum der Zubereitung beibehalten. Zunächst einige Tropfen täglich einnehmen, nach und nach die Dosis auf 1 TL zwei- bis dreimal täglich erhöhen. Binnen 6 Monaten aufbrauchen.

Warnhinweis: Diese Tinktur ist für Schwangere nicht geeignet.

ROTKLEE-KLETTENLABKRAUT-TINKTUR

LINDERT HAUTREIZUNGEN

ZUTATEN
15 g Rotklee
15 g Klettenlabkraut
20 g Stiefmütterchen
20 g Veilchenblätter (*Viola odorata*)
20 g Mahonienwurzel (*Mahonia aquifolium*), fein gehackt
20 g Gotu Kola
400 ml guter Wodka

ERGIBT 300–350 ML

Alle hier kombinierten Pflanzen werden bei akuten und chronischen Hautentzündungen eingesetzt, darunter Akne, Ekzeme, Psoriasis und andere Reizzustände. Sie unterstützen den Körper bei der Ausscheidung von Giftstoffen über den Urin und wirken abführend. Auch regen sie Galle und Leber an. Ernsthafte Hautprobleme bedürfen stets einer ärztlichen Behandlung.

ANLEITUNG

1 Getrocknete Zutaten nach Bedarf fein hacken, aber nicht pulverisieren.
2 Alle Zutaten außer dem Wodka in ein großes Glas mit fest schließendem Deckel füllen. Wodka dazugießen. Glas verschließen und einige Male schütteln.
3 Beschriften – neben den Zutaten das Datum nicht vergessen – und in einen dunklen Schrank stellen. Während der nächsten 3 Wochen wenigstens einmal täglich schütteln.
4 Glasinhalt durch ein mit einem Mulltuch ausgelegtes Sieb in einen Messbecher seihen. Die Tinktur in eine sterilisierte (S. 210) braune Glasflasche passender Größe (350–400 ml) gießen. Fest verschließen.
5 Genau beschriften, dabei das Datum des Zubereitungsbeginns eintragen. Anfangs einige Tropfen täglich einnehmen, nach und nach die Dosis auf 1 TL zwei- bis dreimal täglich erhöhen. Binnen 6 Monaten aufbrauchen.

Warnhinweis: Diese Tinktur ist für Schwangere nicht geeignet.

TINKTUR MIT SONNENHUT UND HOLUNDERBEEREN ALS SCHUTZ FÜR DEN WINTER

SCHÜTZT VOR ERKÄLTUNG UND GRIPPE

ZUTATEN

- 20 g frische Ingwerwurzel
- 80 g Sonnenhutwurzel, frisch oder getrocknet
- 2 Knoblauchzehen (nach Belieben)
- 1 frische Chilischote samt Samen (nach Belieben)
- 80 g Holunderbeeren, frisch oder getrocknet
- 20 g Thymianblättchen, frisch oder getrocknet
- 500 ml guter Wodka

ERGIBT EINEN VORRAT FÜR 1 MONAT

Mit dieser schmackhaften Tinktur wappnen Sie sich gegen die Widrigkeiten des Winters. Sie vertreibt die innere Kälte und verbessert die allgemeine Immunabwehr. Frischer Ingwer wärmt den Körper; seine antibakterielle Wirkung wird durch Thymian, Knoblauch und Chili zusätzlich unterstützt. Sonnenhut ist bekannt als Schutzschild gegen grippale Infekte.

ANLEITUNG

1 Ingwer- und Sonnenhutwurzel in dünne Scheiben schneiden. Knoblauch und Chili, falls verwendet, hacken. Holunderbeeren sanft andrücken.

2 Alle Pflanzenzutaten in ein großes Glas mit fest schließendem Deckel füllen. Mit dem Wodka übergießen und gut durchmischen – sämtliche Zutaten müssen vollständig eingetaucht sein.

3 Glas fest verschließen. Beschriften – neben den Zutaten das Datum nicht vergessen – und in einen dunklen Schrank stellen. Täglich inspizieren und zugleich einige Male schütteln. Nach 3 Wochen den Glasinhalt durch ein mit einem Mulltuch ausgelegtes Sieb seihen. Die Tinktur in eine sterilisierte (S. 210) braune Glasflasche füllen. Beschriften, dabei die einzelnen Zutaten und das Datum eintragen. Zwei- bis dreimal täglich 5 ml (1 TL) in eine Tasse heißes oder kaltes Wasser rühren. (Die Tinktur kann vom Herbst bis ins zeitige Frühjahr durchgehend verwendet werden.)

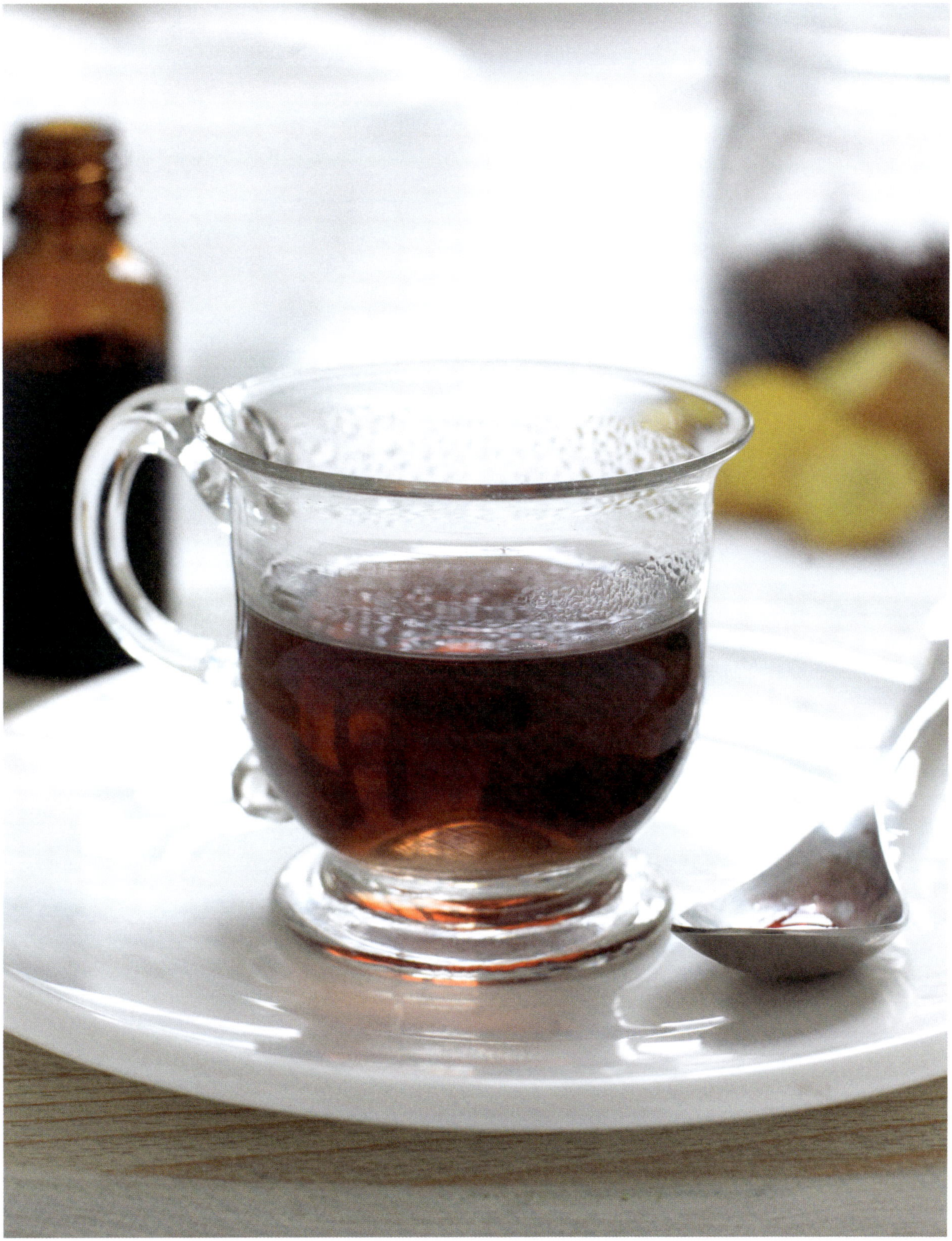

LÖWENZAHN-KLETTEN-TINKTUR

ENTGIFTEND

ZUTATEN

20 g Löwenzahnwurzel
20 g Klettenwurzel
20 g Schisandra-Beeren (*Schisandra chinensis*)
10 g Artischockenblätter
20 g Mariendistel
10 g Enzianwurzel (*Gentiana lutea*)
400 ml guter Wodka

ERGIBT 300–350 ML

Viele von uns leben heute in einer schadstoffbelasteten Umgebung. Daher ist eine gesunde, funktionsfähige Leber wichtiger denn je. Diese bittere Kräutertinktur regt die Leber an, Giftstoffe aus dem Körper zu filtern, und hat eine positive Wirkung auf den gesamten Verdauungsapparat. Außerdem verbessert sie die Durchblutung und mehrt die innere Ruhe und Gelassenheit.

ANLEITUNG

1 Getrocknete Zutaten nach Bedarf fein hacken, aber nicht pulverisieren.

2 Alle Zutaten außer dem Wodka in ein großes Glas mit fest schließendem Deckel füllen. Wodka dazugießen. Glas verschließen und einige Male schütteln.

3 Beschriften – neben den Zutaten das Datum nicht vergessen – und in einen dunklen Schrank stellen. Während der nächsten 3 Wochen mindestens einmal täglich schütteln.

4 Glasinhalt durch ein mit einem Mulltuch ausgelegtes Sieb in einen Messbecher seihen. Die Tinktur in eine sterilisierte (S. 210) braune Glasflasche passender Größe (350–400 ml) gießen. Fest verschließen.

5 Genau beschriften, dabei das Datum des Zubereitungsbeginns angeben. Anfangs einige Tropfen täglich einnehmen, nach und nach die Dosis auf 1 TL zwei- bis dreimal täglich erhöhen. Binnen 6 Monaten aufbrauchen.

Warnhinweis: Diese Tinktur ist für Schwangere nicht geeignet.

SCHNEEBALL-BALDRIAN-TINKTUR

LEICHT SCHMERZSTILLEND

LINDERT REGELSCHMERZEN

ZUTATEN

25 g Schneeballrinde
25 g Baldrianwurzel
20 g Passionsblume
20 g Kamille
400 ml guter Wodka

ERGIBT 300–350 ML

Diese Mischung mildert vielfältige Spannungszustände infolge von Stress, darunter Gereiztheit, Schlafstörungen oder ein nervöser Magen. Schneeballrinde bekämpft Krämpfe der glatten Muskulatur, Baldrian und Passionsblume üben eine sanft beruhigende Wirkung aus, Kamille besitzt entzündungshemmende und entkrampfende Eigenschaften.

ANLEITUNG

1 Getrocknete Zutaten nach Bedarf fein hacken, aber nicht pulverisieren.

2 Alle Zutaten außer dem Wodka in ein großes Glas mit fest schließendem Deckel füllen. Wodka dazugießen. Glas verschließen und einige Male schütteln.

3 Beschriften – neben den Zutaten das Datum nicht vergessen – und in einen dunklen Schrank stellen. Während der nächsten 3 Wochen mindestens einmal täglich schütteln.

4 Glasinhalt durch ein mit einem Mulltuch ausgelegtes Sieb in einen Messbecher seihen. Die Tinktur in eine keimfreie braune Glasflasche (S. 210) passender Größe (350–400 ml) gießen. Fest verschließen.

5 Genau beschriften, dabei das ursprüngliche Datum beibehalten. Anfangs einige Tropfen täglich einnehmen, nach und nach die Dosis auf 1 TL zwei- bis dreimal täglich erhöhen. Binnen 6 Monaten aufbrauchen.

Warnhinweis: Diese Tinktur ist für Schwangere nicht geeignet.

SILBERKERZEN-SALBEI-TINKTUR

LINDERT WECHSELJAHRES-BESCHWERDEN

ZUTATEN

- 20 g Silberkerzenwurzel
- 15 g Mönchspfeffer (auch Agnus Castus genannt)
- 10 g Salbei
- 20 g Schisandra-Beeren (*Schisandra chinensis*)
- 15 g Wolfskraut
- 20 g Helmkraut
- 400 ml guter Wodka

ERGIBT 300–350 ML

Kräuter können in den Wechseljahren sehr hilfreich sein. Mönchspfeffer reguliert den Hormonspiegel, Silberkerze stärkt die Gebärmutter und entspannt, Salbei und Schisandra-Beeren mindern Schweißausbrüche. Entspannend wirkt auch Helmkraut, das gemeinsam mit Wolfskraut Trübsal vertreibt. Letzteres kann auch das oft mit Hitzewallungen einhergehende Herzrasen mildern.

ANLEITUNG

1 Getrocknete Zutaten nach Bedarf fein hacken, aber nicht pulverisieren.
2 Alle Zutaten außer dem Wodka in ein großes Glas mit fest schließendem Deckel füllen. Wodka dazugießen. Glas verschließen und einige Male schütteln.
3 Beschriften – neben den Zutaten das Datum nicht vergessen – und in einen dunklen Schrank stellen. Während der nächsten 3 Wochen mindestens einmal täglich schütteln.
4 Glasinhalt durch ein mit einem Mulltuch ausgelegtes Sieb in einen Messbecher seihen. Die Tinktur in eine sterilisierte (S. 210) braune Glasflasche passender Größe (350–400 ml) gießen. Fest verschließen.
5 Genau beschriften, dabei das Datum des Zubereitungsbeginns eintragen. Anfangs einige Tropfen täglich einnehmen, nach und nach die Dosis auf 1 TL zwei- bis dreimal täglich erhöhen. Binnen 6 Monaten aufbrauchen.

Warnhinweis: Diese Tinktur ist für Schwangere nicht geeignet.

BIRKENBLÄTTER-BRENNNESSEL-TINKTUR

BEKÄMPFT HARNWEGS-INFEKTIONEN ♂

BEKÄMPFT HARNWEGS-INFEKTIONEN ♀

ZUTATEN

25 g Brennnesselwurzel
15 g Birkenblätter
25 g Aufrechtes Glaskraut (*Parietaria officinalis*)
15 g Blätter der Schwarzen Johannisbeere
20 g Silberpappel oder Rinde der Amerikanischen Espe (*Populus tremuloides*)
400 ml guter Wodka

ERGIBT 300–350 ML

Diese Tinktur hilft bei Störungen des Harnsystems wie Wassereinlagerungen oder einem erhöhten Harnsäurespiegel. Sie befreit den Körper von Stoffwechselabfällen, wirkt entwässernd, stärkt die Harnblase und den gesamten Harntrakt. Allerdings muss sie, wenn Nieren- oder Harnleitersteine vorliegen, unbedingt unter ärztlicher Aufsicht eingenommen werden.

ANLEITUNG

1 Getrocknete Zutaten nach Bedarf fein hacken, aber nicht pulverisieren.

2 Alle Zutaten außer dem Wodka in ein großes Glas mit fest schließendem Deckel füllen. Wodka dazugießen. Glas verschließen und einige Male schütteln.

3 Beschriften – neben den Zutaten das Datum nicht vergessen – und in einen dunklen Schrank stellen. Während der nächsten 3 Wochen mindestens einmal täglich schütteln.

4 Glasinhalt durch ein mit einem Mulltuch ausgelegtes Sieb in einen Messbecher seihen. Die Tinktur in eine sterilisierte (S. 210) braune Glasflasche passender Größe (350–400 ml) gießen. Fest verschließen.

5 Genau beschriften, dabei das Datum des Zubereitungsbeginns eintragen. Anfangs einige Tropfen täglich einnehmen, nach und nach die Dosis auf 1 TL zwei- bis dreimal täglich erhöhen. Binnen 6 Monaten aufbrauchen.

Warnhinweis: Bei ernsthaften Beschwerden oder einer Verschlimmerung der Symptome konsultieren Sie einen Arzt. Diese Tinktur ist für Schwangere nicht geeignet.

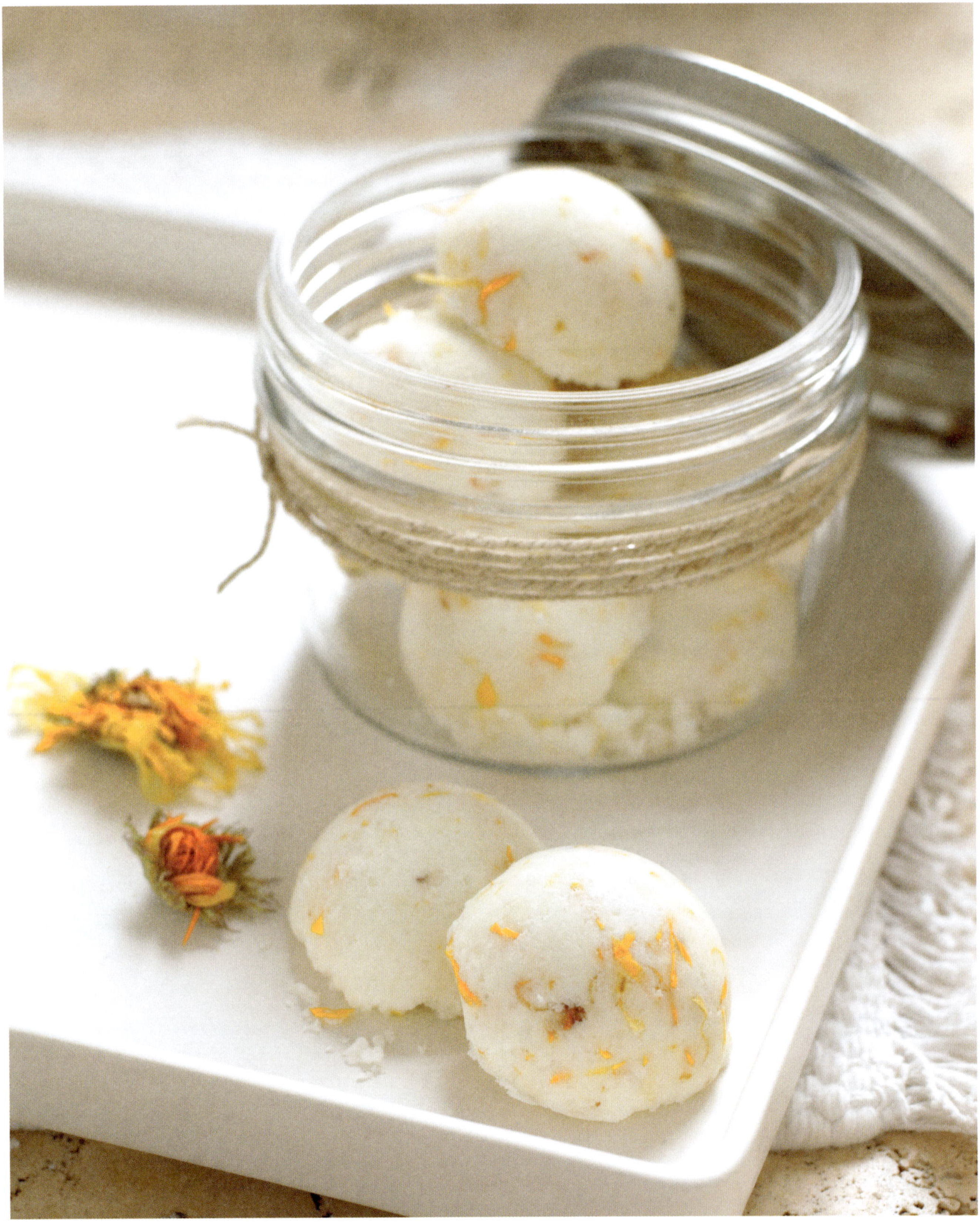

ÄUSSERLICHE ANWENDUNG

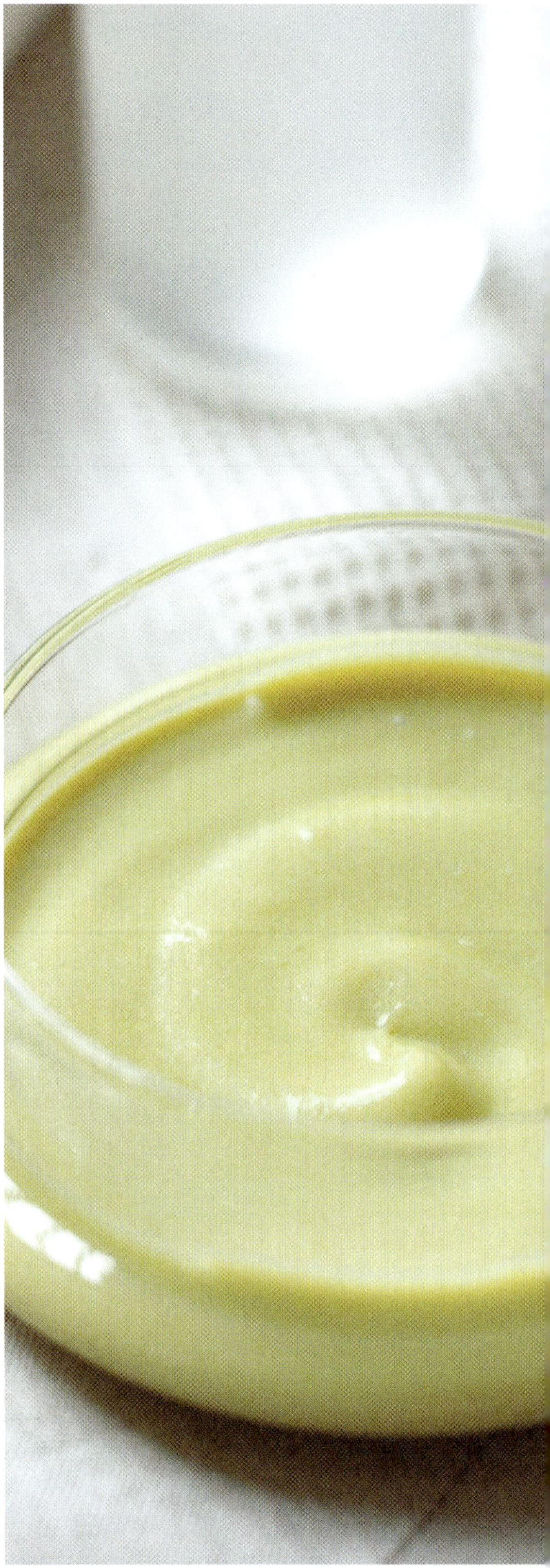

GESICHTS- UND KÖRPERCREMES

Viele greifen täglich zu einer Feuchtigkeitscreme. Bei eigener Herstellung kann man die darin enthaltenen Pflanzenöle und -extrakte perfekt auf den eigenen Hauttyp abstimmen. Wer sehr empfindliche Haut hat, sollte jedes Produkt zunächst auf einer kleinen Fläche testen.

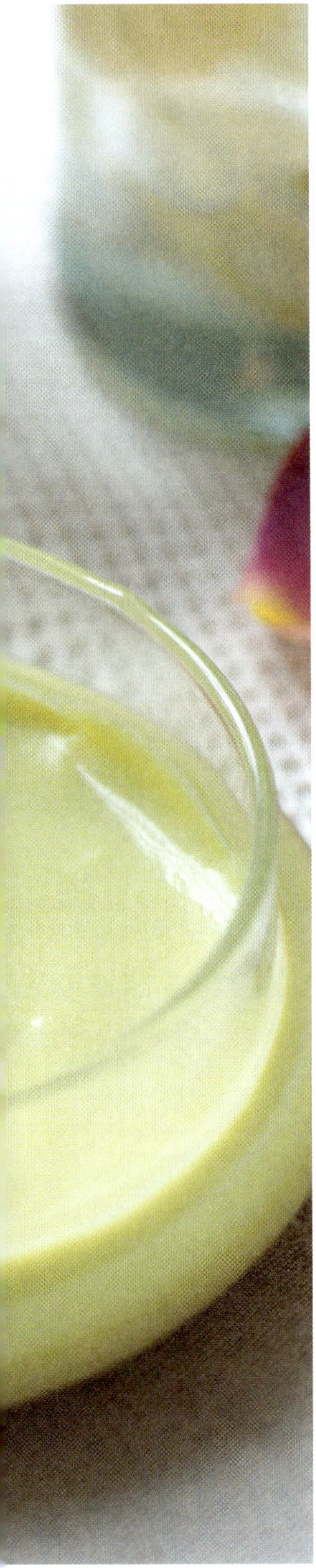

ROSEN-AVOCADO-CREME FÜR DEN KÖRPER

FEUCHTIGKEITSSPENDEND

ZUTATEN

½ TL Kakao- und Sheabutter, gemischt
1 TL Avocadoöl
2 EL Rosenblütenblätteraufguss
2 EL emulgierendes Wachs
2 Tropfen ätherisches Rosenöl
3 Tropfen ätherisches Geranienöl

ERGIBT 40 G

Feuchtigkeitsspendende Kakao- und Sheabutter verbinden sich hier mit vitaminreichem Avocadoöl zu einer Creme, die der Haut reichlich Nährstoffe zuführt und zu samtiger Geschmeidigkeit verhilft – frei von trockenen, schuppenden Stellen. Der betörende Rosenduft sorgt für einen Hauch von Luxus.

ANLEITUNG

1 Für das Wasserbad eine Schüssel so in einen Topf mit siedendem Wasser einhängen, dass sie nur vom aufsteigenden Dampf erwärmt wird. Kakao- und Sheabutter mit dem Avocadoöl in die Schüssel geben und zerlassen.
2 In einem kleinen Topf den Rosenblütenblätteraufguss (S. 176) mit dem emulgierenden Wachs sanft erhitzen, bis das Wachs vollständig geschmolzen ist. Diese Mischung langsam zur Butter-Öl-Mischung gießen und dabei etwa 10 Sekunden unablässig mit einem Schneebesen rühren.
3 Nachdem die Mischung abgekühlt ist, die ätherischen Öle zugeben. In ein sterilisiertes (S. 210) Glas mit dicht schließendem Deckel füllen. Innerhalb von 3 Monaten verbrauchen.

STRAFFENDE GOTU-KOLA-INGWER-KÖRPERCREME

FEUCHTIGKEITSSPENDEND

ZUTATEN

- 1 EL Aprikosenkernöl
- 2 EL Gotu-Kola-Aufguss (S. 176)
- 2 TL emulgierendes Wachs
- 2 Tropfen ätherisches Pfefferöl schwarz
- 3 Tropfen ätherisches Ingweröl
- 2 Tropfen ätherisches Zitronenöl

ERGIBT 40 G

Die nährende, mit anregenden Kräuterextrakten angereicherte Creme verleiht der Haut Geschmeidigkeit und Spannkraft. Gotu Kola besitzt entzündungshemmende Eigenschaften und regt die Bildung von festigendem Kollagen an, während die ätherischen Öle von Ingwer, schwarzem Pfeffer und Zitrone durchblutungsfördernd und belebend wirken.

ANLEITUNG

1 Das Aprikosenkernöl in einer Schüssel im Wasserbad (S. 231) erhitzen.
2 In einem Topf den Gotu-Kola-Aufguss mit dem emulgierenden Wachs sanft erhitzen, bis das Wachs geschmolzen ist.
3 Die Mischung langsam zum Aprikosenkernöl gießen, dabei ständig rühren. Abkühlen lassen. Ätherische Öle zugeben.
4 In einem sterilisierten (S. 210) dunklen Glas gut verschlossen im Kühlschrank aufbewahren. Binnen 2 Monaten aufbrauchen.

STIEFMÜTTERCHEN-NACHTKERZEN-HAUTCREME

SPENDET EMPFINDLICHER HAUT FEUCHTIGKEIT

ZUTATEN

- 1 TL Lanolin
- 1 TL Avocadoöl
- 1 TL Nachtkerzenöl
- 2 EL Aufguss von Stiefmütterchen und Kamille zu gleichen Teilen (S. 176)
- 10 g emulgierendes Wachs

ERGIBT 40 G

Diese feuchtigkeitsspendende Creme ist ideal für empfindliche Haut. Stiefmütterchen lindert Hautirritationen und kommt traditionell bei Reizzuständen, wie sie bei Ekzemen gegeben sind, zum Einsatz. Hier wird es mit Avocado- und Nachtkerzenöl, die beide reich an essenziellen Fettsäuren sind, sowie mit Kamille ergänzt, die sanft beruhigt und pflegt.

ANLEITUNG

1 Lanolin mit Avocadoöl und Nachtkerzenöl in einer Schüssel im Wasserbad (S. 231) schmelzen.
2 In einem Topf den Stiefmütterchen-Kamille-Aufguss mit dem emulgierenden Wachs sanft erhitzen, bis das Wachs geschmolzen ist.
3 Langsam zur Lanolin-Öl-Mischung gießen und dabei etwa 10 Sekunden ständig mit einem Schneebesen rühren.
4 In ein sterilisiertes (S. 210) dunkles Glas mit fest schließendem Deckel füllen. Im Kühlschrank aufbewahren und innerhalb von 2 Monaten aufbrauchen.

HAUTCREME MIT WEIHRAUCH UND NEROLI

FEUCHTIGKEITSSPENDEND

ZUTATEN
- ½ TL Kakaobutter
- 1 TL Ringelblumenöl
- 1 TL Hagebuttenkernöl
- 10 g emulgierendes Wachs
- 2 Tropfen ätherisches Weihrauchöl
- 1 Tropfen ätherisches Neroliöl

ERGIBT 40 G

Eine Verwöhncreme für glatte, strahlende Haut. Weihrauch ist bekannt als belebender und regenerierender Anti-Aging-Faktor, während Hagebuttenkernöl die Hautelastizität verbessert und Feuchtigkeitsverlust verhindert. Kostbares Neroliöl, gewonnen aus den Blüten der Bitterorange, mildert feine Fältchen und trägt zu einem frischen Teint bei.

ANLEITUNG

1 Kakaobutter mit dem Ringelblumen- und Hagebuttenkernöl in einer Schüssel im Wasserbad (S. 231) erhitzen.
2 In einem Topf das emulgierende Wachs mit 30 ml (2 EL) Wasser erhitzen, bis es geschmolzen ist. Zur Kakaobutter-Öl-Mischung gießen und dabei etwa 10 Sekunden ständig mit einem Schneebesen rühren.
3 Mischung abkühlen lassen und die ätherischen Öle einrühren.
4 In einem sterilisierten (S. 210) dunklen Glas gut verschlossen im Kühlschrank aufbewahren. Binnen 2 Monaten aufbrauchen.

ROSEN-BODYLOTION MIT KAKAOBUTTER

FEUCHTIGKEITSSPENDEND

ZUTATEN
- 15 g Kakaobutter
- 1 TL Lanolin
- 5 EL Weizenkeimöl
- 3 EL Rosenblütenaufguss (S. 176)
- 1 TL Honig
- 25 g emulgierendes Wachs
- 5 Tropfen Benzoetinktur
- 5 Tropfen Vanilleextrakt
- 5 Tropfen ätherisches Ylang-Ylang-Öl
- 2 Tropfen ätherisches Rosenöl Absolue
- 2 Tropfen ätherisches Geranienöl
- 1 Tropfen ätherisches Vetiveröl

ERGIBT 100 ML

Kakaobutter enthält viele Antioxidantien, ist sehr nährend und wird leicht von der Haut aufgenommen. Hier verbindet sie sich mit befeuchtendem und beruhigendem Honig, kühler, ausgleichender Rose sowie Vitamin-E-reichem Weizenkeimöl, das für glatte, zarte Haut sorgt. Die Kombination aus Ylang Ylang, Benzoe, Geranie und Vetiver verleiht der Lotion einen feinen, leicht exotischen Duft.

ANLEITUNG

1 Kakaobutter mit Lanolin und Weizenkeimöl in einer Schüssel im Wasserbad (S. 231) erhitzen, bis sie schmilzt.
2 Rosenblütenaufguss zubereiten (S. 176). Solange er noch heiß ist, Honig und emulgierendes Wachs darin auflösen.
3 Diese Mischung esslöffelweise zur Kakaobutter-Öl-Mischung geben, dabei ständig mit einem Schneebesen rühren. Benzoetinktur, Vanilleextrakt und ätherische Öle zugeben.
4 In sterilisiertem (S. 210) dunklen Glas verschlossen im Kühlschrank aufbewahren, binnen 3 Wochen aufbrauchen. Vor Gebrauch schütteln.

GERANIEN-ORANGEN-KÖRPERBUTTER

FEUCHTIGKEITSSPENDEND

HARMONIERT DIE GEFÜHLE

ZUTATEN
- 1 EL Bienenwachs
- 3 EL Ringelblumen-Ölauszug
- 4 TL Traubenkernöl
- 4 TL Mandelöl
- 20 Tropfen ätherisches Geranienöl
- 20 Tropfen ätherisches Orangenöl

ERGIBT 100 G

Diese reichhaltige, tief einziehende Körperbutter ist ideal für trockene Haut. Die Fettsäurekombination aus Traubenkern- und Mandelöl nährt und pflegt die Haut, indem sie sie kräftigt und geschmeidiger macht. Die ätherischen Öle aus Geranie und Orange tönen sie zudem leicht und geben ihr ein strahlendes, sonnenwarmes Aussehen.

ANLEITUNG

1 Bienenwachs, Ringelblumen-Ölauszug, Traubenkernöl und Mandelöl in einer Schüssel im Wasserbad (S. 231) erhitzen. Beim Abkühlen die ätherischen Öle einrühren.

2 In ein sterilisiertes dunkles Glas (S. 210) füllen, gut verschließen und abkühlen lassen. Binnen 3 Monaten aufbrauchen.

ROSEN-KÖRPERBUTTER

FEUCHTIGKEITSSPENDEND

REVITALISIEREND

ZUTATEN
- 1 EL Bienenwachs
- 3 EL Rosen-Ölauszug
- 2 EL Mandelöl
- 2 TL Hagebuttenöl
- 10 Tropfen ätherisches Rosenöl Absolue
- 10 Tropfen ätherisches Geranienöl
- 5 Torpfen ätherisches Patchouliöl

ERGIBT 100 G

Wer sich nach einer superfeinen, himmlisch duftenden Körperbutter sehnt, die die Haut nährt, hat mit ihr das Nonplusultra zur Hand. Die aromatische Butter enthält eine Rosen-Dreifachkombination aus Ölauszug, Rose Absolue und Wildrosen-Hagebuttenöl. Sie vereinen sich zu einem nährenden Mix, der die Haut weich macht, glättet und ihr einen feinen Duft gibt. Mit Geranie und Patchouli wird die Butter zu etwas ganz Besonderem.

ANLEITUNG

1 Bienenwachs, Rosen-, Mandel- und Hagebuttenöl in einer Schüssel im Wasserbad (S. 231) erhitzen. Beim Abkühlen die ätherischen Öle einrühren.

2 In ein sterilisiertes dunkles Glas (S. 210) füllen, gut verschließen und abkühlen lassen. Binnen 3 Monaten aufbrauchen.

LAVENDEL-KÖRPERBALSAM

FEUCHTIGKEITSSPENDEND

ENTSPANNEND

ZUTATEN

- 55 g Kokosöl
- 2 EL Mandelöl
- 1 EL Bienenwachs
- 30 Tropfen ätherisches Lavendelöl
- 10 Tropfen ätherisches Lavandinöl

ERGIBT 100 G

In diesem cremigen, reichhaltigen Körperbalsam mit zutiefst entspannendem Duft verbindet sich Kokosöl, das die Haut weich macht, mit sanft feuchtigkeitsspendendem, beruhigendem Mandelöl zu einer nährenden Hautpflegemischung. Lavendel und sein duftender Verwandter, das Lavandin, haben beide heilende und beruhigende Wirkung und verströmen einen wunderbaren Relax-Wohlgeruch.

ANLEITUNG

1 Kokos- und Mandelöl mit Bienenwachs in einer Schüssel im Wasserbad (S. 231) erhitzen. Beim Abkühlen die ätherischen Öle einrühren.

2 In ein sterilisiertes dunkles Glas (S. 210) füllen, gut verschließen und abkühlen lassen. Binnen 3 Monaten aufbrauchen.

KRÄUTER-HEILBALSAM

BEI PRELLUNGEN, ABSCHÜRFUNGEN UND STICHEN

ZUTATEN

- 4½ TL Ringelblumen-Ölauszug
- 2 TL Tüpfeljohanniskraut-Ölauszug (*Hypericum*)
- 8 g (1½ TL) Bienenwachs
- 12 Tropfen ätherisches Myrrheöl
- 12 ätherisches Lavendelöl
- 4 Tropfen ätherisches Niaouliöl
- 4 Tropfen Purpursonnenhut-Tinktur
- 4 Tropfen Gotu-Kola-Tinktur

ERGIBT 40 G

Ein Allzweck-Notbalsam für Beulen, Prellungen, Insektenstiche und Abschürfungen, das man in der Hausapotheke immer griffbereit haben sollte. Die therapeutische Mischung enthält eine Kombination aus Kräuterextrakten (Tüpfeljohanniskraut, Ringelblume und Gotu Kola) mit antiseptischem Myrrhe- und Niaouliöl. Sie hilft gegen unterschiedlichste Hautreizungen und Abschürfungen.

ANLEITUNG

1 Ringelblumen- und Johanniskrautöl mit Bienenwachs in einer Schüssel im Wasserbad (S. 231) erhitzen. Beim Abkühlen die ätherischen Öle und die Tinkturen einrühren.

2 In ein sterilisiertes dunkles Glas (S. 210) füllen, gut verschließen und abkühlen lassen. Binnen 3 Monaten aufbrauchen.

AUSGLEICHENDE FEUCHTIGKEITS-CREME MIT ZITRONE

FEUCHTIGKEIT FÜR FETTIGE UND PROBLEMHAUT

ZUTATEN

1 TL Bienenwachs
1 TL Kakaobutter
3 EL Traubenkernöl
2 TL emulgierendes Wachs
2 EL Aufguss von Lavendel und Brennnessel zu gleichen Teilen (S. 176)
10 Tropfen ätherisches Zitronenöl

ERGIBT 40 G

Mineralienreiche, entzündungshemmende Brennnessel und reinigender Lavendel machen diese leichte Creme zu einem idealen Feuchtigkeitsspender für fettige oder Problemhaut. Das ätherische Zitronenöl, gewonnen durch Pressen der Schalen reifer, frischer Früchte und anschließende Destillation, zieht die Poren zusammen, belebt die Haut und reguliert ihre Talgproduktion.

ANLEITUNG

1 Bienenwachs und Kakaobutter mit dem Traubenkernöl in einer Schüssel im Wasserbad (S. 231) zerlassen.
2 Das emulgierende Wachs im frisch zubereiteten, noch warmen Lavendel-Brennnessel-Aufguss schmelzen.
3 Die Aufgussmischung langsam zur Traubenkernölmischung geben, dabei etwa 10 Sekunden energisch mit dem Schneebesen rühren. Abkühlen lassen. Ätherisches Zitronenöl einrühren.
4 In einem sterilisierten (S. 210) dunklen Glas gut verschlossen im Kühlschrank aufbewahren. Binnen 2 Monaten aufbrauchen.

EIBISCH-FEUCHTIGKEITSCREME

FEUCHTIGKEITSSPENDEND

ZUTATEN

1 TL Bienenwachs
1 TL Kakaobutter
1 EL Avocadoöl
2 EL Mandelöl
2 TL emulgierendes Wachs
2 EL Eibischaufguss (S. 176)
4 Tropfen ätherisches Geranienöl
5 Tropfen ätherisches Bergamotteöl

ERGIBT 40 G

Trockene Haut wird mit dieser nährenden Feuchtigkeitscreme gut versorgt. Eine reichhaltige Mischung aus Kakaobutter sowie Avocado- und Mandelöl hält sie geschmeidig und schützt vor dem Austrocknen. Eibisch beruhigt die Haut und macht sie zart, während ätherische Öle von Geranie und Bergamotte sie beleben und erfrischen.

ANLEITUNG

1 Bienenwachs und Kakaobutter mit Avocado- und Mandelöl in einer Schüssel im Wasserbad (S. 231) zerlassen.
2 Das emulgierende Wachs im frisch bereiteten, noch warmen Aufguss schmelzen.
3 Die Aufgussmischung langsam zur Ölmischung geben, dabei etwa 10 Sekunden energisch mit dem Schneebesen rühren. Abkühlen lassen, dann die ätherischen Öle einrühren.
4 In einem sterilisierten (S. 210) dunklen Glas gut verschlossen im Kühlschrank aufbewahren. Binnen 2 Monaten aufbrauchen.

ROSEN-GERANIEN-FEUCHTIGKEITSCREME

FEUCHTIGKEITSSPENDEND

ZUTATEN
1 TL Bienenwachs
1 TL Kakaobutter
1 EL Aprikosenkernöl
2 EL Traubenkernöl
2 TL emulgierendes Wachs
2 EL Rosenblütenblätter-aufguss
10 Tropfen ätherisches Geranienöl

ERGIBT 40 G

Diese frisch und blumig duftende, leichte Feuchtigkeitscreme ist auf normale Haut abgestimmt. Neben intensiv pflegendem Aprikosenkernöl enthält sie Traubenkernöl, das gut von der Haut aufgenommen wird, sowie nährende und glättende Kakaobutter. Beruhigende Rose und ausgleichende Geranie wirken feuchtigkeitsregulierend und tragen zu einem rosigen Hautbild bei.

ANLEITUNG

1 Bienenwachs und Kakaobutter mit Aprikosen- und Traubenkernöl in einer Schüssel im Wasserbad (S. 231) zerlassen.
2 Das emulgierende Wachs im frisch bereiteten, noch warmen Aufguss schmelzen.
3 Die Aufgussmischung langsam zur Ölmischung geben, dabei etwa 10 Sekunden kräftig mit dem Schneebesen rühren. Abkühlen lassen. Ätherisches Geranienöl einrühren.
4 In einem sterilisierten (S. 210) dunklen Glas gut verschlossen im Kühlschrank aufbewahren. Binnen 2 Monaten aufbrauchen.

KAMILLE-NACHTKERZEN-FEUCHTIGKEITSCREME

LINDERT EKZEME

ZUTATEN
1 TL Bienenwachs
1 TL Kakaobutter
2 EL Mandelöl
1 TL Borretschsamenöl
2 TL Nachtkerzenöl
2 TL emulgierendes Wachs
2 EL Kamillenaufguss (S. 176)

ERGIBT 100 ML

Eine unparfümierte Creme für sensible Haut. Aus Borretsch- und Nachtkerzensamen gewonnene Öle gelten als die besten Quellen von Gamma-Linolensäure und bewährte Mittel gegen trockene, juckende oder entzündete Haut. Mandelöl und Kakaobutter wirken befeuchtend, Kamille beruhigt.

ANLEITUNG

1 Bienenwachs und Kakaobutter mit dem Mandel-, Borretschsamen- und Nachtkerzenöl in einer Schüssel im Wasserbad (S. 231) zerlassen.
2 Das emulgierende Wachs im frisch bereiteten und noch warmen Kamillenaufguss schmelzen.
3 Die Aufgussmischung langsam zur Ölmischung geben, dabei etwa 10 Sekunden energisch mit dem Schneebesen rühren. Abkühlen lassen.
4 In einem sterilisierten (S. 210) dunklen Glas gut verschlossen im Kühlschrank aufbewahren. Binnen 2 Monaten aufbrauchen.

MINZFRISCHE FUSSCREME

FEUCHTIGKEITSSPENDEND

ENERGETISIEREND

ZUTATEN

2 TL Kakaobutter
2 TL Bienenwachs
2 EL Mandelöl
1 EL Weizenkeimöl
2 EL Aufguss von Grüner Minze (S. 176)
2 TL emulgierendes Wachs
10 Tropfen ätherisches Pfefferminzöl

ERGIBT 100 G

Wenn die Füße nach einem langen Tag müde sind und schmerzen, kommen sie durch diese kühlende, erfrischende Creme wieder auf Trab. Dank der Kombination von Pfefferminze und Grüner Minze (auch als Spearmint bekannt) entfaltet sie maximale Wellness-Wirkung. Zugleich pflegt sie die Haut. Sie ist mindestens 2 Monate haltbar.

ANLEITUNG

1 Kakaobutter und Bienenwachs mit dem Mandel- und Weizenkeimöl in einer Schüssel im Wasserbad (S. 231) erhitzen, bis die Zutaten geschmolzen sind.
2 Den Minzeaufguss in einem Topf langsam erhitzen, aber nicht aufkochen lassen. Das emulgierende Wachs darin schmelzen. Die Ölmischung aus dem Wasserbad nehmen. Langsam die Aufgussmischung hinzugießen und rühren, bis das Ganze abgekühlt ist.
3 Das ätherische Pfefferminzöl einrühren. Die Creme in ein sterilisiertes (S. 210) Schraub- oder Einweckglas füllen und fest verschlossen im Kühlschrank aufbewahren.

»DIESE CREME, DIE FÜR EINE MAXIMALE WIRKUNG PFEFFERMINZE UND GRÜNE MINZE KOMBINIERT, KÜHLT UND PFLEGT DIE FÜSSE NACH EINEM LANGEN, ANSTRENGENDEN TAG.«

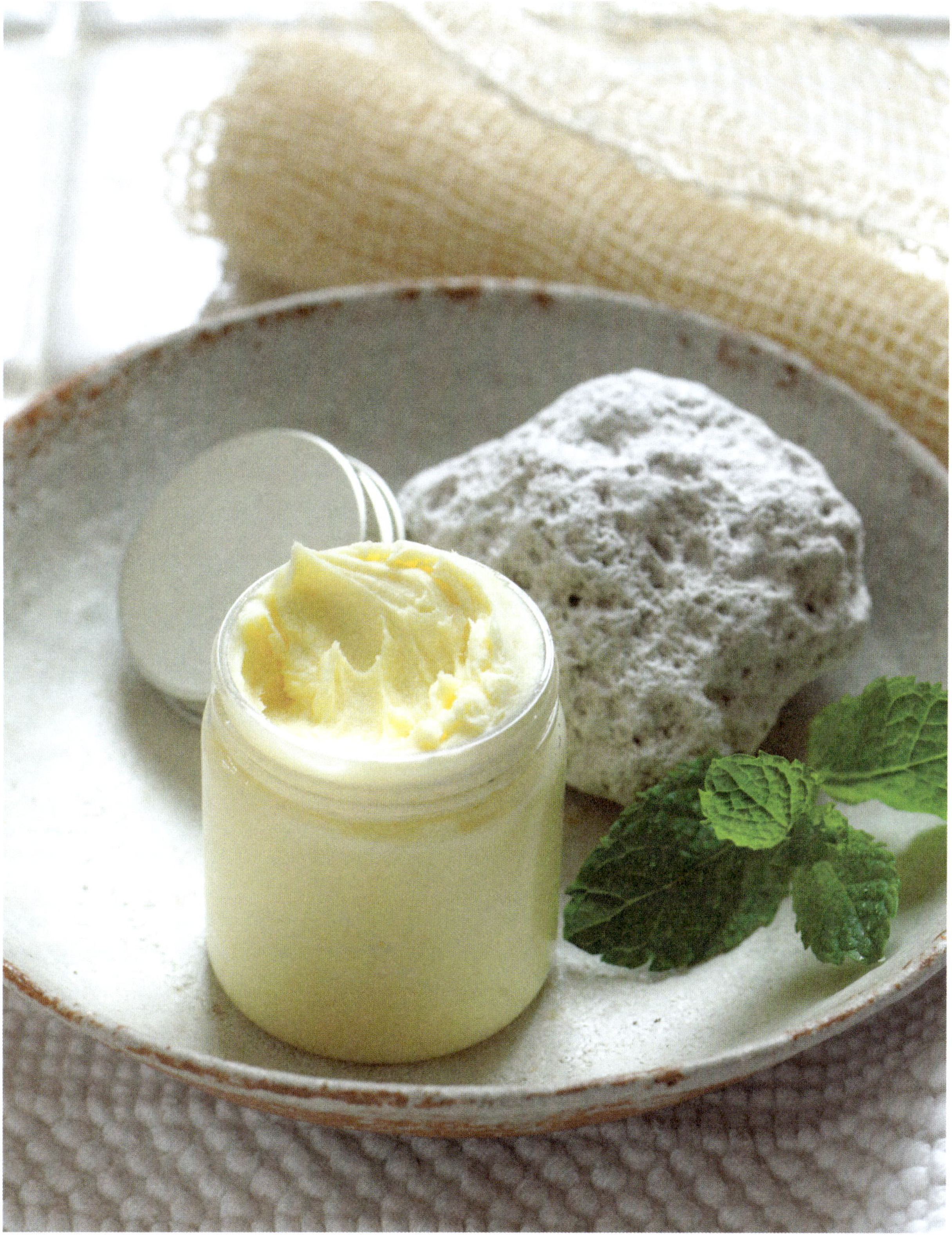

ROSENHANDCREME

FEUCHTIGKEITSSPENDEND

ZUTATEN

1½ TL Kakaobutter
1 TL Bienenwachs
1 EL Mandelöl
3 EL Rosenwasser
2 TL emulgierendes Wachs
10 Tropfen ätherisches Rosenöl Absolue

ERGIBT 85 G

Mit dieser duftenden Creme werden trockene, gerötete oder strapazierte Hände wieder schön. Kalt gepresstes Öl aus den Samen der Hundsrose (Rosa canina) wirkt regenerierend auf die Haut, während Blütenextrakte der Portland-Rose (*Rosa × damascena*) sie beruhigen. Für zusätzliche Feuchtigkeit enthält die Creme Mandelöl und Kakaobutter.

ANLEITUNG

1 Kakaobutter und Bienenwachs mit dem Mandelöl in einer Schüssel im Wasserbad (S. 231) erhitzen, bis die Zutaten geschmolzen sind.
2 Rosenwasser in einem Topf sanft erhitzen und das emulgierende Wachs darin schmelzen.
3 Die Rosenwassermischung nach und nach in die Ölmischung rühren. Weiterrühren, bis die Creme abkühlt.
4 Ätherisches Rosenöl Absolue einrühren.
5 Die Creme in einem sterilisierten Glas (S. 210) fest verschlossen im Kühlschrank aufbewahren. Innerhalb von 2 Monaten verbrauchen.

WEIHRAUCH-ORANGENBLÜTEN-HANDCREME

REDUZIERT NARBENBILDUNG

ZUTATEN

1½ TL Kakaobutter
1 TL Bienenwachs
2 TL Ringelblumen-Ölauszug
3 EL Orangenblütenwasser
2 TL emulgierendes Wachs
10 Tropfen ätherisches Orangenöl
5 Tropfen ätherisches Weihrauchöl

ERGIBT 85 G

Ihre glättende, regenerierende Wirkung verdankt diese Creme der Verbindung von nährendem Ringelblumenöl mit feuchtigkeitsspendender Kakaobutter sowie einer belebenden Aromatherapiemischung aus ätherischem Orangen- und Weihrauchöl. Kostbares Orangenblütenwasser verleiht der Zubereitung für trockene Haut einen herrlichen Duft.

ANLEITUNG

1 Kakaobutter und Bienenwachs mit dem Ringelblumenöl in einer Schüssel im Wasserbad erhitzen, bis die Zutaten geschmolzen sind.
2 Orangenblütenwasser in einem Topf sanft erhitzen und das emulgierende Wachs darin schmelzen.
3 Die Orangenblütenwasser-Wachs-Mischung nach und nach in die Ölmischung rühren, bis die Creme abkühlt.
4 Ätherisches Orangen- und Weihrauchöl einrühren.
5 Die Creme in einem sterilisierten (S. 210) dunklen Glas gut verschlossen im Kühlschrank aufbewahren. Binnen 2 Monaten aufbrauchen.

KÖRPER-PEELINGS

Peelings fördern die Durchblutung und sorgen für ein strahlend frisches, glattes Hautbild. Bei sehr sensibler Haut oder Ekzemen empfiehlt sich jedoch stattdessen eine feuchtigkeitsspendende oder entzündungshemmende Creme mit Kamille und Nachtkerze.

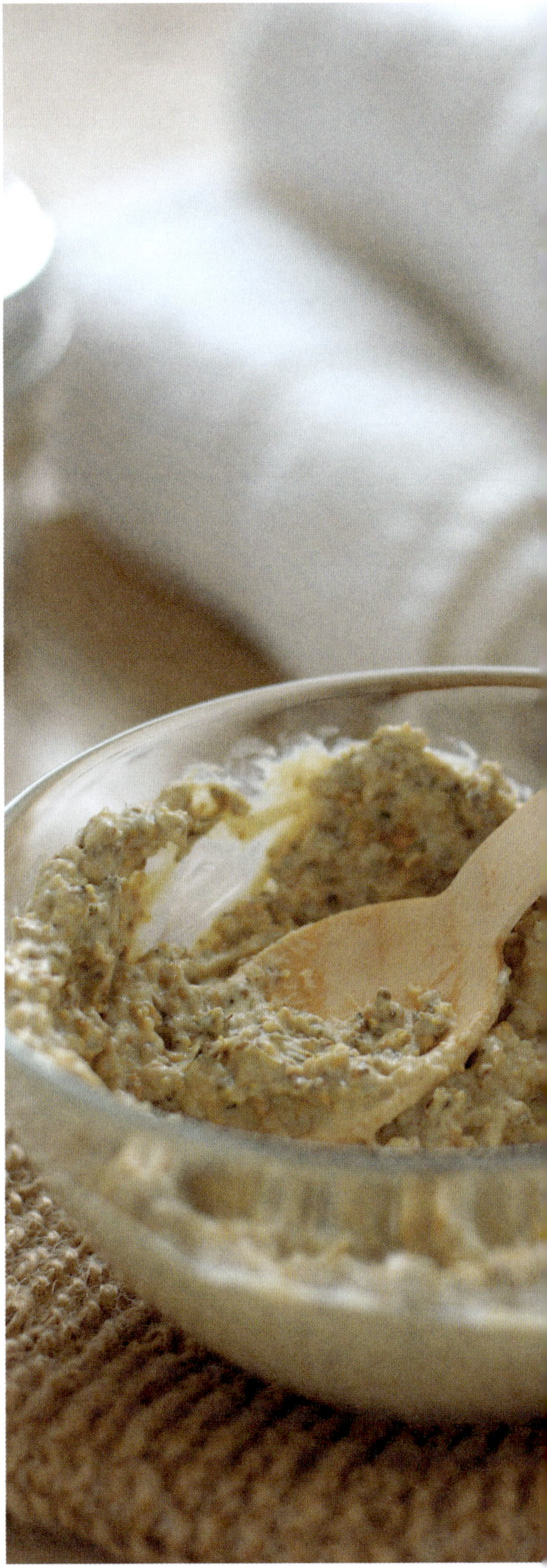

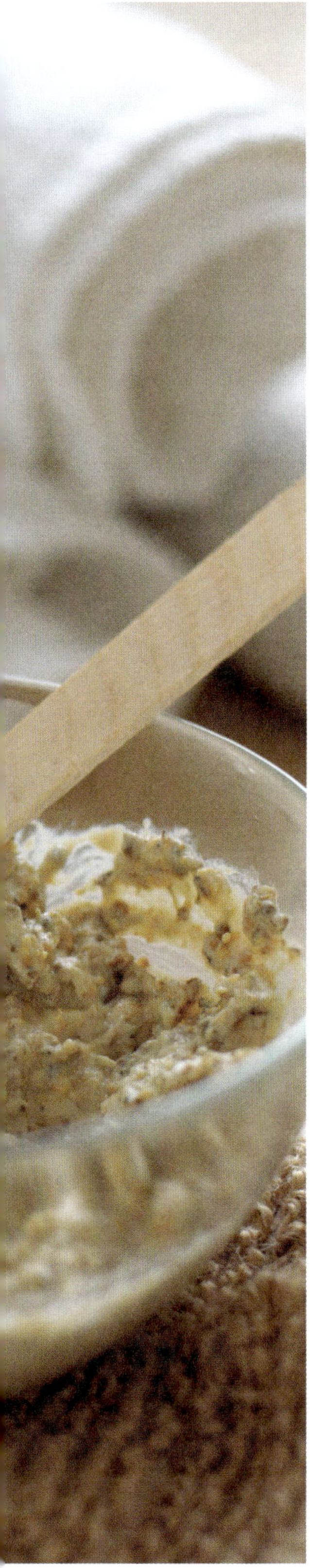

ALOE-HOLUNDERBLÜTEN-KÖRPERPEELING

PEELEND

ZUTATEN

20 g getrocknete Holunderblüten
2 EL Aloe-vera-Saft
25 g gemahlener Reis
3 Tropfen Benzoetinktur
4 TL Bio-Naturjoghurt
4 Tropfen ätherisches Lavendelöl

FÜR 1 ANWENDUNG

Aloe vera kühlt und beruhigt äußerst wirksam und liefert dazu eine Fülle von wertvollen Vitaminen, Aminosäuren, Enzymen und Proteinen. Hier wird der frische, gelartige Saft mit Holunderblüten kombiniert, die Entzündungen bekämpfen. Gemahlener Reis schließlich glättet durch seine sanft abschleifende Wirkung die Haut und erfrischt sie.

ANLEITUNG

1 Holunderblüten mit dem Aloe-vera-Saft bedecken und 15 Minuten ziehen lassen.

2 Gemahlenen Reis gründlich untermengen.

3 Benzoetinktur, Joghurt und ätherisches Lavendelöl daruntermischen. Das Peeling mit kreisenden Bewegungen kräftig in die Haut einmassieren.

HONIG-AVOCADO-KÖRPERPEELING

PEELEND

ZUTATEN

25 g Bimsstein
1 reife Avocado, entkernt und geschält
1 EL Honig
1 EL Olivenöl
2 Tropfen ätherisches Melissenöl (nach Belieben)

FÜR 1 BEHANDLUNG

Das Peeling ist im Nu zubereitet und eignet sich ausgezeichnet zur Pflege trockener sowie rauer Hautpartien, sofern sie nicht durch Ekzeme hervorgerufen sind. Mit seinen reinigenden und beruhigenden Eigenschaften ist Honig ein natürliches Elixier. Avocado macht die Haut zart, Olivenöl nährt sie und Bimsstein entfernt verhornte Schüppchen. So wird matte Haut wieder schön.

ANLEITUNG

1 Bimsstein im Mörser zu feinem Pulver zerreiben.
2 In einer Schüssel die Avocado mit einer Gabel zerdrücken.
3 Honig leicht erwärmen und unter die Avocado ziehen, gefolgt vom Olivenöl und dem ätherischen Melissenöl, falls verwendet.
4 Gut umrühren. Dann in kleinen Mengen so viel Bimsstein einarbeiten, dass eine zusammenhängende Paste entsteht. Das Peeling sofort verwenden.

LAVENDEL-SALZ-PEELING

PEELEND

ZUTATEN

2 EL Meersalz
1 TL getrocknete Lavendelblüten
2 EL Mandelöl
2 Tropfen ätherisches Lavendelöl

FÜR 1 BEHANDLUNG

Für das einfachste aller Peelings mischt man Salz und Öl zu einer Paste – und schon kann die Schönheitskur losgehen. Stimmen Sie die Menge an Salz und seinen Feinheitsgrad auf Ihre jeweiligen Bedürfnisse ab und geben Sie ganz nach Laune gemahlene Kräuter und ätherische Öle in die Zubereitung. Hier kommt Lavendel zum Einsatz – er erfrischt und entspannt.

ANLEITUNG

1 Meersalz nach Belieben im Mörser zerstoßen, falls ein feineres Peeling gewünscht ist.
2 Lavendelblüten im Mörser zu grobem Pulver zerstoßen.
3 Alle Zutaten zu einer Paste vermengen. Sogleich verwenden.

RINGELBLUMEN-HAFER-KÖRPERPEELING

PEELEND

ZUTATEN
45 g Haferflocken
20 g Kleie
15 g Ringelblumenblüten

FÜR 1 BEHANDLUNG

Die denkbar einfache Mischung reinigt, besänftigt und nährt. Haferflocken, seit Langem für ihre hautberuhigende Wirkung bekannt, enthalten in hohem Maß Polysaccharide und quellen folglich im Kontakt mit Wasser gallertartig auf. So ergeben sie eine sanfte Grundlage für eine reinigende Zubereitung für trockene Haut. Ringelblume mindert Irritationen und die Kleie wirkt glättend.

ANLEITUNG

1 Haferflocken, Kleie und Blüten in ein Mullsäckchen füllen. Zubinden und mit den Schnurenden so am Hahn der Wanne befestigen, dass das Wasser beim Einlassen hindurchfließt.
2 Während des Badens mit dem Säckchen die Haut abreiben, insbesondere trockene Stellen.

HONIG-ORANGEN-KÖRPERPEELING

PEELEND

ZUTATEN
1 EL Kaolinpulver
2 EL gemahlener Reis
1 EL klarer Honig
1 TL Orangenblütenwasser
5 Tropfen Ringelblumentinktur
2 Tropfen ätherisches Orangenöl
1 Tropfen ätherisches Geranienöl

ERGIBT ETWA 50 G

Für alle Hauttypen geeignet ist diese reichhaltige Komposition. Während gemahlener Reis abgestorbene Hautschuppen löst und Tonerde Unreinheiten aus den Poren zieht, wirkt Honig befeuchtend und glättend. Ätherische Geranien- und Orangenöle beleben und lassen die Haut wieder strahlen.

ANLEITUNG

1 Kaolin und gemahlenen Reis im Mörser zu feinem Pulver zerreiben.
2 Honig leicht erwärmen – dadurch wird er flüssiger – und mit dem Orangenblütenwasser zu der pulvrigen Mischung geben. Zuletzt gründlich die Tinktur und die ätherischen Öle unterziehen. In ein sterilisiertes (S. 210) Glas mit fest schließendem Deckel füllen.
3 Vor der Verwendung etwas warmes Wasser in das Peeling mischen. Die Paste in kreisförmigen Bewegungen auf die feuchte Haut auftragen. Mit warmem Wasser abwaschen. Das Peeling lässt sich 2 Monate aufbewahren.

REINIGENDES KAMILLEPEELING FÜR DIE HÄNDE

PEELEND

ZUTATEN

- 2 EL pflanzliches Glyzerin
- 15 g Maisstärke
- 1 TL Kamillenwasser (oder Kamillenaufguss, S. 176)
- 2 TL gemahlener Reis
- 2 TL fein gemahlene Haferflocken

ERGIBT 40 G

Dieses reinigende Peeling, das wie eine Seife verwendet wird, lässt abgearbeitete Hände wieder gepflegt aussehen. Abgestorbene Hautpartikel werden sanft entfernt, und Haferflocken machen die Haut glatt und zart, während Glyzerin Feuchtigkeitsverluste mindert. Zusätzlich entfaltet Kamillenwasser eine wohltuende beruhigende Wirkung.

ANLEITUNG

1 Das Glyzerin in einer Schüssel im Wasserbad (S. 231) erwärmen.

2 Langsam die Maisstärke dazugeben und ständig rühren, sodass eine glatte Paste entsteht.

3 Aus dem Wasserbad nehmen. In kleinen Portionen das Kamillenwasser einrühren. Zuletzt den gemahlenen Reis und die Haferflocken untermischen.

4 In ein sterilisiertes (S. 210) Glas mit fest schließendem Deckel füllen und wie Flüssigseife verwenden. Innerhalb von 2 Monaten aufbrauchen.

MANDARINE-MYRRHE-FUSSPEELING

PEELEND

ZUTATEN

15 g Bimsstein
10 g Kakaobutter
10 g Bienenwachs
3 EL Aprikosenkernöl
10 g emulgierendes Wachs
2 EL Eibischaufguss (S. 176)
12 Tropfen ätherisches Myrrheöl
8 Tropfen ätherisches Mandarinenöl

ERGIBT 40 G

Fußpeelings entfernen nicht nur wirksam Hornhaut, sondern reinigen und nähren auch, sodass sich die Füße anschließend zart und erfrischt anfühlen. Hier übernimmt Bimsstein das Abschleifen und regt die Durchblutung an. Eibisch sorgt für weiche Haut, Kakaobutter wirkt stark befeuchtend, Mandarine und Myrrhe wirken klärend.

ANLEITUNG

1 Bimsstein im Mörser zu feinem Pulver zerreiben.
2 Kakaobutter und Bienenwachs mit dem Aprikosenkernöl in einer Schüssel im Wasserbad erhitzen, bis die Zutaten geschmolzen sind. Die Ölmischung aus dem Wasserbad nehmen.
3 Das emulgierende Wachs im frisch zubereiteten und noch warmen Eibischaufguss schmelzen. Die Aufgussmischung langsam zur Ölmischung gießen und ständig rühren, bis das Ganze abgekühlt ist.
4 Bimsstein und ätherische Öle gründlich unterziehen.
5 In einem sterilisierten (S. 210) dunklen Glas fest verschlossen im Kühlschrank aufbewahren und binnen 3 Monaten aufbrauchen.

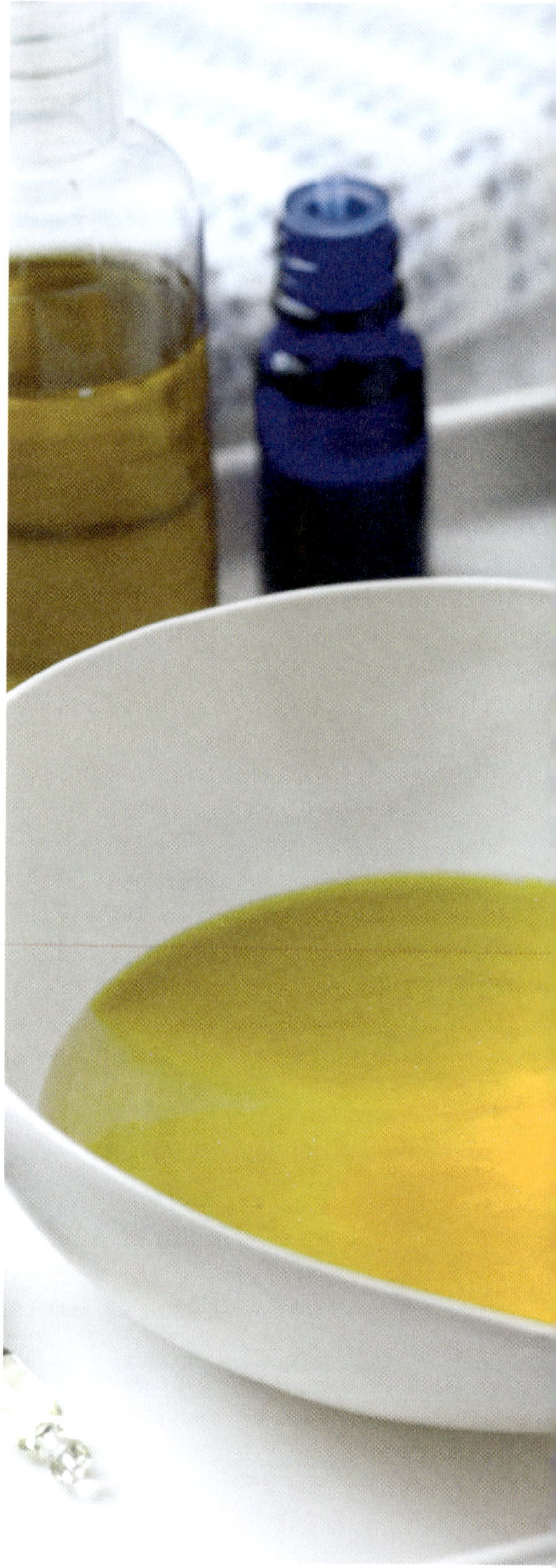

KÖRPERÖLE

Ob für Massagen oder als Hautpflege verwendet, hinterlassen nährstoff- und feuchtigkeitsreiche Körperöle stets ein wohliges Gefühl. Wer sehr empfindliche Haut hat, sollte Pflegeprodukte grundsätzlich zunächst auf einer kleinen Hautstelle testen.

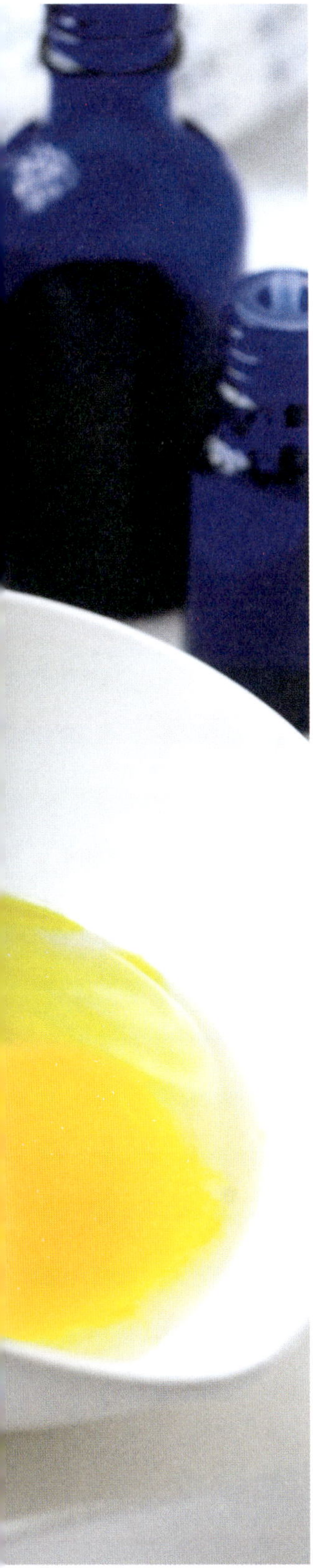

BERUHIGENDES LAVENDEL-BERGAMOTTE-HAUTÖL

FEUCHTIGKEITSSPENDEND

ENTSPANNEND

ZUTATEN
4 TL Mandelöl
4 TL Sonnenblumenöl
4 TL Kokosöl
4 TL Traubenkernöl
2 TL Avocadoöl
2 TL Weizenkeimöl
10 Tropfen ätherisches Geranienöl
10 Tropfen ätherisches Bergamotteöl
10 Tropfen ätherisches Lavendelöl
10 Tropfen ätherisches Zypressenöl

ERGIBT 100 ML

Blumige Geranie, entspannender Lavendel, beruhigende Zypresse und frische, belebende Bergamotte bilden das aromatische Begleitprogramm einer nährenden Mischung pflanzlicher Öle, die die Haut geschmeidig machen und optimal gegen Feuchtigkeitsverlust schützen. Dieses Öl hält sich bis zu 6 Monate.

ANLEITUNG

Die Basisöle mit den ätherischen Ölen vermischen. In eine sterilisierte (S. 210) dunkle Glasflasche füllen und fest verschließen. Vor Sonnenlicht schützen.

ANREGENDES KÖRPERÖL

FEUCHTIGKEITSSPENDEND

ENERGETISIEREND

ZUTATEN

4 TL Mandelöl
4 TL Sonnenblumenöl
4 TL Kokosöl
4 TL Traubenkernöl
2 TL Avocadoöl
2 TL Weizenkeimöl
10 Tropfen ätherisches Lavendelöl
10 Tropfen ätherisches Pfefferminzöl
10 Tropfen ätherisches Wacholderöl
10 Tropfen ätherisches Rosmarinöl

ERGIBT ETWA 100 ML

Mit ihrem reichen Gehalt an essenziellen Fettsäuren, Mineralien und Vitaminen verhelfen die hier verwendeten pflanzlichen Basisöle der Haut wieder zu Geschmeidigkeit und Spannkraft. Eine Aromatherapie-Mischung aus Pfefferminze, Wacholder, Lavendel und Rosmarin stimuliert die Sinne und regt zugleich die Durchblutung an.

ANLEITUNG

1 Alle Zutaten vermischen.

2 In eine sterilisierte (S. 210) dunkle Glasflasche füllen und fest verschließen. Innerhalb von 3 Monaten aufbrauchen.

KÖRPERÖL MIT GERANIE UND ORANGE

FEUCHTIGKEITSSPENDEND

REVITALISIEREND

ZUTATEN

2½ EL Mandelöl
2½ EL Sonnenblumenöl
4 TL Ringelblumen-Ölauszug
20 Tropfen ätherisches Geranienöl
20 Tropfen ätherisches Orangenöl

ERGIBT ETWA 100 ML

Dieses gehaltvolle Öl tut Körper und Seele gleichermaßen gut. Es passt zu jedem Hauttyp, eignet sich zur Massage ebenso wie zur Pflege und stimmt mit seinem Duft heiter. Ätherisches Geranienöl, das ausgleichend auf die Haut wirkt, wird in der Aromatherapie gegen Ängste und Spannungen eingesetzt. Orange dagegen belebt und erfrischt.

ANLEITUNG

1 Alle Zutaten vermischen.

2 In eine sterilisierte (S. 210) dunkle Glasflasche füllen und fest verschließen. Innerhalb von 3 Monaten aufbrauchen.

ENTGIFTENDES KÖRPERÖL

FEUCHTIGKEITSSPENDEND

KREISLAUFANREGEND

ZUTATEN

2½ EL Sojaöl
2½ EL Mandelöl
4 TL Weizenkeimöl
5 Tropfen ätherisches Zitronenöl
5 Tropfen ätherisches Weihrauchöl
5 Tropfen ätherisches Orangenöl
2 Tropfen ätherisches Wacholderöl
2 Tropfen ätherisches Öl vom schwarzen Pfeffer
2 Tropfen ätherisches Vetiveröl
2 Tropfen ätherisches Eukalyptusöl

ERGIBT ETWA 100 ML

Die anregende und entgiftende Komposition vieler verschiedener Öle fördert die Durchblutung, während sie zugleich durch ihre kräftigende und vitalisierende Wirkung für ein glatteres Hautbild sorgt. Für ein optimales Ergebnis den Körper mit einer Naturbürste massieren, anschließend warm baden oder duschen und zu guter Letzt das Öl in die Haut einreiben.

ANLEITUNG

1 Alle Zutaten vermischen.

2 In eine sterilisierte (S. 210) dunkle Glasflasche füllen und fest verschließen. Innerhalb von 3 Monaten aufbrauchen.

RINGELBLUME-JOHANNISKRAUT-BERUHIGUNGSÖL

LINDERUNG BEI SONNENBRAND UND GÜRTELROSE

ZUTATEN

1 TL Ringelblumenöl
1 TL Tüpfeljohanniskrautöl
2 Tropfen ätherisches Lavendelöl

FÜR 1 BEHANDLUNG

Grundsätzlich sollte man seine Haut vor zu starker Sonneneinstrahlung schützen. Ist es doch einmal zu einem Sonnenbrand gekommen, bringt dieses Öl Linderung. Es darf nicht vor einem Sonnenbad benutzt werden, da Johanniskraut die Lichtempfindlichkeit der Haut erhöht. Das Öl mindert auch die Schmerzen bei Gürtelrose.

ANLEITUNG

Alle Zutaten vermischen. Behutsam auf die Haut auftragen.

SESAM-SOJA-HAUTÖL

NÄHRT DIE HAUT

ZUTATEN

2½ EL Sojaöl
2½ EL Sesamöl
2½ EL Kokosöl
4 TL Traubenkernöl
40 Tropfen ätherisches Petitgrainöl
5 Tropfen ätherisches Lavendelöl

ERGIBT ETWA 100 ML

Zur Pflege der Haut während eines Urlaubs am Meer ist dieses Öl wie geschaffen, denn Kokosöl füllt die Feuchtigkeitsreserven der Haut wieder auf, während Traubenkern- und Sojaöl nährende essenzielle Fettsäuren liefern und Sesamöl reichlich antioxidatives Vitamin E beisteuert. Ätherisches Petitgrainöl schließlich belebt die Haut und verbreitet einen klaren, erfrischenden Duft.

ANLEITUNG

1 Alle Zutaten vermischen.
2 In eine sterilisierte (S. 210) dunkle Glasflasche füllen und fest verschließen. Innerhalb von 3 Monaten aufbrauchen.

KOKOS-LIMETTEN-HAUTÖL

NÄHRT DIE HAUT

ZUTATEN

20 g Kakaobutter
3½ EL Kokosöl
2 TL Weizenkeimöl
10 Tropfen ätherisches Limettenöl
5 Tropfen Benzoetinktur

ERGIBT ETWA 60 ML

Kokosöl zieht schnell ein und schenkt eine weiche Haut. Damit sie wieder frisch strahlt, kommen hier intensiv befeuchtende Kakaobutter und nährendes, Vitamin-E-reiches Weizenkeimöl hinzu. Für ein belebendes Aroma sorgt ein wenig Limette. Vor dem Schlafengehen angewendet, entfaltet das Öl über Nacht optimal seine wohltuende Wirkung.

ANLEITUNG

1 Nach Belieben zunächst die Kakaobutter und das Kokosöl in einer Schüssel im Wasserbad (S. 231) sanft erwärmen, bis sie schmelzen. Mit den restlichen Zutaten gut vermischen.
2 In eine sterilisierte (S. 210) dunkle Glasflasche füllen und fest verschließen. Innerhalb von 3 Monaten aufbrauchen.

BABYMASSAGEÖL

FÜR EMPFINDLICHE HAUT

ENTSPANNEND

ZUTATEN

5½ EL Sonnenblumenöl
4 TL Ringelblumen-Ölauszug
8 Tropfen ätherisches Lavendelöl
6 Tropfen ätherisches Öl der Römischen Kamille
6 Tropfen ätherisches Rosenöl Absolue

ERGIBT RUND 100 ML

Ab dem dritten Lebensmonat kann diese Zubereitung, die empfindliche Haut sanft unterstützt, verwendet werden. Rosenöl Absolue, Lavendel und Römische Kamille, bekannt für ihre beruhigende Wirkung, verbinden sich mit mildem Sonnenblumen- und Ringelblumenöl zu einer wertvollen Pflege für Babys, aber auch für Erwachsene mit sensibler Haut.

ANLEITUNG

1 Alle Zutaten vermischen. Das Öl in die Haut einreiben.
2 In einer sterilisierten (S. 210) dunklen Glasflasche hält es sich fest verschlossen bis zu 3 Monate.

BABYBADEÖL

FÜR BABYHAUT GEEIGNET

ENTSPANNEND

ZUTATEN

5½ EL Sonnenblumenöl
4 TL Ringelblumen-Ölauszug
10 Tropfen ätherisches Mandarinenöl

ERGIBT ETWA 100 ML

Sanft nährendes Sonnenblumen- und Ringelblumenöl bilden die Basis dieses Badezusatzes, der trockene oder empfindliche Haut mit Feuchtigkeit versorgt und beruhigt. Mandarinenöl, das aus den Schalen der Früchte gepresst wird, ist mit seinem lieblich-zitronigen, entspannenden Duft ausgezeichnet für Kinder geeignet. Ab dem dritten Lebensmonat anwendbar.

ANLEITUNG

1 Sonnenblumen-, Ringelblumen- und Mandarinenöl vermischen. Pro Bad 2 TL des Öls verwenden.
2 In einer sterilisierten (S. 210) dunklen Glasflasche hält es sich fest verschlossen bis zu 3 Monate.

KÖRPERSPRAYS

Bodysplashes, die man mit ätherischen Ölen und Kräutermischungen einfach selbst herstellen kann, spenden der Haut Feuchtigkeit und Frische und unterstützen das Wohlgefühl. Wer sehr empfindliche Haut hat, sollte Pflegeprodukte stets erst auf einer kleinen Hautstelle testen.

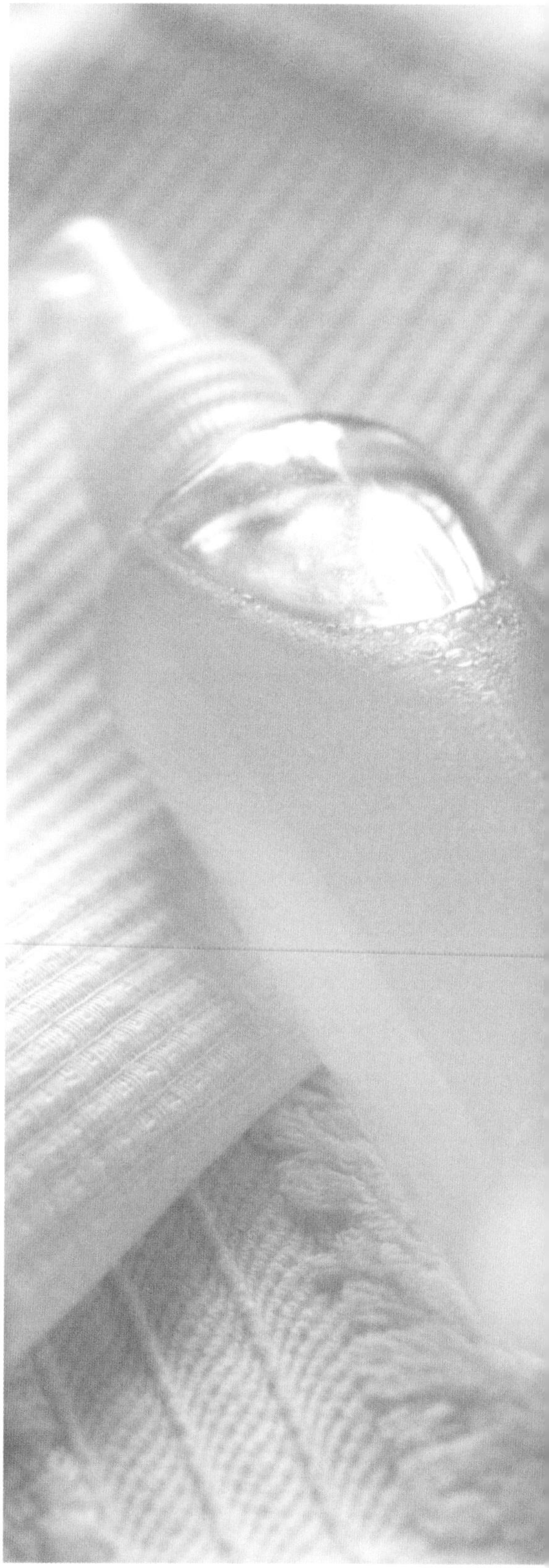

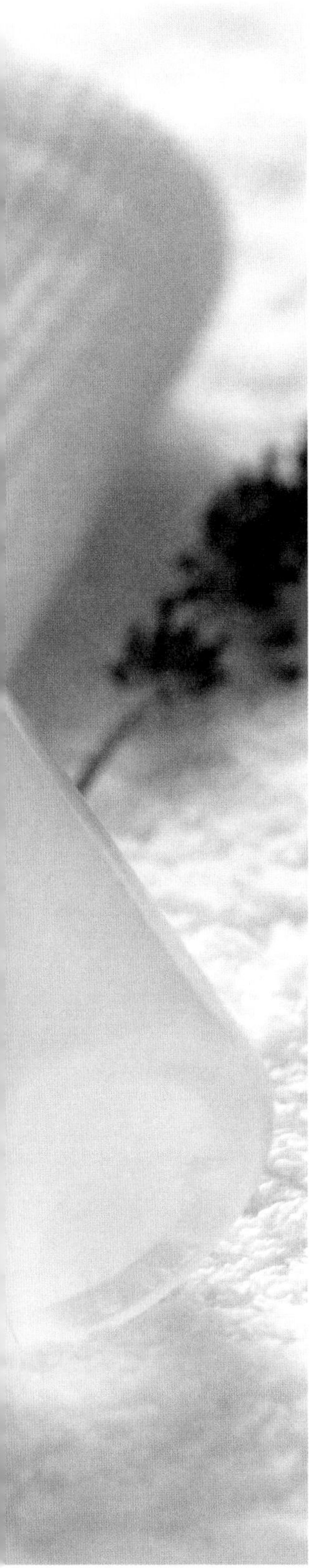

WÜRZIGES ZAUBERNUSS-DEO

DESODORIEREND

ZUTATEN

90 ml Zaubernussdestillat
2 TL pflanzliches Glyzerin
2 Tropfen ätherisches Nelkenöl
2 Tropfen ätherisches Korianderöl
5 Tropfen ätherisches Grapefruitöl
2 Tropfen ätherisches Lavendelöl
10 Tropfen ätherisches Zitronenöl
5 Tropfen ätherisches Limettenöl
5 Tropfen ätherisches Palmarosaöl

ERGIBT 100 ML

Diese frische, aromatische Rezeptur ist ideal für alle, die Deodorants mit Aluminiumderivaten meiden. Zaubernuss wirkt sanft adstringierend und bildet hier die perfekte Basis für eine antibakterielle Mischung ätherischer Öle. Das Deo nach dem Waschen auf die abgetrocknete Haut sprühen, die Anwendung nach Bedarf wiederholen. Auch für die Füße geeignet.

ANLEITUNG

1 Zaubernussdestillat und Glyzerin vermischen.
2 Die ätherischen Öle gründlich einrühren.
3 In eine sterilisierte (S. 210) dunkle Glasflasche, möglichst mit einem Feinzerstäuber, füllen. Vor Gebrauch gründlich schütteln. Innerhalb von 6 Monaten verbrauchen.

BERGAMOTTE-MINZE-DEO

DESODORIEREND

ZUTATEN

- 1 TL pflanzliches Glyzerin
- 2½ EL Zaubernussdestillat
- 2½ EL Lavendelwasser
- 10 Tropfen ätherisches Bergamotteöl
- 8 Tropfen ätherisches Grapefruitöl
- 7 Tropfen ätherisches Zitronenöl
- 4 Tropfen ätherisches Pfefferminzöl
- 1 Tropfen ätherisches Zypressenöl

ERGIBT ETWA 85 ML

Zaubernussdestillat und Lavendelwasser bilden die Hauptzutaten dieses Deodorants. Außerdem enthält es eine antibakterielle Mischung ätherischer Öle: zitronige Bergamotte, Grapefruit und Zitrone, dazu belebende Pfefferminze und holzig duftende Zypresse. Das Deo nach dem Waschen auf die Haut sprühen. Es ist auch für die Füße geeignet.

ANLEITUNG

1 Das Glyzerin mit dem Zaubernussdestillat vermischen.

2 Lavendelwasser und ätherische Öle einrühren.

3 In eine sterilisierte (S. 210) dunkle Glasflasche mit einem Feinzerstäuber füllen. Vor Gebrauch gründlich schütteln. Innerhalb von 6 Monaten aufbrauchen.

GERANIEN-ORANGEN-BODYSPLASH

REVITALISIEREND

ZUTATEN

80 ml destilliertes Wasser
2 TL Aloe-vera-Saft
1 TL Orangenblütenwasser
2 Tropfen ätherisches Patchouliöl
1 Tropfen ätherisches Geranienöl

ERGIBT ETWA 95 ML

Auf die Haut wirkt dieses Spray erfrischend, außerdem hebt es mit seinem heiteren Duft die Laune. Neben Aloe vera als kühlender und beruhigender Grundlage enthält es balsamisches Patchouliöl, ergänzt durch leicht blumiges Geranienöl und zart zitroniges Orangenblütenwasser, gewonnen aus der Bitterorange.

ANLEITUNG

1 Alle Zutaten vermischen.

2 In eine sterilisierte (S. 210) dunkle Glasflasche mit einem Feinzerstäuber füllen. Vor Gebrauch gründlich schütteln. Innerhalb von 2 Monaten aufbrauchen.

CITRONELLA-INSEKTENSPRAY

INSEKTENABWEHREND

ZUTATEN

5 TL Lavendelblütenwasser
3 Tropfen ätherisches Öl des Zitronen-Eukalyptus
2 Tropfen ätherisches Citronellaöl

ERGIBT ETWA 25 ML (5 TL)

Die hier verwendeten ätherischen Öle werden aus dem Zitronellagras (*Cymbopogon nardus*) sowie aus dem Laub des in Australien heimischen Zitronen-Eukalyptus (*Eucalyptus citriodora*) gewonnen. Beide Öle wehren mit ihrem intensiv zitronigen Duft Mücken ab. Sprühen Sie diese aromatische Zubereitung alle 2 Stunden auf unbedeckte Hautpartien.

ANLEITUNG

1 Das Lavendelblütenwasser mit den ätherischen Ölen vermischen.
2 In eine sterilisierte (S. 210) dunkle Glasflasche mit einem Feinzerstäuber füllen. Vor Gebrauch gründlich schütteln. Innerhalb von 6 Monaten verbrauchen.

INSEKTENSTICHHEILER

LINDERND

ZUTATEN

4 TL Zaubernussdestillat
1 TL Aloe-vera-Saft
1,5 ml (30 Tropfen) Spitzwegerich-Tinktur
1,5 ml (30 Tropfen) Ringelblumentinktur
1,5 ml (30 Tropfen) Schafgarbetinktur
24 Tropfen ätherisches Lavendelöl
6 Tropfen ätherisches Teebaumöl

ERGIBT ETWA 30 ML (2 EL)

Zaubernuss, Schafgarbe und Spitzwegerich besitzen allesamt entzündungshemmende und blutstillende Eigenschaften. Aus der Verbindung mit beruhigender Ringelblume, kühlender Aloe vera und einer reinigenden Kombination von ätherischem Lavendel- und Teebaumöl ergibt sich ein Spray, das die Hautirritation und Schmerzen infolge von Insektenstichen sofort lindert.

ANLEITUNG

1 Alle Zutaten vermischen.
2 In eine sterilisierte (S. 210) dunkle Glasflasche mit einem Feinzerstäuber füllen. Vor Gebrauch gründlich schütteln. Innerhalb von 6 Monaten verbrauchen.

BODYSPLASH MIT ROSENDUFT

REGT DIE SINNE AN

ZUTATEN

75 ml destilliertes Wasser
2 TL Aloe-vera-Saft
2 TL Rosenblütenwasser
3 Tropfen ätherisches Rosenöl Absolue
3 Tropfen ätherisches Geranienöl
1 Tropfen ätherisches Patchouliöl

ERGIBT ETWA 95 ML

Seinen raffinierten, blumigen Charakter verdankt dieser Bodysplash der edlen Kombination von Portland-Rosen-Blütenwasser mit erdigem Patchouli- und leicht lieblichem Geranienöl. Aloe vera und Rosenwasser beleben mit ihrer sanft beruhigenden und kühlenden Wirkung müde Haut. Für einen extra Frischekick stellen Sie die Flasche in den Kühlschrank.

ANLEITUNG

1 Alle Zutaten vermischen.

2 In eine sterilisierte (S. 210) dunkle Glasflasche mit einem Feinzerstäuber füllen. Vor Gebrauch gründlich schütteln. Innerhalb von 2 Monaten aufbrauchen.

BODYSPLASH MIT WEIHRAUCH

ENERGIESPENDEND

ZUTATEN

5½ EL destilliertes Wasser
2 TL Aloe-vera-Saft
1 TL Lavendelblütenwasser
4 Tropfen ätherisches Weihrauchöl
2 Tropfen ätherisches Mandarinenöl
2 Tropfen ätherisches Bergamotteöl

ERGIBT ETWA 95 ML

Ätherisches Weihrauchöl, das aus dem Harz des gleichnamigen Baumes destilliert wird, wirkt leicht zusammenziehend und hautbelebend. Hier verbindet es sich mit zitronig frischem ätherischem Mandarinen- und Bergamotteöl zu einer zart duftenden Zubereitung, die jeden Hauttyp reinigt, vitalisiert und erfrischt.

ANLEITUNG

1 Alle Zutaten vermischen.

2 In eine sterilisierte (S. 210) dunkle Glasflasche mit einem Feinzerstäuber füllen. Vor Gebrauch gründlich schütteln. Innerhalb von 2 Monaten aufbrauchen.

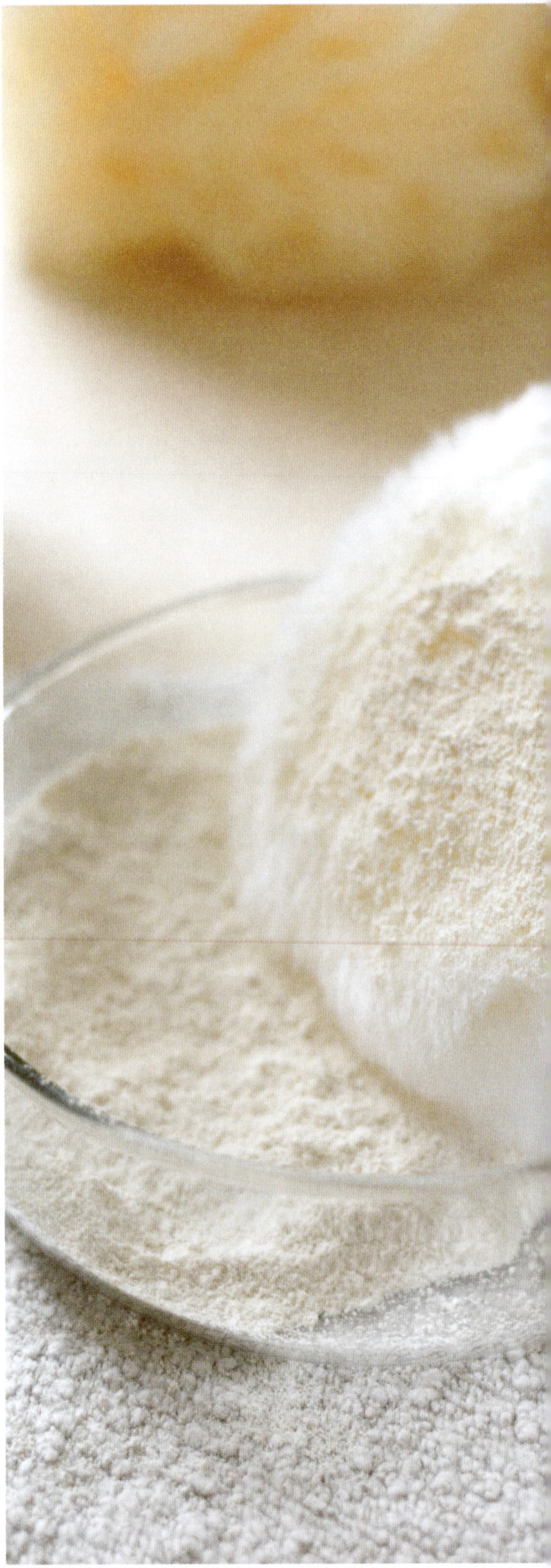

KÖRPERPUDER

Nach dem Auftragen von Körperpuder fühlt sich die Haut glatt und seidenweich an. Damit sie auch noch schön duftet, kann man den Puder mit ätherischen Ölen anreichern. Wer sehr empfindliche Haut hat, sollte jedes Produkt zunächst auf einer kleinen Hautstelle testen.

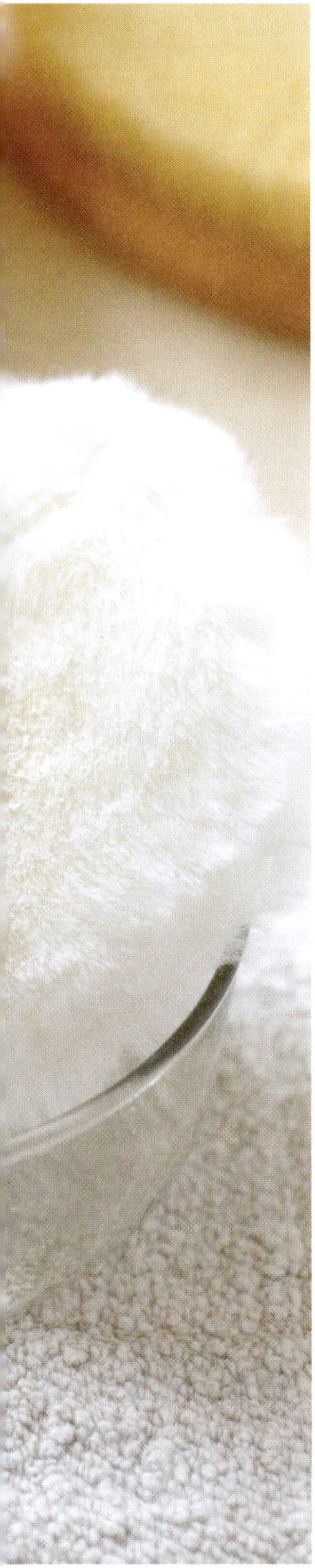

RINGELBLUMEN-KÖRPERPUDER

BERUHIGT DIE HAUT

ZUTATEN

20 g Kaolinpulver
5 Tropfen Ringelblumentinktur
5 Tropfen ätherisches Zitronenöl

ERGIBT 20 G

Ein beruhigender, talkumfreier Puder wie dieser ist perfekt geeignet, um sensible Haut bei Hitze oder feuchter Witterung trocken zu halten beziehungsweise Wundreiben an empfindlichen Stellen vorzubeugen. Er wird nach dem Duschen oder Baden mit einem Wattebausch auf die abgetrocknete Haut aufgetragen oder aufgestreut und sanft mit den Händen verstrichen.

ANLEITUNG

1 Das Kaolinpulver gleichmäßig auf einen flachen Teller sieben. Ringelblumentinktur und Zitronenöl vermischen und mit einem Zerstäuber auf das Pulver sprühen. Trocknen lassen.

2 In eine ausgediente, gesäuberte Körperpuderdose oder einen sauberen Pfefferstreuer füllen. Binnen 6 Monaten verbrauchen.

»VERWÖHNEN SIE SICH NACH EINEM ENTSPANNENDEN AROMATHERAPIE-BAD MIT EINEM DUFTENDEN KÖRPERPUDER, DEN SIE SELBST HERGESTELLT HABEN.«

LAVENDEL-TEEBAUM-PUDER

BERUHIGT DIE HAUT

ZUTATEN

20 g Maisstärke
1 ml (20 Tropfen) Propolistinktur
5 Tropfen ätherisches Lavendelöl
5 Tropfen ätherisches Teebaumöl

ERGIBT ETWA 20 G

Vor oder nach dem Sport oder anderen anstrengenden Tätigkeiten verwendet, sorgt dieser talkumfreie Puder für ein frisches Gefühl und schützt sensible Hautpartien vor Reizungen und Wundreiben. Er wird nach dem Duschen oder Baden mit Watte auf die abgetrocknete Haut aufgetragen oder aufgestreut und sanft mit den Händen verstrichen.

ANLEITUNG

1 Die Maisstärke gleichmäßig auf einen großen, flachen Teller sieben.
2 Die Propolistinktur mit den ätherischen Ölen vermischen. In einen sauberen Zerstäuber füllen.
3 Die Mischung so auf die Maisstärke sprühen, dass diese nicht durchtränkt wird und klumpt. Trocknen lassen.
4 In eine ausgediente, gesäuberte Körperpuderdose oder einen sauberen Pfefferstreuer füllen. Innerhalb von 6 Monaten aufbrauchen.

ROSENKÖRPERPUDER

BERUHIGT DIE HAUT

ZUTATEN

20 g Maisstärke
5 Tropfen ätherisches Rosenöl Absolue
4 Tropfen ätherisches Geranienöl
1 Tropfen ätherisches Patchouliöl

ERGIBT ETWA 20 G

Rose kühlt und beruhigt die Haut. Ihr blumiges Aroma wird bei diesem talkumfreien Puder durch ätherisches Geranienöl noch unterstrichen, während Patchouliöl bewirkt, dass der Dufteindruck lange anhält. Man verteilt den Puder nach dem Duschen oder Baden auf der abgetrockneten Haut mit einem Wattebausch oder aber durch Aufstreuen und sanftes Verstreichen mit den Händen.

ANLEITUNG

1 Die Maisstärke gleichmäßig auf einen großen, flachen Teller sieben.
2 Die ätherischen Öle vermischen und in einen sauberen Zerstäuber füllen.
3 Die Mischung so auf die Maisstärke sprühen, dass diese nicht durchtränkt wird und klumpt.
4 Den Puder, nachdem er getrocknet ist, in eine ausgediente, gesäuberte Körperpuderdose oder einen sauberen Pfefferstreuer füllen. Innerhalb von 6 Monaten aufbrauchen.

JOHANNISBEER-SALBEI-FUSSPUDER

DESODORIEREND

ZUTATEN

1 EL getrockneter Salbei
2 EL getrocknete Blätter der Schwarzen Johannisbeere
10 g Kaolinpulver
5 Tropfen ätherisches Zitronenöl

ERGIBT ETWA 15 G

Dieser Puder sorgt für ein frisches Gefühl an den Füßen. Salbei ist bekannt für seine kühlenden, trocknenden Eigenschaften, und Schwarze Johannisbeere wirkt adstringierend. Den Puder fein über die frisch gewaschenen und sorgfältig getrockneten Füße stäuben und sanft in die Haut einreiben. Für zusätzlichen Schutz nach Belieben etwas Puder in die Schuhe streuen.

ANLEITUNG

1 Salbei und Johannisbeerblätter im Mörser zu feinem Pulver zermahlen.
2 Das Kaolinpulver gründlich untermischen, dann das ätherische Zitronenöl sorgfältig unterziehen. Das Pulver trocknen lassen.
3 In eine ausgediente, gesäuberte Körperpuderdose oder einen sauberen Pfefferstreuer füllen. Innerhalb von 2 Monaten verbrauchen.

BABYPUDER

FÜR ZARTE BABYHAUT

ZUTATEN

3 TL Maisstärke
5 Tropfen Propolistinktur
2 Tropfen ätherisches Öl der Römischen Kamille

ERGIBT ETWA 20 G

Beruhigende und entzündungshemmende Römische Kamille sowie Propolis, ein natürliches Antiseptikum, verbinden sich mit hautfreundlicher Maisstärke zu einem leichten, feinen Puder, der bestens geeignet ist, sogar die empfindliche Haut von Neugeborenen trocken zu halten und vor Irritationen zu schützen. Der Puder darf nicht in Mund oder Nase des Babys gelangen.

ANLEITUNG

1 Die Maisstärke gleichmäßig auf einen großen, flachen Teller sieben.
2 Propolistinktur und Kamillenöl vermischen und in einen sauberen Zerstäuber füllen.
3 Die Mischung so auf die Maisstärke sprühen, dass diese nicht durchtränkt wird und klumpt.
4 Den Puder, nachdem er getrocknet ist, in eine ausgediente, gesäuberte Körperpuderdose oder einen sauberen Pfefferstreuer füllen. Innerhalb von 6 Monaten aufbrauchen.

SEIFEN

Seifensieden macht Spaß und ergibt nebenbei attraktive Geschenke, aber es erfordert einige Vorsicht. Lesen Sie daher die Hinweise auf S. 177 und halten Sie sich genau an die Anleitungen. Je preiswerter das Olivenöl, desto besser das Ergebnis. Die fertigen Seifen fest verschlossen lagern.

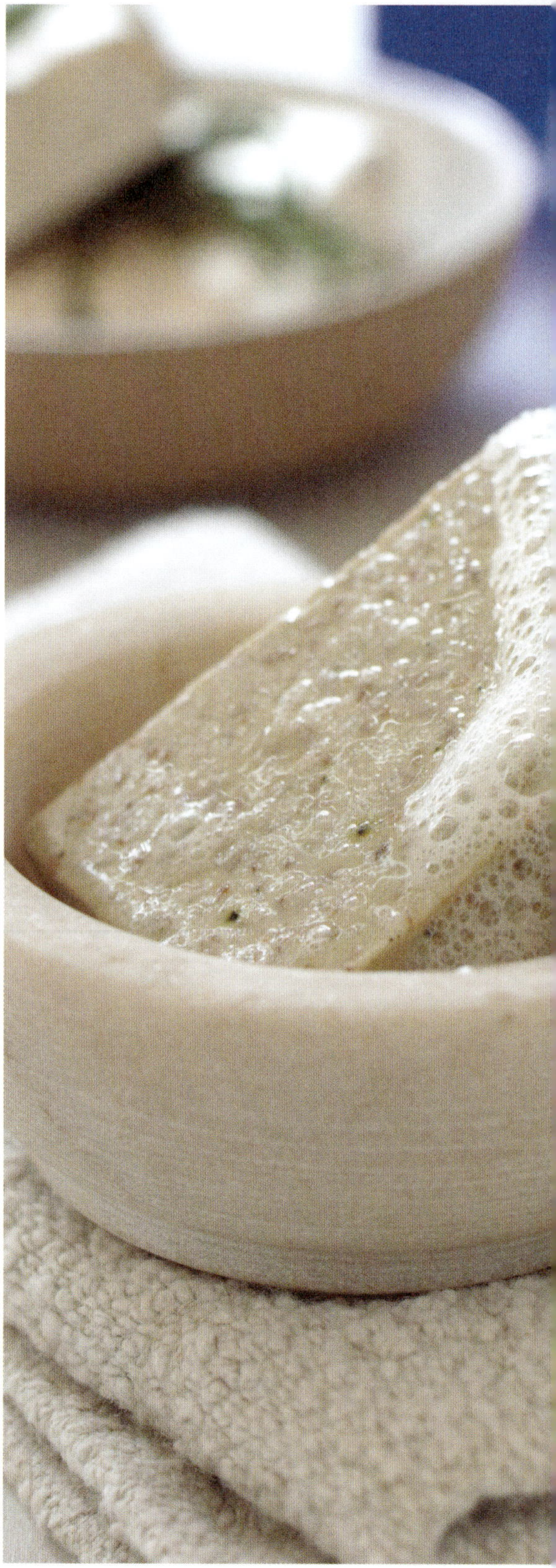

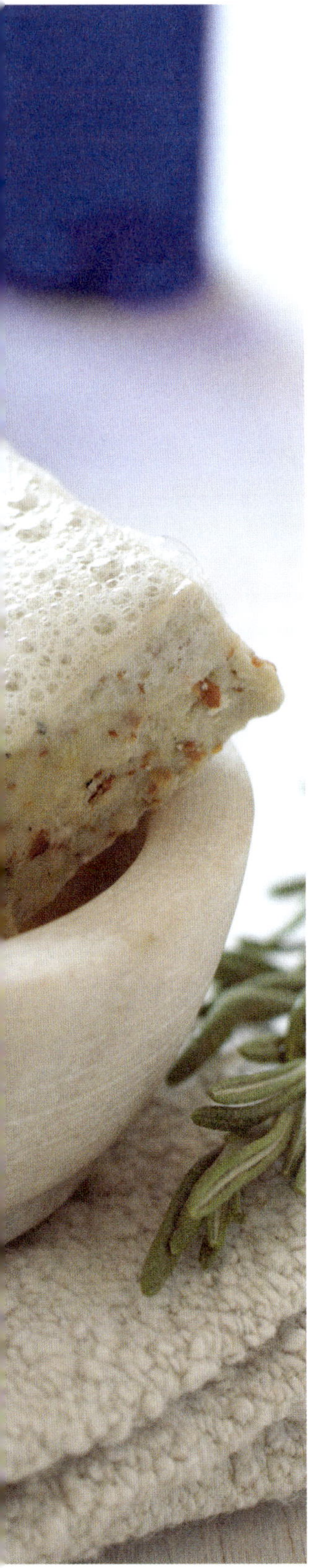

GÄRTNERSEIFE MIT ROSMARIN

HAUTREINIGEND

REVITALISIEREND

ZUTATEN

300 ml einfaches Olivenöl
175 ml Kokosöl
120 ml gekochtes und abgekühltes oder destilliertes Wasser
60 g Ätznatron (NaOH)
1 EL grüne Tonerde
4 Spirulina-Tabletten, zerstoßen
1 EL Kleie oder Hafermehl
30 Tropfen ätherisches Rosmarinöl

ERGIBT 16 STÜCKE

Rosmarin unterstützt hier mit seiner aromatischen Frische die Reinigungswirkung, und dank Kleie oder Hafermehl macht die Seife raue Hände wieder streichelzart. Algentabletten und grüne Tonerde verleihen ihr eine attraktive Farbe. Dazu würden einige getrocknete Rosmarinblüten sehr schön passen, die man auf die halb erstarrte Masse streut.

ANLEITUNG

1 In einem Topf Oliven- und Kokosöl langsam auf 60 °C erhitzen, dabei häufig umrühren. Eine Schürze, eine Schutzbrille und Handschuhe anziehen. Wasser in eine Edelstahl- oder Glasschüssel gießen – man stellt sie sicherheitshalber in ein Spülbecken für den Fall, dass es beim Zugeben des Ätznatrons überschäumt. Ätznatron mit einem Holzlöffel einrühren, bis sich die Kristalle aufgelöst haben. Abkühlen lassen.

2 Die abgekühlte Lauge zur heißen Ölmischung gießen und mit dem Holzlöffel einrühren. Anschließend mit einem Schneebesen aus Metall etwa 20 Sekunden kräftig schlagen, bis die Mischung die Konsistenz einer mitteldicken Cremesuppe hat. Tonerde, Spirulina-Tabletten, Kleie oder Hafermehl und Rosmarinöl einrühren. Eine Edelstahlform von 5 cm Höhe und 25 cm Kantenlänge mit Olivenöl ausstreichen.

3 Die Mischung in die vorbereitete Form gießen. Mit einem Tuch abdecken und 24 Stunden ruhen lassen. Die Seife, solange sie noch weich ist, aus der Form nehmen – dabei Gummihandschuhe tragen – und mit einem Käsedraht oder Messer in Stücke schneiden. Auf einer Platte mehrere Wochen völlig aushärten lassen. Vor Verwendung den pH-Wert testen (er sollte bei 10–10,5 liegen).

RINGELBLUMEN-KAMILLE-SEIFE

HAUTREINIGEND

ZUTATEN

300 ml einfaches Olivenöl
175 ml Kokosöl
120 ml gekochtes und abgekühltes oder destilliertes Wasser
60 g Ätznatron (NaOH)
2 TL Ringelblumen-Ölauszug
1 TL Nachtkerzenöl
25 Tropfen ätherisches Kamillenöl
10 Tropfen ätherisches Lavendelöl

ERGIBT 16 STÜCKE

Beruhigende Ringelblume und Kamille verbinden sich mit sanftem Nachtkerzenöl in dieser milden Seife für empfindliche Haut. Besonders dekorativ sehen die Stücke aus, wenn Sie auf die halb erstarrte Masse einige Blüten streuen. Lesen Sie vor Beginn der Herstellung aufmerksam die Hinweise auf S. 177 und gehen Sie dann strikt nach der Anleitung vor.

ANLEITUNG

1 Das Olivenöl mit dem Kokosöl in einem Topf auf kleiner Stufe unter häufigem Rühren mit einem Schneebesen auf 60 °C erhitzen.

2 Für die Herstellung der Lauge das Wasser in eine Glas- oder Edelstahlschüssel gießen und diese für den Fall, dass der Inhalt bei der anschließenden Zugabe des Ätznatrons überschäumt, in ein Spülbecken stellen. Schutzbrille, Handschuhe und Schürze anziehen. Ätznatron ins Wasser geben und mit einem Holzlöffel rühren, bis sich die Kristalle aufgelöst haben (stets das NaOH zum Wasser geben, nicht umgekehrt). Abkühlen lassen.

3 Abgekühlte Lauge zur heißen Ölmischung gießen und gründlich mit dem Holzlöffel einrühren. Danach mit einem Schneebesen aus Metall etwa 20 Sekunden kräftig schlagen, bis die Mischung die Konsistenz einer mitteldicken Cremesuppe hat. Ringelblumen-Ölauszug, Nachtkerzenöl und ätherische Öle einrühren. Das Ganze in eine mit Olivenöl gefettete Edelstahlform von mindestens 5 cm Höhe und 25 cm Kantenlänge gießen. Mit einem Tuch abdecken, 24 Stunden ruhen lassen.

4 Die Seife, solange sie noch weich ist, aus der Form nehmen – dabei Plastikhandschuhe tragen – und mit einem Käsedraht oder Messer in Stücke schneiden. Auf einer Platte mehrere Wochen völlig trocknen und aushärten lassen. Dabei sinkt der pH-Wert der Seife allmählich. Ein etwaiger weißlicher Belag auf der Oberfläche kann abgekratzt werden. Die Seife trocknet je nach Witterung noch einige Monate weiter aus. Dabei sinkt aber ihr pH-Wert immer langsamer, bis er sich nach wenigen Wochen auf einem stabilen Wert einpendelt. Vor dem Gebrauch der Seife muss er nochmals ermittelt werden: Er sollte bei pH 10–10,5 liegen.

INTENSIV REINIGENDE NEEMSEIFE

HAUTREINIGEND

ZUTATEN

300 ml einfaches Olivenöl
175 ml Kokosöl
120 ml gekochtes und abgekühltes oder destilliertes Wasser
60 g Ätznatron (NaOH)
1 TL Neemöl
5 Tropfen Propolistinktur
40 Tropfen ätherisches Lavendelöl
30 Tropfen ätherisches Teebaumöl

ERGIBT 16 STÜCKE

Neem wird in Indien und Afrika seit Langem zur Hautreinigung verwendet. Hier kommen antiseptisches Propolis, mit dem Bienen ihre Stöcke schützen, sowie Öle von Lavendel und Teebaum hinzu, die ebenfalls reinigend wirken. Geben Sie nach Belieben einige Lavendelblüten auf die halb erstarrte Seife. Vor der Herstellung die Sicherheitshinweise auf S. 177 lesen.

ANLEITUNG

1 Das Oliven- mit dem Kokosöl in einem Topf auf kleiner Stufe unter häufigem Rühren mit einem Schneebesen auf 60 °C erhitzen.
2 Für die Herstellung der Lauge das Wasser in eine Glas- oder Edelstahlschüssel gießen und diese für den Fall, dass der Inhalt bei der anschließenden Zugabe des Ätznatrons überschäumt, in ein Spülbecken stellen. Schutzbrille, Handschuhe und Schürze anziehen. Ätznatron ins Wasser geben und mit einem Holzlöffel rühren, bis sich die Kristalle aufgelöst haben (stets das NaOH zum Wasser geben, nicht umgekehrt). Abkühlen lassen.
3 Abgekühlte Lauge zur Ölmischung gießen und gründlich mit dem Holzlöffel einrühren. Danach mit einem Schneebesen aus Metall etwa 20 Sekunden kräftig schlagen, bis die Mischung die Konsistenz einer mitteldicken Cremesuppe hat. Neemöl, Propolistinktur und ätherische Öle einrühren. Das Ganze in eine mit Olivenöl gefettete Edelstahlform von mindestens 5 cm Höhe und 25 cm Kantenlänge gießen. Mit einem Tuch abdecken, 24 Stunden ruhen lassen.
4 Die Seife, solange sie noch weich ist, aus der Form nehmen – dabei Plastikhandschuhe tragen – und mit einem Käsedraht oder Messer in Stücke schneiden. Auf einer Platte mehrere Wochen völlig trocknen und aushärten lassen. Dabei sinkt der pH-Wert der Seife allmählich. Einen etwaigen weißlichen Belag auf der Oberfläche kann man abkratzen. Die Seife trocknet je nach Witterung noch einige Monate weiter aus. Dabei sinkt aber ihr pH-Wert immer langsamer, bis er sich nach wenigen Wochen auf einem stabilen Wert einpendelt. Vor dem Gebrauch der Seife muss er nochmals ermittelt werden: Er sollte bei pH 10–10,5 liegen.

ENTSPANNUNGSSEIFE

HAUTREINIGEND

ENTSPANNEND

ZUTATEN

300 ml einfaches Olivenöl
175 ml Kokosöl
120 ml gekochtes und abgekühltes oder destilliertes Wasser
60 g Ätznatron (NaOH)
2 TL Mandelöl
10 Tropfen ätherisches Lavendelöl
10 Tropfen ätherisches Rosenöl Absolue
5 Tropfen ätherisches Majoranöl

ERGIBT 16 STÜCKE

Mit ihrer Kombination ätherischer Öle verschafft diese Seife Abstand vom Alltag: Rose erzeugt ein Gefühl wohliger Entspannung, Majoran spendet innere Wärme und Ruhe, Lavendel unterstützt das seelische Gleichgewicht und lässt die Gedanken zur Ruhe kommen. Lesen Sie sorgfältig die Sicherheitshinweise auf S. 177, bevor Sie mit der Herstellung beginnen.

ANLEITUNG

1 Das Oliven- mit dem Kokosöl in einem Topf auf kleiner Stufe unter häufigem Rühren mit einem Schneebesen auf 60 °C erhitzen.
2 Für die Herstellung der Lauge das Wasser in eine Glas- oder Edelstahlschüssel gießen und diese für den Fall, dass der Inhalt bei der anschließenden Zugabe des Ätznatrons überschäumt, in ein Spülbecken stellen. Schutzbrille, Handschuhe und Schürze anziehen. Ätznatron ins Wasser geben und mit einem Holzlöffel rühren, bis sich die Kristalle aufgelöst haben (stets das NaOH zum Wasser geben, nicht umgekehrt). Abkühlen lassen.
3 Abgekühlte Lauge zur heißen Ölmischung gießen und gründlich mit dem Holzlöffel einrühren. Danach mit einem Schneebesen aus Metall etwa 20 Sekunden kräftig schlagen, bis die Mischung die Konsistenz einer mitteldicken Cremesuppe hat. Mandelöl und ätherische Öle einrühren. Das Ganze in eine mit Olivenöl gefettete Edelstahlform von mindestens 5 cm Höhe und 25 cm Kantenlänge gießen. Mit einem Tuch abdecken, 24 Stunden ruhen lassen.
4 Die Seife, solange sie noch weich ist, aus der Form nehmen – dabei Plastikhandschuhe tragen – und mit einem Käsedraht oder Messer in Stücke schneiden. Auf einer Platte mehrere Wochen völlig trocknen und aushärten lassen. Dabei sinkt der pH-Wert der Seife allmählich. Ein etwaiger weißlicher Belag auf der Oberfläche kann abgekratzt werden. Die Seife trocknet je nach Witterung noch einige Monate weiter aus. Dabei sinkt aber ihr pH-Wert immer langsamer, bis er sich nach wenigen Wochen auf einem stabilen Wert einpendelt. Vor dem Gebrauch der Seife muss er nochmals ermittelt werden: Er sollte bei pH 10–10,5 liegen.

EXOTISCHE SEIFE

HAUTREINIGEND

REGT DIE SINNE AN

ZUTATEN

300 ml einfaches Olivenöl
175 ml Kokosöl
120 ml gekochtes und abgekühltes oder destilliertes Wasser
60 g Ätznatron (NaOH)
2 TL Avocadoöl
12 Tropfen ätherisches Ylang-Ylang-Öl
12 Tropfen ätherisches Geranienöl
12 Tropfen ätherisches Muskatellersalbeiöl
5 Tropfen ätherisches Rosenöl Absolue
1 TL Vanilleextrakt

ERGIBT 16 STÜCKE

Ätherisches Ylang-Ylang-Öl wird aus den Blüten des auf den Philippinen und in Indonesien heimischen Ylang-Ylang-Baumes (*Cananga odorata*) destilliert. In dieser hautschmeichelnden Seife geht sein intensiver Duft mit Noten von Rose, Geranie und Muskatellersalbei eine betörende Verbindung ein. Lesen Sie vor der Herstellung die Sicherheitshinweise auf S. 177.

ANLEITUNG

1 Das Oliven- mit dem Kokosöl in einem Topf auf kleiner Stufe unter häufigem Rühren mit einem Schneebesen auf 60 °C erhitzen.

2 Für die Herstellung der Lauge das Wasser in eine Glas- oder Edelstahlschüssel gießen und diese für den Fall, dass der Inhalt bei der anschließenden Zugabe des Ätznatrons überschäumt, in ein Spülbecken stellen. Schutzbrille, Handschuhe und Schürze anziehen. Ätznatron ins Wasser geben und mit einem Holzlöffel rühren, bis sich die Kristalle aufgelöst haben (stets das NaOH zum Wasser geben, nicht umgekehrt). Abkühlen lassen.

3 Abgekühlte Lauge zur heißen Ölmischung gießen und gründlich mit dem Holzlöffel einrühren. Danach mit einem Schneebesen aus Metall etwa 20 Sekunden kräftig schlagen, bis die Mischung die Konsistenz einer mitteldicken Cremesuppe hat. Avocadoöl, ätherische Öle und Vanilleextrakt einrühren. Das Ganze in eine mit Olivenöl gefettete Edelstahlform von mindestens 5 cm Höhe und 25 cm Kantenlänge gießen. Mit einem Tuch abdecken, 24 Stunden ruhen lassen.

4 Die Seife, solange sie noch weich ist, aus der Form nehmen – dabei Plastikhandschuhe tragen – und mit einem Käsedraht oder Messer in Stücke schneiden. Auf einer Platte mehrere Wochen völlig trocknen und aushärten lassen. Dabei sinkt der pH-Wert der Seife allmählich. Ein etwaiger weißlicher Belag auf der Oberfläche kann abgekratzt werden. Die Seife trocknet je nach Witterung noch einige Monate weiter aus. Dabei sinkt aber ihr pH-Wert immer langsamer, bis er sich nach wenigen Wochen auf einem stabilen Wert einpendelt. Vor dem Gebrauch der Seife muss er nochmals ermittelt werden: Er sollte bei pH 10–10,5 liegen.

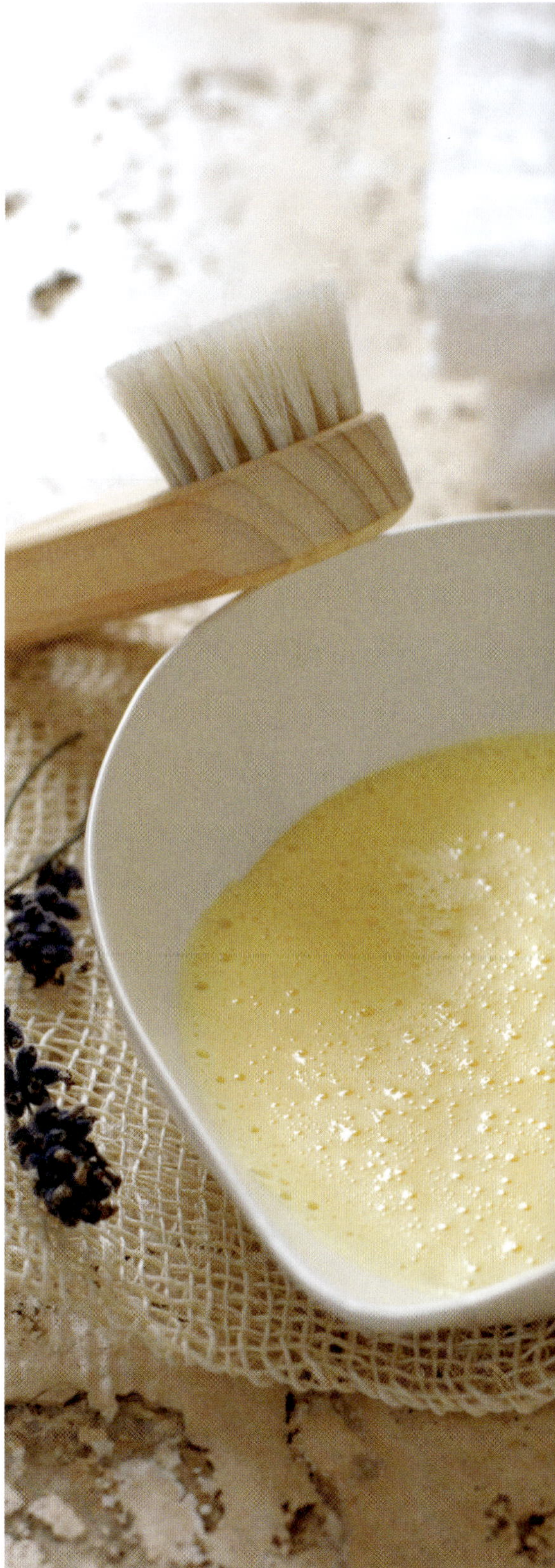

HAUTREINIGER

Um die Haut gesund zu erhalten, ist ihre regelmäßige Reinigung unerlässlich. Dies gilt angesichts der heutigen oft schadstoffbelasteten Wohn- und Arbeitswelten umso mehr. Wer sehr empfindliche Haut hat, sollte Pflegeprodukte zunächst auf einer kleinen Hautstelle testen.

BERUHIGENDE REINIGUNGS-LOTION MIT LAVENDEL

FÜR TROCKENE, SENSIBLE HAUT

ZUTATEN

25 g Biohaferflocken
Etwas Mineralwasser
1 Eigelb
3½ EL Mandelöl
5 Tropfen ätherisches Lavendelöl

ERGIBT 60 ML

Haferflocken, seit Langem für ihre hautfreundliche Wirkung bekannt, enthalten in hohem Maß Polysaccharide und quellen folglich in Kontakt mit Wasser gallertartig auf. So ergeben sie eine milde Reinigung für empfindliche Haut. Mandelöl beruhigt ebenfalls und beugt Feuchtigkeitsverlust vor, während Lavendel sanft entspannt und den Duftsinn anspricht.

ANLEITUNG

1 Haferflocken in einer Schüssel mit Mineralwasser bedecken und mindestens 1 Stunde quellen lassen.
2 Eigelb im Mixer oder in der Küchenmaschine verquirlen, dabei tropfenweise das Mandelöl hinzufügen, bis schließlich eine dicke Emulsion entsteht. Zuletzt das ätherische Lavendelöl ebenfalls tropfenweise untermixen.
3 Haferflocken über einer Schüssel abseihen und kräftig ausdrücken, danach die Siebrückstände wegwerfen. Die gewonnene Hafermilch langsam zur Ei-Mischung gießen und dabei behutsam einrühren, bis das Ganze die Konsistenz einer Lotion gewinnt.
4 In einer sterilisierten Glasflasche (S. 210) fest verschlossen im Kühlschrank aufbewahren. Innerhalb von 3 Tagen aufbrauchen.

HONIG-ROSENBLÜTEN-GESICHTSPEELING

PEELEND

ZUTATEN

- 25 g getrocknete Rosenblütenblätter
- 2 EL getrocknete Lavendelblüten
- 1 Tropfen ätherisches Lavendelöl
- 1 Tropfen ätherisches Rosenöl
- 2 TL Honig

FÜR 1 ANWENDUNG

Es gibt kaum etwas Besseres für die Haut als Honig. Er macht sie weich, beruhigt und bindet die Feuchtigkeit. Weiterhin sind kühlendes und belebendes Rosenöl sowie erfrischendes und klärendes Lavendelöl in dem sanften Peeling enthalten, das die Haut ins Gleichgewicht bringt und nach der Pflege ein entspanntes Wohlgefühl hinterlässt.

ANLEITUNG

1 Aus der Hälfte der Rosenblütenblätter mit 1 Tasse kochendem Wasser einen Aufguss bereiten (S. 176). Zugedeckt beiseitestellen.

2 Die restlichen Rosenblütenblätter mit den Lavendelblüten im Mörser zu Pulver zerreiben. Das Pulver mit den ätherischen Ölen und dem Honig vermischen. So viel von dem Rosenblütenaufguss hinzufügen, dass eine geschmeidige Paste entsteht.

3 Auf das Gesicht auftragen und die Haut in sanften, kreisenden Bewegungen massieren.

GESICHTSPEELING MIT HOLUNDER UND ALOE VERA

PEELEND

ZUTATEN

25 g Holunderblüten oder 10 Beutel Holunderblütentee

25 g Kamille oder 10 Beutel Kamillentee

2 TL Aloe-vera-Saft

2 EL Naturjoghurt

FÜR 1 BEHANDLUNG

Holunderblüten werden aufgrund ihrer sanft adstringierenden, entzündungshemmenden und erweichenden Wirkung lange schon in der Hautpflege genutzt. Hier ergeben sie mit kühlender Aloe vera und beruhigender Kamille ein sanftes, erfrischendes Peeling für jeden Hauttyp. Es muss wegen des enthaltenen Joghurts aber sofort verwendet werden.

ANLEITUNG

1 Aus der Hälfte des Holunders und der Kamille mit 240 ml kochendem Wasser einen Aufguss bereiten (S. 176). Zugedeckt beiseitestellen.

2 Rest des Holunders und der Kamille im Mörser zerreiben. Bei Verwendung von Teebeuteln entfällt dieser Schritt, da die Zutaten bereits fein genug zerkleinert sind.

3 Holunder und Kamille mit Aloe vera und Joghurt vermischen. Teelöffelweise den Aufguss einrühren, bis eine dünne Paste entsteht (sie muss allerdings so dickflüssig sein, dass sie auf der Gesichtshaut haftet).

4 Auf die gereinigte Haut auftragen, dabei die Augen- und Mundpartien aussparen. Um Hautschüppchen zu entfernen, mit den Fingerspitzen in kleinen kreisenden Bewegungen massieren.

5 Mit dem restlichen Aufguss abwaschen – er dient als Tonikum (gegebenenfalls noch mit etwas Wasser verdünnen).

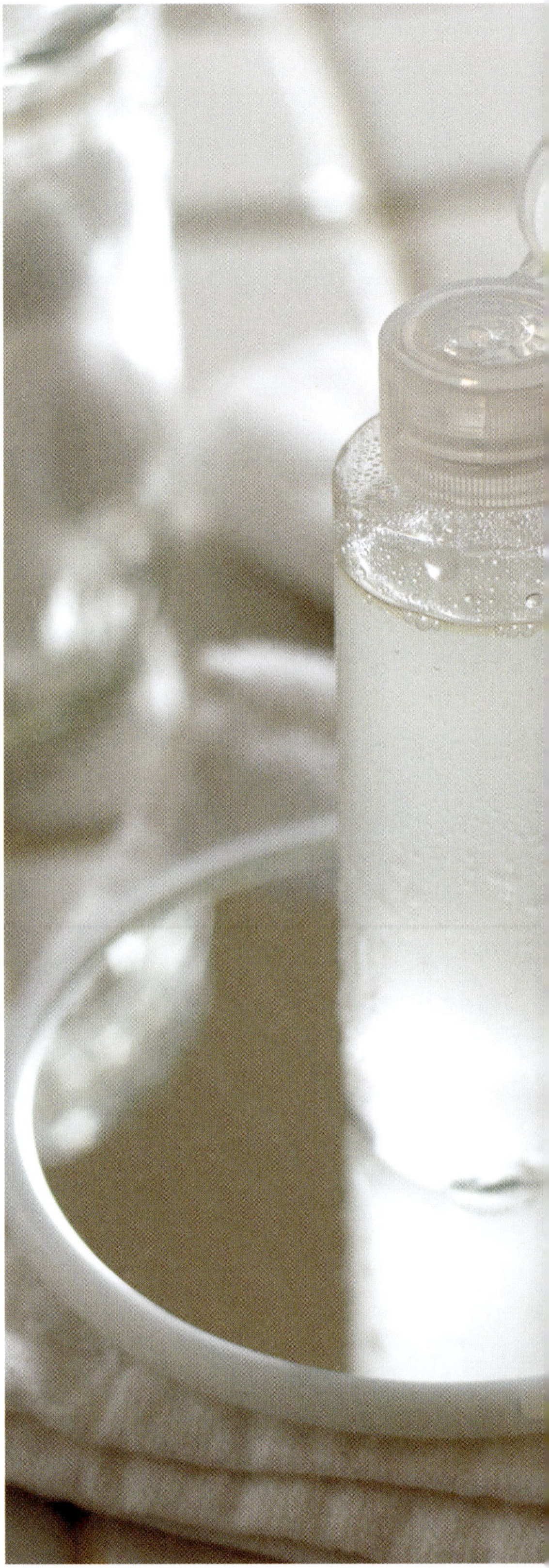

GESICHTS-WASSER

Gesichtswasser wendet man nach der Reinigung an, um vor dem Auftragen der Feuchtigkeitspflege die Haut perfekt zu klären und ihren pH-Wert auszugleichen. Wer sehr empfindliche Haut hat, sollte grundsätzlich jedes Produkt zunächst auf einer kleinen Hautstelle testen.

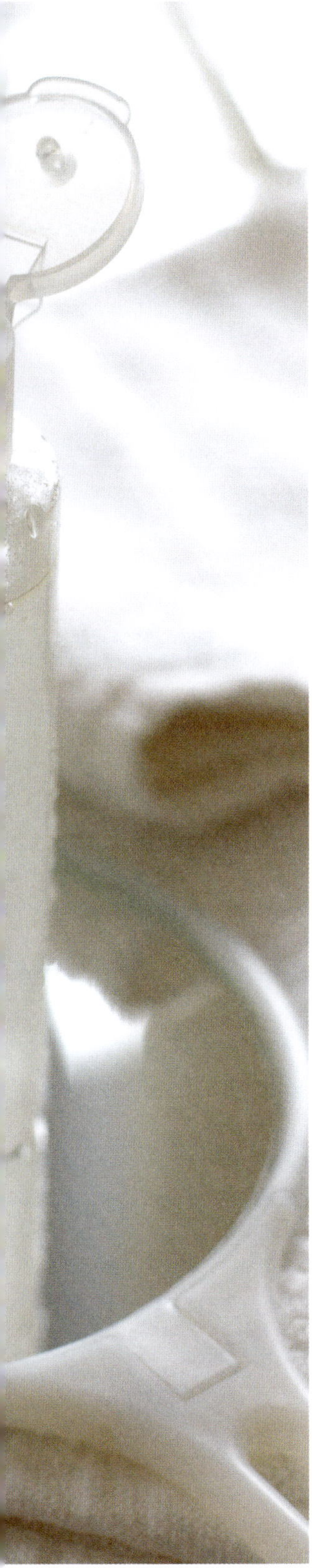

TONIKUM MIT LAVENDEL UND ALOE VERA

HAUTSTIMULIEREND

ZUTATEN

80 ml Lavendelblütenwasser
2 TL Zaubernussdestillat
1 TL Aloe-vera-Saft
14 Tropfen ätherisches Bergamotteöl
4 Tropfen ätherisches Zitronenöl
4 Tropfen ätherisches Petitgrainöl
4 Tropfen ätherisches Lavendelöl
2 Tropfen ätherisches Rosmarinöl
2 Tropfen ätherisches Öl vom schwarzen Pfeffer

ERGIBT 100 ML

Dieses erfrischende Gesichtswasser eignet sich für jede Haut, insbesondere aber für problematische. Eine anregende Kombination ätherischer Öle reinigt und reguliert die Fettproduktion. Zaubernussdestillat und Lavendelwasser wirken in ihrem Zusammenspiel gegen erweiterte Poren und klären den Teint. Innerhalb von 6 Monaten verbrauchen.

ANLEITUNG

1 Alle Zutaten gründlich vermischen.

2 In eine sterilisierte Glasflasche (S. 210), möglichst mit einem Feinzerstäuber, füllen. Vor Sonnenlicht schützen und vor dem Gebrauch kräftig schütteln.

ROSENTONIKUM

HAUTSTIMULIEREND

ZUTATEN
- 2 gehäufte TL getrocknete oder 4 gehäufte TL frische Rosenblütenblätter
- 1 TL getrocknete oder 2 TL frische Holunderblüten
- 85 ml Mineralwasser
- 1 EL Apfelessig

ERGIBT 100 ML

Die Haut kommt wieder in Balance und gewinnt Frische dank dieses einfachen Tonikums. Rose beruhigt, während Essig, der straffend wirkt, die Durchblutung anregt und den pH-Wert der Haut reguliert. Apfelessig entsteht durch simples Vergären der Früchte, wobei nicht nur all ihre natürlichen Inhaltsstoffe erhalten bleiben, sondern zusätzlich wertvolle Enzyme entstehen.

ANLEITUNG

1 Aus Rosenblättern und Holunderblüten mit dem Wasser einen Aufguss bereiten (S. 176). Abkühlen lassen, Essig dazugeben. In einer sterilisierten Glasflasche (S. 210) fest verschlossen im Kühlschrank aufbewahren. Binnen 3 Monaten aufbrauchen.

2 Vor Gebrauch kräftig schütteln. Ein Wattepad mit dem Tonikum tränken und die Haut sanft damit abreiben.

KRÄUTERTONIKUM

HAUTSTIMULIEREND

ZUTATEN
- 75 ml destilliertes Wasser
- 1 EL Zaubernussdestillat
- 2 TL Aloe-vera-Saft
- 3 Tropfen ätherisches Kamillenöl
- 3 Tropfen ätherisches Rosmarinöl
- 3 Tropfen ätherisches Rosenöl Absolue

ERGIBT 100 ML

Zaubernussdestillat beruhigt und erfrischt müde Haut. Auch reguliert es die Talgproduktion und bewirkt dank seiner adstringierenden Eigenschaften eine Verfeinerung der Poren, sodass der Teint gleichmäßiger erscheint. Entzündungshemmende Kamille, ausgleichende Rose und stimulierender Rosmarin ergänzen dieses sanfte Tonikum für jeden Hauttyp.

ANLEITUNG

1 Alle Zutaten gründlich vermischen. In eine sterilisierte Glasflasche (S. 210) füllen und fest verschlossen im Kühlschrank aufbewahren. Innerhalb von 3 Monaten verbrauchen.

2 Vor Gebrauch kräftig schütteln. Ein Wattepad mit dem Tonikum tränken und die Haut sanft damit abreiben.

GESICHTS- UND KÖRPERSPRAY MIT KRÄUTERN

HAUTBELEBEND

ZUTATEN
3 gehäufte TL frische Minze
1 gehäufter TL frischer Dill
1 gehäufter TL frische Petersilie
85 ml Mineralwasser

ERGIBT 100 ML

Belebende Minze ist das Hauptingrediens dieses Sprays, das der Haut an heißen Sommertagen und -abenden kühlende Erfrischung spendet. Man sprüht es nach Bedarf ins Gesicht und auf unbedeckte Körperpartien. Länger als 2 Tage hält es sich nicht. Währenddessen sollte man es für eine maximale Frischewirkung im Kühlschrank aufbewahren.

ANLEITUNG

Unter Verwendung von so viel Wasser, dass die Kräuter gerade so bedeckt sind, einen Aufguss bereiten (S. 176). Mineralwasser dazugießen. In eine sterilisierte Glasflasche (S. 210) mit Feinzerstäuber füllen.

ERFRISCHENDES GESICHTSSPRAY

HAUTBELEBEND

ENERGIESPENDEND

ZUTATEN
85 ml destilliertes Wasser
2 TL Aloe-vera-Saft
1 TL Orangenblütenwasser
1 Tropfen Propolistinktur
1 Tropfen ätherisches Zitronenöl
1 Tropfen ätherisches Rosmarinöl

ERGIBT 100 ML

Zart duftendes Orangenblütenwasser ist ein echtes Labsal für die Haut und wird in der Aromatherapie eingesetzt, um Stresssymptome zu mindern. Dieses Spray ist der ideale Reisebegleiter, denn es erfrischt die Haut und die Sinne gleichermaßen. Am besten ist es allerdings im Kühlschrank aufgehoben. Es ist nur 2 Tage haltbar.

ANLEITUNG

Alle Zutaten vermischen. In eine sterilisierte Glasflasche (S. 210) mit Feinzerstäuber füllen. Vor jedem Gebrauch kräftig schütteln.

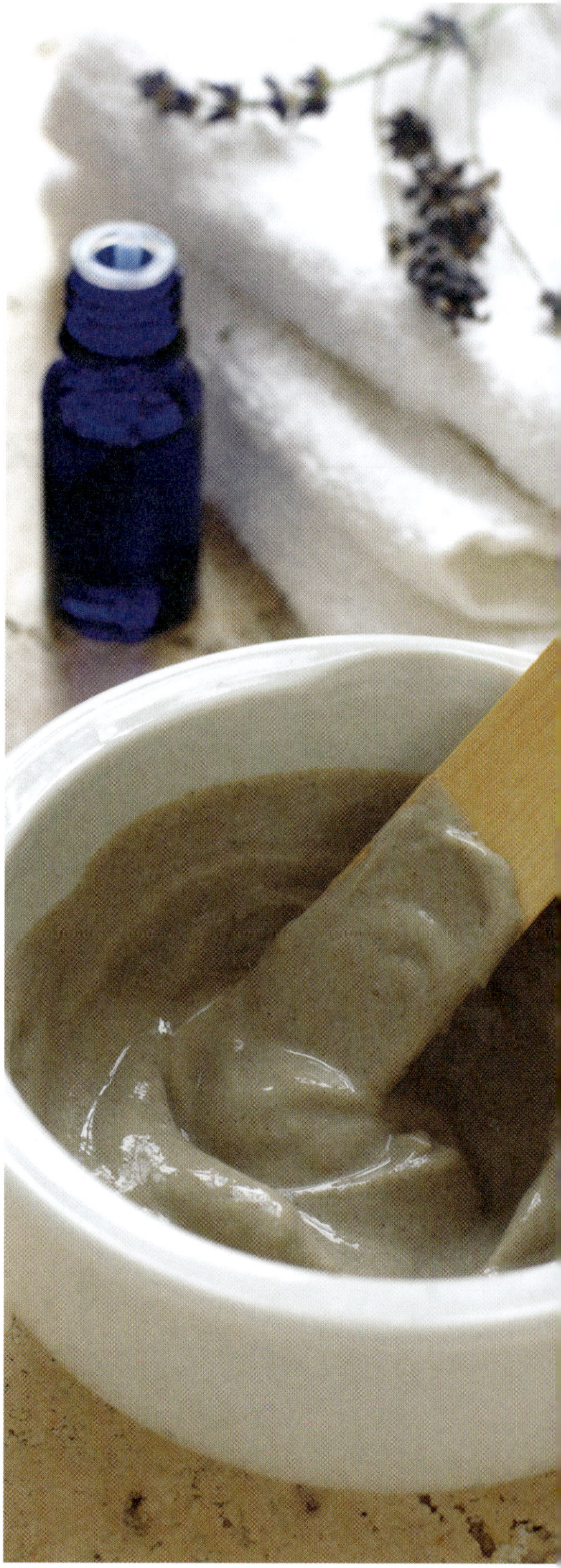

GESICHTS-MASKEN

Sich eine kleine Auszeit und derweil der Haut eine Maske zu gönnen, kann großes Vergnügen bereiten. Probieren Sie doch einmal eine Maske mit Tonerde für eine Hautreinigung fast schon professionellen Stils. Bei sehr empfindlicher Haut jedes Produkt erst auf einer kleinen Hautstelle testen.

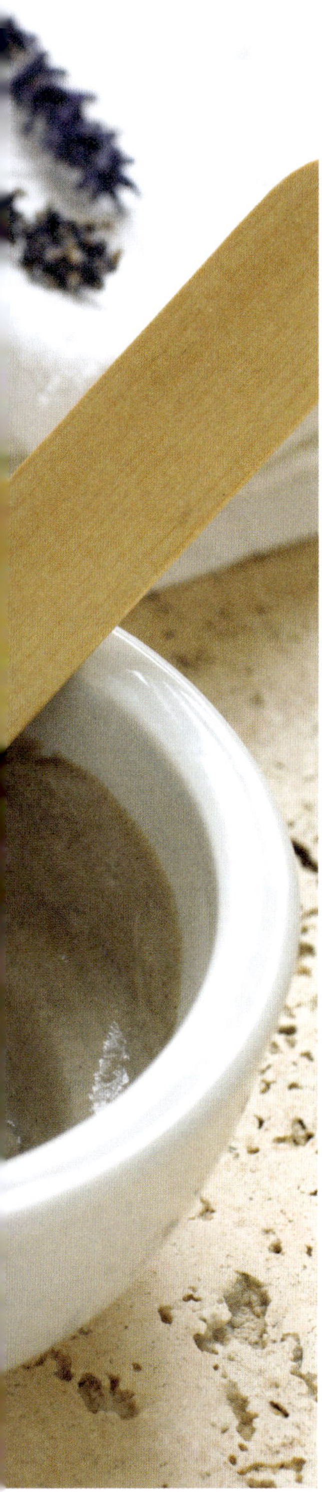

ZAUBERNUSS-LAVENDEL-GESICHTSMASKE

HAUTPFLEGEND

ZUTATEN
2 TL grüne Tonerde
2 TL Zaubernussdestillat
1 Ei, leicht verquirlt
2 Tropfen ätherisches Lavendelöl

FÜR 1 BEHANDLUNG

Grüne Tonerde ist die allgemein gebräuchliche Bezeichnung für Montmorillonite, einen Rohstoff der Natur mit hohem Mineralstoffgehalt. Diese Erde absorbiert, während die Maske trocknet, Schmutzpartikel und reinigt die Haut porentief. Zugleich wirken sanft adstringierende Zaubernuss und beruhigender Lavendel gegen erweiterte Poren und tragen so zu einem klaren Hautbild bei.

ANLEITUNG

1 Grüne Tonerde mit dem Zaubernussdestillat zu einer Paste vermischen. Das Ei und danach das ätherische Lavendelöl unterziehen.

2 Die Maske auf das Gesicht auftragen und 10 Minuten einwirken lassen. Mit kühlem Wasser sanft abwaschen und die Haut mit einem sauberen Handtuch sanft trocken tupfen.

»EINE 10-MINÜTIGE ENTSPANNUNG MIT EINER DUFTENDEN MASKE, SELBST BEREITET AUS WERTVOLLEN NATÜRLICHEN WIRKSTOFFEN, BEDEUTET WELLNESS AUCH FÜR DIE SEELE.«

PEELENDE ERDBEER-SAHNE-GESICHTSMASKE

HAUTPFLEGEND

ZUTATEN

2 EL Haferflocken, fein gemahlen
3 große reife Erdbeeren
1 TL Sahne

FÜR 1 BEHANDLUNG

Diese fruchtige Maske erfrischt die Haut und bringt sie zum Strahlen. Erdbeeren enthalten viel natürliche Fruchtsäuren mit hautpeelender Wirkung. Kombiniert mit gemahlenem Hafer geben sie der Haut Textur und zusätzlichen Glanz, reinigen Poren und machen sie angenehm weich. Da frische Beeren und Milchprodukte enthalten sind, muss die Maske gleich nach der Zubereitung aufgetragen werden.

ANLEITUNG

1 Den Hafer mit einem Mörser pulvrig stoßen. Die Erdbeeren mit einer Gabel zerdrücken und mit dem Hafer mischen. Die Sahne dazugeben und alles zu einem dicken Brei rühren (etwas mehr Sahne dazugeben, falls nötig, um die richtige Konsistenz zu bekommen).

2 Die Paste auf die frisch gereinigte Haut auftragen, Augen- und Mundpartien aber aussparen. 10 Minuten einwirken lassen.

3 Paste entfernen. Zunächst mit etwas Wasser in der Hand lösen, dann in sanften kreisenden Bewegungen vorsichtig wegreiben. Gesicht mit kaltem Wasser waschen und mit einem Handtuch trocken tupfen.

LAVENDEL-TONERDE-MASKE

HAUTPFLEGEND

ZUTATEN
2 EL Aloe-vera-Saft
1 TL Lavendelwasser
1 TL klarer Honig
½ EL Kaolinpulver
1 EL Bentonitpulver
1 Tropfen ätherisches Lavendelöl

FÜR 1–2 BEHANDLUNGEN

Natürliche Tonminerale ziehen Unreinheiten aus der Haut und reinigen sie tief. Mit feuchtigkeitsspendendem Honig, Aloe-vera-Saft, der reich an Antioxidantien ist, belebendem, ausgleichendem Lavendelwasser und ätherischem Lavendelöl sorgt diese reinigende, wohltuende Maske dafür, dass sich ihre Haut frisch und weich anfühlt.

ANLEITUNG

1 Aloe vera, Lavendelwasser und Honig mischen. Kaolin- und Bentonitpulver durch allmähliches Daraufstreuen unter ständigem Einrühren dazugeben. Mischung durch ein Sieb passieren. Das ätherische Öl dazugeben und erneut gut umrühren.
2 Auf die frisch gereinigte Haut auftragen, dabei Augen- und Mundpartien aussparen. 10 Minuten einwirken lassen. Gesicht mit warmem Wasser waschen und mit einem Handtuch trocken tupfen.
3 In ein sterilisiertes dunkles Glas (S. 210) füllen, fest verschließen und binnen 2 Monaten aufbrauchen.

GRAPEFRUIT-TONERDE-MASKE

HAUTPFLEGEND

ZUTATEN
2 EL Aloe-vera-Saft
1 TL Zaubernuss
1 TL frischer Grapefruitsaft
1½ TL Kaolinpulver
½ EL Bentonitpulver
1 Tropfen ätherisches Zitronenöl

ERGIBT CA. 50 ML

Diese Variante einer Tonerdemaske eignet sich eher für fettigere Hauttypen. Grapefruitsaft enthält viele Fruchtsäuren und sorgt im Verbund mit reinigenden Tonmineralen, mild adstringierender, tonisierender Zaubernuss und hautberuhigender, nährstoffreicher Aloe vera dafür, dass die Haut gereinigt, erfrischt und revitalisiert wird.

ANLEITUNG

1 Aloe-vera-Saft, Zaubernuss und Grapefruitsaft mischen. Kaolin- und Bentonitpulver nach und nach daraufstreuen und unter ständigem Rühren dazumischen. Mischung durch ein Sieb drücken. Das ätherische Zitronenöl dazugeben und erneut gut umrühren.
2 Auf die frisch gereinigte Haut auftragen, dabei die Bereiche direkt um die Augen und den Mund aussparen. 10 Minuten einwirken lassen. Gesicht mit warmem Wasser waschen und mit einem Handtuch trocken tupfen.
3 In ein sterilisiertes dunkles Glas (S. 210) füllen, fest verschließen und binnen 2 Monaten aufbrauchen.

ROSENGESICHTSMASKE MIT TONERDE

HAUTPFLEGEND

ZUTATEN
2 EL Aloe-vera-Saft
1 TL Rosenwasser
1 TL Honig
½ EL Kaolinpulver
1 EL Bentonitpulver
1 Tropfen ätherisches Rosenöl Absolue

FÜR 1–2 BEHANDLUNGEN

Diese nährende Zubereitung klärt und glättet die Haut. Kühlende und ausgleichende Rose trifft auf Aloe vera, die die Haut nachhaltig beruhigt und sie außer mit viel Feuchtigkeit auch mit einer Fülle an Vitaminen, Aminosäuren, Enzymen und Proteinen versorgt.

ANLEITUNG

1 Aloe-vera-Saft, Rosenwasser und Honig verrühren. Langsam die mineralischen Pulver in die Mischung streuen und dabei ständig rühren. Das Ganze durch ein Sieb streichen. Rosenöl zugeben, nochmals gründlich durchmischen.
2 Die Maske auf die frisch gereinigte Haut auftragen (Augen- und Mundpartien aussparen). Nach 10 Minuten mit warmem Wasser abwaschen. Die Haut mit einem Tuch trocken tupfen.
3 In ein sterilisiertes dunkles Glas (S. 210) füllen, fest verschließen und binnen 2 Monaten aufbrauchen.

GOLDENE BANANEN-GESICHTSMASKE

HAUTPFLEGEND

ZUTATEN
1 reife Banane
1 Eigelb
2 TL Ringelblumen-Ölauszug

FÜR 1 BEHANDLUNG

Diese gehaltvolle Maske wirkt wie eine Energiespritze für die Haut. Banane ist intensiv befeuchtend und glättend, und goldgelbes Ringelblumenöl steuert Karotinoide bei, eine Vorstufe von hautpflegendem Vitamin A. Zudem wirkt sich das Öl sehr positiv auf die Heilung aus und bekämpft Entzündungen. Wegen der frischen Frucht muss die Zubereitung gleich verwendet werden.

ANLEITUNG

1 Die Banane schälen und in einer Schüssel mit einer Gabel zerdrücken. Eigelb und Ringelblumenöl dazugeben. Die Zutaten gut vermischen.
2 Die Maske auf die frisch gereinigte Haut auftragen (Augen- und Mundpartien dabei aussparen) und 10 Minuten einwirken lassen. Mit kaltem Wasser abwaschen und die Haut mit einem Tuch trocken tupfen.

AVOCADO-GESICHTSMASKE MIT ALOE VERA

HAUTPFLEGEND

ZUTATEN
1 reife Avocado, halbiert und entkernt
1 TL Honig
1 TL Zitronensaft
1 TL Naturjoghurt
1 TL Aloe-vera-Saft

FÜR 1 BEHANDLUNG

Eine sehr gehaltvolle Maske, die jedem Hauttyp guttut. Avocado ist nicht nur vitamin- und mineralstoffreich, sondern aufgrund ihres hohen Anteils an Fettsäuren, Lecithin und Phytosterolen auch eine exzellente Feuchtigkeitsquelle für trockene Haut. Wegen der in dieser Rezeptur verwendeten frischen Frucht und des Joghurts muss die Maske sofort verwendet werden.

ANLEITUNG

1 Das Avocadofruchtfleisch mit einem Löffel aus den Hälften lösen und in einer Schüssel mit einer Gabel fein zerdrücken. Übrige Zutaten gründlich untermischen.

2 Die Maske auf die frisch gereinigte Haut auftragen (Augen- und Mundpartien aussparen). Nach 10 Minuten mit kühlem Wasser abwaschen. Die Haut mit einem Tuch trocken tupfen.

APFEL-ZIMT-GESICHTSMASKE

NÄHRT DIE HAUT

ZUTATEN
1 reifer Apfel, geschält und gerieben
½ TL Sahne
1 TL Honig
1 EL gemahlene Haferflocken
½ TL gemahlener Zimt

FÜR 1 BEHANDLUNG

Für fettige oder Problemhaut ist diese mild ausgleichende Maske ideal. Die Fruchtsäuren des Apfels tragen mit dazu bei, abgestorbene Schüppchen sanft zu entfernen, während Honig und Haferflocken mit ihrer feuchtigkeitsspendenden Wirkung für glatte, strahlende Haut sorgen. Wegen der hier verwendeten frischen Frucht und Sahne muss man die Maske sofort verwenden.

ANLEITUNG

1 Alle Zutaten in eine Schüssel geben. Mit einer Gabel zu einer glatten Paste verarbeiten.

2 Die Maske auf die frisch gereinigte Haut auftragen (Augen- und Mundpartien dabei aussparen) und 10 Minuten einwirken lassen. Mit kühlem Wasser abwaschen und die Haut mit einem Handtuch trocken tupfen.

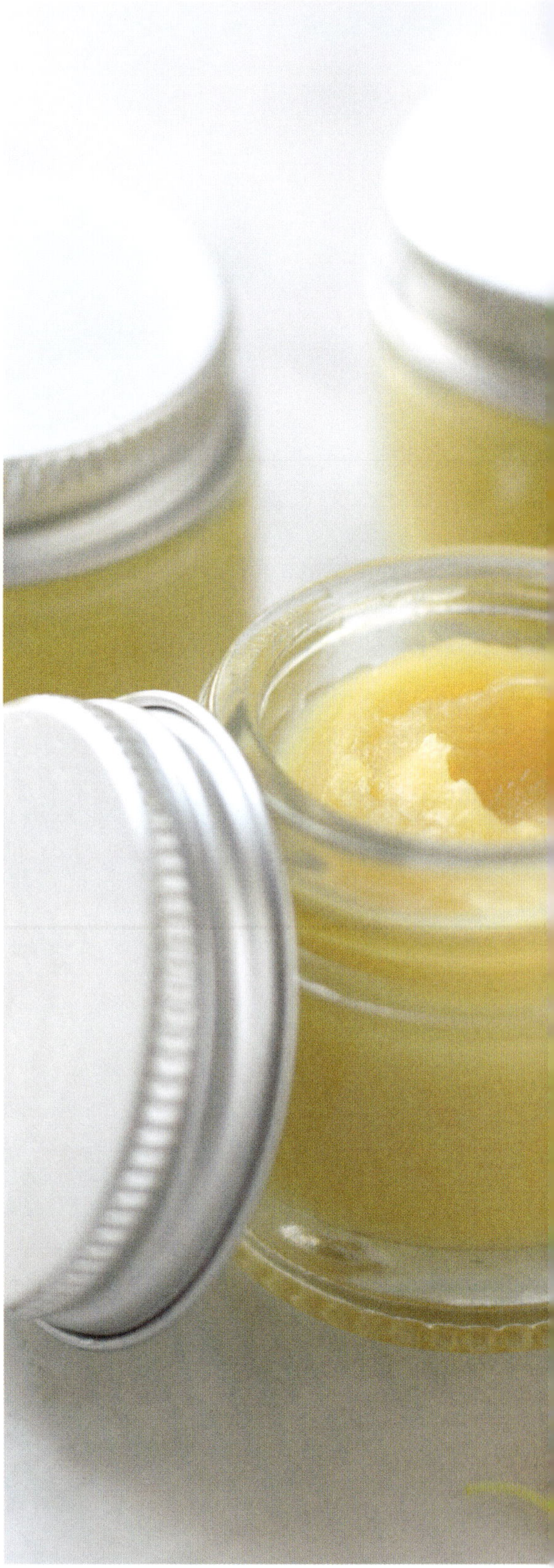

BALSAM

Mit selbst gemachtem Balsam lässt sich die Haut einfach und effektiv pflegen und vor Feuchtigkeitsverlust schützen. Die Aufbewahrungsgefäße müssen sorgfältig sterilisiert sein (S. 210). Wer sehr empfindliche Haut hat, sollte jedes Produkt zunächst auf einer kleinen Fläche testen.

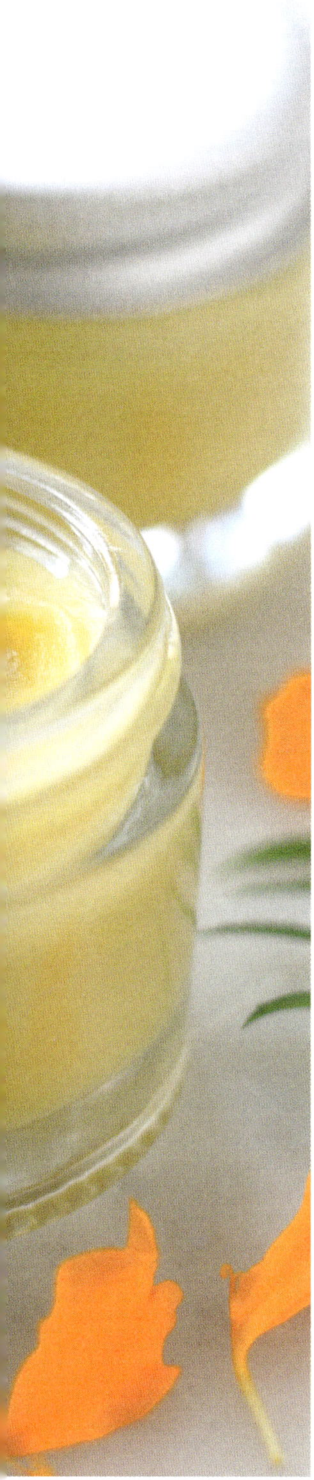

LIPPENBALSAM MIT RINGELBLUME UND MANDARINE

FEUCHTIGKEITSSPENDEND

HILFT GEGEN FIEBERBLÄSCHEN

ZUTATEN

1 TL Bienenwachs
70 g Kakaobutter
1 TL Kokosöl
5 Tropfen Melissentinktur
5 Tropfen Ringelblumentinktur
10 Tropfen ätherisches Mandarinenöl

ERGIBT 80 G

Ätherisches Mandarinenöl, gewonnen aus den frischen Schalen, hat eine leicht antiseptische und reinigende Wirkung. Melisse hält Herpesviren in Schach, daher beugt dieser Balsam Fieberbläschen vor oder lässt sie zumindest schneller abheilen. Kakaobutter pflegt und schützt die empfindliche Haut der Lippen.

ANLEITUNG

1 Bienenwachs, Kakaobutter und Kokosöl in einer Schüssel im Wasserbad (S. 231) schmelzen.

2 Die Tinkturen zusammen mit dem Mandarinenöl zu der Mischung geben und einrühren.

3 In 2 sterilisierte Gläser (S. 210) füllen und fest werden lassen. Der Balsam hält sich etwa 3 Monate.

PFLEGENDER LAVENDEL-MYRRHE-LIPPENBALSAM

FEUCHTIGKEITSSPENDEND

ZUTATEN

2 TL Kakao- und Sheabutter, gemischt
2 Tropfen ätherisches Lavendelöl
1 Tropfen ätherisches Myrrheöl

ERGIBT 10 G

Ganz schnell ist dieser Balsam gemischt, der lang anhaltend die Lippen befeuchtet, glättet und vor dem Austrocknen schützt. Eine wirkstoffreiche Kombination aus ätherischem Öl von Lavendel und Myrrhe spendet zusätzliche Pflege und verschafft Linderung bei aufgesprungenen Lippen. Den Balsam binnen 6 Monaten aufbrauchen.

ANLEITUNG

1 Kakao- und Sheabutter in einer Schüssel im Wasserbad (S. 231) zerlassen. Ätherische Öle einrühren. In ein kleines, sterilisiertes Glas (S. 210) mit fest schließendem Deckel gießen.
2 Abkühlen und fest werden lassen, was je nach Umgebungstemperatur bis zu 12 Stunden dauert.

SCHWANGERSCHAFTSBALSAM

HILFT GEGEN DEHNUNGSSTREIFEN

FEUCHTIGKEITSSPENDEND

ZUTATEN

1 TL Bienenwachs
5 TL Kokosöl
1 TL Aprikosenkernöl
1 TL Ringelblumen-Ölauszug

ERGIBT 40 G

Dehnt sich die Haut extrem, kann das als unangenehm empfunden werden und Schwangerschaftsstreifen entstehen lassen. Mit Kokos- und Aprikosenkernöl, beide sehr feuchtigkeitshaltig, kräftigt dieser unparfümierte Balsam die Haut und macht sie geschmeidig. Bienenwachs verhindert Feuchtigkeitsverluste und antioxidatives Ringelblumenöl beruhigt. Binnen 3 Monaten aufbrauchen.

ANLEITUNG

1 Bienenwachs mit Kokos-, Aprikosenkern- und Ringelblumenöl in einer Schüssel im Wasserbad (S. 231) erhitzen, bis es geschmolzen ist.
2 In ein sterilisiertes (S. 210) dunkles Glas mit fest schließendem Deckel gießen. Abkühlen und fest werden lassen, was je nach Umgebungstemperatur bis zu 12 Stunden dauert.

TEEBAUM-THYMIAN-FUSSBALSAM

WIRKT GEGEN FUSSPILZ

ZUTATEN

2 TL Bienenwachs
3 EL Mandelöl
1 EL Weizenkeimöl
1 TL Eibischtinktur
1 TL Beinwelltinktur
5 Tropfen ätherisches Thymianöl
5 Tropfen ätherisches Teebaumöl

ERGIBT ETWA 80 G

Dieser reinigende Balsam hilft gegen Fußpilz und andere Infektionen der Füße. Nachweislich haben ätherisches Teebaum- und Thymianöl eine stark pilzabwehrende und antibakterielle Wirkung. In Kombination mit beruhigender Eibisch- und Beinwelltinktur fördern sie zudem die Gesundung der Haut. Der Balsam ist bis zu 6 Monate haltbar.

ANLEITUNG

1 Bienenwachs mit dem Mandel- und Weizenkeimöl in einer Schüssel im Wasserbad (S. 231) erhitzen, bis das Wachs geschmolzen ist.
2 Vom Herd nehmen, leicht abkühlen lassen und dann die Tinkturen sowie die ätherischen Öle einrühren. In ein sterilisiertes Glas (S. 210) mit fest schließendem Deckel füllen. Abkühlen und fest werden lassen – je nach Umgebungstemperatur kann dies bis zu 12 Stunden dauern.

BADEKUGELN

Badekugeln sind aus einfachen Zutaten leicht herzustellen und erfreuen, schon während sie sich sprudelnd auflösen, die Sinne. Sie eignen sich auch vorzüglich als Geschenk: einfach in Alufolie einschlagen und mit buntem Seidenpapier sowie hübschen Bändern liebevoll verpacken.

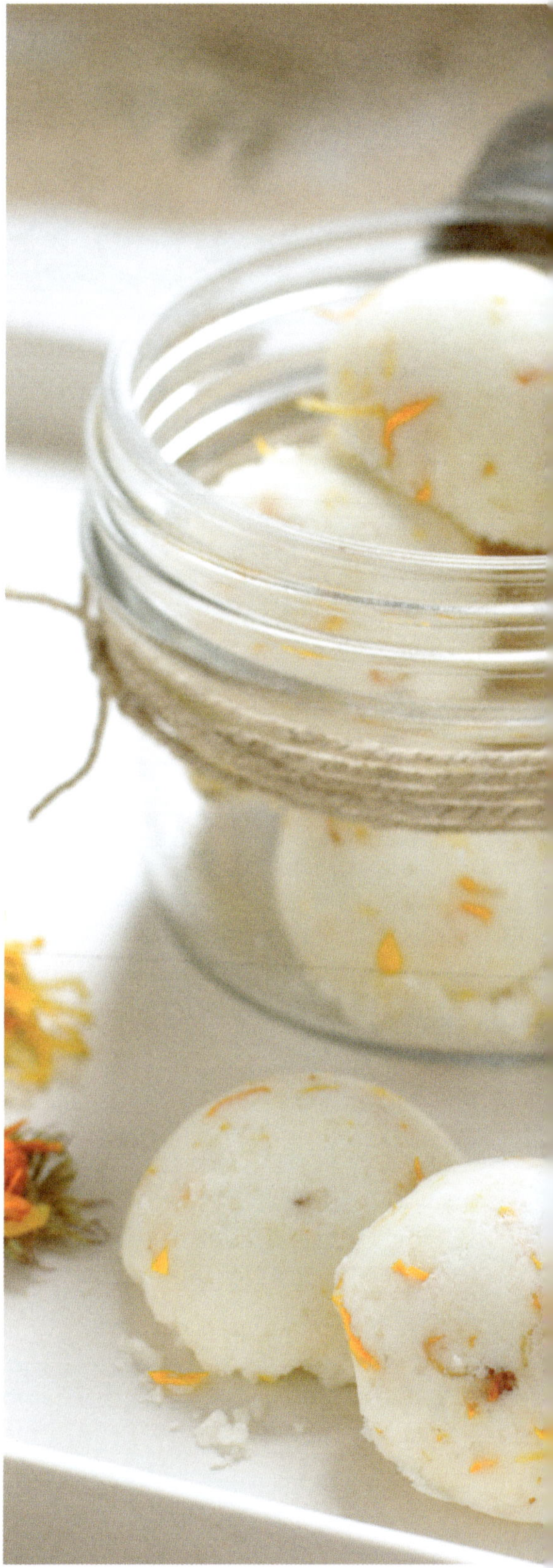

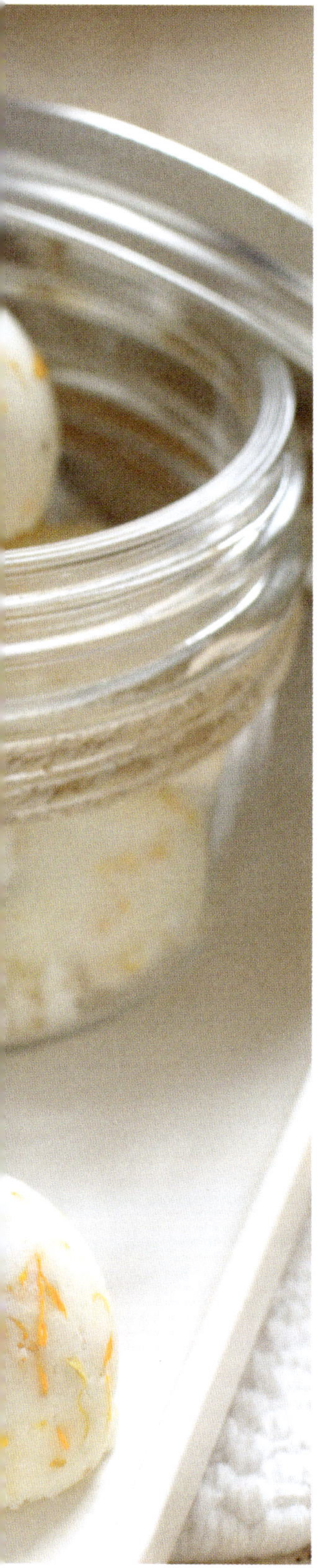

ZITRONIGE BADEKUGELN

LOCKERN MÜDE MUSKELN

REVITALISIEREND

ZUTATEN

- 80 g Natron
- 1 EL Zitronensäure
- 4 Tropfen ätherisches Grapefruitöl
- 4 Tropfen ätherisches Zitronenöl
- 1 Tropfen ätherisches Limettenöl
- 1 Tropfen ätherisches Rosmarinöl
- 1 Prise getrocknete Ringelblumenblütenblätter, gehackt
- 2 TL Mandelöl
- 1 Spritzer Karottenöl (nach Belieben)
- 1 Spritzer Avocadoöl (nach Belieben)
- Fein gehackte Kräuter oder Blüten (nach Belieben)

ERGIBT 4 KLEINE KUGELN

Eine solche Badekugel muntert zuverlässig die Stimmung auf. Ätherische Öle von Grapefruit, Zitrone und Limette garantieren zusammen mit den frisch-würzigen Noten von Rosmarin ein anregendes Dufterlebnis. Für Kugeln mit einer zarten Tönung ersetzen Sie das Mandelöl durch grünes Avocado- oder orangerotes Karottenöl.

ANLEITUNG

1 Natron und Zitronensäure auf einem flachen Teller vermengen. Die Öle auf die Mischung träufeln und die Ringelblumenblüten dazugeben.

2 Um die Mischung zart zu färben, 1 Spritzer orangerotes Karottenöl oder grünes Avocadoöl dazugeben. Sie können auch nach Belieben fein gehackte Kräuter wie Minze oder Blüten, etwa Lavendel oder Ringelblumen, hinzufügen.

3 Die pulvrige Mischung direkt ins Badewasser streuen oder in Formen pressen – geeignet sind beispielsweise alte Rollfilmdosen, Eiswürfelbehälter oder Sandkastenförmchen. Man gibt das Pulver beziehungsweise eine Badekugel ins Wasser, kurz bevor man in die Wanne steigt.

4 Für ein Geschenk die Mischung zu einer Kugel zusammendrücken und in Alufolie einschlagen. In Seidenpapier wickeln und mit Bändern oder anderweitig dekorieren.

EXOTISCHE BADEKUGELN

LOCKERN MÜDE MUSKELN

BELEBEN DIE SINNE

ZUTATEN

- 3 EL Natron
- 1 EL Zitronensäure
- 4 Tropfen ätherisches Mandarinenöl
- 3 Tropfen ätherisches Vetiveröl
- 2 Tropfen ätherisches Ylang-Ylang-Öl
- 1 Tropfen ätherisches Petitgrainöl
- 2 TL Ölauszug von Tüpfeljohanniskraut (*Hypericum perforatum*)
- 1 Prise fein gehackte Rosenblütenblätter

ERGIBT 4 KLEINE KUGELN

Geben Sie für ein prickelndes Badevergnügen der Extraklasse eine der betörend duftenden Kugeln zum einlaufenden Wasser. Die pulvrigen Zutaten machen das Wasser herrlich weich, während die Komposition aus erdigen Vetivernoten, dem blumigen Duft von madagassischem Ylang-Ylang und warmen, entspannenden Zitrusaromen innere Gelassenheit und ein tiefes Wohlgefühl beschert.

ANLEITUNG

1 Natron und Zitronensäure auf einem flachen Teller vermengen. Die ätherischen Öle auf die Mischung träufeln.

2 Das Ganze mit einem Löffel in der Tellermitte zusammenschieben. In die Mitte eine kleine Mulde drücken und das intensiv rote Tüpfeljohanniskrautöl zusammen mit den Rosenblütenblättern hineingeben.

3 Nach und nach die pulvrige Mischung mit dem Öl und den Rosenblütenblättern vermengen – das Johanniskrautöl bindet die Zutaten und dient zugleich als Farbgeber.

4 Die Masse in Formen pressen – geeignet sind etwa Eiswürfelbehälter oder auch Sandkastenförmchen. Alternativ die Masse einfach mit den Händen zu Kugeln rollen. Trocken aufbewahren und binnen 2 Monaten verwenden.

GUTE-LAUNE-BADEKUGELN

LOCKERN MÜDE MUSKELN

REVITALISIEREND

ZUTATEN

3 EL Natron
1 EL Zitronensäure
7 Tropfen ätherisches Mandarinenöl
2 Tropfen ätherisches Orangenöl
1 Tropfen ätherisches Lavendelöl
2 TL Ringelblumenöl
1 Prise fein geriebene Schale von unbehandelten Orangen, Mandarinen oder Zitronen

ERGIBT 4 KLEINE KUGELN

Mit ihrem sanften Duft sind die sprudelnden Badekugeln für Kinder sehr geeignet. Die Kombination von warmen, zitronigen Mandarinen- und Orangennoten mit entspannenden Lavendelaromen hebt die Laune und stärkt zugleich die innere Ruhe. Goldgelbes Ringelblumenöl sowie etwas abgeriebene Zitrusfruchtschale geben den Kugeln eine attraktive Farbe und Textur.

ANLEITUNG

1 Natron und Zitronensäure auf einem flachen Teller vermengen. Die ätherischen Öle auf die Mischung träufeln. Das Ganze mit einem Löffel in der Tellermitte zusammenschieben.

2 In die Mitte eine kleine Mulde drücken und das Ringelblumenöl hineingeben. Nach und nach in die pulvrigen Zutaten einarbeiten, sodass eine zusammenhängende Masse entsteht (durch das Öl erhält sie eine zarte Färbung). Gleichzeitig die geriebene Zitrusfruchtschale untermischen.

3 Die Masse in Formen pressen – geeignet sind etwa Eiswürfelbehälter oder auch Sandkastenförmchen. Alternativ die Masse einfach mit den Händen zu Kugeln rollen. Trocken aufbewahren und binnen 2 Monaten verwenden.

BADETEES

Mit Kräutern zu baden, ist eine der einfachsten und genussvollsten Arten, von den Heilkräften der Natur zu profitieren. Lehnen Sie sich in der Wanne zurück und entspannen Sie, während die ätherischen Öle Ihre Stimmung aufhellen, Kopfschmerzen vertreiben und die Schlafbereitschaft fördern.

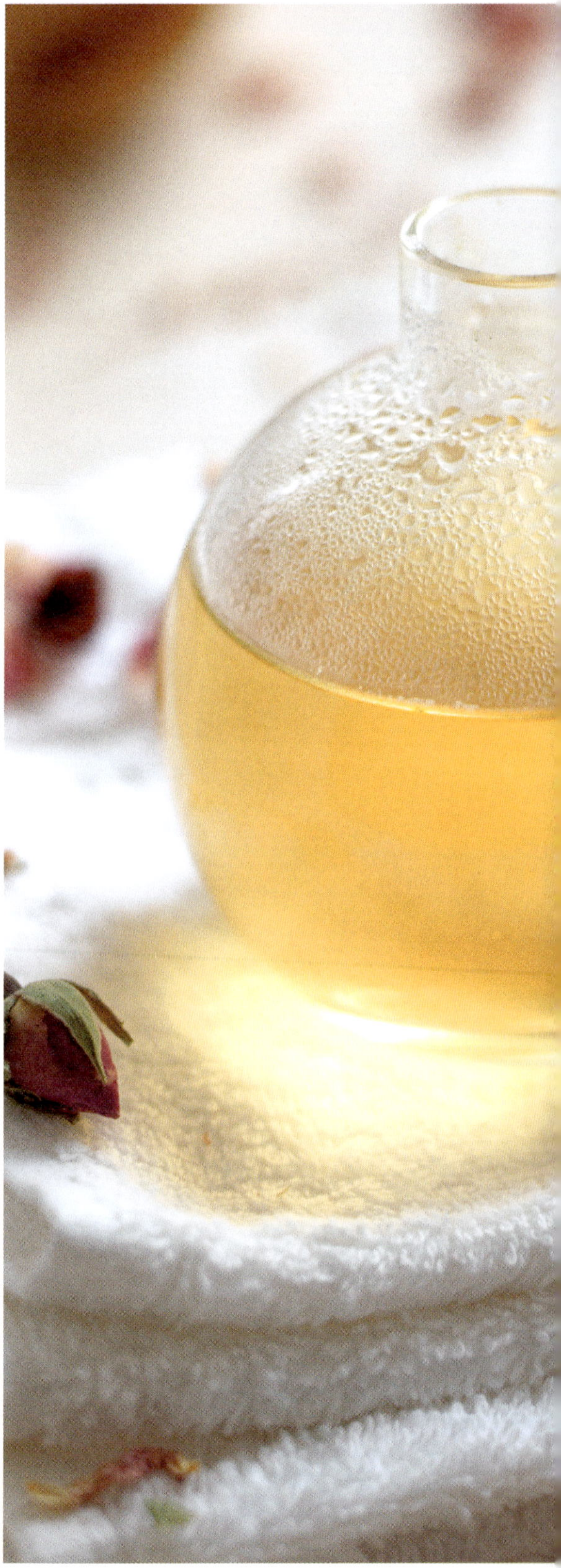

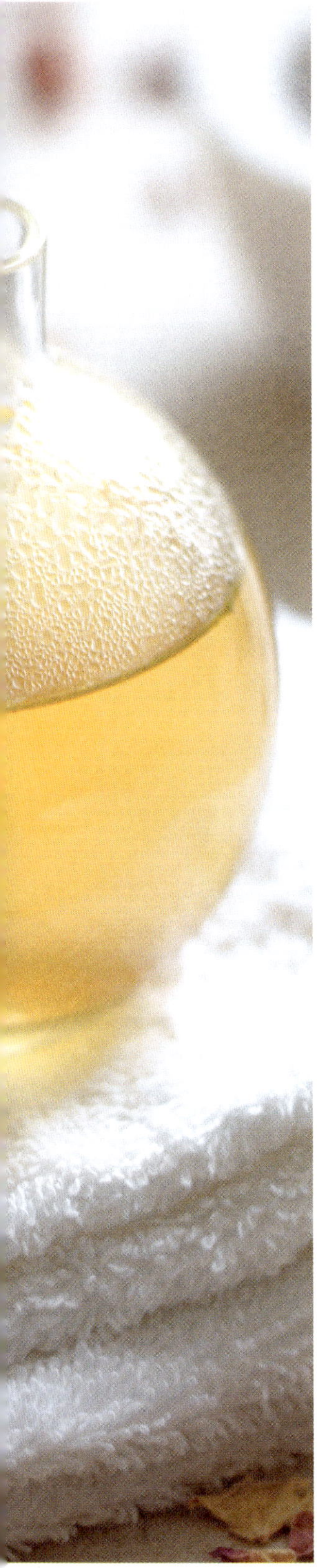

ROSEN-RINGELBLUMEN-BADETEE

LOCKERT MÜDE MUSKELN

ENTSPANNT

ZUTATEN

2 TL getrocknete Rosenblütenblätter oder -knospen
1 TL getrocknete Hagebutten
1 TL Salz
1 TL Apfelessig
5 Tropfen Ringelblumentinktur
8 Tropfen ätherisches Rosenöl
2 Tropfen ätherisches Geranienöl

FÜR 1 VOLLBAD

Der sanft pflegende und erfrischende Badetee ist ein herrliches Tonikum für trockene, empfindliche Haut. Die kühlende und ausgleichende Wirkung der Rose macht sich diese Rezeptur sowohl in Form von ätherischem Öl aus den Blüten wie auch mittels Hagebutten zunutze, die viele Vitamine und Flavonoide enthalten. Apfelessig macht die Haut weich, Ringelblume beruhigt sie.

ANLEITUNG

1 Aus Rosenblütenblättern und Hagebutten mit 500 ml heißem Wasser einen Aufguss bereiten (S. 176).
2 Abseihen und die übrigen Zutaten hinzufügen.
3 Sogleich ins frisch eingelaufene warme Badewasser geben.

ZITRONENGRAS-ROSMARIN-BADETEE

ENTSPANNT

LOCKERT MÜDE MUSKELN

ZUTATEN

- 2 TL getrocknete Lorbeerblätter, gehackt
- 1 TL getrockneter Rosmarin
- 5 Tropfen ätherisches Zitronengrasöl

FÜR 1 VOLLBAD

Zitronengras, Lorbeer und Rosmarin sind wegen ihrer Aromen als Küchenkräuter sehr gefragt. Doch genauso bewähren sie sich bei der Körperpflege. Hier ergeben sie eine anregende und erwärmende Bademischung, die müde Muskeln wieder munter macht und uns nach größerer körperlicher Anstrengung oder nach dem Sport regenerieren lässt.

ANLEITUNG

1 Aus den Kräutern mit 500 ml Wasser einen Aufguss bereiten (S. 176). Nach dem Abkühlen Zitronengrasöl hinzufügen.

2 Sogleich ins frisch eingelaufene Badewasser geben.

BADETEE MIT LAVENDEL UND ALOE VERA

ENTSPANNT

LOCKERT MÜDE MUSKELN

ZUTATEN

- 2 TL Lavendel
- 2 TL Kamille
- 30 ml (2 EL) Aloe-vera-Saft
- 10 Tropfen ätherisches Lavendelöl

FÜR 1 VOLLBAD

Dieser Badetee tut empfindlicher Haut gut und erzeugt ein angenehmes Gefühl der Entspannung. Lavendel belebt und stärkt, hat aber gleichzeitig eine ausgleichende Wirkung auf den Körper und die Seele. Daher bildet er in dieser sanften Bademischung den perfekten Partner für beruhigende Aloe vera und pflegende Kamille.

ANLEITUNG

1 Aus Lavendel und Kamille mit 500 ml Wasser einen Aufguss bereiten (S. 176). Nach dem Abkühlen den Aloe-vera-Saft und das ätherische Lavendelöl hinzufügen.

2 Sogleich ins frisch eingelaufene Badewasser geben, das bei trockener oder empfindlicher Haut nicht allzu heiß sein sollte.

ALGEN-ARNIKA-BADETEE

ENTSPANNT

LOCKERT MÜDE MUSKELN

ZUTATEN
- ½ TL Blasentang
- 1 TL Beinwell
- 2 TL Wacholderbeeren
- 2 gehäufte TL Meersalz
- 5 Tropfen Arnikatinktur
- 2 Tropfen Kiefernöl
- 2 Tropfen ätherisches Lavendelöl
- 2 Tropfen ätherisches Zitronenöl
- 2 Tropfen ätherisches Wacholderöl

FÜR 1 VOLLBAD

Nach einem anstrengenden Tag lässt diese Mischung den Körper wieder auftanken. Nährstoffreicher Blasentang wird von jeher verwendet, um Gewebereizungen und -entzündungen zu lindern. Hier wird die Alge mit Arnika kombiniert, einem bewährten Mittel gegen blaue Flecken, Beulen und Zerrungen. Eine Kombination ätherischer Öle stimuliert schließlich die Sinne.

ANLEITUNG

1 Aus den getrockneten Kräutern mit 500 ml Wasser einen Aufguss bereiten (S. 176).
2 Das Salz einrühren, bis es vollständig gelöst ist. Arnikatinktur, Kiefernöl und ätherische Öle hinzufügen.
3 Sogleich ins frisch eingelaufene Badewasser geben.

ENTGIFTENDER BADETEE

KREISLAUFANREGEND

LOCKERT MÜDE MUSKELN

ZUTATEN
- ½ TL Blasentang
- 1 TL Selleriesamen
- 2 TL Fenchelsamen
- 2 Tropfen ätherisches Wacholderöl
- 2 Tropfen ätherisches Öl vom schwarzen Pfeffer
- 2 Tropfen ätherisches Zitronenöl
- 2 Tropfen ätherisches Eukalyptusöl
- 2 gehäufte TL Meersalz

FÜR 1 VOLLBAD

Um die Ausleitung von Giftstoffen aus dem Körper zu fördern, kommt hier nährstoffreicher Blasentang im Verbund mit reinigendem Meersalz, durchblutungsförderndem Wacholder und zitronig-würzigen ätherischen Ölen zum Einsatz. Eine Trockenmassage mit einer Naturbürste oder einem Luffahandschuh vor dem Bad öffnet die Poren und steigert die Wirkung der Mischung.

ANLEITUNG

Aus Alge und Samen mit 500 ml Wasser einen Aufguss bereiten (S. 176). Ätherische Öle zum Salz und dieses dann in den Aufguss geben. Rühren, bis es gelöst ist. Sogleich ins frisch eingelaufene Badewasser geben.

WÄRMENDES INGWER-WACHOLDER-FUSSBAD

ERWÄRMEND

KREISLAUFANREGEND

ZUTATEN

1 EL getrocknete Hagebutten
2 EL getrocknete Hibiskusblüten
1 TL Gewürznelken
1 TL Wacholderbeeren
3 Lorbeerblätter, zerteilt
1 EL Orangenschale, frisch oder getrocknet
3 Tropfen ätherisches Ingweröl

FÜR 1 BEHANDLUNG

Eine aromatische Mischung wie diese kurbelt die Durchblutung an und bekämpft zuverlässig kalte Füße. Ingwer, bekannt für seine erwärmenden Eigenschaften, verbindet sich mit anregendem Wacholder und Nelken, die sanft schmerzstillend wirken. Da der angenehme Duft von Lorbeerblättern und Orange zugleich die Sinne anspricht, stellt sich rundum Wohlgefühl ein.

ANLEITUNG

1 Alle Zutaten in ein Mullsäckchen füllen. In eine große Schüssel mit kochendem Wasser geben und sanft rühren.
2 Nach 10 Minuten so viel kaltes Wasser dazugießen, dass die Temperatur zwar noch sehr warm, aber gut zu ertragen ist. Das Fußbad genießen, solange es als angenehm empfunden wird – nach Belieben auch, bis das Wasser ausgekühlt ist.

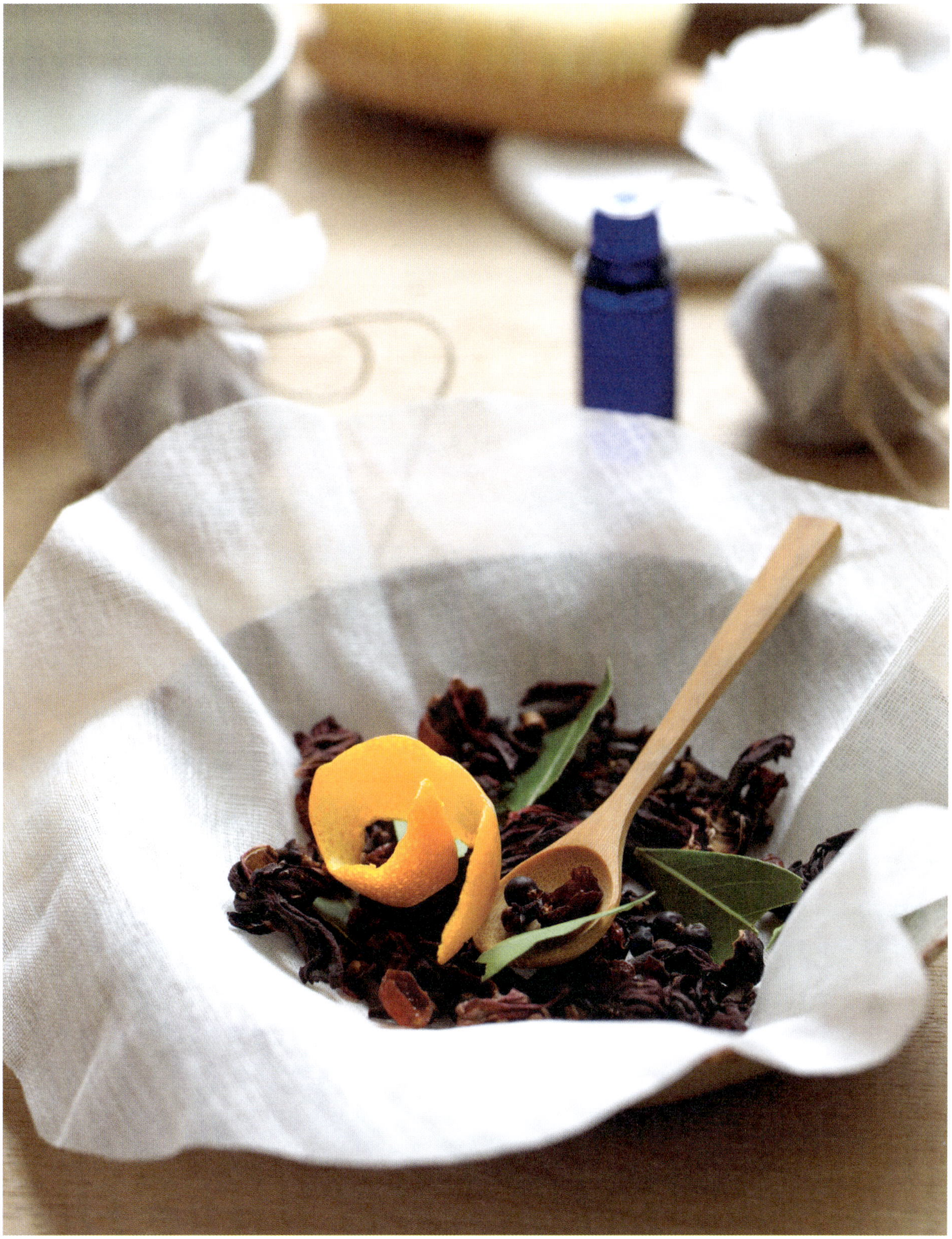

ENTSPANNENDES PFLEGEBAD

ENTSPANNT

LOCKERT MÜDE MUSKELN

ZUTATEN
2 EL Himbeerblätter
2 EL Veilchenblätter
2 EL Lavendel
2 EL Hafermehl

FÜR 1 VOLLBAD

Himbeerblätter haben wegen der in ihnen enthaltenen Gerbstoffe mild zusammenziehende Wirkung. Sie verbinden sich mit hautberuhigendem Veilchen und entspannendem Lavendel zu einem Badezusatz, der Körper und Seele guttut. Mit im Spiel ist außerdem Hafermehl, das trockene Haut sanft befeuchtet und nährt, sodass sie sich anschließend herrlich weich und glatt anfühlt.

ANLEITUNG

1 Alle Zutaten in den Mörser geben und zu grobem Pulver zerstoßen (alternativ in einer Kaffeemühle mahlen oder auch im Mixer verarbeiten).

2 Die Mischung in ein Mullsäckchen füllen. Fest zubinden und mit den Schnurenden so am Wasserhahn der Wanne befestigen, dass das warme Wasser beim Einlassen hindurchfließt. Das Säckchen zuletzt ins Badewasser einlegen – und dann einfach nur zurücklehnen und entspannen.

SITZBAD FÜR DIE WÖCHNERIN

HEILUNGSFÖRDERND NACH DER ENTBINDUNG

ZUTATEN
2 EL Ringelblumen
2 EL Kamille
2 EL Lavendel
1 EL Schafgarbe
1 EL Hirtentäschel (*Capsella bursa-pastoris*)

FÜR 1 VOLLBAD

Diese Kräutermischung unterstützt den Körper nach der Entbindung. Ringelblume regt die Zellregeneration an, während Kamille sanft beruhigt und Schafgarbe sowie Hirtentäschel entzündungshemmende Wirkungen entfalten. Lavendel reinigt und pflegt die Haut, zudem fördert er mit seinem Duft die Entspannung.

ANLEITUNG

1 Genügend Wasser aufkochen, um aus den Kräutern einen Aufguss zu bereiten (S. 176).

2 Nach dem Abkühlen in die mit warmem Wasser nur hüfthoch gefüllte Badewanne geben. Das Bad 10 Minuten wirken lassen. Nach einem Dammschnitt oder -riss nur einmal pro Tag ein Sitzbad nehmen.

FÜR HAAR UND KOPFHAUT

Für gesundes, glänzendes Haar voller Spannkraft muss es auch der Kopfhaut gut gehen. Strapazieren Sie sie daher beim Haarewaschen nicht mit allzu heißem Wasser und führen Sie ihr mit selbst gemachten Kräuterpräparaten zusätzliche Nährstoffe zu.

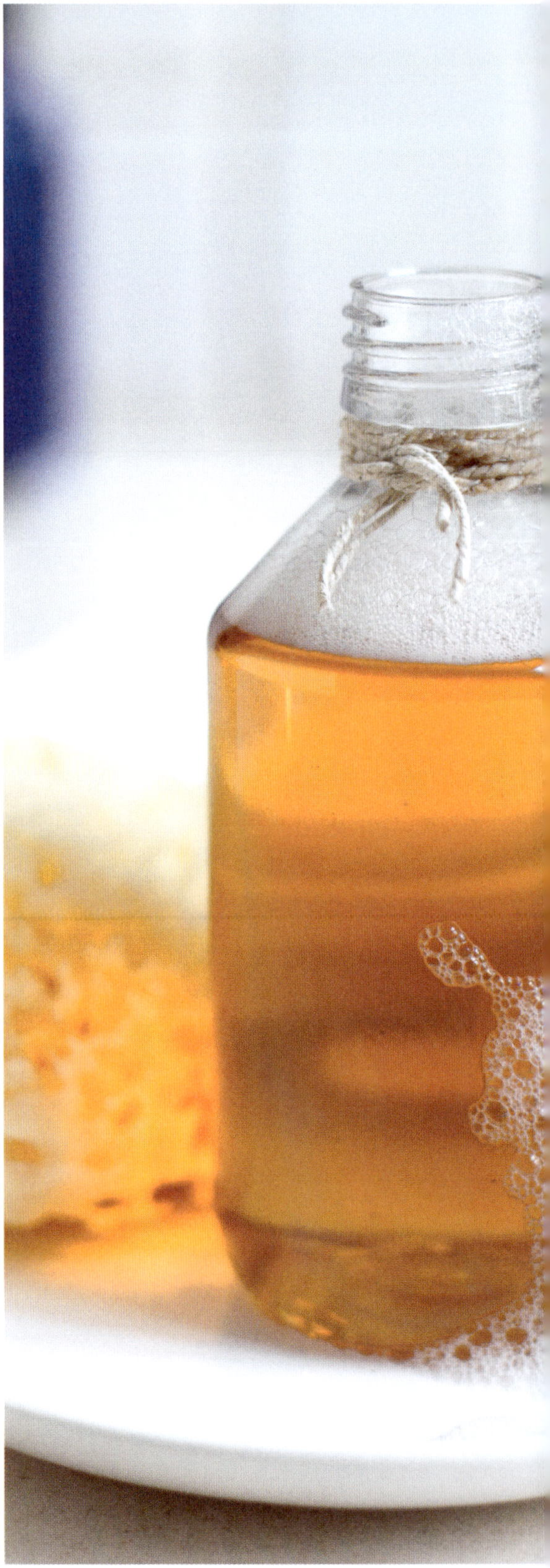

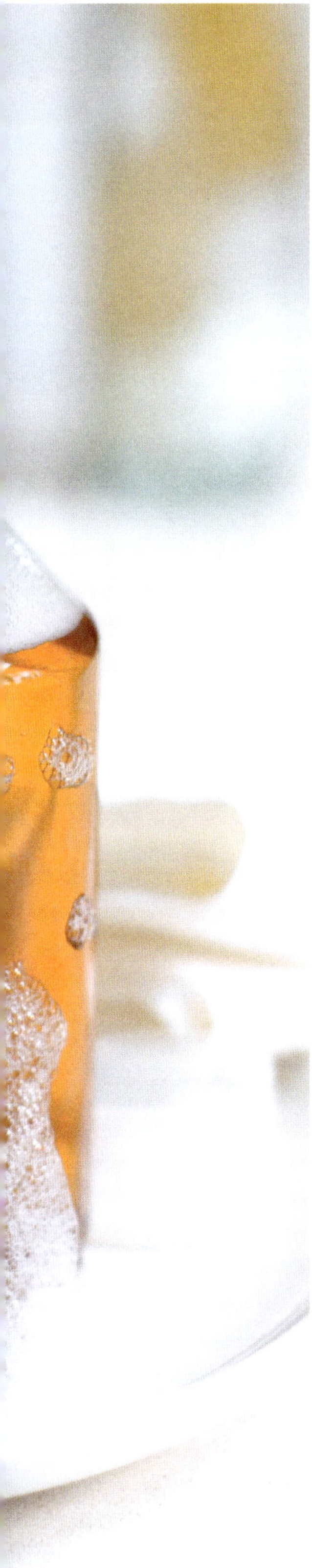

BEINWELL-HAARTONIKUM

FÜR JEDEN HAARTYP

ZUTATEN

3 TL getrocknete Ringelblumenblüten
3 TL getrockneter Beinwell
1 TL getrocknetes Zinnkraut

FÜR 1 BEHANDLUNG

Beinwell pflegt das Haar und die Kopfhaut mit seinem hohen Gehalt an Allantoin, das die Zellregeneration anregt. Ringelblume wirkt hautberuhigend und Zinnkraut verhilft dem Haar zu attraktivem Glanz. Dank dieses einfachen Tonikums, das Haare und Kopfhaut gleichermaßen nährt, erhält es seine natürliche Spannkraft zurück.

ANLEITUNG

1 Die getrockneten Kräuter in einer Schüssel mit 100 ml kochendem Wasser übergießen.
2 Den Aufguss 20 Minuten ziehen lassen, danach abseihen und die Siebrückstände wegwerfen.
3 Ein Shampoo nach Wahl mit dem Aufguss anreichern – der Anteil sollte höchstens 50 Prozent betragen, sonst wird das Shampoo allzu flüssig. Den Rest des Aufgusses nach der Haarwäsche als Spülung verwenden.

ZINNKRAUT-SHAMPOO FÜR MATTES HAAR

FRISCHT STUMPFES HAAR AUF

ZUTATEN

- 3 EL gewöhnliches Shampoo
- 3 EL Aufguss von Zinnkraut, Rosmarin und Salbei zu gleichen Teilen (S. 176)
- 1 knapper TL Mandelöl
- 6 Tropfen ätherisches Rosmarinöl

ERGIBT 100 ML

Kieselsäurereiches Zinnkraut wird traditionell eingesetzt, um stumpfem Haar neue Vitalität zu geben. In Kombination mit glanz- und wuchsförderndem Rosmarin, kühlendem und die Talgproduktion regulierendem Salbei sowie reichhaltigem Mandelöl nährt er das Haar, versorgt es mit Feuchtigkeit und verleiht ihm Spannkraft.

ANLEITUNG

Alle Zutaten gut vermischen. Innerhalb 1 Woche aufbrauchen (Aufbewahrung im Kühlschrank verlängert die Haltbarkeit auf 2 Wochen).

BRENNNESSEL-SHAMPOO GEGEN SCHUPPEN

WIRKT GEGEN SCHUPPEN

ZUTATEN

- 3 EL gewöhnliches Shampoo
- 3 EL Aufguss von Lavendel, Brennnessel und Salbei zu gleichen Teilen (S. 176)
- 1 knapper TL Borretschsamenöl
- 6 Tropfen ätherisches Zedernöl
- 2 Tropfen ätherisches Zitronenöl

ERGIBT 100 ML

Borretschsamenöl liefert reichlich essenzielle Fettsäuren wie Gamma-Linolensäure und ist besonders für trockene, gereizte Haut angezeigt. Hier wirkt es in Verbindung mit mineralienreicher Brennnessel, beruhigendem Lavendel und kühlendem Salbei der Schuppenbildung entgegen. Ätherische Öle von Zedernholz und Zitrone unterstützen die regenerierende Wirkung.

ANLEITUNG

Alle Zutaten gut vermischen. Innerhalb 1 Woche aufbrauchen (Aufbewahrung im Kühlschrank verlängert die Haltbarkeit auf 2 Wochen).

NÄHRENDE SPÜLUNG FÜR TROCKENES UND GESCHÄDIGTES HAAR

HILFT BEI TROCKENEM UND GESCHÄDIGTEM HAAR

ZUTATEN

- 3 EL gewöhnliche Spülung
- 3 EL Aufguss von Beinwell, Eibisch und Ringelblume zu gleichen Teilen (S. 176)
- 1 knapper TL Ringelblumenöl
- 8 Tropfen ätherisches Weihrauchöl
- 2 Tropfen ätherisches Öl der Römischen Kamille

ERGIBT 100 ML

Gleich in zweifacher Form – in einem beruhigenden Aufguss und als gehaltvolles Öl – verbindet sich hier die Ringelblume mit geschmeidig machendem Eibisch und nährendem Beinwell. Ätherische Öle von Weihrauch und Römischer Kamille wirken ebenfalls besänftigend und stärkend.

ANLEITUNG

Alle Zutaten gut vermischen. Innerhalb 1 Woche aufbrauchen (Aufbewahrung im Kühlschrank verlängert die Haltbarkeit auf 2 Wochen).

ROSMARINSPÜLUNG FÜR JEDEN HAARTYP

FÜR JEDEN HAARTYP

ZUTATEN

- 3 EL gewöhnliche Spülung
- 3 EL Aufguss von Rose, Rosmarin und Thymian zu gleichen Teilen (S. 176)
- 1 knapper TL Avocadoöl
- 5 Tropfen ätherisches Zedernöl
- 3 Tropfen ätherisches Orangenöl
- 3 Tropfen ätherisches Rosmarinöl

ERGIBT 100 ML

Wenn es ein Kraut gibt, das mit vollem, kräftigem Haar in Verbindung gebracht wird, dann ist es Rosmarin. Man nutzt ihn mitunter auch, um einen dunkleren Ton zu erzielen. Daher ist es bei blondem Haar angezeigt, für den Aufguss die Rosmarinmenge zu halbieren und stattdessen zusätzlich Kamille zu verwenden. Avocado nährt die Kopfhaut und spendet dem Haar Feuchtigkeit.

ANLEITUNG

Alle Zutaten gut vermischen. Innerhalb 1 Woche aufbrauchen (Aufbewahrung im Kühlschrank verlängert die Haltbarkeit auf 2 Wochen).

THYMIAN-APFELESSIG-SPÜLUNG

GEGEN SCHUPPEN

ZUTATEN

100 ml Apfelessig
10 Tropfen ätherisches Thymianöl

ERGIBT 100 ML

Thymianöl wärmt und regt an, hat eine stark pilzhemmende und antibakterielle Wirkung und wird traditionell zur Haarkräftigung eingesetzt. Apfelessig ist ein hervorragend reinigendes Haartonikum und gibt dem Haar schönen Glanz. Die einfache Kombination ist für alle, die von Schuppen geplagt werden, eine ausgezeichnete Spülung vor dem Waschen.

ANLEITUNG

1 Zutaten mischen und in die Kopfhaut einmassieren.

2 5 Minuten einwirken lassen, dann mit warmem Wasser ausspülen und wie üblich schamponieren. Binnen 6 Monaten aufbrauchen.

PFLEGENDER KOKOS-CONDITIONER

FÜR JEDEN HAARTYP

ZUTATEN

- 100 g Kokosöl im Glas
- 8 Tropfen ätherisches Lavendelöl
- 7 Tropfen ätherisches Mandarinenöl
- 5 Tropfen Petitgrain (ätherisches Bitterorangenöl)

ERGIBT 100 G

Kokosöl ist eine hervorragende Nährbehandlung für alle Haartypen. Es wird leicht von der Kopfhaut aufgenommen, pflegt sie, spendet ihr Feuchtigkeit und macht zugleich das Haar weicher und glatter. Durch die Kombination aus Lavendel-, Mandarinen- und Bitterorangenöl bekommt dieser hoch wirksame Conditioner einen belebenden, frischen Duft.

ANLEITUNG

1 Kokosöl zerlassen. Dazu das Glas in eine Schüssel heißes Wasser stellen (das Glas braucht nur zur Hälfte im Wasser zu stehen). Ist das Öl geschmolzen, Glas aus dem Wasser nehmen, Öle hineinträufeln und umrühren, bevor es wieder fest wird. Abkühlen lassen.
2 Vor Gebrauch etwas Öl auf die Handfläche geben und weich werden lassen, dann in Haar und Kopfhaut massieren. Dort mindestens 2 Stunden lassen, dann wegschamponieren. Trägt man das Shampoo auf, bevor man das Haar nass macht, lässt sich das Öl leichter herauswaschen. Binnen 6 Monaten aufbrauchen.

»KOKOSÖL GEHÖRT ZU DEN BESTEN FEUCHTIGKEITSSPENDERN FÜR HAUT UND HAAR, DIE DIE NATUR ZU BIETEN HAT. OPTIMALE PFLEGE VERSPRICHT BIOLOGISCHES UND NATIVES KOKOSÖL.«

KOKOS-LAVENDEL-ROSMARIN-HAARKUR

FÜR JEDEN HAARTYP

ZUTATEN

100 g Kokosöl aus dem Glas
10 Tropfen ätherisches Lavendelöl
8 Tropfen ätherisches Rosmarinöl
6 Tropfen ätherisches Geranienöl

ERGIBT 100 G

Kokosnuss bedeutet für Haare und Kopfhaut Wellness pur. Sie spendet der Haut Feuchtigkeit, macht das Haar geschmeidig und ist perfekt geeignet, um störrische Locken oder fliegende Haare zu bändigen. Durch den Zusatz von ätherischem Lavendel-, Rosmarin- und Geranienöl wird der Wuchs angeregt und mattes Haar wird wieder frisch und vital.

ANLEITUNG

1 Das verschlossene Kokosöl-Glas in eine Schüssel setzen. Bis auf halbe Höhe des Glases heißes Wasser dazugießen und das Kokosöl schmelzen lassen.

2 Die ätherischen Öle gründlich in das geschmolzene Kokosöl einrühren. Abkühlen und wieder fest werden lassen. (Bei heißem Wetter die Zubereitung im Kühlschrank aufbewahren, damit sie fest wird.)

3 Man verreibt etwas von der Mischung zwischen den Handflächen, bis sie geschmeidig wird, und arbeitet sie dann gleichmäßig ins Haar ein – wichtig ist dabei vor allem, auch die Kopfhaut zu massieren. Ein vorgewärmtes Handtuch um den Kopf wickeln und die Kur 30 Minuten einwirken lassen.

4 Anschließend das Haar shampoonieren und die Kur ausspülen. Eventuell ist ein zweites Waschen erforderlich.

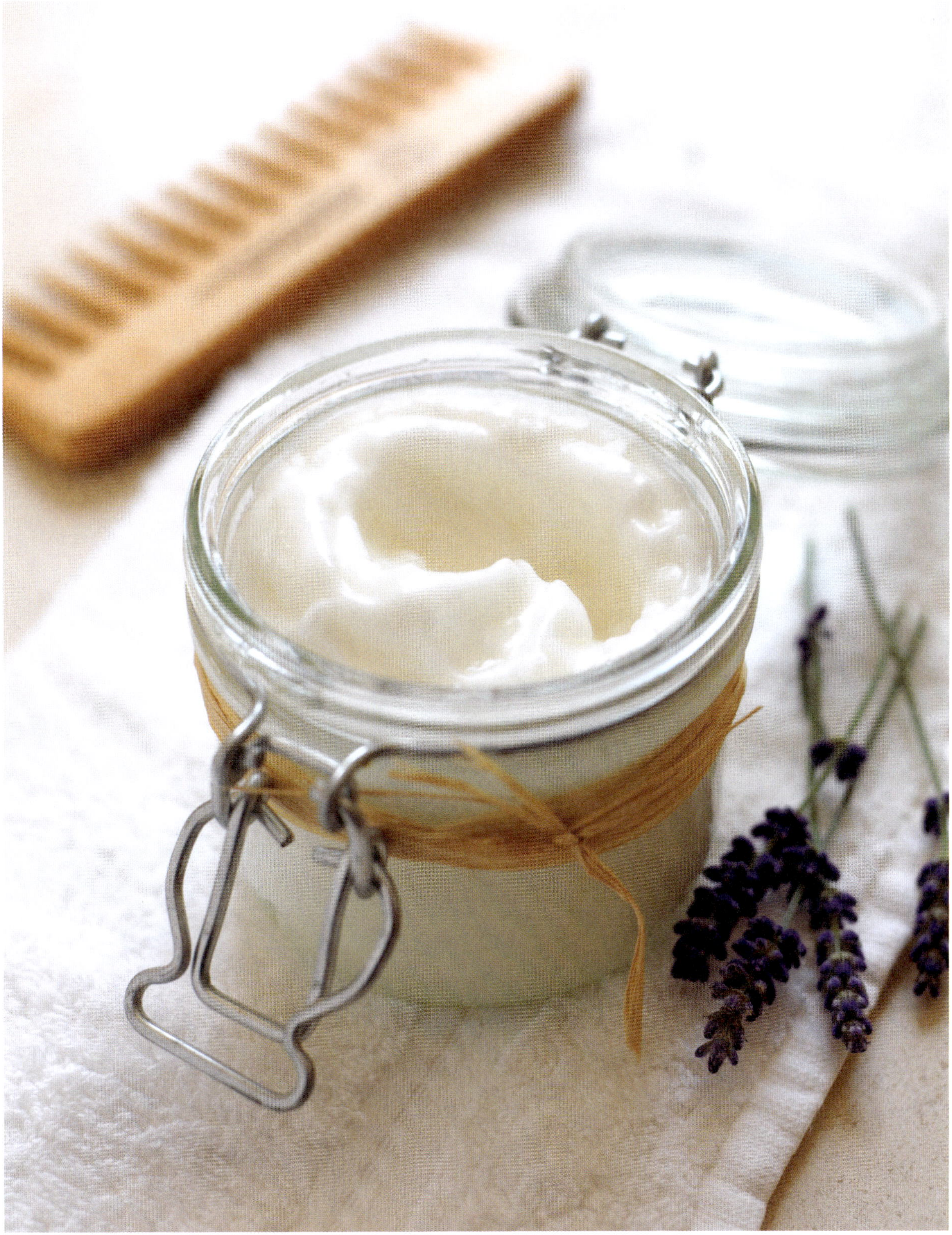

ANREGENDE HAARKUR

FÜR JEDEN HAARTYP

ZUTATEN

2 TL Avocadoöl
2 Tropfen ätherisches Rosmarinöl
2 Tropfen ätherisches Basilikumöl

FÜR 1 BEHANDLUNG

Das grüne Avocadoöl wird nicht aus dem Kern der Frucht, sondern aus dem Fleisch gepresst. Neben zahlreichen Vitaminen und Mineralien liefert es viele essenzielle Fettsäuren und wirkt stark feuchtigkeitsspendend. Um den Haarwuchs zu fördern, werden dieser wirkstoffreichen Zubereitung anregendes Rosmarin- und Basilikumöl beigemischt.

ANLEITUNG

1 Avocadoöl mit den ätherischen Ölen verrühren. In eine Flasche füllen. Vor dem Gebrauch die Flasche in eine Schüssel mit heißem Wasser stellen, um die Mischung zu erwärmen.

2 Die Kur mit den Fingerspitzen in kreisförmigen Bewegungen kraftvoll in die Kopfhaut einmassieren und 30 Minuten einwirken lassen. Anschließend das Haar wie gewohnt shampoonieren. Leichter lässt sich die ölige Mischung entfernen, indem man das Shampoo aufträgt, bevor man das Haar befeuchtet. Die Kur innerhalb von 6 Monaten aufbrauchen.

RINGELBLUMEN-BANANEN-HAARKUR

FÜR JEDEN HAARTYP

ZUTATEN

1 reife Banane
2 TL Ringelblumen-Ölauszug
3 Tropfen ätherisches Ylang-Ylang-Öl
1 Spritzer Zitronensaft zum Auswaschen

FÜR 1 BEHANDLUNG

Die an Kalium und Aminosäuren reichen Bananen geben eine wunderbar beruhigende und nährende Pflege für trockenes oder geschädigtes Haar ab. Ein antioxidativer Ringelblumen-Ölauszug und exotisch duftendes ätherisches Ylang-Ylang-Öl komplettieren diese einfache, aber gegen störrische Locken besonders wirksame Haarkur.

ANLEITUNG

1 Die Banane im Mixer glatt pürieren (so lässt sich die Kur später leichter ausspülen). Mit dem Ringelblumen-Ölauszug und dem Ylang-Ylang-Öl vermischen.

2 Das Haar befeuchten. Überschüssiges Wasser mit einem Handtuch ausdrücken, danach gut durchkämmen. Die Bananenkur ins Haar einmassieren.

3 Das Haar mit Frischhaltefolie umwickeln, alternativ eine ausgediente Duschhaube oder auch eine Einkaufstüte aus Plastik überstülpen, sodass die Kur nicht austrocknet. Die Kur 30 Minuten einwirken lassen. Danach mit dem gewohnten Shampoo und zusätzlich 1 Spritzer Zitronensaft auswaschen.

GLOSSAR

Adaptogen
Kräftigend, erhöht die Widerstandsfähigkeit des Körpers bei Müdigkeit und Stress

Adstringierend
Verursacht eine Zusammenziehung von Gewebe und hemmt den Fluss von Blut und anderen Sekreten

Analgetisch
Schmerzlindernd

Anodyn
Schmerzstillend

Antazid
Bindet Magensäure

Anthelmintisch
Wurmtötend

Antiallergen
Lindert allergische Reaktionen

Antiarrhythmisch
Beseitigt Herzrhythmusstörungen

Antibakteriell
Tötet Bakterien ab oder hemmt ihre Ausbreitung

Antibiotisch
Tötet Mikroorganismen ab oder hemmt ihre Ausbreitung

Antidepressiv
Lindert depressive Gemütszustände

Antidiarrhoisch
Hilft gegen Durchfall

Antiemetisch
Lindert Brechreiz

Antifungal
Zerstört Pilze oder hemmt ihre Ausbreitung

Antihidrotisch
Schweißhemmend

Antihistaminisch
Hebt die Wirkung von Histamin auf oder senkt die körpereigene Histaminproduktion

Antiinflammatorisch
Entzündungshemmend

Antikatarrhalisch
Wirkt gegen Katarrhe

Antioxidativ
Reduziert die Schäden, die durch Oxidation hervorgerufen werden, etwa durch freie Radikale

Antiparasitisch
Tötet Parasiten ab oder hemmt ihre Ausbreitung

Antirheumatisch
Lindert Symptome, die durch Rheumatismus hervorgerufen werden

Antiprostatisch
Lindert Prostatabeschwerden

Antiskorbutisch
Verhindert Skorbut, eine Krankheit, die durch Vitamin-C-Mangel hervorgerufen wird

Antithrombotisch
Verhindert die Bildung von Thromben bzw. Blutklumpen

Antitumorös
Hemmt das Wachstum von Tumoren

Antitussiv
Hustenlindernd

Antiviral
Hemmt die Ausbreitung von Viren

Aphrodisierend
Fördert den Sexualtrieb

Bitterstoff
Eine bitter schmeckende Substanz, die die Verdauung kräftigt oder den Appetit anregt

Cholagog
Galletreibend

Choleretisch
Fördert den Gallenfluss

Diaphoretisch
Fördert die Schweißbildung; schweißtreibend

Diuretisch
Harntreibend

Emmenagog
Menstruationsfördernd

Expektorierend
Löst den Schleim in den Atemwegen und fördert seinen Auswurf

Febrifug
Fiebersenkend

Gerinnungshemmend
Verdünnt Blut und hemmt seine Gerinnung

Hämostatisch
Blutstillend

Hypoglykämisch
Blutzuckerspiegelsenkend

Hypolipidämisch
Blutfettsenkend

Hypotensiv
Blutdrucksenkend

Karminativ
Reduziert Blähungen und Verdauungsbeschwerden

Krampflösend
Reduziert übermäßige Muskelspannung

Laxativ
Abführend

Milchbildend
Fördert die Milchproduktion bei Stillenden

Östrogen
Fördert die Ausschüttung weiblicher Hormone

Progesterogen
Regt die Bildung von Progesteron an

Purgativ
Stark abführend

Relaxans
Entspannendes Mittel

Sedativ
Beruhigend

Styptisch
Stillt äußerliche Blutungen

REGISTER

V

W

Y

Z

DANK

ERSTE AUFLAGE

Neal's Yard Remedies dankt folgenden Personen für ihren wertvollen Beitrag zur Entstehung dieses Buchs: Julie Wood, Elly Phillips, Dr. Pauline Hili und dem technischen Team von Neal's Yard Remedies sowie Dr. Merlin Willcox.

Dorling Kindersley dankt dem Team von Neal's Yard Remedies in Peacemarsh dafür, dass es den Biogarten im Juli und August 2010 für viele der in diesem Buch enthaltenen Kräuterfotos zur Verfügung gestellt hat. Ein Dank geht ferner an Philip Robbshow von der Sheepdrove Organic Farm für seine Unterstützung.

Dank auch an folgende Personen und Institutionen für die Bereitstellung von Pflanzen für die Fotos: Arne Herbs, Jekka's Herb Farm, Petersham Nurseries, Poyntzfield Herb Nursery und South Devon Chilli Farm.

Wir danken ferner für ihren Beitrag zur ersten Ausgabe Susannah Steel, Peter Anderson, Peter Kindersley, William Reavell, Sarah Ruddick, Kathryn Wilding, Dawn Henderson, Marianne Markham, Nicola Powling, Caroline de Souza, Ben Marcus, Alice Sykes, Sonia Charbonnier, Alicia Ingty, Chitra Subramanyam, Tina Jindal, Ekta Sharma, Neha Ahuja, Devika Dwarkadas, Shruti Soharia Singh, Era Chawla, Glenda Fernandes, Navidita Thapa, Pankaj Sharma, Sunil Sharma, Dheeraj Arora, Jagtar Singh, Neeraj Bhatia, Tarun Sharma, Sourabh Challariyan, Debbie Maizels, Luis Peral, Nicky Collings, Jane Lawrie, Wei Tang, Jennifer Latham, Hilary Bird, Katy Greenwood, Roxanne Benson-Mackey, Kajal Mistry, Danaya Bunnag, Emma Forge, Lucy Claxton und Romaine Werblow.

ZWEITE, ÜBERARBEITETE AUFLAGE

Dorling Kindersley dankt Julia Behrens, die die erste Auflage überarbeitet und auf den neuesten Stand gebracht hat. Ein weiterer Dank geht an Toby Mann, Dawn Titmus und Connor Kelly für die redaktionelle Unterstützung, Hannah Moore für die Gestaltung und Debbie Maizels für die Bereitstellung neuer Illustrationen.

Bildnachweis: 138 Steven Foster Group Inc.: (l).

DIE AUTORINNEN

Julia Behrens

Julia ist Naturheilkundlerin mit über 20-jähriger Erfahrung. Sie betreibt in Brighton eine eigene Klinik und arbeitet mit mehreren Hausarztpraxen zusammen. Die begeisterte Kräutergärtnerin hat zwei Kinder. Sie entwirft Kräutergärten und gibt Kurse, in denen sie lehrt, wie man seine Gesundheit in die eigenen Hände nimmt.

Susan Curtis

Susan Curtis führt eine viel besuchte Homöopathie- und Naturheilkundepraxis. Sie leitet die Abteilung Natur und Gesundheit des britischen Naturkosmetikherstellers *Neal's Yard Remedies* und hat bereits mehrere Bücher verfasst, darunter *Essential Oils*. Zudem ist sie Mitautorin von *Natural Healing for Women*. Susan ist Mutter zweier Kinder und hat sich zum Ziel gesetzt, Menschen einen natürlicheren Lebensstil näherzubringen.

Louise Green

Die leidenschaftliche Verfechterin der Bio-Bewegung arbeitet seit über 15 Jahren bei *Neal's Yard Remedies* und war dort unter anderem für Einkauf und Produktentwicklung verantwortlich. Seit Kurzem leitet sie die Abteilung für Nachhaltigkeit. Louise lebt in London und hat ein Kind.

Penelope Ody MNIMH

Penelope absolvierte um 1980 eine Ausbildung zur Kräuterkundlerin und arbeitete zwölf Jahre lang als beratende Kräuterexpertin. Sie hat über 20 Bücher über westliche und chinesische Kräuterheilkunst geschrieben und leitet in Hampshire Kurse über Küchen- und Arzneikräuter.

Dragana Vilinac

Die Kräuterkundlerin in vierter Generation genießt hohen Respekt für ihr umfassendes Wissen. Ihre Leidenschaft gehört der Naturheilkunde. Sie ist bereits in alle Welt gereist, um Wissen über die westliche Kräutermedizin und Traditionelle Chinesische Medizin zu sammeln.

DK London / Delhi

Lektorat
Mary-Clare Jerram, Millie Andrew, Helena Caldon, Amy Slack, Stephanie Farrow, Ruth O'Rourke

Gestaltung und Bildredaktion
Maxine Pedliham, Christine Keilty, Sara Robin, Glenda Fisher, Manish Upreti, Pushpak Tyagi

Umschlaggestaltung
Amy Cox, Lucy Philpott

Herstellung
Sunil Sharma, Heather Blagden, Jennifer Murray, Stephanie McConnell

Für die deutsche Ausgabe:
Programmleitung Monika Schlitzer
Redaktionsleitung Dr. Kerstin Schlieker
Projektbetreuung Manuela Stern
Herstellungsleitung Dorothee Whittaker
Herstellungskoordination Bettina Bähnsch
Herstellung Inga Reinke

Titel der englischen Originalausgabe:
Healing Herbs

Übersetzung Reinhard Ferstl
Lektorat Christine Ritter

ISBN 978-3-8310-4160-2

Druck und Bindung Leo Paper Products, China

MIX
Papier aus verantwortungsvollen Quellen
FSC® C020056
FSC www.fsc.org

www.dk-verlag.de

Hinweis
Die Informationen und Ratschläge in diesem Buch sind von den Autorinnen und vom Verlag sorgfältig erwogen und geprüft, dennoch kann eine Garantie nicht übernommen werden. Eine Haftung der Autorinnen bzw. des Verlags und seiner Beauftragten für Personen-, Sach- und Vermögensschäden ist ausgeschlossen.

Haftungsausschluss: Kräuter enthalten natürliche Wirkstoffe, die mit Vorsicht eingesetzt werden müssen. Dieses Buch ist kein medizinisches Nachschlagewerk, sondern eine Quelle unverbindlicher Informationen. Personen, die sich in ärztlicher Behandlung befinden, dürfen Heilkräuter nur unter ärztlicher Aufsicht anwenden. Vor einer Anwendung ist es ratsam, zunächst eine kleine Menge anzuwenden, um festzustellen, ob eine allergische oder sonstige negative Reaktion erfolgt. Von einer Selbstmedikation ohne ärztliche Aufsicht ist bei ernsthaften oder langfristigen Erkrankungen, Schwangeren, Stillenden und Kindern dringend abzuraten. Die Autorinnen und der Verlag übernehmen keine Haftung für eine nachteilige Wirkung der Rezepte und für die Empfehlungen und Anleitungen in diesem Buch. Die Anwendung der Kräuter bzw. Zubereitungen erfolgt gänzlich auf eigene Gefahr.